实用临床护理规范系列

SHIYONG LINCHUANG HULI GUIFAN XILIE

总主编·张玉侠

急诊急救 实用护理规范

冯丽·主编

复旦大學出版社

本书编委会

主　编　冯　丽
副主编　童朝阳　王单松　席淑华

编　者　（按姓氏笔画排列）

丁盛梅（复旦大学附属中山医院）

于　颖（复旦大学附属中山医院）

王单松（复旦大学附属中山医院）

王　萍（复旦大学附属中山医院）

冯　丽（复旦大学附属中山医院）

冯　霞（海军军医大学第二附属医院）

吕　君（海军军医大学第二附属医院）

刘　冬（海军军医大学第二附属医院）

刘华晔（复旦大学附属华山医院）

汤佳儁（复旦大学附属中山医院）

严松娟（同济大学附属上海市第十人民医院）

杨漂羽（复旦大学附属中山医院）

李　蕊（上海交通大学医学院附属同仁医院）

吴燕华（复旦大学附属中山医院）

张　玲（海军军医大学第一附属医院）

张　玲（复旦大学附属中山医院）

陆金梅（复旦大学附属中山医院）

邵小平（上海交通大学附属第六人民医院）

周婉婷（复旦大学附属中山医院）

周　瑛（上海交通大学医学院附属瑞金医院）

赵明慧（复旦大学附属中山医院）

赵洋洋（复旦大学附属中山医院）

胡　敏（海军军医大学第一附属医院）

施　辉（复旦大学附属中山医院）

徐　立（海军军医大学第一附属医院）

席淑华（海军军医大学第二附属医院）

蒋　琰（上海交通大学医学院附属瑞金医院）

景　峰（上海交通大学医学院附属瑞金医院）

童朝阳（复旦大学附属中山医院）

曾梦容（海军军医大学第一附属医院）

雷　玮（复旦大学附属华山医院）

蔡　吉（复旦大学附属中山医院）

潘慧蓉（上海市第一妇婴保健院）

序 一

　　医疗与护理是构成医学的两个最重要部分。 历经百年蕴积的现代护理，对现代医疗卫生健康发挥着越来越重要的作用。 如今，护理学已经成为与临床医学平行的一级学科，这为护理学科的发展提供了更广阔的空间，也提出了更高的要求。 现代护理学需要对护理实践的经验、规范、研究进行总结凝练，从而形成可推广、可传承的学术体系。

　　复旦大学附属中山医院护理团队在学科带头人张玉侠教授的带领下，汲取 80 余年护理实践经验，汇聚集体智慧，总结国内、外最新护理研究成果，编撰了"实用临床护理规范系列"丛书。 我有幸先睹为快，阅读了丛书中的部分内容，感触颇深。

　　这套丛书最大的亮点正是书名中的"规范"和"实用"。"规范"是对医疗护理工作的基本要求，不以规矩则不成方圆，临床工作更是如此。 中山医院护理学科 80 多年来所取得的一切成就，都是基于历代中山护理人对"规范"的严格恪守和实践——规范的临床操作、规范的培训体系、规范的学术研究、规范的管理模式等。 正因为中山医院一代代护理人长期坚持严谨、规范的工作作风，才使得中山医院护理学科在多个领域成为行业标杆，并能成为 "全球卓越循证护理中心"。 积长年护理实践之经验和成果，中山医院护理团队编撰了这套"规范"丛书，形成了一定的理论，供大家分享、借鉴，共同促进我国护理事业的发展和不断提升。"实用"二字则体现了这套丛书的编撰风格。 丛书的总主编张玉侠教授和各位编者均是活跃在临床一线的具有丰富护理经验的专家和骨干。 他们从临床护理实践的基本问题入手，重"实"、重"用"，强调科学护理，尽可能多地呈现护理领域的创新成果。"实用"二字也是基于中山护理团队多年来重视临床、重视实践、重视思考、重视培训的工作风格，源于中山护理团队多年来的经验积累和实践成果。 相信这套丛书对提升护理质量、促进护理学科发展具有一定的指导价值和科学意义。

　　进入新时代，中山医院作为公立医院中的"国家队"，在推进我国医疗卫生事业高质量发展和促进人民健康的进程中应该发挥引领和示范作用。我真诚地向大家推荐这套"实用临床护理规范系列"丛书，相信它会对广大一线护理人员的临床实践和成长具有较大的借鉴和指导作用，对我国临床护理实践和管理的规范化起到积极的推动作用。

　　是为序。

中国科学院院士

复旦大学附属中山医院院长　樊 嘉

2021 年 9 月

序 二

护理工作是整个医疗卫生工作的重要组成部分,在防病治病、抢救生命、促进健康、减轻病痛和提高生活质量等方面均发挥着不可替代的作用,尤其是在实施"健康中国"战略的奋斗征程中,为人民提供全面、全程、全生命周期的健康服务更是广大护士的责任所在。 随着医疗护理新理念、新技术日新月异,将科学、优质、有效的知识和经验整合入临床护理实践是促进临床质量和学科发展的重要策略。 护理是一门实践性、操作性很强的应用学科,所谓"工欲善其事,必先利其器",临床实践中需要有一套科学、实用的参考书籍,以提高工作效率和改善护理质量。

复旦大学附属中山医院护理学科作为国家临床重点专科建设项目,在护理管理、临床护理服务、护理专科技术、护理人才培养等方面均具有较丰厚的积累和创新。 为满足临床护理实践的发展需求,复旦大学附属中山医院与全国的临床护理专家携手合作,同时得到各个领域医疗专家的大力支持,共同编写了"实用临床护理规范系列"丛书。 本套丛书汇总了当前各专科先进、尖端的医疗技术和护理规范,同时也凝聚了一流大型综合性医院的管理智慧和前沿理念,希望为临床护理管理者和一线人员的实际工作提供借鉴和思路。

"实用临床护理规范系列"丛书总结了中山医院多年的临床护理经验、规范和标准,系统地梳理了重症护理、急诊急救护理、心脏疾病护理、肝脏疾病护理、静脉输液治疗护理、临床护理操作规程、血液净化临床护理等领域的护理重点和核心要素,结合最新指南、最佳证据及国内外专家共识,经过广泛、深入和反复的论证,并遵循严谨的书籍编写程序,希望最终呈现给读者高质量的内容。 整套丛书在内容和结构上简洁明了,注重全面性、实践性、应用性元素的融合。 本套丛书的出版将有助于一线护士建立科学的临床思维,在现代医学高速发展的进程中为患者提供科学、全面、高效及充满人文精神的整体护理照护。

本套丛书的编写得到了复旦大学附属中山医院、复旦大学出版社各级领导及国内各级医疗单位同道的大力支持和悉心指导，在此一并表示衷心的感谢。

本套丛书旨在为临床一线护理人员提供实用、前沿的参考性书籍，以助力他们更新专业理念、提升理论水平和优化实践技能。 但由于编者水平所限，时间仓促，书中难免有不足之处，在此恳请广大同道及读者提出宝贵意见，以利于日后继续改进！

复旦大学附属中山医院

教授、护理部主任 張玉侠

2021 年 9 月

前　言

急诊护理学是研究各类突发急症、急性创伤、慢性疾病急性发作及危重症患者抢救与护理的一门综合性学科。随着时代的快速发展、医学模式的转变、医疗卫生体制的改革及健康观念的改变,21世纪的急诊科,作为医院急症诊疗的首诊场所,已不再是过去的"分科站"和"中转站",承担着急诊患者的接诊、抢救、治疗、转运、护理等一系列紧急诊疗服务,为患者及时获得后续的专科诊疗服务提供支持和保障。因此,急诊护理的工作模式、内涵、职能范围、患者需求等也在不断发展。急诊护理人员在急危重症患者的抢救中扮演着越来越重要的角色,需要具备扎实的专科知识和急救技能,不断学习和探究该领域的热点和发展方向,不断提高自身急救护理水平。因此,培养适应于时代发展和社会需求的急救护理人才显得尤为重要。

近年来,我国正积极推进急诊专科护理的发展。一系列医疗相关文件为急诊护理管理改革指明方向,提出要切实把急诊护理工作重点放在提高急救质量上,进一步深化急救护理管理改革和创新,重点加强实践教学,培养急诊护士的实践和应急能力。急诊急救护理实践是人才培养的重要环节,是实现急诊护理人才的知识、能力、素质等方面协调发展的重要途径和手段。因此,急救护理管理及培养体系的完善对于提高急诊护理人才培养至关重要。

本书契合时代发展和学科的需求,从急诊护理专业特点出发,以现代护理理念为导向,涵盖急诊护理管理、预检分诊、鉴别判断、急救流程、技术操作规范、人文关怀及急诊护理发展趋势等多个方面。本书以理论知识为基础,从临床实际工作出发,以流程图的形式介绍急诊常见症状的鉴别分诊流程、急救流程及急救技术操作规范,旨在培养急诊护士一体化的临床急救思维能力,在紧急时刻做好鉴别、分诊、急救及护理等工作,提升急救水平。每个章节后附各类专科疾病指南共识中较为前沿的知识链接,以拓展思维,提升综合能力。

本书在编写过程中,得到复旦大学附属华山医院、上海交通大学医学院附属瑞金医院、海军军医大学附属长海医院、海军军医大学附属长征医院、同济大学附属上海市第十人民医院、上海市第一妇婴保健院、上海交通大学医学院附属同仁医院等参编单位的大力支持,在此表示深深地感谢!

由于编写时间匆忙、编者水平所限,书中难免有疏漏或不足之处,恳请读者不吝指正,使本书日臻完善。

复旦大学附属中山医院

急诊总护士长　　　冯　丽

2021 年 9 月

目 录

第一章　急诊护理管理

▌第一节　急诊医学与急救护理学发展

一、急诊医学发展

急诊医学(emergency medicine)是临床医学的重要组成部分,是在不可预测的突发情况下,利用有限的医疗资源,用最短的时间挽救患者生命、减轻患者痛苦的临床学科,主要研究外伤和突发医学问题的发生、发展规律,主要内容包括患者的转运、分诊、初始评估、稳定、诊断、治疗和预防策略,以及急诊医学教学和管理等,具有时限性、危重性、随机性和条件性等特点。

(一)急诊医学发展概况

急诊医学作为一门新兴的临床医学专业,在成为一门独立学科之前,急诊是被作为专科医生的临时诊断点,常被视为是患者暂时停留就医的地方。随着医学科学的进步和全球城市化的快速发展,人们对急诊医学的需求迅猛增加,上述模式已经不能适应人们日益增加的健康保健的需求。因此,在政府的支持下,急救医疗服务体系(emergency medical service system,EMSS)和急救网络日趋完善,院内急诊科作为急诊医疗的主体也在政府和医院的支持下发展壮大,形成有自身特色的理论、教学和管理体系及独特的运行模式。在这样的背景下,急诊医学作为一门独立的二级临床学科诞生了。1924 年,意大利佛罗伦萨建立了世界上第 1 个急救医疗服务组织,进行伤员的救护和转运,是急诊医学的雏形。1979 年,国际上正式承认急诊医学是医学专科领域中的第 23 门专科。1980 年,我国卫生部颁发《关于加强城市急救工作的意见》。次年,卫生部医政司召开在综合医院组建急诊科的讨论会,主题是"综合性医院成立急诊科的措施和步骤"。1982 年,我国卫生部召开"建立城市急诊工作的咨询会"。1983 年,危重症医学成为美国医学界一门最新的学科。同年,我国卫生部颁发《城市医院建立急诊(室)的方案》,明确规定急诊科的任务、急诊医疗工作的方向、组织管理及相对完整的急诊工作规章制度,同时在北京协和医院急诊科邵孝鉷教授领导下,北京大学医学院建成了中国第 1 个急诊科室,是中国急诊医学发展的标志性事件。1985 年,国务院学位评定委员会批准设立"急诊医学"研究生点。1986 年,我国政府邮电部和卫生部联合发文,将"120"作为全国统一的急救电话号码。1986 年 11 月通过《中华人民共和国急救医疗法》,同年 12 月 1 日中华医学会常委会正式批准成立"急诊医学专科学会"。1987 年 5 月成立了全国急诊医学会,北京、上海等地正式成立了急救中心,各医院也先后建立了急诊科(室)和重症监护室(intensive care unit,ICU),标志着我国急诊医学开始正式成为一门新的独立学科,同时也促进急救护理学的发展。同年,中华医学会急诊医学分会(全国性的学术组织)成立时提出了"七分普及、三分提高"的战略任务。至1990年,中国大部分城市已建成各级医院急诊(科)室。从此,中国急诊医学进入崭新的发展阶段。从1983年建立第1批急诊科至今,30余年时间里,急诊医学在我国发展迅速,"七分普及、三分提高"的战略任务已圆满完成。急诊科已遍布全国县级以上每一家医院,原来不明确的急诊医学特征已经展示出来。急诊医学已经成长为从专业知识、临床思维、诊疗技术等方面与各传统专科相互交叉,且具有自己独特的、鲜明专业特征的一门医学新兴专业。急诊队伍也不断壮大,成立了中华医学会急诊医学分会,并有《中国急救医学杂志》《中华急诊医学杂志》等专业杂志。2018年12月23日,中国医药教育协会急诊医学专业委员会正式成立,专业委员会围绕诊断、治疗、评估、处理、预防5个核心内容,以及院前急救、院内急诊、危重病监护的服务体系,对医护人员普及急诊专业知识,培养急诊专业人才,规范急诊医学教育行为,提高急诊人才的诊疗能力,对国内外急诊医学新理论、新方法进行快速传播,从最大程度上推动急诊人员的专科化。

(二) 急诊医学的范畴

目前,急诊医学涉及的领域包括:院前急救(现场急救)、医院急诊科(急诊患者处置)、急诊重症监护室(危重症患者复苏、初始评估和稳定)、灾害医学应急预案、中毒救治和预防等。其中,院前急救、医院急诊科、急诊重症监护室三者共同组成完整的急诊医学体系,负责对现场急危重症患者的紧急救护、患者转运途中监护治疗、医院内急诊抢救,以及抢救后的各种监测、管理等问题。

1. **院前急救**　院前急救(prehospital emergency care)也称院外急救(outhospital emergency care),是EMSS的一个重要组成部分,也是院内急救的基础,包括现场急救、途中急救和运送等环节。其中现场急救是院前急救的先导。现场的最初目击者首先给患者进行必要的初步急救,如徒手心肺复苏、清除呼吸道异物等,然后通过急救电话向急救中心(站)呼救,在进行不间断现场急救的同时,等待急救医护人员到达。整个过程遵循4项原则:①确保现场安全;②复苏优先;③先救治,后转送;④科学管控,提高效率。

2. **急诊科**　急诊科是衔接院前急救、重症监护救治、专科确定性救治的重要环节,其工作地点主要在医院内,面对各种个体的急症处理,主要负责接诊、抢救急危重症患者的工作。对即刻危及生命的患者进行抢救;对生命体征不稳定的危重症患者给予稳定生命体征;对一般急诊就诊患者,识别潜在威胁生命的危险因素;还应培养训练一支急救专业队伍,以适应突发事件的紧急医疗救援。服务范畴包括:①诊治各专科的急性疾病或慢性病急性发作;②对急诊症状进行鉴别诊断,如胸痛、腹痛、昏迷等;③对院前急救(急救中心、急救站等)护送来的急危重症患者进一步诊治;④对即刻威胁生命的疾病,如心搏骤停、窒息、急性中毒、休克、多发伤、多器官功能障碍综合征及各种大出血患者进行抢救。

3. **急诊重症监护室**　急诊重症监护室(emergency intensive care unit,EICU)是急

诊科集中监护和救治危重患者的医疗病房,其主要任务是运用先进的诊断方法、治疗设备和监测技术,针对疑难危重病例进行连续的病情监测和细致观察,以便及时采取积极的治疗和护理措施,从而有效降低病死率,提高抢救成功率,故也将 EICU 的救治称为"延续性器官功能支持"和"延续性生命支持"。

二、急救护理学发展

急救护理学(emergency nursing)是现代护理学的重要组成部分,是与急诊医学同步成长的一门新学科,也是护理学专业化的产物,是一门以挽救患者生命、减轻患者痛苦、促进患者康复、减少伤残率、提高抢救成功率及生命质量为目的,以现代医学科学、护理学专业理论为基础,研究各系统急症、各种急性创伤、中毒、慢性病急性发作及危重症患者的抢救、监测、护理与管理的综合性应用学科。随着经济飞速发展、现代医学不断进步和社会医疗保健需求的日益提高,人类在享受现代文明的同时,也受到突发事件和疾病谱复杂化的威胁,特别是近十几年来意外伤害事故增多、人口和家庭结构改变、社会转型等影响,急救护理学在社会医疗保健体系中的地位越来越重要。

(一) 急救护理学的起源与发展

人类在自然界生存过程中,总结自身生存与自然灾害、意外伤害及与疾病作斗争的经验,经过反复实践,逐渐发展出急救医学,也开始了急救护理的实践。远古时期,在许多古代医学文献中有不少名医治疗、护理的记载,如春秋战国时期的《黄帝内经》、汉代的《神农本草经》;东汉张仲景的《伤寒杂病论》开创急诊辨证论治的先河,并创造性地提出应用人工呼吸方法抢救自缢患者;东晋葛洪的《肘后备急方》、唐朝孙思邈的《备急千金要方》、元朝危亦林的《世医得效方》都记载多种急症的医方和救治方法。这些丰富的医学遗产,体现了中医学在急诊理论和实践方面独特的见解和经验,为急诊医学和急救护理学的发展奠定了基础。

现代急诊护理学起源于 19 世纪弗洛伦斯·南丁格尔(Florence Nightingale,1820—1910 年)时代。南丁格尔出身于贵族之家,受过良好的高等教育,懂德、法、意等多国语言,富有同情心,性格坚毅,具有开拓精神。1851 年,她不顾家人阻挠,有目的地学习护理、卫生及伦理学课程,并毅然决定献身于护理事业。1854—1856 年,英、俄、土耳其等国在克里米亚交战,英军伤亡惨重。英政府选定南丁格尔,由她率领 38 名训练不足的"护士"奔赴战地医院,负责救护工作。她克服重重困难,以忘我的工作精神、精湛的护理技术和科学的工作方法,经过半年的艰苦努力,使伤员的死亡率由原来的50%降至2.2%,这充分说明急救护理技术的有效实施在急危重症患者抢救中的重要作用。同时南丁格尔还倡导设立专门病房,将危重症患者集中观察护理,这就是"监护病房"的雏形。

20 世纪 50 年代初,世界上最早出现用于监护呼吸衰竭患者的监护病房,我国各医院也出现将危重患者集中在靠近护士站的病房或急救室进行观察、护理的模式。20 世纪 60 年代起,随着电子仪器设备的发展,急救护理技术进入了有抢救、监护设备配合的阶段,心电示波装置、电除颤器、人工呼吸机和血液透析仪的应用,不仅使护理理论和技术得到进一步的提高,还促进了 ICU 的建立。20 世纪 70 年代中期,在国际红十字会参与下召开了医疗会议,提出急救事业国际化、国际互助和标准化的方针,要求急救车装备必要的仪器,国际间统一紧急呼救电话号码,形成急诊医疗服务体系和急救网络,在强调现场救护的同时,越来越重视急救护理教育及国际间急救经验的交流,这些共识促进了急救的标准化、国际化和互助化。

20世纪80年代后,国内外一些城市相继成立急诊中心,配备医生、护士等专业医护人员,同时开设急诊护理培训班,向专业化、系列化和标准化的方向发展。到20世纪90年代,随着急救医疗服务体系的飞速发展,急诊护理学也表现出较好的发展势头,美国急诊护士、危重病护士学会相继成立,在培训急诊护士(emergency nurse)和危重症护士(critical care nurse)方面起着重要的作用。尤其是进入21世纪以来,由于严重急性呼吸综合征(severe acute respiratory syndrome,SARS)的暴发流行,突发公共卫生事件的应急护理也成为急诊护理的重要内容。

随着我国急救医疗服务体系、急救网络的建立、健全,全民急救意识和要求的提高,以及社区服务和家庭护理的出现,急救护理学的内容和工作范畴不断扩展,同时急救护理学在急救医疗服务体系中已经显现出举足轻重的作用。中华护理学会、各省市护理学会及护理教育中心定期举办各类急救护理新理论、新技术和重症监护学习班,组织全国性的急诊、急救和重症监护学术会议。在恢复高等护理教育后,国家教育部将《急救护理学》确定为护理学专科、本科学生的必修课程。

急诊专科护士是最近十几年才出现的。世界卫生组织(World Health Organization,WHO)在1997年的《世界护理实践报告》中指出,当今护理发展较为迅速的两个方面,一是护理教育水平的迅速提高,另一方面是专科护理逐渐发展。为了提高护理质量,护士应对不同专科进行深入学习。在某一专科领域具备较高水平和专长,能独立解决该专科护理工作中的疑难问题,并可指导其他护士的工作,就可成为专科护士。美国在20世纪90年代,首先从麻醉科中开始培养专科护士,以后又有ICU护士、糖尿病护士、造口护士等。专科护士在发达国家的发展越来越快,层次也越来越高。在美国,许多专科护士都放在硕士层面上来培养,这对护理学科的发展和护士队伍的建设是非常重要的。有的护士专门从事社区护理及预防保健服务,成为社区护士和公共卫生护士。很多有专长的护士自己开业,成为独立进行护理的开业者。美国也是急诊护理专科发展最快的国家之一,1980年7月举行的首次注册急诊护士(certified emergency nurse,CEN)考试正式确定急诊专科护士的地位。1983年第1版《急诊护理实践标准》一书的问世标志着急诊护理开始进入专业发展阶段。2005年,《中国护理事业发展规划纲要(2005—2010年)》中提到:"护理在急危重症、疑难症患者的救治方面发挥着重要作用。""在2000—2010年内,分步骤在重点临床专科护理领域(如重症监护、急诊急救、器官移植、手术室护理、肿瘤患者护理等)开展专业护士培训,培养一批临床专业化护理骨干,建立和完善以岗位需求为导向的护理人才培养模式,提高护士队伍专业技术水平。"这成为我国急诊专科护理建设与发展阶段的重要标志,说明急诊护理在急救医疗服务体系中所显示出的重要地位和作用。

（二）急救护理的主要任务

1. 协助完善急救网络　成立急救点、抢救小组，各成员配合专门的呼叫系统，设立对内、对外的通信联系设施及一定规模的救护装备，统筹安排现场急救与伤员运送，及时联系院内急救成员及设备到位待命。

2. 协助开放绿色通道　凡有生命危险的患者应进入绿色通道，各种抢救项目均应贴上显著的相应标志，一切手续由专职人员办理。设立专门复苏室，所有抢救用品、仪器时刻处于应急备用状态，按省时、方便原则妥善定位放置。

3. 抢救定位与抢救分工明确　定位标准为：①A位负责气道管理与辅助通气；②B位负责心脏按压、除颤、系统性全身检查；③C位负责建立静脉通道、心电监护、血压、血氧饱和度监测；④D位负责留置导尿、静脉给药及抢救记录；⑤E位负责急救工作协调，注意各种抢救措施的规范操作与执行。

4. 药品器械的配备与管理　抢救药品专人管理、定位放置、定量储存，随时检查补充。各种仪器定期检查维修、专人管理，处于完好备用状态。

5. 人员培训、考核与评审　制订专门的急救护理质量考核标准，组织业务学习，每年进行气管插管、除颤、呼吸机应用和故障处理、心肺复苏、多发伤和心律失常处置的现场模拟培训并考核。

总之，急救护理的服务理念应为"一切以患者为中心，以质量为核心"，用真诚的爱心为患者提供高素质、高效率的服务，发扬团队协作精神，树立良好的窗口形象，改变以往的服务理念，进行开放式服务。

（吴燕华　冯　丽）

第二节　急诊科护理人员管理

一、急诊护理人员配置

（一）急诊护理人员编制要求

急诊科应根据科室规模、急诊就诊量、日平均抢救人数、观察床位数及承担的护理工作量和教学任务等实际情况，配备充足的护理人员。急诊科护理人员必须受过专门培训，掌握急诊急救的基础理论、基础知识和基本操作技能，具备独立工作的能力。由于各医院还有急诊轮转、轮岗等要求，为确保急诊危重患者的救治质量，急诊科固定护士要在75％以上，可根据实际需要配置行政管理和其他辅助人员。依据急诊科科室功能设置相应岗位，以岗定人，避免一人多岗。2009年，卫生部医政司在《医院急诊科设置与管理规范（试行）》中，对急诊护理人员的配置有了明确的说明（表1-1）。但是，随着医院急诊就诊量日益增多，抢救数量逐年攀升，现行的急诊科护理人员配置标准难以满足一线城市综合性医院的发展现状和服务需求。现上海、北京等各大一线城市三级甲等综合性医院日平均急诊量远超1 000人次，抢救数量和观察床位数也随之相应增长和扩充。

表 1-1　急诊科护理人员配置

急诊量 （日平均人次）	抢救量 （日平均人次）	观察床位数	日观察人数	护士长（人）	护士（人）
≤100	4	10	12	1	25～30
101～200	8	15～20	20	2	40～50
201～300	12	21～30	25	2	50～60
301～400	16	31～40	30	3	60～70
401～500	20	31～40	30	3	70～80
≥500	20	31～40	30	3	80 以上

2018 年，上海市卫计委医政医管处发布的《上海市医疗机构急诊科建设与管理指南（试行）》中仅明确急诊 ICU 护士人员的配置，以床位数≥2 的比例配备护士，并设立护士长 1 名（由主管护师以上的护士担任），但对不同日均急诊量的医院，未提出明确的护士配备要求。

2019 年，中华医学会急诊医学分会发表的《中国县级医院急诊科建设规范专家共识》指出急诊科应有固定的急诊护士，且不少于在岗护士的 80%，三级综合性医院急诊科护士本科及以上学历的比例应≥30%，做到高低年资合理搭配，护理人员梯队结构合理。

（二）急诊护理人员配置要求

急诊护士应当具有 3 年以上临床护理工作经验，经规范化培训合格，掌握急诊、危重症患者的急救护理技能，常见急救操作技术的配合及急诊护理工作内涵与流程，并定期接受急救技能的再培训，培训间隔时间原则上不超过 2 年。

护士长负责急诊科的护理管理工作，是急诊护理质量的第一责任人。三级综合性医院急诊科护士长应由具备主管护师以上任职资格和 2 年以上急诊临床护理工作经验的护士担任。二级综合性医院的急诊科护士长应由具备护师以上任职资格和 2 年以上急诊临床护理工作经验的护士担任。

二、急诊护理岗位管理

根据卫生部医政司发布的《关于确定护士岗位管理试点医院及有关工作的通知》，在医院护理队伍管理中科学设置护理岗位，实现护士岗位管理，按需设岗，明确岗位职责和任职条件，建立岗位责任制度。根据工作性质、工作任务、责任轻重和技术难度等要素，对岗位所需护士的条件进行分类、分级，使得护理人员的能力与岗位要求相匹配，实现护士的身份管理转变为岗位管理。

（一）急诊护理岗位设置

包括临床护理岗位和护理管理岗位。临床护理岗位是护士为急诊患者提供直接护理服务的岗位；护理管理岗位是指从事急诊科护理管理工作的岗位。

1. 临床护理岗位　急诊临床护理岗位包括急诊预检分诊、抢救室、输液室、留观或观察病房、急诊监护病房、急诊清创室等部门。为细化各部门岗位职责，分别设有护士长、区域主管、专科护士、护士，护士则根据 N1～N5 不同能级，承担相应临床护理职责。

2. **护理管理岗位** 即护理行政管理者，包括总护士长、护士长、教育护士等。科学设置护理岗位，明确护士的岗位职责和任职条件，建立岗位责任制度，实行按需设岗、竞聘上岗、按岗聘用。对深入持续开展优质护理服务工作起积极的推动作用，使护理事业再上一个新台阶。

（二）急诊护理岗位胜任力

急诊护理是临床护理实践的重要组成部分，由于工作环境、服务对象、工作流程等的特殊性，对急诊护士的岗位胜任力提出了更高的要求。目前，国际上尚无统一的胜任力标准，国内也未建立相应的标准，但基本概括为以下 9 个方面的核心能力。

1. **专业能力** 包括急诊各专科常见疾病的急救理论知识和实践操作技能；急诊护理相关的法律、法规；医院各相关规章制度和流程；与急诊工作相关的知识，如职业防护、人文知识、心理学及英语等。

2. **评估能力** 包括能够采用正确的护理评估工具，对患者的主诉、症状及体征进行快速地病情评估，给予正确的分级、分诊；能有计划、有目的、系统地收集患者的病情相关资料，提出护理问题；对有潜在风险的患者，采取及时、有效的干预措施。

3. **应变能力** 对突发紧急状况能做出及时、有效的应对，包括突发公共卫生事件及医疗纠纷等。

4. **沟通能力** ①能与患者及其家属进行有效沟通，快速收集相关的疾病信息；②能与院外急救人员进行有效沟通，有助于危重症患者的顺利交接；③能与急诊科医护人员进行有效沟通，确保每一位患者得到及时有效的治疗；④能与院内其他辅助部门工作人员进行有效沟通，包括检验科、药剂科及放射科等，有助于急诊工作的顺利开展。

5. **协调能力** ①能有效地协调各部门之间的合作，使患者能够得到更加良好的就医体验；②在应对突发公共卫生事件时，能够根据应急预案的流程，合理调配人力、物力资源；③能有效处理对本部门的投诉等不良事件。

6. **批判性思维能力** ①能够综合分析、评估患者的病情，给予快速分诊；②对疾病的潜在风险有预判能力，能够及时采取措施，进行有效干预。

7. **教学能力** 能对临床实习生、低年资护士进行理论及技能培训，做好临床指导，讲解分诊、急救知识、岗位工作流程及各项操作技能，分析、总结各种疑难病例。

8. **科研能力** 具有创新性思维和科研积极性，能独立确立科研课题，设计研究方案，组织团队实施研究，并撰写论文，进行成果转化等。

9. **管理能力** 主持或参与科室管理及质量控制，参与制订科室质量标准的修订与完善，推动护理质量持续改进。

（三）急诊护士能级管理

能级是指按照一定的规范和标准对不同能力的人进行分类。护士能级管理是按工作范畴、学历、职称、能力等考核标准将护理人员进行编制，实行岗位设置及能级划分。以急诊护士的能力为核心，实施护士的能级管理，做到以能定级、以岗定责、岗能匹配、动态管理，充分发挥护理人员的潜能，最大限度地调动护士工作的积极性，体现急诊护理管理的创新性和科学性。

不同医院的能级管理方案各有不同。基于科学、规范地管理护士队伍要求,目前,国内大部分医院,在借鉴国内外护士能级管理相关理论和实践的基础上,以急诊科护士核心能力为基础,结合医院实际情况,对护士实施 N1～N5 的 5 级能级管理。

1. N1 护士　属于新人型。核心能力是做好患者的基础护理,并能在指导下,协助完成患者的急救配合、重症护理。

2. N2 护士　属于成长型。核心能力是在 N1 能力的基础上,着重患者的重症护理,以及相关疾病的专科护理能力。

3. N3 护士　属于成熟型。核心能力是在 N2 能力的基础上,完成危重患者的基础护理,并承担专科护理和岗位教学工作。

4. N4 护士　属于专业领域型。核心能力是在 N3 能力的基础上,做好护理行政管理工作。

5. N5 护士　属于专家型。核心能力是在 N4 能力的基础上,做好护理科研工作。

三、急诊护士的培训与管理

(一) 急诊教育护士的培训与管理

1. 教育护士的培训　教育护士又称临床带教老师,不仅是护理实践的参与者,也是护理教育者。急诊教育护士主要负责护生在急诊实习期间的带教及在职急诊护士的职后教育和培训。其核心能力包括领导能力、解决问题能力、教学能力、专业能力和发展能力 5 个方面。国内对教学医院教育护士核心能力的研究起步比较晚,有研究显示急诊教育护士的核心能力目前处于中等水平。主要与教育护士的学历、继续教育或培训经历、自我意识、医院的重视程度等方面有关。加强急诊教育护士核心能力的培养和提升,构建针对急诊教育护士规范化、系统化的培训方案是至关重要的。

2. 教育护士的管理

(1) 规范相关制度:从医院层面提高对教育护士的重视程度,如制订教育护士职责、教育护士工作条例、临床教学优秀评选奖励办法等,从政策上体现出教育护士的工作是科室建设的重要内容。

(2) 引入竞争机制:通过竞聘选拔教育护士,打破终身制,采取竞聘、受聘、培训、使用及再培训等一体化的方案,以加强教育护士队伍的建设,提高整体水平,形成合理的层次结构,增强其责任感和紧迫感,使临床护理教学进入一个良性循环。

(3) 完善培训机制:医院和科室根据教学管理工作要求及教育护士实际情况,有计划、有重点、有组织及有针对性地对教育护士开展进修培训和提升。组织教育护士进行专业知识和技术能力的系统化学习,促进教学管理工作整体水平的提高。主动为教育护士创造进修、深造的机会,使其职业生涯得到更好的发展。鼓励教育护士参加教研教改讨论会和学术交流,给予申报科研课题的名额,提升科研能力。

(4) 动态考核管理:对教育护士工作采取定性为主、适度量化的考核方式,包括床旁综合能力考核和工作评价 2 个方面。床旁综合能力考核包括沟通能力、评估能力、临床实际操作能力、理论知识的综合应用和对情景问题的分析、判断等方面。工作评价的内容包括工作态度、业务能力、知识水平、沟通能力及组织能力等方面,可由教育护士自评、互评,培训对象(实习生、新入职护士、进修护士、轮转护士、实训护士等)、护士长、护理部教研室共同参与,进行多维度、系统化综合评估。分别在教育护士竞聘前、受聘后开展相应考核和评价活动。

(5)提高福利待遇:根据急诊科实际情况,给予教育护士相应的教学时间,以确保其能够完成教学工作;相应减少教育护士的夜班数;优先推荐担任附属学校的兼职老师或研究生临床导师;切实落实经济待遇,通过设置教育护士津贴,以保证教育护士工作的积极性和努力程度等。

(6)细化奖惩机制:对教学成绩突出、专家及培训对象评价满意的教育护士,在同等条件下予优先进修、晋级及评定职称,并予以适当奖励。对严重违反教育护士管理规定者,予以警告;情节严重者,取消临床教学资格,并予以通报批评;影响恶劣者3年内将不予以进修、晋级及评定职称。

(7)储备教育人才:为了更好地开展急诊护理专业的教学,积极鼓励高学历的年轻骨干参与临床教学活动,培养其教学经验和技巧,加强师资队伍建设,有目的、有计划、有针对性地开展相关的规范化培训,培养青年骨干护士的教学意识和能力,提高对教学的兴趣,建立起一支阶梯式的教学人才储备队伍。

(二)急诊护士的分层培训

护士分层培训是护理专业持续发展的需要。分层培训能满足不同层次护士的学习需求,在提高护理人员获取知识效率的同时,提高护士的自主学习能力,有利于更新护士知识,完善护士职业生涯发展,提升医院竞争力。

1. 培训目标

(1)N1护士:重点扎实急诊基础理论知识和技能,熟悉急诊工作流程及各项应急预案,强化安全意识,做好患者的基础护理,并能在指导下,协助完成患者的急救配合、重症护理。

(2)N2护士:重点培养急诊专科理论、专科知识,胜任急诊临床护理的基本工作。

(3)N3护士:重点培养综合评估与临床思维能力,能胜任急危重症患者的护理工作,提高临床指导能力。

(4)N4护士:注重组织管理能力和领导能力的培养。

(5)N5护士:注重急诊护理学科及临床科研的发展,能指导和带动团队整体科研能力的提升。

针对不同等级的护理人员,开设专门的教学活动项目,层次分明、重点突出,既有教育的连续性,又保证培训质量,达到逐级提升的培训效果。

2. 培训形式 不同能级的护士培训形式各有不同。能级较低的护士由于临床经验相对较少,但是学习热情和培训需求较高,可定期开展技能培训、基础理论知识讲座、个案讨论分析、业务查房、情景模拟等多元化培训,有利于临床理论和操作技能的掌握。能级较高的护士具有一定的临床实践经验,个人发展方向初步形成,培训需求主要为深化理论研究及开阔专业视野,可开展专题讲座、专业学习班、学术会议、研讨会及工作坊等培训形式,有利于他们在短时间内获得新知识、新技术的教育培训成果。

3. 培训内容 根据不同能级护士的培训需求,对低年资护士的培训主要是专科知识、危重症急救知识、急救仪器操作技术、护理新业务和新技术、突发事件的应急处理及职业防护方面。而高年资护士主要培训重点是护理教学、护理科研方面。

(1) N1护士:是护士初步接触急诊临床的阶段,培训内容参照2016年国家卫生计生委制定的《新入职护士培训大纲(试行)》,以扎实急诊基础理论和技能,熟悉急诊工作流程和相关法律、法规、规范标准及规章制度为主。

(2) N2护士:是N1护士提升到急诊专业化的阶段,培训内容以急诊科专科理论知识和操作技能为主,完成专科技能的系统培训和重症护理训练。

(3) N3护士:在完成N2专科培训后,已经能够独立胜任急诊临床护理的基本工作。但作为成熟型护士,还应适任急诊科的其他护理岗位,如预检分诊、责任组长等,并需要承担护生、N1及N2级护士的临床教学工作。因此,这一阶段培训内容是加强综合评估与临床思维能力的培养,包括护理教学、人文、法律知识等方面的学习,鼓励其积极参加院内外专业培训活动和学术交流,以及临床教学的相关训练等。

(4) N4护士:需要在独立完成自己工作的同时,能够有效地指导低能级护士的工作,管理团队且协同团队共同开展工作,熟练地处理临床中各种突发状况和应急问题,培训内容在N3护士基础上加上护理安全、护理管理等方面,开展组织管理能力的相关学习和训练。

(5) N5护士:能够对急诊科某一或某几个领域的知识和技能非常熟练应用的专家级护士。会本能地或应用工具判断相关护理问题所在的原因,并采取有针对性的措施帮助改善临床实践。培训内容在N4护士基础上以护理科研为主,开展科研相关的培训和训练,包括科研基础知识及技能、课题申报及循证护理实践等内容。

4. 效果评价 评价考核是对护士经过培训后知识、能力是否得到发展的直接体现,其形式可分为过程性评价和终末评价。

(1) 过程性评价:在培训过程中或结束后当即进行,观察培训过程中参与者的反应,侧重于对培训知识的认知层面,如课堂笔记、课堂发言、课堂小测试、课后作业等。教育护士、护士长会对其进行临床实践观察,进而分析和评估培训给护士带来的影响和改变,以此检验培训的有效性。

(2) 终末评价:不同的医院考核方式不尽相同,大多以实行护理垂直管理为主,由护士长、教育护士组织对不同能级护士进行考核,采取学分制,记录于培训档案中。各能级护士考核内容应包括:①理论考核,基础知识+专科知识;②操作考核,基本操作+专科操作;③护理工作质量、护理安全、患者满意度等;④护理科研能力,包括论文和课题数量、质量;⑤接受培训及授课的次数等。结合自评、他评,强调量化评价细则,公平、公正地做好分层培训的终末评价。

(三)模拟医学在急诊护士培训中的应用

模拟医学是借助各种仿真模型和现代化、智能型的模拟技术创设出模拟患者和临床场景,代替真实患者进行临床教学和实践的一种教学方法,是现代化医学教学的重要组成部分。

急诊科主要承担急诊患者就诊、抢救危重患者等医疗工作,是医疗机构中危重患者最为集中、病情最为复杂、治疗时间最为紧迫、抢救和管理任务最为繁重的科室之一。同时急诊科的患者及其家属又多存在恐惧、急躁等情绪。因此,医护人员必须具备精湛高效的综合急救能力,才能满足广大人民群众对急救医疗的高期望值。而随着临床护理队伍日益年轻化,急诊护理人员普遍存在护理经验不足,缺乏急救意识与抢救经验。在处理突发事件时,低年资护士会因经验不足而出现疲于应对的情况,从而导致护理服务质量的降低。严重者则延误急救治疗时机,引发家属不满,甚至造成医患矛盾。因此,通过培训来提高急诊护士的临床护理综合能力有其必要性和重要性,而模拟医学已被证明是最有效的培训方法之一。

1. 模拟医学在急诊专科护理培训中的作用　情景模拟训练是通过设置一种逼真的工作场景和管理系统,由被训练者按照一定的工作要求完成任务,护士扮演不同的角色,从中锻炼或考察其某方面工作能力和水平的一种教学培训方法,具有直观、形象、生动的特点。通过将急诊的多项专业知识、应急技能操作和急救仪器操作等整合起来,达到理论联系实际、培养护理人员急救思维和急救能力的目的。

(1) 规范急救流程:由于低年资护士对急救服务流程不是很熟悉,缺乏条理性及规范性,在临床急救工作中会产生分工不明确,配合不协调,抢救操作技术不够准确、沉稳、快速及有效等情况。通过按照急救服务流程实施抢救,多次情景模拟演练考核,可以帮助护士掌握规范化的急救护理工作流程,增强团队协作意识,提高工作效率和护理质量。

(2) 提高应急综合能力:危重症患者的急救护理工作不能依赖机械地操作执行,需要护士能在最短的时间内对患者的病情做出精准的评估与判断,快速形成抢救护理流程。情景模拟训练可以提供较为紧张的工作氛围,锻炼护士的应急反应,使护士的护理操作、急救技能、专科理论知识及心理素质等各方面都得到培养,提升综合能力。通过培训,急诊护士在处理突发紧急情况时,能快速地进行病情判断及评估,在实际抢救中能较熟练地开展各种紧急应对工作。

(3) 培养批判性思维:急诊科是医院抢救危重患者的前沿,要求护士在紧急情况下迅速做出合理的判断和正确的决策。而低年资护士往往缺乏临床实践经验,欠缺全面评估,在遇到复杂问题时不能进行系统性的分析,过分依赖医生。通过情景模拟训练,使得急诊护士能够对模拟情景所提供的信息进行判断、分析及加工,最终确定护理决策,培养临床思维能力和解决问题能力,形成批判性思维,强化反思学习能力。

(4) 提升患者满意度:伴随着优质护理服务理念的不断发展,患者及其家属对于医疗机构的护理服务要求越来越高。经过模拟医学培训,能使急诊护士工作流程更规范化、综合护理能力得到提高,改善急诊患者就医体验,提高急危重症患者的抢救成功率,降低患者伤残率及病死率,提升患者及其家属满意度。

2. 模拟医学在急诊专科护理培训中的应用

(1) 急救理论培训:理论培训主要是针对模拟演练内容进行相关的医学基础理论知

识和护理技能学习,结合病例讲解疾病评估、急救知识、急救药物、急救技能及各种急救仪器的操作流程。

(2) 急救技能培训:主要培训内容包括心肺复苏技术、简易呼吸器的使用、气管插管的配合、呼吸机操作、电击除颤、止血包扎及清创术配合等急救操作技术演练;以及心电监护仪、微量泵、呼吸机及吸痰器等急救设备的使用、保养及故障的排除。

(3) 突发公共卫生事件应急演练:主题内容包括群体交通事故、群体性食物中毒、化学气体泄漏中毒、群体一氧化碳中毒、爆炸伤及地震伤等。群体突发事件虽然发生率不高,但因其发生的随机性,事件一旦发生,往往使医护人员准备不足而措手不及。通过应急模拟演练,培养急诊科护士在突发事件应急中快速预检分诊、现场评估与处理技巧、指挥协调能力、实施紧急救援能力、团队协作能力和沟通交流能力。

(4) 人文沟通培训:随着现代人文理念的渗透,社会对护理工作提出更高的要求。而急诊护士由于工作量大、技术要求高等原因,经常注重患者疾病的救治,而忽视了对患者情感上的关注。通过真实案例的情景模拟,使护士能够站在患者的立场上,换位思考,主动、客观地感受患者在病痛过程中的情绪波动,通过内心的感触,产生同理心,促进护士对患者实施人文关怀的主动性,更好地培养沟通交流的能力和技巧,成为"有温度"的急诊护士。

3. 模拟医学在急诊专科护理培训中的方法 成立急诊场景模拟练习指导小组与专家考核小组,结合急诊护理过程中的护理操作进行情景构思,形成符合逻辑的基础剧本。模拟情景中需包含急诊患者在急救过程中的病情演变和可能发生的意外状况,并制订应急预案。练习之前由急诊情景模拟培训指导小组根据制订的情景及演练流程进行集体培训,以达到所有护士能够熟练掌握疾病的发生、发展和治疗的目的。护士选择角色,自由组合进行情景模拟练习,考核专家根据每个情景中需探究的环节提问,并作出评价。考核专家可以从情景模拟练习中引出问题,展开小组讨论,总结模拟练习的成绩,制订相应的具体改进措施。

4. 开展多形式模拟医学培训

(1) 高仿真情景模拟培训:以高端智能仿真模拟人为基础,利用各种模拟技术和手段,与现代化电子技术、通信技术、计算机编程技术、多媒体技术紧密结合,通过创设接近于真实的临床情境,对事件或事物发生与发展的环境、过程进行模拟或虚拟再现,让受训者参与其中,进而获取相关知识与技能,缩短理论学习与临床实践之间的距离,为护士提供一个可控的、无风险的环境,避免医疗纠纷的发生。

(2) 团队式情景模拟培训:护理查房、理论授课、单项的护理操作,护士相互之间是独立进行的,高年资护士与低年资护士之间不能形成紧密的指导带教关系,不利于对护士团队意识的培养。团队由急诊医生、护士和医学生组成。在临床实际抢救过程中,即使每个人的理论水平再高,操作技术再强,不能进行高效的团队协作,也会导致分工不明确,影响患者的抢救。团队情景模拟培训贴近临床实际,能够真实地展现抢救患者时的情景,提高护士的团队协作意识和团队合作能力。

(3) 思维导图结合情景模拟培训:情景模拟培训前对护士进行思维导图基础知识授

课,包括思维导图的起源、概念、原理、Mind Mapper 软件的基本使用方法,使受训者能绘制简单的思维导图。老师授课时以疾病为中心,带动护士以发散性思维从疾病的生理、发病机制、症状、评估及急救措施等一级分支出发,将所学的内容以关键词为中心按逻辑关系逐层构建次级分支,将疾病的相关知识逐层分级展现在思维导图中,以点到面构建知识点之间的思维联系,建立相关知识的脉络体系。思维导图授课和情景模拟培训结束后,要求护士结合自己对疾病知识的掌握情况进行思维导图的绘制,以巩固知识点。思维导图结合情景模拟的培训方式能有效地提高急诊护士的批判性思维能力、疾病相关急救理论知识、操作技能和综合素质,能做到理论和实践的有机结合,相得益彰。

（4）基于问题的教学方法结合情景模拟培训:基于问题的教学方法(problem-based learning,PBL)是一种以问题为基础,以受训护士为中心,以分组讨论为形式,在指导老师的参与下,围绕问题进行学习的模式。按每组 3～4 人进行分组,然后由指导老师依次介绍相关的应急处理措施并进行示范。在操作之后,根据其操作过程中不理解的地方进行小组内讨论,并收集相关资料,进行组内解答并分享。指导老师对每小组不能自主解决的问题进行统一解答,根据其经验及受训护士提出的难点、易出错点进行详细解答并再次示范处理措施。最后由受训护士进行模拟演练,指导老师针对在模拟演练过程中出现的问题进行纠正,使模拟演练更切合工作实际。

（5）基于标准化患者的情景模拟培训:标准化患者(standardized patient,SP)又称模拟患者,是一些经过训练,能够稳定、形象地复制临床情境的人,并且是要保证为每一位受训者提供相同一致的情景,具有模拟患者、考核者、指导者 3 项职能的正常人或患者,可由教师、学生、志愿者等担任。在培训过程中,SP 尽可能真实地模拟疾病的症状、体征、临床表现、常见的面部表情、心理特征及临床实际情景,受训者能够从中强化理论知识,提高沟通与解决问题的能力,培养良好的批判性思维判断能力,同时提高临床考核的精准性。但是 SP 训练需要大量的资金和时间,训练成本较高。在当前国情下,由于医学院校的财力投入问题,限制了 SP 的发展,有待探索更适合我国国情的教学模式。

（四）急诊护士的科研能力培训

护理科研来源于临床,服务于临床。因此,科学研究对急诊护理学科的发展必不可少。科学研究的实施使护士能够积累和使用基于证据的知识,以提高临床环境中护理质量。而护理教育者和研究人员较少直接对患者负责,这对护理研究的传播和发展十分不利。如今,随着循证医学实践的发展,临床护士应成为重要的研究人员,尤其是与患者密切接触的急诊护士,掌握第一手临床资料,应是护理科研的主力军。来自临床环境的高质量研究可以在扩大急诊科学知识基础、改善患者护理和影响政策等方面发挥关键作用。急诊护士参与科学研究的需求在增加,但是在护理实践中进行实际研究的注册护士有限。许多急诊护士由于研究知识和能力受限、急诊工作任务重、时间紧、压力大等原因,而无法开展研究项目。因此,对急诊护士的科研培训显得尤为重要。

1. **科研培训内容**　随着循证实践(evidence-based practice,EBP)的迅速发展,护理人员迫切需要运用科学研究的结果促进患者的恢复,提升照护质量。目前,我国临床护士科研培训的主要内容包括科研选题、科研设计、资料收集、文献检索、统计分析、科研标书、基金申报、撰写论文和实践练习等。其中科研选题、科研设计、撰写论文是护理人员在护理科研中认为有难度的内容。

2. 科研培训形式

(1) 举办科研培训班:科研培训班的培训内容全面、精细,能有效地解决护士在进行护理科研中遇到的困惑,主要针对从未接触过护理科研及对护理科研了解较少的护士。多数医院针对护士的科研培训多以散在讲座的形式进行,缺乏系统完整的科研培训模式,易造成护士虽然参加科研培训仍然不会做科研的现状。医院可以通过选拔优秀护理科研骨干组成护理科研培训班,组织各科室临床护士参加科研培训班学习,对其进行系统的科研知识和技能培训,提高急诊护士的科研能力。此外,随着急诊急救专科护理的发展,我国急诊专科护士队伍也在逐渐发展壮大。医院可开展针对专科护士的科研培训班或以急诊专科护理为依托的科研培训。急诊专科护理的深入开展能为急诊护理科研选题提供更细化的方向,引领护理科研向专病、专护方向发展,专科化护理科研的研究又有助于专科护理开展,两者相辅相成,促进急诊护士科研与护理水平的提升。

(2) 开展品管圈活动:品管圈(quality control circle, QCC),又称质量管理小组,以全员自主参与为基础,使员工自主地参与管理活动,在工作中获得满足感与成就感,使服务对象满意、社会受益而达到质量持续改进的管理途径。活动过程中,经圈员讨论,确定研究主题、进行现状调查、制定目标、提出对策,并进行效果检查、巩固措施、活动总结等。圈长负责指导、沟通和督促圈员,定期与本项目组成员沟通,进行效果评价及总结。推选年资高、科研实力强的护师为品管圈科研辅导员,通过对圈员的科研指导和现场答疑,促进圈员科研意识和科研能力成长。圈员定期轮换,针对科研问题互相交流,有效解决各种护理的瓶颈,分享成功的经验,并将护理经验上升到理论层面。品管圈的成立为护士做科研创建了良好的平台和机会,使圈员对科研的积极性和主动性提高,科研水平和科研成果得到提升。

(3) 开展学术交流会:举办学术交流会或专科护理学术会议能使临床护士了解更多的护理新技术、新知识,激发科研创新思维。同时,与同领域的各地护理精英交流科研经验,也为科研协作提供了交流的契机。

3. 科研培训方法

(1) 分层次、分阶段培训。

1) 分层次培训:依据临床急诊护士的学历层次、培训需求实施培训,使不同层次的护士各得所需,提高培训效率。如科研培训小组需要对中专、大专学历护士进行文献检索、阅读及写作等科研基本能力的培训;对本科学历的护士进行数据分析、科研设计、标书撰写等内容的培训;对研究生学历的护士进行课题、基金申报及撰写等方面的培训。

2) 分阶段培训:分为科研基本能力、实践能力及基金中标能力3个阶段培训,当前一个阶段的能力完全具备后再进行下一阶段的培训。也可将不同科研能力的护士分为不同群体,采用专家组—核心组—兴趣组—普通组逐级培训的方式,成员采取自愿报名、双向选择的方法,先由个人选择上报愿意参与的小组组别,再由研究者根据上报者的意愿及资质进行分配。既提高了护理科研人力资源的利用率，减轻了管理者的压力，又兼顾到不同层次护士的需求，带动基础薄弱的护士投入科研，提高急诊护士的科研兴趣与能力水平。

（2）导师制小组培训：①由不同年资、职称、个人能力的护士搭配组成各护理科研小组，选举一名组长负责管理小组及分配任务。各科研小组分配一名导师，从选题到课题申报及科研的实施，全程指导该小组的护理科研。②每组学员须按要求在一年培训期间完成一份护理科研项目申报书。每月定期汇报小组项目实施进度，组员在研究过程中遇到问题和难点向导师咨询和寻求解答。小组成员可从课题的不同角度撰写论文，导师提供指导意见并鼓励和促成投稿。导师定期组织稿件修改讨论，指点实际投稿过程中如何回复编辑和审稿专家的意见，并邀请医学院校教师从审稿专家的角度点评如何完善研究设计和论文撰写。③以团队为单位开展科研实践活动，安排导师全程指导，鼓励和引导护士从临床问题入手，以批判性思维发现问题、分析问题、思考并解决问题，发挥护士对科研的主观能动性。在研究过程中，导师全程具体地指导，有利于科研计划的落实、护理科研论文的撰写与投稿等。导师制小组培训方式有助于提高护士的科研能力、护理水平及护理质量，促进急诊科护士综合素质的提高。

（3）三级培养模式：①三级培养模式为"组长—科护士长—护理部主任"，其中组长及副组长由 2 名研究生担任，1 名科护士长任临床导师，1 名护理部主任担任科研导师。②三级培养模式设硕士研究生为组长，每月组织科研培训，确保科研理论知识、统计操作等课程的顺利进行。引导、督促小组成员建立正确的科研意识，使其积极、主动地参与科研实践活动，降低对科研学习的回避心理。③科护士长任临床导师，负责科研问题的挖掘及临床工作的调控。④护理部主任担任科研导师，指导小组成员进行科研实践及科研课题的申请。将护理部主任、科护士长设为导师，排除科室轮转等外在因素影响，使小组成员将科研活动落到实处。

（蔡　吉　冯　丽）

第三节　急诊科室管理

一、急诊环境管理

急诊科应具备与医院级别、功能和任务相适应的场所、设施、设备、药品和技术力量，以保障急诊工作及时、有效开展。急诊科应当设在医院内便于患者迅速到达的区域，并临近大型影像学检查等急诊医疗依赖较强的部门。

（一）环境设置

1）急诊科应设有挂号处、收费处、预检分诊台、候诊区、诊室、抢救室（有条件医院同时设置复苏室）、留观室、急诊综合病房、急诊重症监护室、输液室、治疗室、隔离室、心电图室、石膏间、清创室、检验室、B 超室、X 线和 CT 检查室及急诊药房等。

2）急诊科应在急诊区域较中心位置或相对独立单元设置 EICU。

3）承担区域急救中心的三级综合医院,需建立创伤中心,并设急诊创伤复苏室和急诊手术室。

4）其他辅助区域包括:办公室、会议室、值班室、医患沟通室、更衣室、储存室、家属等候区、饮用水间、杂物间、污物处理室及厕所。

5）急诊科医疗区域内应常驻挂号、收费、住院、病案等处的工作人员,各窗口应当落实危重患者优先的措施。

6）医院急诊科区域设置应以"急"为中心,标志应突出、醒目,白天有指路标志、夜间有指路灯光标明急诊科及急诊科各区域位置,患者就诊流程有标识牌。逐步推行急诊患者病情分级与分区相结合,患者诊治区域可分为红、黄、绿 3 个区域,分流急诊患者。

（二）区域功能

1. 预检分诊处（台）   是急诊患者就诊候诊的第一站,设置在急诊科入口最醒目的位置,便于患者及时完成分诊。分诊处主要是对来诊的患者根据临床表现和轻重缓急程度进行分类、登记,分诊护士负责引导就诊,联系诊室和医生,并记录就诊等操作。预检分诊台设有足够的使用面积,便于患者和家属短暂停留或候诊。配备急诊护士、辅助人员和保安人员,配备常用的物品。①基本评估用物:体温计、血压计、听诊器、指尖血氧仪、血糖仪、手电筒及压舌板等;②办公用品:计算机、电话、打印机及记录表格等;③患者转运工具:轮椅及平车等;④简单伤口急救用物:止血带及无菌敷料等;⑤其他:便民设施和配备、科室设置介绍及相关疾病健康教育宣传册等。

2. 抢救室   应当临近急诊预检分诊处（台）,根据需要设置相应数量的抢救床,具有必要时施行紧急外科处置的功能。抢救室内设置应遵循的原则:①房间宽敞明亮,门宜高大;②有足够的空间,每张床位使用面积≥15 m²;③配备基本的仪器、设备;④备有常用的急救药品;⑤备有常用的急救仪器;⑥有足够的电源;⑦有足够的照明设施;⑧设多功能抢救床 2～3 张。

3. EICU   接收急诊科诊断不明、生命体征不稳定、暂时不能转运的危重患者。最好紧靠抢救室,床位设置一般根据医院的急诊量、危重患者数及医院其他科室有无 ICU 等情况决定。对全院开放的急诊科一体化管理的 ICU,可酌情增加 ICU 床位数。

4. 诊疗室   设立急诊综合诊室处理常规急诊患者（最好以序号标识诊室）。当急诊诊室中排队等待就诊的患者超过 8 人时,应通知区域主治医师,安排其他区域急诊医生协助处理。

5. 清创室   应紧靠外科诊室或与外科诊室成套间,内设检查床、清创台、清创相关物品,如各种消毒液、清创缝合包及敷料等。

6. 急诊手术室   二级乙等综合性医院设急诊手术清创室;二级甲等以上综合性医院急诊手术室面积≥30 m²,设 2 张手术床,配置手术准备室,能开展急诊开颅、开胸、开腹手术和清创止血等手术,急诊手术室应与抢救室相邻。

7. 治疗室和处置室   治疗室应设在各诊室的中央,配备有无菌物品柜、治疗桌、治疗车及注射盘等。处置室主要用于使用后的物品及一次性物品的集中处理。

（三）环境管理

急救护理服务对象大多属于突然起病、慢性病急性发作或急性创伤，患者病情复杂、生命体征不稳定，常伴有意识障碍甚至出现心搏骤停，特别是在突发公共卫生事件中，急救现场呈完全开放状态，来往人员多，致病微生物种类复杂，若急救环境、急救器械等消毒隔离措施不当，会大大增加感染风险。因此，急救护理中的环境管理应把握以下几大原则以预防医院感染。

1. **院内感染培训** 医疗机构有计划地组织医护人员学习医院感控知识，定期强化消毒隔离知识及在突发事件中的自我保护措施，加强有关常用消毒剂的学习，正确掌握其消毒效能、作用范围、常用浓度及不良反应，掌握医院感染管理的相关法律、法规、无菌操作及医院感染诊断标准等，做好消毒灭菌工作及自我防护。

2. **创造良好的急救治疗环境** 在现场急救过程中，急救护士应疏散人群，减少人员走动，禁止无关人员靠近无菌治疗区，形成一个相对有利的急救治疗环境。严格管理感染性医疗废弃物，使用后的一次性医疗用品、患者分泌物、呕吐物及排泄物等放入黄色塑料袋或垃圾桶中，并集中处置。急救中应尽可能全面地采集病史，力争尽早鉴别出有传染病史的患者。

3. **重视手卫生和个人防护** 医务人员是急救的主体，其手部卫生必须引起足够的重视。急救护士在时间紧急、人力配置有限的情况下，一人执行多种操作。例如，脑外伤的患者，护士既要吸痰，又要建立静脉通路等，接触患者前后应认真执行七步洗手操作，有效阻断交叉感染。首选流动水进行手卫生，特殊情况下，使用快速免洗手消毒液消毒双手；接触患者的血液、分泌物、排泄物前要戴好手套。按照医院感染科规定的各级防护标准要求，严格落实医务人员的个人防护。

4. **严格遵守无菌操作规范** 行静脉穿刺、气管插管、导尿术、伤口无菌敷料覆盖、肌内注射等侵袭性操作时应严格遵守无菌操作规程，尽量做到迅速、准确，尽可能减少继发感染的可能。

5. **严格执行消毒隔离制度** 急诊抢救室的建筑与布局应符合医院感染防控相关标准。医疗机构按卫健委要求建立急诊预检分诊制度，发现传染病或疑似传染病患者，应实施感染性疾病隔离诊治，并及时消毒。平车、轮椅等应每日定时消毒；检查床、抢救床的床套、枕套做到一用一更换，被血液、体液污染后应及时消毒处理；急救器材按规定消毒灭菌，凡是使用过的呼吸机、喉镜等，清洗消毒质量应达到卫健委标准要求，防止发生交叉感染；所有的医疗废弃物按医院感染性废弃物要求处置，装袋封口后，送指定地点处理；急诊环境每日定时开窗、通风、清洁及消毒。

6. **预防交叉感染** 对于老年、免疫力低下、严重创伤及严重感染的患者，给予适当隔离。已感染的患者相对隔离，减少交叉感染的机会。对急危重症患者在完成抢救治疗的同时，加大基础护理管理力度，对患者携带各种病原微生物的血液、体液、分泌物及排泄物等进行规范化处理。

二、急救仪器设备管理

急救仪器是指直接抢救或为患者提供生命支持的设备,在急救仪器管理中实施科学、有效的管理模式,确保仪器齐全、完整、备用,对抢救工作的顺利进行至关重要。

随着急诊医学的发展,在急诊临床实践工作中,越来越多的急诊急救仪器被广泛使用,对其进行日常管理、监测和评价,保障急救仪器的完好率,真正提高急救效率及抢救成功率,提升医、护、患三方满意度。本章节参照《急诊科建设与管理指南(试行)》(2011年版)、《三级综合医院评审标准实施细则》(2011年版)、《全国医院信息化建设标准与规范(试行)》(2018年版)、《住院医师规范化培训基地认定标准(试行)》编制完成。

(一)基本配置

1. 急诊常用急救仪器设备 心电图机、无创心脏起搏器、除颤器、自动心肺复苏仪、简易呼吸器、呼吸机、监护仪、负压吸引器(有中心负压吸引可不配备)、中心供氧接口或氧气筒、洗胃机。三级综合性医院还应配备床边便携式 B 超机和床旁 X 线放射机。有需求的医院还可以配备血液净化设备和快速床旁检验设备。

2. 急诊科专业基地抢救室基本设备 参照《住院医师规范化培训基地认定标准(试行)》。急诊科专业基地认定细则中,对急诊急救仪器配备具体要求如下。

监护仪 1 台/床;呼吸机 1 台/2～3 床;自动体外除颤器至少 1 台;除颤器至少 1 台;自动心肺复苏仪至少 1 台;无创心脏起搏器至少 1 台;床边 X 线机 1 台;洗胃机至少 1台;12 导联心电图机 1 台;中心负压吸引接口或电动吸引器至少 1 个或 1 台/床;可充电便携式吸引器 1 台/床;中心供氧接口或氧气筒 1～2 个/床;输液泵 1 台/2 床;微量注射泵 1 台/床;快速血糖自动测定仪 1 件;麻醉咽喉镜 2 套;无影灯 2 台;抢救车至少 1 辆;低温治疗设备至少 1 个;颈托、各种类型夹板、各型气管导管及氧气面罩等抢救器材若干。

(二)管理要求

1. 管理组织 由医疗机构主管领导、医疗业务管理部门、医疗器械管理部门、医疗器械使用部门及后勤保障部门共同组成急救仪器设备安全管理组织。

2. 管理职责

(1)医疗机构主管领导:负责急救仪器设备的安全管理工作、保障急救仪器设备安全管理的资源配备。

(2)医疗器械管理部门:制订安全操作技术规范及培训与考核,全面负责安全管理的技术工作、定期维护、保养、检测及维修,制订应急备用方案和紧急调配制度,定期进行安全控制评价,落实质量持续改进。

(3)医疗器械使用部门:应设专职或兼职安全管理人员,负责日常管理、维护,落实安全管理制度,组织技术操作培训与考核。

(4)后勤保障部门:提供符合急诊急救各仪器设备要求的电力供应。

3. 应急管理预案 包括建立应急调配机制、确立应急预案的责任人职责、梳理紧急情况的处置程序、知晓医疗装备应急管理与替代程序、应急调配演练和监管。

（三）维护保养

急救仪器设备完好率达到 100%，处于应急备用状态，做到专人保养、合理摆放、定期检查和维护，有序管理。各种抢救设备操作常规随设备存放，方便查询。主管部门履行监管责任，对存在的问题与缺陷有改进措施。

1. 制定维护保养制度　包括维护保养负责人、维护保养周期与要求、隐患和故障处置程序、维护保养档案的管理。

2. "五定和三及时"　"五定"是指定品种数量、定点放置、定人保管、定期检查、定时核对；"三及时"是指及时消毒、及时补充、及时检查；保证各种急救仪器性能良好，处于备用状态。

3. 固定放置　应放置在固定的开放区域，设立明显标识，并绘制示意图，便于急救时随取随用。

4. 一次性医疗器械　按相关法律规定不得重复使用，可以重复使用的医疗器械，应当严格按照要求清洗、消毒或者灭菌，并进行效果监测。

5. 日常维护和保养　保养内容包括清洁、配套设备齐全、参数校正及完好备用等。

（1）使用前：必须先熟悉仪器性能、使用方法及保管方法。新仪器按设备科或供应商随机附带的操作指南执行。

（2）使用中：按照操作流程，开机检测正常，并保证报警系统的有效性，报警失效或失常应及时送检。

（3）使用后：按照说明书和设备科规定（或操作指南）进行日常维护、保养并记录。

6. 落实故障报告制度　包括故障标识、报告、处置、原因和处理记录。

7. 管理责任人　护士长及安全管理人员为各部门急救仪器设备管理负责人，定期（每周至少一次）检查、检测，确保完好、备用。日常做到每班当面清点交接，发现问题及时向相关部门报修；发现遗失，当班护士应立即向护士长汇报，并逐级上报。

8. 持续改进管理质量　急救仪器检查结果每月进行讨论、分析及整改，针对存在的问题，制订相应的改进措施，不断提高仪器管理质量。

（四）监测管理

1）有急救仪器设备监测管理的相关制度，做到专人保管。

2）有急救仪器设备清单、定期检测记录和维修记录等相关资料。

3）经检测的急救仪器设备有检测合格标志，标志显示检测时间与登记记录一致。

4）医院内使用的急救仪器设备 100% 有检测合格标志，100% 在有效期内。

（五）安全操作

1）有医疗设备操作手册并随设备存放，供操作人员查阅。

2）急救仪器设备操作人员经过急救仪器设备操作培训，包括医疗器械基本操作步骤、安全注意事项、适用范围和临床使用过程中的质量控制、操作规程及设备性能等，能够熟练、正确使用，并有考核记录。

3）医疗专职部门为临床正确使用医疗器械提供技术支持、业务指导、安全保障与咨询服务。

4）落实科室医疗器械临床使用安全管理的考核机制。

（六）信息化

1. 标准监测　依托信息化管理，建立急救仪器设备二维码，并粘贴在仪器固定位置，通过扫描，即刻获取仪器的相关信息，包括使用科室、使用时间、仪器状态（维修或完好备用）、监测日期、方便统计、归类及管理。

2. 安全操作　依托信息化管理，建立急救仪器使用二维码，通过扫描，即刻获取操作流程，有效落实规范使用。

急救仪器的管理是急诊科安全管理的一个重要环节，贯穿到工作的各个环节。因此，要加强管理、制定制度及对相关人员进行培训，提高急救仪器管理质量，确保使用安全，延长设备使用年限，提高急救效率。

三、急救药品管理

急救药品是保证患者抢救成功的关键。急救药品的及时使用对缩短抢救时间并最大限度地保障患者生命安全有至关重要的作用。基本配置应符合《急诊科建设与管理指南（试行）》的基本标准，保障急救用药，满足急救需要，设有专人管理。急诊科内常备的抢救药品应当定期检查和更换，保证药品在使用有效期内。麻醉药品和精神药品等特殊药品，应按照国家有关规定管理。

（一）药物种类

心脏复苏药物，呼吸兴奋药，血管活性药，利尿及脱水药，抗心律失常药，镇静药，止痛解热药，止血药，常见中毒的解毒药，平喘药，纠正水、电解质紊乱和酸、碱失衡类药，各种晶体、胶体，高渗、低渗、等渗溶液，局部麻醉药，激素类药物等。

（二）管理原则

1. 分类存放　药品按内服、外用、注射、消毒、麻醉/精神类、剧毒、高警示药品、易混淆药品（看似、听似）等分类保管，药柜上应有明显标识。内服药标签为蓝色边（含注射用药），外用药标签为红色边。麻醉、剧毒药必须加锁，以防失窃。药柜应放在光线明亮、干燥处，保持整洁，无积灰。

2. 基数固定　按照急诊药房配置数量定点、定量存放，由当班护士每日清点，护士长每周清点，药房专人每月清点。

3. 申领　所用药物实施信息化申领，即通过医嘱信息输入电脑，急诊药房根据医嘱将药物统一发放，护士仔细核对药物，并确认。

4. 给药　双人核对，精准给药，并记录。

5. 保管　根据不同药物性质，妥善保存。①易挥发、潮解或风化的药物须装瓶、盖紧或真空包装；②易被热破坏的某些生物制品和抗生素等，冷藏于 2～10℃处保存；③易氧化和遇光变质的药物，装在有色密盖瓶中或放在黑纸遮光的纸盒内，放于阴凉处；④易过期的药物应定期检查，按有效期时限先后，有计划地使用；⑤各类中药均应放于阴凉干燥处；⑥芳香性药品应密盖保存；⑦药品有沉淀、浑浊、异味、潮解、霉变或标签脱落、难以辨认等现象，立即停止使用。

6. 查对　制定给药核对制度,落实操作规范并记录。

（三）各类药品管理

1. 抢救药品

（1）定量:定量供应,具体数量根据各部门的特殊性核定。

（2）定点:定点放置,如抢救车内药品,专柜放置备用抢救药。

（3）检查:每天清点和检查药品的数量、质量,并记录签名。护士长每周负责督查,药剂科每月检查。

2. 麻醉/精神类药品

（1）存放:麻醉/精神类药品应定量、专柜放置,签收单存放于专柜内。

（2）保管:双人双锁管理,钥匙单独存放。

（3）申领:麻醉药处方与电子医嘱信息双重申领,用专用药盒申领。

（4）使用:申领后,登记于《麻醉/精神类药品领用登记本》,使用后的空安瓿,统一交至药房,并签收确认。

（5）弃药:执行弃药处置由操作人和证明人完成双人核对、双人签名制度,采用纸质或电子记录。注意定期拍照留档,妥善保存,麻醉处方保存 3 年。

（6）清点:麻醉药品每班清点,若有丢失应立即报告护理部、保卫科及药房,并写出书面改进措施。

3. 毒、剧、易燃和腐蚀制剂

（1）存放:原则上不存放毒、剧药品。因特殊需要可以存放少量必需品,如固定剂、防腐剂。

（2）容器:存放盐酸、甲醛、甲苯等特殊试剂时必须使用原装容器,按容器上要求密闭存放,并保持容器完整,标签清晰。

（3）专柜:毒、剧药/物品必须专柜存放并上锁管理。

4. 高警示药品

（1）范围:高警示药品是指高浓度电解质(浓氯化钾注射液、浓度超过 0.9% 的氯化钠溶液)、肌肉松弛剂和细胞毒药物。

（2）高浓度电解质:必须存放时,须单独存放,并有醒目标识。

（四）药物不良反应管理

加强药品不良反应报告与监测体系建设,进一步完善药品不良反应监测工作的制度和程序,细化监测工作的实施细则、操作流程和工作标准,提高监测工作的制度化、规范化和科学化水平。

1. 严重药品不良反应　指因使用药品引起以下损害情形之一的反应。

1）导致死亡。

2）危及生命。

3）致癌、致畸、致出生缺陷。

4）导致显著的或者永久的人体伤残或者器官功能的损伤。

5）导致住院或者住院时间延长。

6）导致其他重要医学事件，如不进行治疗可能出现上述所列情况的。

2. 新的药品不良反应 指药品说明书中未载明的不良反应。说明书中已有描述，但不良反应发生的性质、程度、后果或者频率与说明书描述不一致或者更严重的，按照新的药品不良反应处理。

3. 上报流程 参照各医院规定的相关流程执行，一般情况下，应包括患者基本信息、诊疗过程、发生时间、药品相关信息、事件过程、结果及报告人等。

（五）管理进展

近年来，充分利用信息系统大数据的优势，急救药品实现智能化管理，实现药品管理便捷性、实用性、安全性及先进性。

1. 储存 部分医院已经开始应用智能药柜，由物流机器人自动运输，分发至各部门，如药品不足，临时下达用药医嘱，由物流机器人自动运输至相应位置，根据系统的录入精准退药，并生成计费。当夜间需要用药时，医护人员使用指纹登录药柜系统，按照需求取出所需药品，系统自动记录药品取用信息，大幅节约人力、时间成本，并实现精准管理。

2. 管理 根据抢救药品清点、交接及需求分析，综合利用现代成熟的软件技术、数据库技术、互联网络技术等进行研发。管理系统软件建立在手持机及护士工作站系统中，由基础数据、日常管理、统计查询 3 个模块组成，管理通过扫码确认，自动保存，实现急诊急救药品管理的无纸化办公，并保证责任落实到人，便于管理、考核及追踪。

（周婉婷　冯　丽）

第四节　急诊专科管理

一、院前交接

院前院内交接是指急危重症患者接受 EMSS 救治过程中，院前急救人员与院内接诊人员进行的医疗沟通和协作工作。完善的院前院内交接机制和流程，是生存链有效连接的重要因素，是评价一个国家或地区 EMSS 工作效率和发展水平的重要指标，也是 EMSS 工作者需要长期研究和探讨的重要问题。

（一）我国院前院内交接概况

我国的 EMSS 基本构架主要包括院前急救、医院急诊科、ICU 或专科病房 3 个基本机构，构成一个完整的急救服务网络，起步于 20 世纪 50 年代，脱胎于各地的"急救站"。20 世纪 80 年代后，随着我国改革开放不断深入和国民经济的持续增长，我国的院前急救进入了快速发展时期。目前，在发达城市已逐步形成了较为先进的急救医疗、现代通信和快速转运有机结合的院前 EMSS，部分地区还设置了专业的航空急救和海上救援机构。2018 年 9 月 26 日，我国国家卫生健康委员会发布《院前急救机构与医院急诊科患者病情交接单》卫生行业标准，于 2019 年 4 月 1 日实施。标准规定了患者从院前急救机构转至医院急诊科时病情交接单的用纸耐受性、书写格式、内容和存放等要求。适用于全国各级、各类院前急救机构与医院急诊科。

（二）院前院内交接原则

1. **第一时间传递急危重症患者信息**　按照规定，院前急救机构要严格落实"就近、就急、满足专业需要、兼顾患者及家属意愿"的转运原则，将患者及时、安全地转运至具有相应急诊抢救能力的医疗机构，并对患者及家属做好解释，引导其树立科学、合理的就诊观念。院前医疗急救人员应按照相关标准对患者病情进行充分评估并初步分级，第一时间向医疗机构传递急危重症患者信息、病情等数据，其中胸痛、卒中、创伤、孕产妇、新生儿5类患者依托相关流程，通过院前急救调度信息平台，或通过急诊专用绿色通道应用软件、即时沟通工具等方式与院内沟通，并及时提供患者信息，院前医疗急救人员将患者转送至院内医疗急救部门，双方进行规范交接并签署《院前院内患者交接单》。

2. **急危重症患者"先救治后付费"**　接诊的医疗机构要通过急诊预检分诊分级，有效分流非急危重症患者，确保急危重症患者得到有效救治，对急危重症患者按照"先及时救治，后补交费用"的原则救治。

医疗机构接到院前救护车转运的患者后，应尽快转移到备用平车，不占用院前急救机构急救设施设备。危重症急救患者滞留在院前救护车担架上的时间一般不得超过10分钟。对于特殊患者交接（如突发公共事件、传染性疾病、高危孕产妇、新生儿及"三无"患者），院前医疗急救人员搜集现场情况，及时报告调度机构，并将患者信息上传至院前医疗急救信息平台，调度机构根据相关规定确定转诊医疗机构，向院内医疗急救部门告知特殊患者的具体情况，院内做好接诊准备。

院前医疗急救人员将患者送至院内急诊指定区域，与值班医生、护士交接病情与治疗情况，双方签署院前院内患者交接单，并将其列入病历管理。对于"三无"的急危重症患者，院前急救机构和医疗机构应当先行救治，不得因费用等问题拒绝救治。

（三）院前院内急救一体化

卫生行政机构对院内急救医疗机构的规模、人员准入、设备配置、技术规范和运行方式等制订出统一标准，并根据综合急救能力和专科急救能力制订相应救治机构的级别标准，使院外能够依照此标准在急救时根据疾病种类及严重程度，将患者转送至合适的院内急救医疗机构。同时针对院外院内链接中出现的各种管理问题建立科学的规章制度，具有实用性和可操作性，并根据实践不断加以完善，严格监督执行，从制度上保证院前院内在急救功能上的密切配合，形成紧密的链式连接与互助互补。

1. **通信、调度**

（1）急救患者病情通报："120"急救中心医护人员在现场对患者进行初步检查和诊断后，对极危重的患者要与急诊科分诊护士电话取得联系，提前向目的地医院进行预报，简单介绍患者的初步诊断、生命体征情况，初步实现院前与院内的双向互动，保证患者被送到院内急诊科后能够得到快速及时的救治。对于急危重症需要手术的患者，到达医院前使院内医护人员做好患者手术或入ICU的准备。

（2）院前院内信息交流：主要包括视频通话系统、患者信息传输系统和远程医疗救援辅助系统。利用该系统院外急救人员可实时获取院内急诊的一般信息,如床位、人员接诊能力、设备等,同时在现场急救和转送过程中,院外急救人员不但可通过救护车医疗舱和医护头盔上的摄像头将现场急救影像回传,而且还可以把监测的患者生命体征数据(包括血压、血氧饱和度、心率、呼吸及体温等)及相关波形及时传输至急诊。急诊人员根据患者信息提前明确接诊地点,如急诊室、CT 室、手术室或者 ICU,并召集相关人员,做好接诊准备,由被动接诊转变为主动接诊,缩短抢救时间。同时急诊人员也能及时为院外急救人员提供技术支持,指导现场抢救,从而提高整体抢救成功率。

2. 患者转送与安置 患者送达医院急诊科后,快捷、精准、正确转运,并安置于必要位置,实行进一步救治等医疗护理操作。

(1) 相关人员的功能保证:指接收医院的接诊护士、护工、相关医生等在救护车到达时立即接诊等工作。

(2) 院内转运工具保证:指接收医院的接诊护士、护工将担架(车)、推床、轮椅等转运工具在救护车到达时立即应用于患者的院内转运。

(3) 院内通道的通畅保证:包括急诊科的急救绿色通道、必要的备用特别通道、高楼电梯等设备的通畅,以便在救护车到达时立即用于患者的院内转运。

(4) 通常流程为:救护车—急诊科/室—抢救室—(ICU/CCU/手术室)—留观室/(急诊或住院部等)病房。

3. 患者的院前院内交接 急救患者交接是指急危重症患者经院前急救送达医院后,院前医生将患者病情、病史等与医院接收人员交接。按院前与院内不同情况和要求分为以下两方面。

(1) 院内工作要求:接到急救信息/得知急救车到达—准备推床并接诊、(按信息)进行相应的院内抢救准备。

(2) 院前工作要求:确定生命体征,按院前急救规范进行必要处理,并作出"拟诊",做好到院交接准备—到达急诊科—正确、迅速地将患者转至院内(推)床上—与院内医护人员进行患者和病情交接。

4. 器材、设备交接 所交接内容有:骨折等固定器材(颈托、固定气垫、夹板等)、机械通气和(或)胸外按压自动设备、担架(车)、氧气袋(瓶)等。

(四) 院前急救机构与医院急诊科患者病情交接单

院前急救机构与医院急诊科患者病情交接单是院前急救医生在院前急救过程中对救治经过、处理措施、治疗反应及注意事项等的文字记录(以下简称交接单)。

1. 交接单用纸及记录用笔的技术要求

1) 交接单记录用纸的技术要求应符合文件用纸耐久性测试法中对一般耐久纸的技术要求。

2) 交接单记录应使用黑色签字笔或蓝黑色钢笔,不应使用普通圆珠笔。

2. 交接单书写要求

1) 交接单应至少一式三份,患者、院前急救机构、接收医院三方各执一份,可以应用复写纸。

2）书写交接单用的墨水、签字笔油墨及复写纸等字迹材料的耐久性应符合档案字迹材料耐久性测试法的要求。

3）交接单中的各种记录应使用中文简体或通用的外文缩写,无正式中文译名的症状、体征、疾病名称等可以使用外文原文。

4）各种记录书写应规范使用医学术语、文字工整、字迹清晰、表述准确、语句通顺及标点正确。

5）交接单书写过程中出现错字时,应用双横线划在错字上,保留原记录清楚、可辨。修改人在修改处签名,并注明修改日期及具体时间(精确到分),不应采用刮、粘、涂等方法掩盖或去除原来的字迹。

6）上级医务人员有审查和修改下级医务人员书写的交接单的责任,但不应涂改已书写的交接单内容。交接单应由主管急救医生签名。实习医务人员、试用期医务人员书写的交接单,应经过本医疗机构注册的医务人员(带教医生)审阅、认定及签名。

7）打印的交接单是指使用文字处理软件(如 Word 文档等)编辑生成并打印的各种记录。打印的交接单应按照本标准的内容要求录入并及时打印,由相应医务人员手写签名。医疗机构打印的交接单应统一纸张、字体、字号及排版格式。打印字迹应清楚易认,使用纸张应当符合文件用纸耐久性测试法中对一般耐久纸的技术要求。打印的交接单在编辑过程中应当按照权限要求进行修改,已完成录入、打印并签名的交接单不得涂改,发现录入错误,按修改要求进行修改。

3.交接单内容要求　交接单应及时、真实、客观、准确、完整及规范。内容应包括患者的一般信息和诊疗信息。

（1）院前急救机构名称：交接单上应写明承担转运的院前急救机构名称。

（2）患者一般信息及转运信息。

1）交接单中患者的一般信息应包括：姓名、性别、年龄、发病地点、转送医院、送达时间及急救车号。①姓名：患者有效身份证件显示的姓名,如果患者无法提供有效身份证件,可按患者提供的姓名记录,以后与有效身份证件进行验证。意识不清且未随身携带有效身份证件的患者,可赋予一个唯一性的标识或编号,待得到患者有效身份信息时再行修正。②性别：交接单中的患者性别应与患者提供的有效身份证件中的性别一致。③年龄：交接单中的年龄以按有效身份证件的出生年月日计算的年龄为准。紧急抢救时可按患者或家属提供的年龄或出生年月日确定。成人及学龄后儿童、青少年年龄精确到(周)岁,新生儿应精确到天,婴幼儿及学龄前儿童应精确到月。④发病地点：患者疾病或外伤的发生地。发病地点应书写到区、街道、门牌号,如果没有确切门牌号的地点,应当尽可能地详细书写。⑤送达时间：院前急救机构将患者送至医院,医院急诊科接纳患者的时间。此时间以急诊挂号的时间或急诊抢救室接收患者时间为准,记录方式应采用阿拉伯数字,准确书写日期和时间(精确到分),时间采用 24 小时制记录。⑥送达医院：记录应包括患者被送达的医院名称和科室名称,如×××医院急诊科。⑦急救车号：应写明承接患者的急救车号。

2）诊疗信息：①初步诊断与病情判断。以检查患者后得出的"印象诊断"作为初步诊断记录在交接单上。诊断应采用文字描述的方式进行记录。根据《医院急诊科规范化流程》(WS/T 390-2012)的四级分诊标准来确定患者的疾病严重程度,并记录在交接单上。②体格检查。交接单中患者的体格检查包括体温、脉搏、呼吸、血压、意识及外伤情况。体温以摄氏度表达,血压以毫米汞柱表达。意识情况应包括清醒、嗜睡、模糊、谵妄、昏睡、浅昏迷及深昏迷等。所有选择项目打"√"记录,计数应使用阿拉伯数字书写。外伤患者应标明外伤的部位和外伤类型。除体温外,其他各项应填写完整。③辅助检查。包括快速血糖检查、血氧饱和度检查和心电图检查,在交接单中记录检查结果,计数一律以阿拉伯数字书写,有心电图交接应当在交接单上打"√"记录。④治疗措施。交接单中,治疗措施应该尽量写明,用打"√"的方式表明采用的一般治疗手段,包括心电监测、吸氧、体外起搏、除颤、心肺复苏、球囊面罩通气、气管插管、机械通气及外伤处理等。药物治疗及注意事项等应采用文字或医嘱形式进行描述。在时间允许的情况下,应尽可能详细写明注意事项的内容,如治疗的具体时间、方式、气管插管的型号、机械通气的治疗模式及参数等。⑤其他记录。交接单应当以打"√"的方式注明患者陪同人员的身份。从医院转诊患者还应当以阿拉伯数字注明患者携带补液的总量及到达目的地医院的余量。如果患者有体内连接管,应当以文字注明其种类、部位、是否通畅及局部是否有炎症反应。⑥院前急救人员签字。交接患者后,院前急救人员应以正楷清楚签全名。⑦医院接诊医生或护士签字。接收患者后,医院接诊医生或护士应以正楷字清楚签全名。

4. 交接单的存放　此交接单不作为医院病历管理的一部分,但医院应按正规医疗文件保存 3 年以上,管理地点和负责科室依照医院的规定执行。

(周婉婷　冯　丽)

二、急诊绿色通道

(一)建立急诊绿色通道的目的

系统地规范急危重症患者的接诊、分诊、检查、诊断及抢救等全程医疗服务行为,使急性危重患者得到及时、规范、高效及周到的医疗服务,提高抢救成功率,减少医疗风险。

(二)管理范畴

需要进入急救绿色通道的患者是指在短时间内发病,所患疾病可能在短时间内(<6小时)危及患者生命,包括但不限于以下疾病。

1)急性创伤引起的外伤出血、开放性骨折、内脏破裂出血、颅脑出血、高压性气胸、眼外伤、气道异物、急性中毒、电击伤等其他可能危及生命的创伤。

2)急性心肌梗死、急性肺水肿、急性肺栓塞、大咯血、休克、严重哮喘持续状态、消化道大出血、急性脑血管意外、昏迷及重症酮症酸中毒等。

3)异位妊娠大出血、产科大出血等。

(三)急诊绿色通道范围

1. 院外急救　按"急诊院前抢救制度"进行必要的处理,尽快转运,在转运过程中告知医院要求会诊的医生、仪器、设备及药物的准备。

2. 院内抢救

1）患者到达急诊科，分诊护士将患者送入抢救室，并在 5 分钟内完成患者合适体位的摆放、吸氧、监护、建立静脉通路、采取血液标本（全血细胞分析、生化、凝血、感染 4 项和交叉配血标本）备用，建立患者抢救病历。

2）首诊医生询问病史，查体，迅速判断影响生命的主要因素，下达抢救医嘱、会诊医嘱、检查医嘱、手术医嘱。所有医嘱可暂时下达口头医嘱，由护士复述并记录，医生确认、核对后执行。抢救后 6 小时内由抢救医生完成急诊抢救病历和补记口头医嘱。

3）专科医生到达急诊科进行会诊时，急诊医生负责和专科医生就患者的情况进行口头沟通，专科医生应对患者进行快捷有效的查体，并向急诊科医生说明专科处理意见，确定转专科诊治患者，由急诊科医生负责将患者转送到手术室、ICU 或病房。

4）经急诊科外科医生评估，病情危重，需要紧急实行抢救手术的患者，如肝（脾）破裂、异位妊娠破裂大出血等，在快速做好术前准备的同时，急诊科医生通知专科医生直接到手术室，并电话通知手术室做好急救手术准备。急诊科医生将患者送到手术室，交接后由专科医生完成治疗和手术。术前必须有书面的手术通知单，写明术前诊断、手术名称及患者基本信息。

5）多发性损伤或多脏器病变的患者，由急诊科主任或在场的最高行政主管或在场的最高医疗技术职称人员主持会诊。会诊召集相关专业科室人员参加，根据会诊意见，由可能威胁到患者生命最主要的疾病所属专业科室接收患者，并负责组织抢救。会诊记录由急诊科完成，符合进入 ICU 标准的患者应收入 ICU。

6）所有急性危重患者的诊断、检查、治疗及转运必须在医生的监护下进行。

3. 急诊绿色通道的要求

1）进入急诊危重抢救绿色通道的患者必须符合所规定的疾病情况。

2）在确定患者进入绿色通道后，凡不属于急诊专科授权范围的抢救要尽快请相应专科医生紧急会诊。接到会诊通知，专科医生应尽快到达现场。

3）进入绿色通道的患者医学检查结果报告时限：①患者到达放射科后，平片 CT 在 30 分钟内出具检查结果报告（可以是口头报告）；②超声科医生在接到患者后，30 分钟内出具检查结果报告（可以是口头报告）；③检验科接收到标本后，30 分钟内出具常规检查结果报告（血常规、尿常规等，可电话报告），60 分钟内出具生化、凝血结果报告，配血申请 30 分钟内完成（如无库存血，则 60 分钟内完成）；④药房在接到处方后优先发药。

4）手术室在接到手术通知后，立即准备好手术室及相关物品，并立即通知手术相关人员到场。急诊抢救手术要求在患者到达急诊科后 1 小时内开始。

5）患者的病情、各种检查和治疗方案等根据医院规定完成知情同意书签署，如患者没有家属和委托人，可由两名主治医师以上职称的医生签署知情同意书，并报告科主任或总值班批准、签名。

4. 报告和会诊　确定患者进入绿色通道后，接诊医生及时报告各专科负责人，同时报告医院相关部门，共同组织和协调抢救工作，总值班在抢救患者指挥有困难时，可请示院总值班、医务处长。

（四）流程举例

1. 心肌梗死

（1）10 分钟内。

1）分诊护士：①对胸痛患者病情评估，测量血压、心率、血氧饱和度、18 导联心电图；②通知急诊抢救室医生；③明确急性心肌梗死的患者直接入抢救室。

2）抢救室医生：①询问病史，判断病情，给予常规化验及初步处理，请心内科总值班会诊；②常规化验：急性心肌梗死血清心肌标志物、血常规、肝功能、肾功能、全凝血等，并及时送检，同时电话告知检验科；③初步处理：吸氧、监护、应用硝酸酯类及抗血小板药物，如需要，给予吗啡治疗，以减轻患者交感神经过度兴奋和濒死感。

3）抢救室护士：建立静脉通路，完成抽血。

（2）30 分钟内。

1）心内科总值班医生会诊：根据病情，迅速评价溶栓、经皮冠状动脉介入治疗（percutaneous coronary intervention，PCI）指征与禁忌证。

2）无条件在 90 分钟内进行 PCI 的 ST 段抬高型心肌梗死患者，30 分钟内开始溶栓治疗。

3）呼叫 PCI 团队，同时办理住院。

（3）60 分钟内。

1）心内科医生：拟行急诊 PCI 治疗者，向患者家属交代病情，签署知情同意书。

2）完成术前准备，送心内科导管室。

（4）90 分钟内：完成球囊扩张，术后转入 CCU 继续治疗。

2. 脑卒中

（1）10 分钟内。

1）分诊护士：①对脑卒中患者病情评估，评估神志，测量血压、心率、血氧饱和度；②通知急诊抢救室医生；③启动卒中诊治流程。

2）急诊神经内科医生：①接诊、筛查、评估、美国国立卫生研究院卒中量表（National Institute of Health Stroke Scale，NIHSS）评分；②呼叫溶栓小组启动溶栓流程，随后由溶栓小组成员呼叫整个溶栓团队。

3）抢救室护士：建立静脉通路，完成抽血。

（2）25 分钟内：拟行溶栓或血管内治疗时，须在患者到院 25 分钟内开始头颅 CT 或磁共振成像（magnetic resonance imaging，MRI）扫描。

（3）30 分钟内：启动溶栓或血管内治疗流程后，急诊护士需快速送检患者的实验室样本，包括血常规、血生化和凝血功能等，该过程不得超过患者到达急诊后的 30 分钟。

（4）45 分钟内：完成对影像扫描后的处理及解读。

（5）60 分钟内。

1）神经内科医生：拟行急诊溶栓治疗者，向患者家属交代病情，签署知情同意书。

2）溶栓治疗。

（周婉婷　冯　丽）

三、急诊抢救配合

（一）人员配合

1. **单人抢救法** 当患者突然发生心搏骤停、呼吸困难等急症情况时,先采用单人定位抢救法,进行单人执行的心肺复苏操作,并立即通知值班医生。

2. **双人抢救法** 选择双人抢救定位法,其中一名护士站于患者床头,负责患者呼吸系统的监测,评估患者呼吸道是否通畅、气道有无分泌物及血氧饱和度是否达标,必要时给予吸痰和吸氧。另一名护士站于患者身侧,负责患者循环系统的监测,两者相互协助,共同开展急救和监护。

3. **3人抢救法** 每例抢救患者标准配置3名抢救护理人员,依据其固定站位分别命名为头位护士、侧位护士和脚位护士。脚位护士一般由低年资护士担任,头位和侧位护士则依据具体护理情境的差异而不同。当危胁患者生命安全的为呼吸系统症状时,由高年资护士担任头位护士(核心护理者),中年资护士担任侧位护士。当威胁患者生命安全的为循环系统症状时,则高年资护士担任侧位护士(核心护理者),中年资护士担任头位护士。

（1）头位护士（A）：固定站位于患者头位。主要负责以下分工内容：①呼吸系统症状为主时,负责整个抢救护理工作的组织,负责呼吸系统的护理工作,包括实施气道开放、给氧、吸痰、维持呼吸道通畅、提供简易呼吸器辅助呼吸与气管插管配合等；②对医生口头医嘱清晰复述；③指导其他护理人员落实抢救护理措施；④密切观察患者整体病情动态,做出护理预判并迅速形成精准、合理及适宜的护理决策。

（2）侧位护士（B）：固定站位于患者右腰部位置。主要负责以下分工内容：①循环系统症状为主时,负责整个抢救护理工作的组织；②负责循环系统的护理工作,包括快速建立有效足量的静脉通路,精准、迅速地落实各类抢救医嘱；③建立有效心电监护系统,交替实施心肺复苏,对于发生室性心律失常的患者协助抢救医生进行除颤；④完成生命体征(血压、呼吸及血氧饱和度)监测、用药记录、病情进展情况及抢救效果等动态记录；⑤遵医嘱精准采集血、尿标本并安排及时送检；⑥配合医生快速实施必要的各类穿刺检查操作。

（3）脚位护士（C）：固定站位于患者脚部位置。主要负责以下分工内容：①对于有创伤的患者,必要时快速有效实施压迫止血包扎；②及时补充抢救的药品与物品,为医生/护士传递抢救所需用物等；③听从核心护理者调配,为头位和侧位护士提供必要的配合服务；④安抚患者及家属,做好抢救现场非抢救人员流动管理,向患者家属适时提供抢救信息；⑤维持现场秩序,对同室其他非抢救患者做出合理分流；⑥根据患者需求,为患者提供其他护理内容,如下肢采血、导尿等。

4. **4人抢救法** 由A(高年资护士)、B(中年资护士)、C(低年资护士)、D(护士长或副护士长)4名护士进行操作。

（1）A护士站于患者的头侧,主要职责为：①协助医生评估患者病情,监控生命体征、意识、瞳孔及血氧饱和度变化情况,安置患者体位；②协调相关辅助检查快速到位；

③协助患者摆好体位,保持呼吸道通畅,如清除口腔、鼻腔分泌物,正确吸氧;④必要时协助医生开放气道,做好气管插管准备、予呼吸机辅助呼吸及头部降温等;⑤应对可能出现的危急情况,安抚意识清醒患者等。

(2)B护士站于患者左侧,主要职责为:①对患者进行静脉穿刺,为患者建立静脉通路;②连接心电监护;③管理患者的循环系统;④协助医生进行无创心肺复苏、电除颤及心电图等操作。

(3)C护士站于患者脚端的右侧,对于机体有创伤的患者,主要职责为:①协助医生对患者的伤口进行止血、加压包扎,执行抽血、导尿及配药等医嘱;②为医生提供抢救物品等。

(4)D护士站于患者脚端的左侧,主要职责为:①准备急救仪器;②监测尿量,判断伤情并及时报告医生;③对意识清醒患者给予心理疏导、安慰等人文关怀;④精准记录口头医嘱及各项监测数值变化。

(二)物资准备

所有物品均有统一的急救物品交接记录本,内容包括物品的数量、名称、检查时间、班次、护士签字及护士长签字等,做到每班交接并记录,确保抢救患者时能够安全使用。

1. 急救药品 严格执行"五定"制度(定时核对、定人保管、定点放置、定量供应和定期消毒)。急救药品的标识:标识上有药物的名称、剂量、数量、有效期及用途,用药遵循"先产先用、临近过期先用"的原则。做好特殊药液标识,如高危、高浓度、精神类及毒麻药物分别有不同的标识,患者输注特殊药物时,输液贴上粘贴红色警示标识。

2. 急救物品 简易呼吸器、胸外按压板、脚垫、除颤仪、气管插管用物、洗胃机及心肺复苏机等均保持备用状态。每台设备上都设有相应标识,包括设备名称、检查时间、操作使用的流程与方法、是否处于备用状态等。有故障的仪器在记录本上采用红笔明显标注,或悬挂"故障报修"标识。制作急救物品及特殊药品手册,包括常见急救物品用途、规格、适应证及注意事项等,放置于急救物品旁,便于使用。每班清点,抢救后急救车内物品及时补齐及消毒。

(周婉婷 冯 丽)

四、危重患者转运

急诊是急危重症患者诊疗的重要平台,在院内诊疗过程中常常需要对急危重症患者进行转运,成功转运对降低急危重症患者病死率有积极的意义。鉴于急危重症患者具有病情危重、病情变化快、且常常依赖生命支持手段及转运难度大等特点,亟待规范并优化院内转运流程,以保证急危重症患者院内转运安全。根据急危重症患者的特点及急诊院内转运的临床实践,制订"降阶梯预案、充分评估、优化分级、最佳路径、动态评估"为原则的分级转运方案,以保证转运安全。

(一)基本概念

1. 危重症患者 是指在原有(或没有)基础疾病的前提下,由于某一或某些原因造成危及生命,器官功能短暂或较长期发生紧急病理、生理障碍,需要进行紧急和持续有效的气道管理,呼吸及循环等生命支持手段的患者。

2. 院内转运　在同一医疗单位不同医疗区域之间的转运称为院内转运,安全转运是为了达到或完成更好的诊疗措施,以改善预后。

3. 分级转运　根据患者的病情特征及临床实践等情况,从患者的生命体征、意识状态、呼吸支持、循环支持、主要临床问题及转运时间6个方面进行评估,确定转运的分级及所需配备的人员和装备,以实现资源优化、安全转运。

(二)急危重症患者院内转运特点

急危重症患者院内安全转运是抢救急危重症患者的重要环节和基本保障,具有一定的难度及独特性。病情危急、变化快,具有一定的不确定性和不可预见性;病情危重,需要多种生命支持手段;病情紧急,评估时间有限,需要在短时间内采取有效的救治措施;转运工作繁杂且风险大,意外事件及并发症增多。

因此,必须制订《急诊科急危重患者院内转运制度》,优化急危重症患者自身特点的院内转运方案,对院内转运的急危重症患者充分评估病情,实施降阶梯预案,优化分级,实现最佳路径,转运过程中实施动态评估,以充分保证患者转运安全。

(三)危重患者急诊转运岗位职责

1)严格执行护理部制订的急诊转运交接管理规范及处理流程。

2)具备急诊抢救技能,配合医生做好抢救工作,保障患者的安全。

3)参照急诊转运工作标准,完成转运流程。

4)具备良好的医-护-患交流沟通技巧。

5)按要求填写交接评估单,妥善保管病史资料。

6)评估观察患者的生命体征及导管,根据病情选择适当的转运方式。

7)转运护士对急救仪器设备等物品必须做到:转运前测试、转运中能用,转运后整理测试,呈备用状态。

8)与病区护士在床旁完成转运交接过程,双人签字确认。

(四)急诊转运工作制度

1. 转运前

1)转留观患者按医嘱执行,转住院按住院单执行,护士向家属解释转运注意事项,取得家属配合。

2)危重绿色通道患者,护士应联系电梯组,开放所有直达电梯。

3)联系所转入部门,电话联系时间与患者转出时间不能大于15分钟。

4)转出前按序评估:以"ABCDE"评估步骤有序地完成患者的评估,避免遗漏重要内容。①A(airway):气道;②B(breathing):呼吸;③C(circulation and complaint):循环和主诉;④D(drugs and diagnostic tests):药物和化验检查;⑤E(equipment):仪器。记录生命体征及填写术前/转运交接评估单。

5)取下患者心电监护、血压袖带、血氧饱和度、呼吸机接头、床边备用血管钳等,如有特殊需要外带者,必须书面、口头交班,并督促护送人员带回仪器或物品。

6)根据病情选择转运工具:轮椅、推床及病床等。

7）转出前必须做好充分准备工作。

2. 转运中

1）转运中体位正确,烦躁者会影响转运安全,转运前必须通知医生根据病情予以镇静或约束。推车必须拉上两侧护栏,昏迷患者头偏向一侧,以免途中呕吐物误吸而引起窒息。

2）护送人员应密切观察患者的病情变化、各类仪器的动态指标、补液情况等。

3）护送人员应严密观察各管道是否通畅,并妥善固定。

4）护送人员应注意上、下坡,患者头必须靠近推车者,推行速度不宜过快,拉起床栏,烦躁患者有约束固定。

5）氧气瓶和各类仪器应妥善固定,以免引起侧翻,损坏仪器和发生脱离等不良事件。

6）使用呼吸机患者必须携带简易呼吸器,如途中发生电量不足,应紧急使用简易呼吸器辅助通气。

7）如途中患者发生心搏、呼吸骤停,就地开展心肺复苏抢救。

3. 转运后

1）转入部门必须有护士主动接班,并协助搬运患者。

2）接班护士如有疑问,应及时提出询问。

3）交接结束后,双方在转运交接评估单上共同签名,确认身份、生命体征、过敏史、皮肤、导管、物品、血制品及药物等信息。

（五）转运过程体位的选择

1. **脑血管意外** 将患者转移到运送推车上,妥善固定和垫好垫子,头偏向一侧,防止呕吐物误吸,患者头部抬高 $20°\sim30°$ 为宜,并充分考虑任何可能的脊椎损伤,对于躁动的患者给予约束带约束,防止坠床。

2. **颈椎或腰椎骨折** 采取平卧下肢屈曲位,平卧位是患者最常采用的体位,下肢屈曲根据患者具体病情,可外展屈曲,也可平行屈曲。患者双下肢屈曲以减少肢体长度,股骨颈及粗隆间骨折患者常出现患肢外旋畸形,在转运中可使患肢适度屈曲,并可适度外展牵引大腿,不可使患肢内收,避免骨折移位发生二次损伤。颈椎骨折患者可固定保护颈椎,呕吐患者头偏向一侧,防止呕吐物误吸。

3. **休克** 采取休克体位。转运过程中观察血压、循环等情况。

4. **下肢肿胀、小腿骨折** 采取平卧下肢抬高位,抬高下肢可增加机体的血液循环、减轻下肢水肿。

5. **单侧胸部术后、急腹症** 采用侧卧下肢屈曲位,患者由于一侧身体的不适,采用被动侧卧位,双下肢适度屈曲以缩短转运时的长度,减轻疼痛。

6. **脊柱骨折** 使用平车运送,在身下垫硬板,防止造成二次损伤。

7. **心力衰竭、呼吸衰竭** 选择坐位或半坐位,减少回心血量,以增加肺内气体交换,避免平卧或抬高下肢,转运时严密观察患者生命体征变化。

（六）急危重症患者院内转运方案

参照执行 2017 年《急诊急危重症患者院内转运共识》制订的标准化分级转运方案,

包括分级标准、转运人员和转运装备配备标准。

1）从生命体征、意识、呼吸道、循环、临床主要问题等方面综合评估，落实分级转运标准。

2）根据病情轻重，配备不同年资的转运人员（医生、护士及转运工人）。转运的医护人员必须掌握基本的急救技能，熟练使用急救仪器。

3）根据病情选择不同的转运装备，包括仪器、设备和药品，如氧气瓶、转运监护仪、简易呼吸器及除颤仪等。

（周婉婷　冯　丽）

五、急诊科医院感染防控

医院感染和职业暴露是目前医院管理的一项重要工作。急诊科是急危重症患者的首诊窗口，其特点是病情重、发病急、变化快及流动性大。医护人员又往往只重视对患者的急救，而忽略导致医院感染和职业暴露的风险因素，给患者、家属和医护人员带来潜在的危害。

（一）急诊科医院感染因素

1. **环境的污染**　急诊科为全天 24 小时接待就诊，加上急诊患者人数多、病情严重、病种复杂及形势紧急，存在各种潜在的感染因素。

2. **医护人员手卫生问题**　由于医护人员忙于抢救急诊患者，常忽视手的卫生问题，来不及或者忘记洗手，忽视无菌技术操作，增加交叉感染的风险。

3. **医疗器械与废弃物的污染**　医疗废物是指在对患者进行诊断、治疗、护理等活动的过程中产生的废弃物。医疗器械残留的血液及分泌物容易引起病原菌残留，处理不当易造成医院感染的发生。一些医护人员没有按照规定存放医疗器械和废弃物，甚至随处放置一些医疗废弃物和使用过的未冲洗消毒的污染器械，从而造成二次污染，对患者及医护人员构成健康威胁。医疗废弃物分为以下五大类。

（1）感染性废弃物：被患者血液、体液、排泄物污染的物品；传染病患者产生的生活垃圾；一次性使用医疗用品等。

（2）损伤性废弃物：能够刺伤或者割伤人体的废弃医用锐器，如检验科载玻片、刀片等。

（3）药物性废弃物：过期、淘汰、变质或者被污染的废弃药品。

（4）病理性废弃物：人体废弃物如胎盘、病理蜡块、手术中的截肢、医学实验动物尸体等。

（5）化学性废弃物：具有毒性、腐蚀性及易燃易爆性的化学物品。

4. **滥用抗生素**　广谱高效抗生素及吸入性糖皮质激素（inhaled corticosteroid，ICS）的使用也是急诊科患者医院感染的重要原因。急诊科患者的特点是急、重、危，为及时控制病情的发展，在病因未明确的情况下常使用 2 种或者是 2 种以上的抗生素，这种情况极易导致出现多重耐药菌感染。

5. **进行侵入性操作**　急诊科侵入性操作的比例较高。比如，留置导尿管、胃管、气管插管、深静脉置管,还有胸、腹腔的穿刺。急诊科的空气质量较差,医护人员没有严格进行无菌操作,这些侵入性的操作较易引起病原微生物的感染。另外,对急诊患者进行诊断或抢救过程中,有可能使用医疗器械或抢救仪器,如果器械和仪器消毒不彻底或使用不当,则会引起医院感染的发生。

6. 呼吸道传染病传播　呼吸道传染病以短距离飞沫、空气、接触呼吸道分泌物为传播途径,呼吸道传染病的传播速度快、传染性强。医护人员若未及时发现呼吸道传染病易造成院内感染的暴发。

7. 医护人员预防感染知识缺乏　急诊科医护人员工作繁忙,医院培训力度不足等都会造成医护人员感染防控知识的缺乏。医护人员对于医院感染可能抱有侥幸心理,从而造成医院感染的发生。

(二) 急诊科感染管理措施

1. 加强医院环境监测　医院急诊科要制订切实可行的管理规章制度,进行规范化管理,派专人专项进行监督检查,加强对空气、物体表面、医疗器械用品和医务人员手的定期细菌监测和严格消毒。

2. 提高医院感染防控知识　在预防医院感染工作中,医务人员对于预防感染的意识和责任感具有至关重要的作用。医院要加强医护人员的职业道德教育,提高感控意识,严格执行医院感染管理规范的各项要求和规章制度,做到全程控制诊疗感染。医院要定期开展医院感染的培训、学习和考试,使全体急诊科医护人员充分认识医院感染的危害性。

3. 做好各项医疗器械和物品消毒工作　医疗器械和物品在使用后必须进行严格、彻底的消毒灭菌。凡是接触急诊患者皮肤或体内的医疗器械都必须灭菌或使用一次性医疗物品。针对接触患者的仪器,如呼吸机、洗胃机等除每次使用后立即进行终末消毒外,也要定期消毒灭菌,同时注意梅雨季节的无菌物品的保管及消毒。另外,要加强对病区感染的预防管理,对病房的所有物品,包括地面、墙面、把手等定期使用含氯消毒剂进行消毒,定时开窗,保持室内空气流通。传染病患者要严格执行隔离措施,及时消毒处理患者的分泌物、排泄物,医疗物品使用后按规定消毒、处理和统一回收。

4. 呼吸道传染病转诊　预检首诊或接诊医护人员发现患者有不明原因发热(体温≥38℃,并伴咳嗽或咽痛)、不明原因肺炎,首先给患者戴口罩,为发热患者做好登记,立即通知在岗护士接替分诊护士,分诊护士带领疑似呼吸道传染病患者从隔离通道转至相应诊室就诊及隔离。

5. 重视手卫生　医院定期组织医护人员学习手卫生的相关知识,每月定期或不定期监测医护人员手卫生,并作为每月的专项检查工作,做到有效控制医院感染。手卫生包括洗手、卫生手消毒和外科手消毒。接触患者前,包括进行侵入性操作前;暴露患者体液风险后,接触患者黏膜、破损皮肤或伤口、血液、体液、分泌物、排泄物及伤口敷料等之后;接触患者周围环境后,包括接触患者周围的医疗相关器械、用具等物体表面后均需洗手。在抢救室的病床床头、桌上放置手套便于医护人员使用,做好标准预防,医护人员戴手套不但可以避免自身感染,更可避免患者之间的交叉感染,但要注意戴手套不能代替手卫生,摘手套后也应该进行手卫生。

6. 规范医疗废弃物管理　医院制订与医院感染相关的规章制度,急诊各部门要严格执行医疗废弃物分类制度,明确垃圾分类标准,派专人用密闭运输车进行统一收集、运送和存放所有的医疗废弃物,严禁二次转运,不与生活垃圾混放。相关工作人员要认真做好交接签字手续,并在医疗废弃物包装袋上标明种类和数量。工作人员处理感染性医疗废弃物时做好个人防护,对已确诊或怀疑传染性疾病患者使用过的医疗物品、仪器要注意单独处理,做好彻底清洗及特殊消毒。

(三) 急诊科职业暴露因素分类

1. 生物源性因素

(1) 呼吸道传染病:结核病、严重急性呼吸综合征(SARS)、甲型流感等呼吸道疾病具有一定的传染性,急诊科护士在实施抢救过程中,常常由于时间紧急而没有做好相应的预防性措施,或者是防范不到位,致使呼吸道传染的发生,从而增加职业暴露的风险。

(2) 血源性传播疾病:针刺伤发生或者伤口接触有传染性疾病的血液,如人类免疫缺陷病毒、丙型肝炎病毒及乙型肝炎病毒等会造成传染性疾病的传播。

2. 化学性因素

(1) 急诊常用的灭菌、消毒剂:急诊科会大量应用戊二醛、过氧乙酸、次氯酸等消毒剂,存在较大的刺激性、腐蚀性及挥发性,并对空气质量产生一定程度的影响。长时间接触高浓度的消毒剂会对皮肤黏膜、呼吸道等造成一定程度的刺激及损伤,甚至会降低人体的免疫力,从而产生化学性职业暴露。

(2) 抗肿瘤化疗药物:各种化疗药物具有较强的刺激性,长时间接触会对人体的健康构成威胁,尤其是在配制及使用化疗药物的过程中,护士会接触到外溢的药物,以及吸入一些挥发的气味,从而影响护士的健康。

(3) 洗胃液中有害物质:在为大量服用药物或毒物的患者洗胃时,大量有毒性的胃内容物从患者口中喷溅。当护士防护措施不到位时,其暴露的皮肤、眼睛及面部有可能被有毒液体污染,直接导致暴露的发生。

3. 物理性因素

(1) 接触电离辐射:接受急诊治疗的患者一般为突发疾病或意外,在多数情况下无亲人的陪伴,或者一些病情危重的患者在接受各项检查(如 X 线检查)时,护理人员常需陪同在旁。因此,长时间接触辐射后易造成致癌、致突变等不良后果。除此之外,在每天对治疗室进行紫外线空气消毒的过程中,也会对护士造成电离辐射的危害。

(2) 噪声:在急诊室中,现代化监测仪及治疗仪器在工作时会发出各种报警声,急诊患者会发出较为强烈的呻吟声,抢救无效患者家属会发出哭诉声、吵闹声等,这些噪声均会对急诊护士产生一定程度的生理及心理影响,甚至会导致护士出现疲劳、烦躁及头痛等症状。

(3) 锐器伤:在抢救患者的紧急状态下,护士经常会面对失去意识、躁动不安的患者,为其静脉穿刺、抽血时很容易被血液污染的针头刺伤。一些错误操作,如使用后的针头重新套上针帽、使用后的锐器不及时放入锐器盒、锐器盒过满没有及时清理、徒手掰安瓶等都是造成锐器伤发生的原因。

(4) 职业性疾病：急诊科室的护士工作繁忙,且工作紧迫,常常需要长时间站立或者走路,很少有时间坐下来休息。对于血管较差的患者,静脉留置针操作的难度增加,护士经常要半蹲很久进行相应的操作,长时间、高强度、高难度的工作,护士容易患有腰椎间盘突出、脊柱损伤、关节疼痛及下肢静脉曲张等职业性疾病。

4. 人为因素

(1) 医患纠纷：目前,就医患者多、环境嘈杂,医护人员及患者的关系容易紧张,对于一些不能理解诊疗过程的患者可能会与医护人员发生争执,干扰临床工作,甚至有一些极端患者或家属的伤医行为均会影响护士的身心健康。

(2) 医护矛盾：急诊是一个特殊科室,较高压力源下的工作对医生或者护士都是很大的挑战。在一些急危重症患者的抢救过程中,可能会因为配合不协调等因素造成两者的矛盾。

（四）急诊科职业暴露防护措施

1. **生物性防护** 急诊科护士在接触普通呼吸道传染病患者时,需要佩戴专业防护口罩,从而降低呼吸道疾病传染的风险。护士在接触患者的血液、体液及分泌物时,同样需要戴好口罩、乳胶手套,在接触存在高度传染性患者的血液及体液时,佩戴双层乳胶手套,操作完成后严格按照"七步洗手法"认真洗手。

2. **加强职业安全教育,提高防护意识** 培训相应职业暴露及防护知识,强化急诊科护士的职业安全知识,提高急诊科护士的自身防护意识,督促护士严格执行消毒隔离制度,遵守各项护理工作的操作规程,将职业防护纳入护理操作过程中。

3. **护理操作环节管理** 急诊科作为救治急危重症患者的第一场所,在诊治过程中,护士在接触患者或者是患者的血液、体液过程中,严格执行预防标准,也就是认定患者的血液、体液、分泌物及排泄物等均存在传染性,严格执行操作规程,展开必要的防护隔离。

4. **物理因素危害的防护**

(1) 电离辐射的防护：床旁摄片时,可在床旁安置隔离电离辐射的铅板,护士在接触电离辐射过程中可穿着防护服。针对紫外线辐射的防护则可以将紫外线灯的开关安置在室外,并在开关上予以标注,同时也可以安装定时的开关,以达到自动控制紫外线消毒时间。

(2) 针对噪声的防护：相应的管理者应对各种仪器设备的保养与维修给予重视,不影响诊疗的情况下,可以安装相应的消音设施,使急诊室能够保持一定程度的安静。

(3) 职业性疾病防护：针对腰椎间盘突出、脊柱损伤、静脉曲张等职业性疾病防护而言,时刻掌握护理操作中的"省力原则",并穿戴具有防护作用的弹力袜,减少物理性损伤的发生风险。

5. **锐器伤的防护** 急诊科护士在对患者进行采血的过程中应尽量使用负压真空抽吸试管,避免二次污染的发生。在输液的过程中,可应用有保护套管的安全留置针,减少静脉穿刺的次数及降低针刺伤的发生。在实施清创术的过程中,护士配合时切忌将针尖或刀片等锐器面朝向他人,手术刀片也切忌用手直接装卸。急诊科应用符合标准的锐器盒并及时更换 3/4 满的锐器盒,避免划伤或刺伤的发生。

对于已经发生锐器伤的护理人员,规范职业暴露后的处理措施,包括应急流程、上报流程、随访流程等,做好职业暴露事故的记录、存档和报告,及时分析原因并给出相应的处理措施。

6. 化学因素的防护　护士在接触化学消毒剂和刺激性较强的含氯消毒剂时,需要佩戴好口罩与手套,切忌用手直接取放。消毒液需要进行密闭加盖保存,在室内安装现代化的排风扇及先进的空气净化装置,降低空气中刺激性气体的浓度,避免造成呼吸道的损伤。尽量应用"绿色消毒方法",从而使消毒剂对环境及人员的影响降到最低。在配制及应用化疗药物的过程中,护士应注意戴口罩、手套及护目镜。

急诊科每日接诊的患者病种多,数量多,工作压力大,环境嘈杂,做好相应的医疗消毒工作及职业防护,对于患者及急诊医护工作者都至关重要。

(赵洋洋　周婉婷)

六、急诊患者的心理护理

急诊护理是护患双方共同参与的过程,在急诊就诊的过程中,患者不仅要面临疾病的威胁,还要承受身体的痛苦及就诊环境的陌生,甚至是不舒适的就诊体验。因此,急诊患者处于不同程度的应激状态,存在特殊的心理反应。而急诊患者及其陪同者往往认为自身的病情最紧急和严重,希望得到最快的就诊或优先安排。所以,急诊护士应全面了解急诊患者的心理特点及压力源,及时有效地开展心理护理,影响或改变患者的认知,消除他们的不良情绪、异常行为和心理不适感,有利于疾病的治愈,达到最佳的身心状态。

(一) 急诊患者的心理压力源

1. 病情严重程度　这是影响患者及家属心理的主要因素。急诊患者一般起病急骤、病情变化快或病势凶险,身体的不适感及对病患角色转变的不适应性,使其内心产生强烈不安和恐惧感。

2. 治疗护理措施的影响　急诊救护过程中运用吸氧管、气管插管、呼吸机、持续性静脉通路及强迫性治疗体位等,会使患者感到不适,诱发无助感。

3. 医护人员的影响　医护人员的业务素质、能力、言行对患者均有潜在的暗示作用。患者对稳重且动作敏捷的医护人员能产生安全感,相反,行为轻率、动作拖拉、漫不经心的举止容易让人产生不信任感;态度诚恳、热情周到、关心体贴的服务能使患者略微放松,减轻或消除不安情绪;冷漠、生硬、粗鲁、不尊重的服务态度则能明显地增加患者及家属的紧张程度。

4. 社会文化因素的影响　患者因个体文化程度、经济条件、职业等因素而形成不同的性格心理特征。此外,患者在家庭中的地位,与家庭成员的关系,家属对患者此次患病所持的态度均会对其心理造成一定的影响。

5. 医院环境的影响　初次就诊的患者对医院及急诊环境比较陌生,从而产生警惕及不安心理。急诊科设置的各种抢救设施、医护人员的来回走动、不分昼夜地采光照明、其他患者呻吟不止等造成了紧张的环境氛围,使者视觉、听觉超负荷,导致患者高度焦虑、烦躁及失眠等。

（二）急诊患者常见的心理特征

1. 情绪反应

（1）焦虑：是指个人对即将来临的、可能会造成的危险或威胁所产生的紧张、不安、忧虑及烦恼等不愉快的复杂情绪状态。焦虑是急诊患者常见的心理应激反应，是一种负面情绪。有研究者认为，由于急诊患者发病急，没有完全的心理准备，对陌生就诊环境存在排斥感，对各类检查也会感到紧张和不安。同时，患者对身体上的疼痛、对病情的严重性和预后不完全了解。心理上的各种不确定性引发情绪反应，临床上可表现为坐立不安、双手震颤、出汗、脉搏加快、呼吸加深、血压升高、腹泻或便秘，尿频、尿急等症状。

（2）恐惧：是指人们在面临某种危险情境，试图摆脱而又无能为力时所产生担惊受怕的一种强烈压抑情绪体验。恐惧心理就是平常所说的"害怕"。急诊患者的恐惧心理是较为突出的心理特征。心理学家认为，在临床中，几乎100%的患者具有不同程度的恐惧心理。多数患者是遭受到突如其来的伤害或病痛，加之患者本身对就医过程缺乏思想准备，被送往医院后对环境陌生，对各项检查、治疗缺乏知识，身边缺少家人的陪伴，或者受到其他患者的影响及言语刺激，心理压力骤然加大。在治疗过程中，患者自觉病情严重，可能出现呼吸困难，伤口大量出血的症状，这些对患者都会造成身体和心理上的冲击，使患者担心来不及抢救而危及生命。也会在抢救过程中产生恐惧、不适、不安的心理，担心在救治后有后遗症的情况发生，以及对今后工作、生活的影响。当恐惧产生时，常伴随一系列的生理变化，如心跳加速或心律不齐、呼吸短促或停顿、血压升高、脸色苍白、嘴唇颤抖、嘴发干、身冒冷汗、四肢无力等生理功能紊乱的现象。另一方面，恐惧会使人的知觉、记忆和思维过程发生障碍，失去对当前情景分析、判断的能力，并使行为失调。

（3）烦躁：是指人心中烦闷不安，急躁易怒，甚至手足动作及行为举止躁动不安的表现。在急诊患者中这种情况较多见，尤其是外伤患者。由于急诊患者起病急，自感症状重，为急于消除痛苦，患者们希望医生能立即处理，结束痛苦，但是医护人员为确诊病情需要进行相关检验、检查，为鉴别诊断，同时需做几项检查，等待结果报告需要一段时间，患者往往会失去理性，容易导致医患纠纷。患者主要表现为惶恐不安，对就诊过程中的各项等待都没有耐心，态度消极，进而出现攻击性语言，易激怒、情绪急躁、无理取闹，难以自我控制。

（4）抑郁：是一组以情绪低落为特点的情绪体验，是负面情感增强的表现。患者自觉情绪低沉，整日忧心忡忡。可表现为：①悲观、寂寞、失望、无助、孤独和绝望；②自信心下降，自我消极，严重者存在丧失感和厌世感；③睡眠障碍、食欲不振、性欲减退等；④活动水平下降，从工作或社交中退缩。抑郁又分外源性抑郁和内源性抑郁。急诊患者一般是遭受突如其来的挫折如病痛、创伤的折磨，而产生抑郁，属于外源性。而内源性抑郁与人的身体内部因素有关，是在体质基础上产生的，与器质性病因或心理应激没有因果关系。如中年后的失业或事业无成，优秀生的高考落榜等。

（5）愤怒：是人们在追求某一目标过程中，针对存在的障碍而产生的情绪体验。是与挫折和威胁有关的情绪状态。由于目标受到阻碍,自尊心受到打击,为排除阻碍或恢复自尊,常可引起愤怒。在急诊患者中,愤怒也是较为常见的情绪反应,往往因为治疗结果或治疗手段与患者预期无法达成一致。或者患者在不同的检查过程中,因为候诊时间、等待过程与其迫切就诊的心理出现反差,因此产生愤怒。人愤怒时,交感神经兴奋,肾上腺素分泌增加,心率增加,心输出量(cardiac output, CO)增加,血液重新分配,支气管扩张,肝糖原分解,并伴有攻击性行为,患者愤怒的情绪是急诊医患关系紧张的诱因和激发点。

2. 认知反应　认知是指一个人对一件事或某对象的认知和看法,对自己的看法,对他人的想法,对环境的认识和对事件的见解等。认知反应是患者在认知方面狭隘,表现为感知混乱、思维迟钝、语言混乱、注意力不集中及不服从管理等特点。

(1)感知觉:急诊患者因病情危急,对自身躯体状况感觉异常,而在陌生的就诊环境中,对于各方面的刺激在自身感受上出现变化,如喧闹的人声、拥挤的队伍、繁琐的治疗检查过程等。同时在时间知觉上出现变化,如感觉度日如年,候诊时间过长等。再者出现幻觉和错觉,如创伤伤口越来越痛、体温越来越高等。

(2)记忆:受到疾病应激的影响,患者会存在不同程度的记忆减退,或记忆偏差,这与急诊患者焦急、紧张的状态有关。也有一部分原因是由于器质性脑病引起的记忆衰退。

3. 行为反应　伴随个体应激的心理反应,其在外表行为上也会发生改变,这是个体为缓冲应激对自身的影响,摆脱身心紧张状态而采取的应对行为策略,以顺应环境的需要。而个体在应激时所表现的行为反应具有差异性,可出现逃避与回避、退化与依赖、敌对与攻击、无助与自怜、冷漠、病态固执及物质滥用。

(1)逃避与回避:这两者都是远离应激源的行为。逃避是指接触到应激源后采取的远离应激源的行动,如患者在了解到自己的诊断结论后,不愿意面对而采取心理上逃避的反应。回避是指率先知道应激源将要出现,在未接触之前就采取行动远离应激源。如脑梗死偏瘫患者,因功能障碍及生活自理方面欠缺,而存在自卑心理,对社交、交谈等表现出退缩行为。

(2)退化与依赖:退化是当人受到挫折或遭遇应激时,放弃成年人应对方式而采用幼儿时期的方式,应付环境变化或满足自己的欲望。退化行为主要是为了获得别人的同情、支持和照顾,以减轻心理上的压力和痛苦。退化行为必然会伴随产生依赖心理和行为,即事事依靠别人关心照顾,而不是自己去努力完成。退化与依赖多见于病情危重经抢救脱离危险后的患者及慢性病患者。

(3)敌对与攻击:其共同的心理基础是愤怒。敌对是内心有攻击欲望,但表现出的是不友好、谩骂、憎恨或羞辱别人。攻击是在应激刺激下个体以攻击的方式作出反应,攻击对象可能是人或物,可以针对别人,也可以针对自己。例如,有些患者不肯服药或拒绝接受治疗,可表现出自损、自伤行为,包括拔掉自己的引流管、输液管等。

(4)无助与自怜:无助是一种无所适从、无能为力、听天由命、被动挨打的行为状态,通常是在经过反复应对后不能奏效,对应激情景无法控制时产生,其心理基础包含一定的抑郁成分。无助使人不能摆脱不利的情景,从而对个体造成伤害性影响,必须加以引导和矫正。自怜就是自己可怜自己,对自己怜悯、惋惜,其心理基础包含对自己的焦虑和愤怒等成分。自怜多见于独居或对外界环境缺乏兴趣者,在急诊患者中,此类情况多见于癌症患者或老年患者。

(5)物质滥用:某些人在心理冲突或应激情况下,会以习惯性饮酒、吸烟或服用某些药物的行为来转换自己对应激的行为反应方式,尽管这些物质滥用对身体健康无益处,但是这类不良行为能达到暂时麻痹自己,摆脱自我烦恼和困境的目的。

(三)急性应激障碍

急性应激障碍(acute stress disorder,ASD)是指在遭受到急剧、严重的精神创伤性事件后数分钟或数小时内所产生的一过性的精神障碍,一般在数天或1周内缓解,最长不超过1个月。表现为强烈恐惧体验的精神运动性兴奋,行为有一定的盲目性,或精神运动性抑制,甚至木僵。ASD在各个年龄阶段均可发生,多见于青壮年,男女发病率无明显差异,症状往往历时短暂,预后良好,缓解完全。

1. **病因** 经历精神创伤性事件中的个体仅有少数会发生ASD,其发生的原因还与个体的生物学基础、心理承受力及受创伤前后所处的环境有关。

(1)严重的生活事件:如严重的交通事故、亲人突然死亡(尤其是配偶或子女)、婚姻破裂、被遗弃、身患癌症、遭受失明或毁容、遭遇歹徒袭击、家庭财产被抢劫等创伤性体验。在急诊患者中,突如其来的重大疾病或创伤,以及剧烈的疼痛也是ASD的诱因。

(2)重大的自然灾害:如遭受特大洪水、地震、火灾、风暴、泥石流等严重威胁生命安全和造成财产巨大损失的灾难。

(3)战争:如经历过令人恐惧的战争、在战争中失去亲人或爱人、因战争而导致明显残疾或失去生活自理能力等。

(4)隔绝状态:长期被关进密闭的空间或集中在一个隔离区域并遭受折磨。

2. **主要临床表现**

(1)意识障碍:如茫然、不能领会外在的刺激、定向力障碍、注意力下降、自言自语、表情紧张、恐怖及语言理解困难等。

(2)精神障碍:如激越、谵妄、癔症等。应激源消除后,症状可在1周内恢复,预后良好。ASD的相关性研究应用到地震、火灾、群体事件中较多,在这类灾难后,ASD的发病率较高,如处理不当,20%~50%的人员可转为创伤后应激障碍。

3. **影响因素**

(1)性格因素:研究表明,性格偏内向的人格特征是引起ASD发生的重要因素。性格内向者通常不善言辞,对外界环境较敏感,社交活动少,患病后更是自我封闭,从而导致病情日趋严重,患者睡眠质量下降,焦虑抑郁等负面情绪体验增加,社会功能损害严重,容易发生ASD。

(2)疾病因素:在ASD的相关研究中,心、脑疾病和腹部手术,引起ASD的比例较高。在脑损伤疾病中,吞咽障碍、偏瘫者较易发生ASD。这是由于患者自理能力低下,情绪低落,存在自卑心理,思维迟缓,生理及心理上的双重打击导致患者会反复感受创伤场景,引起 ASD。而急性心肌梗死起病急,致死率及致残率高,在使患者躯体承受了巨大痛苦的同时,也对患者心理产生巨大影响。在发生急性心肌梗死时,超过半数的患者会出现不同程度的恐惧、抑郁、焦虑及紧张等负面情绪,而在合并 ASD 的患者中这一比例更是高达 85%。也有学者研究表明,腹部手术后患者在术后出现腹痛、呕吐,以及需要引流管等情况,导致其个人生活能力受限,自理能力下降,需要其他人帮忙才能进行日常生活,从而使其自尊心遭受打击,社会角色不能得以表现,从而产生 ASD。

(四) 创伤后应激障碍

创伤后应激障碍(post-traumatic stress disorder,PTSD)是指因为受到超常的威胁性、灾难性的创伤事件,而导致延迟出现(遭受创伤后数日或数月出现)和长期持续(病程可达数年,甚至持续多年不愈)的身心障碍。女性比男性更易发展为 PTSD。

1. **病因**　PTSD 的发生与很多因素相关联。这些因素主要分为家庭、社会心理因素(如性别、年龄、种族、婚姻状况、经济状况、社会地位、工作状况、受教育水平、应激性生活事件、个性特征、防御方式、童年期创伤、家庭暴力、战争、社会支持等)和生物学因素(如遗传因素、神经内分泌因素、神经生化因素等)。经历创伤性应激事件是 PTSD 发病的最直接原因,具有极大的不可预期性。但不是所有经历创伤性事件的人都会发生PTSD,目前认为其发生与个体的一些心理社会易感因素有关。研究发现 PTSD 的发生与体内神经内分泌异常有关。

2. **主要临床表现**

(1) 重新体验:患者存在闯入性创伤体验重现(病理性重现)。常常以非常清晰的、极端痛苦的方式进行着"重复体验",包括反复出现以错觉、幻觉(幻想)构成创伤事件的重新体验。例如,地震后的幸存者,整天在脑海中反复出现或梦见地震时的地动山摇和震后死里逃生的场景。

(2) 持续性回避:对与创伤有关的事物采取持续回避的态度。回避的内容不仅包括具体的时间、地点、对话、活动、物体及情景,还包括有关的想法、感受和话题,似乎希望把这些"创伤性事件"从记忆中"抹去"。

(3) 认知和心境方面的消极改变:表情木讷、迟钝、与人疏远、不亲切、害怕、罪恶感或不愿意和别人有情感的交流。患者自己也感觉到似乎难以对任何事物产生兴趣,过去热衷的活动也无法激起患者的情绪,患者感到与外界疏远、隔离,甚至格格不入,难以接受或者表达细腻的情感,对未来感到心灰意冷,甚至觉得万念俱灰,生不如死,严重者有自杀企图。

(4) 警觉性异常增高(易激惹)或反应性明显改变:不少患者出现睡眠障碍(难以入睡、易惊醒)、易激惹或易发怒、容易受惊吓,难以集中注意力等警觉性增高的症状。并常有自主神经症状,如心慌、气短等。患者可表现为"草木皆兵",如"惊弓之鸟",如震后幸存者见到物品摇晃落下,即刻反应为逃跑,恐惧地震又发生了。

3. **影响因素**

(1) 创伤因素:对于急诊外伤患者,交通意外、高空坠落等各类突发事故引发的创伤,使其在生理与心理上均承受巨大压力。患者由于事件发生突然,病情进展迅速,疼痛感强烈,常常在救治过程中出现焦虑、恐慌等负面情绪。同时,患者对创伤治疗效果无法预知,极易紧张、恐惧,心理压力增大,出现心率增加、血压升高、呼吸加快、体温升高、脸色苍白、肌肉紧张等表现。同时由于外伤疼痛,患者自制力低,配合程度差,急躁易怒心理明显,甚至对创伤程度过于高估,失去治疗信心,出现悲观绝望心理,极易出现创伤性反应和应激障碍。

(2)疾病因素:美国精神疾病协会发布的《精神疾病诊断和统计手册(第4版)》及其修订本指出,医源性疾病是造成PTSD潜在的应激创伤事件。如急性心肌梗死,是一种常见且严重的心脏疾病,因其具有不可预知的突然发作和威胁生命的特性,对患者来说是巨大的心理创伤经历。国内外的研究发现,急性心肌梗死患者PTSD的发病率较高,而在急性心肌梗死患者中,年轻患者、女性患者、非洲裔美国人发生PTSD的风险高。急性心肌梗死的严重程度也是PTSD的危险因素。

(3)人格因素:良好的人格特质是保持心理健康的重要基础。人格与PTSD的发生存在明显相关,特定的人格特质容易导致特定的负面情绪反应。在创伤事件后,具有神经质、内向性、冲动性人格的个体发展为PTSD的可能性大,外向个性特征越明显,其PTSD的症状越低。

(五)急诊护理中的护患沟通

针对急诊患者的心理特点,如焦虑、恐惧、陌生感和无助感等,急诊护士应充分了解患者的情绪变化及心理问题。运用多种人际交往技巧,加强与患者及家属的交流,落实有效的倾听与沟通,建立良好的护患关系。

1. 接诊处理 快速、准确地分级、分诊、分流,使患者尽快得到诊治。遇到问题,应耐心沟通,合理解释,换位思考,理解患者的心理反应。

2. 主动介绍 护士应主动向患者及家属介绍急诊科医疗环境、医疗程序,帮助他们尽快熟悉环境,熟悉就诊流程及相关检查。

3. 专业素质 护士应态度热情、真诚对待不同阶层患者,解决问题沉着、果断,技术操作精准、熟练,以专业的职业素养赢得患者及家属的信任。

4. 合理安排 患者辅助检查、治疗和护理操作应安排相对集中,减少对患者的影响。

5. 知情权利 尊重并帮助患者及家属对各项治疗、护理操作获得知情权,并注意保护患者的隐私。

6. 家属陪护 要了解患者家属的心理状况,及时提供适当的心理安慰,尽量满足患者对陪护的要求。对濒死和死亡患者的家属,做好心理疏导和亡者的善后护理。

7. 有效沟通 进行护患沟通时,应注意说话的语言、语气和讲述的方式,注意倾听患者,集中注意力,不要中途打断患者的谈话。有研究表明,女性患者的心理障碍大于男性患者,因此对有情绪失控的女性患者,要耐心倾听和陪伴。而在沟通的过程中,护士不仅要用便于患者理解的语言方式,更要有法律意识,不能随意承诺或保证预后。

(六)急诊患者的心理干预措施

1. 急诊患者心理情况评估

(1)急性期评估:指患者在急诊就诊后,心理状态处于焦虑、紧张等负面情绪的应激反应时期。急性期的心理评估主要是针对急诊患者在就诊当时的需求和心理状况的信息收集,识别风险因素,及时筛查存在心理问题的患者。

（2）过渡期评估:过渡期患者一般是在急诊就诊后,被收入抢救室、急诊监护室及急诊留观的各类急诊患者。这个阶段的患者往往存在恐惧、抑郁、悲观等各种心理障碍,有的甚至会出现 ASD、PTSD 等情况。此类患者需进行心理评估诊断,并在不同阶段进行随访评估,检验心理干预的效果,调整心理干预及治疗的措施。

（3）评估的方法:急诊患者的心理状态可以采用访谈法、观察法和心理测验法收集患者心理状态的大量资料。收集资料的内容包括患者的基本入院资料和临床资料,如患者婚姻状况、教育程度、职业、家庭支持系统、个人生活状况、疾病发生过程与诊疗情况等,护士分析收集的资料,确定患者的基本心理状态和心理需要,并对造成患者消极心理反应的主要因素进行评估。

2. 心理干预的要点

（1）稳定患者的情绪:是急诊心理干预的首要手段。急危重症患者病势凶险,随时可能出现生命危险,所以,急诊患者焦虑、紧张和恐惧的情绪比较突出,急诊护士应热情接待、态度和蔼,认真细致地询问患者的病情,以恰当言行稳定患者情绪,通过判断患者病情的轻重缓急,首先处理紧急的、严重危害身心健康的心理反应。

（2）建立良好的护患沟通关系:是急诊心理干预的前提条件。意外受伤的急诊患者因感到委屈而愤怒,持续性疼痛患者也容易出现愤怒情绪,护士应充分理解患者的过激行为或言语,切勿用训斥的语气对待患者,尊重患者及家属的人格,言语恰当,使其获得安全感。护士要有针对性的沟通,对老年患者要用通俗易懂的语言。医护人员可能忙于抢救工作而缺乏与患者及家属交谈的机会,护士可通过观察,及时了解患者的心理反应,也可在实施操作时,进行相关的宣教,获得患者的好感,以达到消除患者疑虑,取得良好配合的目的。

（3）娴熟的医疗操作技术和严谨的工作作风:是急诊心理干预的有效保障。医护人员训练有素、技术精湛不仅可以使患者转危为安,而且有助于获得患者及家属的信任,所以,护士在落实治疗、护理时应沉着、稳重,抢救患者时果敢有序,由此可舒缓患者的恐惧情绪。

（4）因势利导:针对导致患者不良心理反应的原因,有的放矢地进行心理护理。如对疾病错误的认识而导致的焦虑,应首先对患者进行有关医学知识的解释和教育,帮助患者纠正认知偏差,采取积极的应对策略;对存在不良情绪的患者,鼓励其合理宣泄,以缓解心理压力。

（5）动员患者的社会支持系统:急诊患者多由亲友或同事陪送,护士应从言谈举止上给予适当安慰和必要的心理指导,鼓励患者与家属、朋友、同事多沟通,保持人际关系和谐。也告知家属在患者面前保持镇定的重要性,要求其尽量不在患者面前流露悲伤情绪,以免增加患者的心理负担;同时鼓励家属的陪伴,不仅能及时发现患者的病情变化,更能让患者感到被关心和爱护,从而积极配合医疗护理工作。少数危重患者有可能抢救无效,应先告知家属,使其有充分的心理准备;对因救治无效而死亡的患者,应和家属一起做好善后工作。

（6）ASD 的干预应遵循以下原则：①正常化原则。强调在应激干预活动中的任何想法和情感都是正常的，尽管它们可能是痛苦的。②协同化原则。强调干预者和当事人双方的积极参与和协同。③个性化原则。强调心理干预应个性化。常用的干预方法有认知干预、社会支持及药物治疗。

（7）PTSD 的干预原则：是以帮助患者提高应对技巧和能力，发现和认识其应对资源，尽快摆脱应激状态，恢复心理和生理健康，避免不恰当的应对造成更大损害为主。其干预焦点是帮助危机中的个体认识和矫正因创伤性事件引发的暂时认知、情绪和行为扭曲。干预重点是预防疾病和缓解症状，以心理环境干预为主，药物治疗为辅。常用的心理干预技术有认知技术、创伤稳定技术、认知暴露技术、应激接种训练及自我对话训练等。通常由专业心理咨询师实施。

（于　颖）

七、急诊患者临终关怀

（一）概述

临终关怀即帮助临终患者安详、舒适、有尊严地走到生命的终点。具体内容主要包括疼痛控制、满足患者精神需求、帮助患者及家属摆脱恐惧感、给家属一个缓冲期、患者善终后对家属的心理护理等。例如，改善临终者的医疗条件与环境，使临终者在最后的生命旅程中，能够平静、安详、有尊严地离世，并给予家属精神、心理上的支持、关怀。

急诊患者病情危重、病情变化快，可能很快进入濒死状态。大多数情况下，急诊医护人员更加关注抢救治疗，很难在足够的时间内有效地进行临终关怀。陪同的家属看到患者在抢救室抢救与治疗的过程，往往会出现精神紧张、心理恐惧等情绪，若得知自己家人病情危重可能无法医治，可能会因为难以接受突然的打击而晕厥、丧失理智，对死亡持回避、拒绝态度。这使得有效的心理沟通很难在医生、护士、患者和家属之间进行，更难以提高临终关怀质量。

（二）临终患者疾病分类

1. **急性突发事件**　交通事故、坠落伤、火灾、猝死及中毒意外等。

2. **急性疾病**　心肌梗死、主动脉夹层、脑出血、脑外伤、急性弥散性血管内凝血（DIC）及急性肺栓塞等。

3. **慢性疾病**　晚期恶性肿瘤、呼吸衰竭及心力衰竭等。

（三）急诊患者临终关怀的需求

1. **患者需求**

（1）生理需求：生理需求是马斯洛需求层次中最基本的需求，人类只有在最基本的需求得到满足后才会有追求其他需求的动力。研究显示，在临终患者的各项需求中占第1位的是受病魔侵扰，生活无法自理而出现的各种生理需求。临终关怀首要满足的就是生理需求。疾病是导致临终患者生理需要无法得到满足的主要原因，急诊室濒死患者身体的病痛与不适使其生理需求无法得到满足。甚至一些由突发意外导致身体完整性的缺失,无法自行解决大小便,无法下床行走,无法进行有效呼吸等都是影响生命周期质量的重要因素。

（2）心理需求:美国精神病学家库布勒罗斯博士将临终患者从获得病情到临终时期的情绪改变总结归纳为 5 个时期,即震惊与否认期、愤怒期、抑郁期、协议期和接受期。患者被告知病情后情绪需要得到恰当的疏导,有心理支持和情绪辅导的需求。生命接近尾声的临终患者对文化艺术、宗教、娱乐、亲情、友情及爱情都跟正常人一样,甚至有更为强烈的渴求。医护人员对患者及家属的焦虑、恐惧、不舍等心理要有同理心,站在患者及家属的角度,细心关怀呵护,可以减轻心理上的痛苦。在面对患者时,时刻关注其心理需求及情绪变化,并给予充分的尊重,满足其心理需求,时常保持有效的沟通交流,进行开导,尽可能考虑患者作为"人"本身的需求。

（3）自我价值实现的需求:实现自我需求体现马斯洛需求层次中的自我实现的需求。患者有表达自己个人的愿望,并且实现愿望的需求。对于临终患者,其可能有工作、个人成就、情感等各种方面尚未完成的心愿,为患者自我实现需求的满足创造条件。医护工作者鼓励患者表达个人感受和意愿,对于生前有器官捐献登记的患者,协助完善器官捐献的相关事宜。

（4）树立正确死亡观的需求:死亡观是人们对死亡的本质、过程、价值和意义的根本看法和基本观点,不同的死亡观会导致认知和行为的差异。对患者进行恰当的死亡教育,帮助其坦然地面对死亡是临终关怀的一部分。患者会因为面临死亡而孤独无助,担心疑虑,缺乏安全感,帮助临终患者和(或)家属认识到死亡是一个必然的过程。生命是神圣的,即使患者已进入临终阶段,医务人员也不会放弃对生命的抢救,而生命质量是生命医学伦理学的一项基本要素。处于极度痛苦或意识完全丧失状态的人,其生命质量趋向于零。告诉患者在有限的生命里做有意义的事情,在生命最后一程完成能够完成的心愿,以减少遗憾代替沉溺于对死亡的恐惧。

2. **家属需求**　处于临终阶段的患者及家属备受心理折磨,急诊临终患者家属的心理反应相比患者本身更为复杂。死亡对患者而言是痛苦的结束,但对家属是一种长时间的打击。急诊患者家属在亲人突然受伤或受到死亡威胁时,常表现出惊恐和不知所措,短时间内无法接受亲属的死亡,展现出激动的情绪从而妨碍医护工作。所以,急诊护士应做好与家属沟通和解释,尽量安排安静环境,使家属情绪稳定、接受现实并配合医护人员做好患者临终护理。

（四）急诊患者临终关怀的实施方向

1. **医疗环境**　抢救室内宽敞明亮、安静、温湿度适宜。监护仪、供氧设备、呼吸机、除颤仪等抢救仪器处于应急备用状态。做好各种物品的消毒工作,以免因为交叉感染而造成患者更为不佳的临终体验。调整各种机器报警音量,避免因为噪声引起患者产生焦虑、烦躁等不良情绪。保持病床单位整洁,留给家属陪护的空间,增加家庭气氛,缓解患者焦虑、恐惧心理。急诊室尽可能地设立告别室,供死亡患者家属陪伴其最后一程,既给家属缓和悲伤情绪的空间,也减少对其他患者的影响,以免引起其他患者对于死亡的焦虑、恐惧情绪。

2. 医疗费用　我国大部分治病费用为自费医疗和社会医疗保险,但有一些药物尚未纳入医保,患者及家属一方面希望得到治疗、护理,另一方面又害怕承担治疗带来巨大的经济负担。医护人员在临终患者的治疗上常常也难以抉择,他们既想挽救临终患者,又担心患者巨大的经济负担。因此,医护人员尽可能在征求患者及其家属的意见下,选择较为适合的治疗方案,减轻患者及家属经济压力和思想负担。

3. 治疗及护理　急诊抢救中医护人员分工明确,合理调配,忙而不乱,避免一切差错的发生。对于抢救过程需要进行侵入性操作时,避免患者家属在场,以免增加家属心理创伤造成其情绪激动影响抢救进行。医生每日进行床旁查房,及时了解患者的病情和情绪状态,根据患者及家属需要,进行针对性的治疗和护理。疼痛是临终患者最普遍、最重要的症状,合理使用止痛药及其他纠正患者不良症状的药物,减轻临终患者身体上的痛苦。

护士除遵照医嘱给予止痛剂外,还可以教会患者放松疗法、分散注意力,给予热敷、冷敷、按摩等方法来减轻疼痛。勤翻身、拍背,预防压力性损伤、肺炎等并发症的发生。及时更换衣服、床单,给患者洗头、擦身,保持皮肤清洁舒适,眼睑不能闭合的患者用生理盐水纱布覆盖,做好口腔护理及各种导管护理工作。

娴熟的操作,敏锐的观察,适时的抚触都能帮助临终患者缓解痛苦和压力。增加医护工作者的培训,提高其临床抢救能力和临终关怀能力,增加患者及家属信任,减轻患者及家属的心理压力,缓解恐惧及紧张情绪。

4. 患者心理护理　针对临终患者的不同情况实施心理护理,帮助他们接受死亡的事实,向身心最佳状态转化,最终有尊严地死去。对于亲属没有到场的抢救患者,汇报院总值班,积极联系其亲属,同时开放绿色通道,提前给予抢救治疗。濒死患者最后丧失的是听觉,不管患者神志是否清醒,护士抢救过程中应用亲切、柔和的语气与患者交流,告诉患者我们正在帮助他渡过难关,减少其恐惧心理,给予心理支持。对于有家属陪同的,尽可能为其创造单独相处的机会,共享最后的亲情,减轻患者的孤独感,满足家属的补偿心理。保护患者隐私、遵医嘱使用镇痛药物以减轻患者痛苦,使患者有尊严地离去。同时充分尊重患者的自主权和选择权,尽量满足临终患者的心愿和需求。

5. 家属心理护理　死亡是患者痛苦的结束,也是家属悲哀的高峰。一方面是经济压力,对急性或慢性疾病的临终患者经过漫长的治疗,但是病情却没能得到有效的控制,剩余的生命周期很短,对家属来说承受双重打击。所以急诊护理人员在这方面应该以同理心对临终患者家属提及的相关费用问题耐心解答,做好相应的解释与安慰,让患者家属享受到临终关怀服务。另一方面是精神及心理压力,面对死亡,尤其是一些急性疾病引起的猝死或突发意外事件造成的死亡,患者家属难以在短时间内接受,更需要感情上支持和心理疏导,缓解其身心痛苦。因此,除缓解临终患者的痛苦,提高患者的生命质量之外,急诊护士不能忽视家属的心理需求,应主动告知治疗方案,让患者家属知道临终护理的治疗方案,方案如有变化,应及时与家属进行沟通,让患者家属理解、同意方案的操作,了解患者家属的心理活动和真实诉求。

医护人员对于家属的压力及负面情绪应给予理解,多进行有效的沟通和开导,让患者家属能保持积极乐观的情绪面对患者及死亡,尽量让患者无憾的同时,让家属也能放下心里的牵挂。有条件的医院可在急诊科开设一间休息室专门供丧亲家属休息、宣泄情绪使用,同时也便于护士开展心理安慰,帮助家属正确地看待死亡及缩短悲伤过程。

6. 尸体护理　当患者被宣布死亡,护士以严肃认真的态度进行尸体护理,认真地清理逝者身上残留的痕迹,如血迹、痰迹、胶布痕迹及各种分泌物和排泄物等。撤除逝者身上的各种治疗用物,如输液管、输氧管、胃管、导尿管及各种引流管,对于有伤口的部位给予包扎和纱布覆盖,闭合逝者双眼、嘴唇,使用棉球堵塞各种孔道。对于意外伤害的患者,护士协助及时进行尸体清洁,尽量保持尸体完整性,减少因外伤、创面破损导致尸体不完整给患者家属带来心理创伤和阴影。护士在进行尸体处理时,使用屏风遮挡或者衣物遮盖尸体,保护患者隐私。搬动患者时动作轻巧,避免碰撞引起尸斑,引起患者家属心理不适。尊重家属意见、宗教信仰、风俗习惯及生前遗愿,清点、整理逝者遗物,交予家属,并及时详细告知后续办理死亡证明的流程及所需材料,缓和家属焦虑不安的情绪。

另外,对于生前有遗体捐献意愿的逝者或者逝世后近亲属有意愿捐献逝者遗体,护士按照要求清理尸体后协助器官捐献组织协调员进行遗体的捐献流程,并参与逝者的缅怀工作。

(五) 急诊患者临终关怀的意义

1. 患者　弗洛伊德认为,人生来就有着一种死的本能:即尽力要恢复到初始的状态,因为死亡既然是痛苦的源头,那么也应当成为痛苦的归宿。护士给予临终患者较好的临终关怀,是一种减轻临终患者痛苦的行为,使其能够感觉到爱的关怀和温暖,理解与支持,解决患者内心的困惑,提升其生命末期的生命质量。临终关怀全面有效地照护患者的生理、心理、社会、精神等方面,使患者生理上获得舒适,心理上获得安宁,社会上获得支持,精神上获得慰藉,能帮助临终患者安详、舒适、有尊严地度过生命的最后阶段。

2. 家属　死亡是患者痛苦的结束,但对于家属来说影响更为长远。家属因长时间照顾患者,身心疲惫,经历着难以忍受的悲伤。家属的心理反应和对待死亡的态度将直接影响临终关怀的正常实施。护士应对他们给予理解和同情,鼓励他们将内心的感受和痛苦倾诉出来,减轻他们的心理压力,使他们为患者做一些力所能及的事情,有利于家属在患者临终阶段和去世之后保持正常心态。比起物质支持,家属更需要的是感情上的支持和心理疏导,护士做好患者临终关怀,有助于其家属尽快从丧亲的悲伤中走出来,缓解其身心痛苦,从而投入新的生活。

3. 社会价值　临终关怀是社会发展的重要产物,随着人文关怀的发展,使临终患者安详、无痛苦、有尊严地走完人生最后旅程逐渐成为国际上的临床共识。我国临终关怀社会工作事务仍处于探索阶段,急诊是面临临终患者较多的一个科室,急诊较好地实施临终关怀可以为我国临终关怀工作提供一些灵感和思路。临终关怀符合人类追求高生命质量的客观要求,是社会文明的重要标志,体现医护职业道德的崇高,也能反映人类文化的时代水平,是非物质文化中信仰、价值观、伦理道德、宗教学及民俗学等的集中表现,从优生到优死是人类文明的重要标志。

(赵洋洋　周婉婷)

第五节　突发事件的急救预案

一、概述

突发公共卫生事件是指已经发生或者可能发生的、对公众健康造成或者可能造成重大损失的传染病疫情、不明原因的群体性传染病、重大的食物中毒和职业中毒，以及其他危害公众健康的突发公共事件。为保障在自然灾害、事故灾难、突发公共卫生、社会安全事件等突发事件（以下简称"突发事件"）发生后，医疗机构能迅速、高效、有序地开展卫生应急工作，最大程度地减少人员伤亡和健康危害，明确医疗机构在应对突发事件中的职责和任务，指导、规范和加强医疗机构卫生应急处置工作，本章节参照《国家突发公共事件医疗卫生救援应急预案》、2015 年 10 月颁布的《全国医疗机构卫生应急工作规范（试行）》的内容，以提高医院应对各类突发公共事件的应急反应能力和医疗卫生救援水平，最大程度地减少人员伤亡和健康危害，保障人民群众身体健康和生命安全，维护社会稳定。

二、适用条件

适用于突发公共事件所导致的人员伤亡、健康危害的医疗卫生救援工作。特别重大突发公共卫生事件主要包括以下。

1）肺鼠疫、肺炭疽在大、中城市发生并有扩散趋势，或肺鼠疫、肺炭疽疫情波及 2 个以上的省份，并有进一步扩散趋势。

2）发生 SARS、人感染高致病性禽流感病例，并有扩散趋势。

3）涉及多个省份的群体性不明原因疾病，并有扩散趋势。

4）发生新传染病或我国尚未发现的传染病发生或传入，并有扩散趋势，或发现我国已消灭的传染病重新流行。

5）发生烈性病菌株、毒株及致病因子等丢失事件。

6）周边及与我国通航的国家和地区发生特大传染病疫情，并出现输入性病例，严重危及我国公共卫生安全的事件。

7）国务院卫生行政部门认定的其他特别重大突发公共卫生事件。

三、医疗卫生救援的事件分级

根据突发公共事件导致人员伤亡和健康危害情况将医疗卫生救援事件分为特别重大（Ⅰ级）、重大（Ⅱ级）、较大（Ⅲ级）和一般（Ⅳ级）4 级。

1. 特别重大事件（Ⅰ级）

1）一次事件出现特别重大人员伤亡，且危重人员多，或者核事故和突发放射事件、化学品泄漏事故导致大量人员伤亡，事件发生地省级人民政府或有关部门请求国家在医疗卫生救援工作上给予支持的突发公共事件。

2）跨省（区、市）的有特别严重人员伤亡的突发公共事件。

3）国务院及其有关部门确定的其他需要开展医疗卫生救援工作的特别重大突发公共事件。

2. 重大事件（Ⅱ级）

1）一次事件出现重大人员伤亡，其中死亡和危重病例超过 5 例的突发公共事件。

2）跨市（地）的有严重人员伤亡的突发公共事件。

3）省级人民政府及其有关部门确定的其他需要开展医疗卫生救援工作的重大突发公共事件。

3. 较大事件（Ⅲ级）

1）一次事件出现较大人员伤亡，其中死亡和危重病例超过 3 例的突发公共事件。

2）市（地）级人民政府及其有关部门确定的其他需要开展医疗卫生救援工作的较大突发公共事件。

4. 一般事件（Ⅳ级）

1）一次事件出现一定数量人员伤亡，其中死亡和危重病例超过 1 例的突发公共事件。

2）县级人民政府及其有关部门确定的其他需要开展医疗卫生救援工作的一般突发公共事件。

四、指导原则

统一领导、分级负责；属地管理、明确职责；依靠科学、依法规范；反应及时、措施果断；整合资源、信息共享；平战结合、常备不懈；加强协作、公众参与。

五、应急处置

（一）应急响应

医院结合在卫生应急工作中担当的任务和自身条件，制订切实可行的工作方案。任何人接到突发事件应急处理命令后，要求以最短时间、最快速度，分秒必争，赶赴现场，服从突发事件应急领导小组的统一指挥。发生突发事件，第一信息获得人（可能是总机或急诊科预检护士或任何医院职工）初步了解伤员人数、事件类型及简要伤情等信息后，立即报告主管科室，启动应急响应机制，携带应急物品到达现场，组织应急小组成员开展救治工作，根据突发事件分级汇报应急负责人，调动相应数量医护人员，必要时调动全院力量参与救治，并向院外医疗单位、上级卫生行政主管部门及公安部门等请求协助。由主管部门调动后勤保障提供应急处置所需的一切，通知应急专家库专家参与救治。各人员接到通知后应尽快携带必需设备到达现场进行救治。主管部门视实际情况调动医院感染防控组和新闻宣传组立即参与处置。

（二）院内救治

保证急救"绿色通道"畅通,执行急危重症患者急救预报制度,开通院前到院内急救"绿色通道"。配合"120"院前急救机构做好伤病员的交接工作,保证绿色通道各环节畅通无阻。对危重伤病员,医护人员负责送验及送检时的医疗监护工作。

六、统一指挥,分组配合开展应急救治

发生突发事件时,当批量伤病员到达后,应根据"先救命后治伤、先救重后救轻"的原则,采取紧急应对措施,突发事件应急领导小组在组长的统一指挥和分管部门的协调下,各组之间相互协作,各司其职,做好职责范围内的工作,各组职责如下。

（一）由卫生应急领导小组办公室落实现场协调工作

1）协调医护、医患、各科室间和各医疗救治小组之间的协作事宜。

2）协调医院医疗应急资源和伤病员收治工作。

3）信息核实和信息汇总统计工作。

（二）医疗护理保障组落实医疗、护理保障工作

1. 组织验伤分诊

1）组织有经验的医护人员进行检伤分类,有选择地评估所有的伤病员。

2）将救治区域划分为红、黄、绿、黑4个区域,并明确告知应急医疗队队长。

3）对伤病员伤情进行初步判定:了解伤病员的数量、受伤程度。按照国际统一的标准对伤病员进行检伤分类,分别用蓝（绿）、黄、红、黑4种颜色,对轻、重、危重伤病员和死亡人员作出标志（分类标记用塑料材料制成腕带）,扣系在伤病员或死亡人员的手腕或脚踝部位,以便后续救治辨认或采取相应的措施。

4）登记伤病员姓名、年龄、单位、联系电话、初步诊断、检查去向、收治科室等信息,将有关识别卡系于伤病员上臂或其他显著可以识别之处,便于转运、信息汇总和后续住院治疗。对昏迷无法辨别身份者,须登记好性别、年龄（估计）、形体特征和编号代名以备查询。

2. 组织医疗救护　组织应急医疗队,按照专业分为若干救治小组。根据检伤分类情况,由相应的救治小组对伤病员进行分组、分类救治,医疗队由一名队长负责医疗救治和救治协调工作,确保工作有序、有效进行。各医疗救治小组之间既要明确分工,又要相互协调,共同配合做好医疗救治工作。

3. 院内感染控制

1）负责做好医院内感染控制、消毒隔离、个人防护、医疗垃圾和污物处理监测,防止发生院内交叉感染和污染。

2）协助开展标本采集、流行病学调查等工作。

3）负责或协助进行传染病或不明原因疾病的报告工作。

4. 后勤保障组（财务、药品、设备、总务和保卫等）　负责事故救援现场应急医疗救治所需药品、设备及各类物品和个人防护装备的调配和保障。确保通信畅通,保障水、电、氧气等正常供应。有效保障突发事件处置现场的秩序。

七、院内急救区域及伤病员的分类救治

(一) 分级、分区处理

在检伤分类的基础上,开辟安全区域,充分利用现场条件设立特定功能分区,将不同级别的伤病员分区、分级进行急救处理,各区应标有明显的标志牌及相应的色带或色旗等标识。

1. 初检分类区　选择现场附近一个安全、明亮、宽敞的区域,将所有伤病员最先集中在该处,进行快速检伤分类并标示不同的色别后,按级别立即送至相应的区域处理。该区域一般悬挂白底红十字标志旗。

2. 重伤病员处理区　设立在临近初检分类区,用于临时接收红标危重伤病员,由医务人员酌情给予必要的救治。该区域根据病情,放置危重伤员区域悬挂红色标识,重症伤员区域悬挂黄色标识。

3. 轻伤病员接收区　设在空旷安全场地,只接收蓝(绿)标轻伤员,不需要医务人员立即进行特别处理,可提供简单包扎(用敷料、绷带)及饮食等。该区域一般悬挂蓝(绿)色标识。

4. 急救车辆待命区　为急救车单独开辟的停车场及道路,便于急救车出入。由专人负责统一指挥调度急救车,急救驾驶员在协助急救的同时应随时待命。

5. 临时停尸区　该区域仅用于停放已死亡的伤病员,该区域一般悬挂黑色标识。

(二) 转送伤病员

为了使伤病员得到及时有效的专科治疗,保证救治质量,当现场环境处于危险或在伤病员情况允许时,对符合转送条件的伤病员,要尽快转送,并做好以下工作。

1) 保证现场转运资源的集中使用和伤病员的合理分流,在现场医疗救援指挥部的统一安排下,明确专人负责协调管理、有序运作。

2) 坚持先重后轻的转运原则,优先转运红标危重和黄标重伤员,蓝(绿)标轻伤员可暂缓转运。

3) 本着"就近就急、专科特点和尊重患者意愿"的原则,根据医疗机构承受能力和专科特点,以及地理位置,合理统筹安排,合理分流,任何医疗机构不得以任何理由拒诊、拒收伤病员。

4) 根据伤病员的不同分级、转运救护车的不同功能和急救医生的不同资历经验,进行合理组合,使有限的资源得到充分利用,保证转运安全、有效。

5) 保证院前与院内联络及时有效,认真填写伤病员转送信息并提交接纳的医疗机构,同时报备现场医疗卫生应急指挥部汇总,及时通知收治伤病员的医疗机构,做好接收伤病员和救治准备。

6) 充分做好转运前的准备,正确把握指征及时机,包括伤病员的准备、救护车及其他运输工具、物资及抢救设备的准备、医护人员、通信联络的准备等。

7) 在转送途中,医护人员必须密切观察伤病员病情变化,并确保治疗持续进行。

8) 在转送时要科学搬运,避免造成二次损伤。

（三）疾病预防控制工作

根据情况协助卫生行政主管部门和疾病预防控制机构，组织有关专业机构和人员，开展卫生学调查和评价、卫生执法监督，采取有效的预防控制措施，防止各类突发事件造成的次生或衍生公共卫生事件的发生，确保大灾之后无大疫。

1）及时报告可能构成或已发生的传染病类突发公共卫生事件相关信息，并根据疫情防控需要开展应急监测。

2）传染病病例的现场抢救、运送、诊断、治疗、医院感染控制（包括病例隔离、医疗垃圾和废弃物的处理等）。

3）配合疾病预防控制机构开展流行病学调查工作。

4）根据实际情况及卫生行政主管部门的安排开展相关实验室检测工作。

5）在卫生行政主管部门的统一组织下，负责病例、密切接触者或部分重点（高危）人群的健康监测、医学观察、留验及隔离等工作。

6）在疾病预防控制机构的指导下，协助开展症状监测、健康教育、应急接种及预防性服药等相关传染病疫情防控工作。

7）协助卫生行政主管部门做好监测预警、信息发布及风险沟通等工作。

（四）及时开展灾后心理救援工作

制定或引进相应的实践指南，建立合理的心理干预工作模式，组织专业人员及时开展灾后心理救援工作，针对被救助者的年龄、性别、文化背景的差异制订个性化的救援方案。同时为救援人员提供必要的心理干预和咨询工作，必要时做好心理随访工作。

（五）信息汇总和报告

一旦发生突发公共事件造成批量伤病员入院的情况，要做好伤病员信息的汇总和有关情况的报告工作，配合卫生应急指挥部门及时精准掌握突发公共事件相关信息，快速、有效、全面协调应对工作。

1. **信息统计汇总** 由医疗队队长安排专人在救治现场负责统计汇总伤病员收治信息，突发事件批量伤病员的汇总信息包括：收治的数量、伤病员的个人信息、伤重程度和主要症状及主要救治措施。

2. **信息报告** 在迅速开展医疗救治工作的同时，按有关规定每日向市和所在区县卫生行政部门报告伤病员情况、医疗救治进展情况等，重要情况随时报告。医疗救治工作情况以书面形式报告。特殊情况下，可先以其他形式报告，事后补报书面材料。

（1）报告内容包括以下。

1）突发公共事件种类、时间、地点和涉及的地域范围。

2）收治人数、死亡人数及伤病员主要临床症状与体征、可能的原因、主要救治措施。

3）亟待解决的医疗卫生问题、事件的发展趋势、下一步工作计划。

4）报告单位、报告人员和通信方式等。

（2）报告时限：出现突发公共卫生事件或院内感染暴发，属报告范围并达到报告例数的，应立即报告医院医务处、院内感染中心。医院应在 2 小时内（属院内感染的 12 小时内）电话或传真等方式向区卫生局、疾病控制中心报告。

（3）报告责任人：全院医生、护士、知情者均有责任向医务处、院内感染中心报告。各业务科室主任、病区护士长均有责任督促相关人员及时报告和2小时内填写《突发公共卫生事件相关信息报告卡》，并密切跟踪事态发展及做好善后工作。

（4）突发事件报告范围（分级）。

1）院内感染或感染性疾病暴发流行（2周内单个病区超过3例及以上）。

2）传染性菌株、毒株及放射源丢失。

3）发现以下传染病：①发现1例及以上报告的病种，如鼠疫、霍乱、SARS、新冠肺炎、人感染高致病性禽流感、肺炭疽、职业性炭疽、发现不明原因肺炎引起死亡的病例；②1周内，同一单位或社区发现5例及以上报告的病种，如甲型病毒性肝炎、戊型病毒性肝炎、伤寒（副伤寒）、登革热、流行性出血热（或者死亡1例及以上）、钩端螺旋体病（或者死亡1例及以上）、流行性乙型脑炎；③3天内，同一单位或社区发现10例及以上报告的病种，如细菌性和阿米巴性痢疾等；④1周内，同一单位或社区发现10例及以上报告的病种，如麻疹、风疹；⑤3天内，同一单位或社区发现3例及以上报告的病种，如流行性脑脊髓膜炎；⑥其他，如1个月内同一行政村发现5例及以上疟疾；1周内同一单位发生5例及以上急性血吸虫病病例、10例及以上流行性腮腺炎病例、10例及以上猩红热病例、10例及以上水痘病例、20例及以上感染性腹泻（除霍乱、痢疾、伤寒和副伤寒以外）病例、30例及以上流感样病例、3例及以上输血性乙型病毒性肝炎、丙型病毒性肝炎病例或疑似病例或人类免疫缺陷病毒（HIV）感染；⑦发现本县（区）从未发生过的传染病或发生近5年从未报告的或国家宣布已消灭的传染病。

4）食物中毒：①一次食物中毒人数30人及以上或死亡1人及以上；②学校、幼儿园、建筑工地等集体单位发生食物中毒，一次中毒人数5人及以上或死亡1人及以上。

5）其他：①发生急性职业中毒10人及以上或者死亡1人及以上的；②出现食物中毒、职业中毒以外的急性中毒病例3例及以上的事件；③出现意外辐射照射损伤1例及以上；④发生环境因素改变所致的急性病例3例及以上；⑤预防接种和预防服药出现10例及以上不良反应，或死亡1例及以上；⑥2周内，一个医疗机构或同一单位发生相同临床症状的不明原因疾病3例及以上。

八、传染病类、核化类突发事件造成批量伤病员的救治

对传染病类、核化类突发事件造成批量伤病员的救治，参照相应的分类应急预案执行，如《上海市预防和控制人感染高致病性禽流感应急预案》《核事故医学应急管理规定》等执行，切实履行医疗机构首诊负责制，做好消毒隔离和个人防护工作，同时要将情况及时报告卫生行政部门。卫生行政部门按照相应预案，统筹相关资源，进行救援力量支持或组织分流转送、转院工作。

九、突发事件应急管理日常工作

1. 应急知识的培训、考核　医院进行突发事件应急处理及医疗救治的培训和考核，每半年举行一次，由医务处负责实施，应具备培训材料、相关考核内容和考核成绩。

2. 应急方案的演练　定期进行模拟火灾、地震等群死群伤事件的演习和医院内紧急救治演习。由医务处每年组织一次,演练前必须制订演练方案,演练后对演练情况进行记录总结,提出整改意见并督促落实。

3. 总结评估　对突发事件的医疗救治行动进行总结评估,并向主管部门和卫生行政部门书面报告。

4. 人员奖励与表彰　对在培训、考核、演练中有突出表现者,对在医疗救治中做出重大贡献的部门和个人,经医务处讨论通过,报医院评奖会给予表彰或奖励。

5. 责任　突发公共事件医疗卫生救援工作实行责任制和责任追究制。

批量伤病员救治工作流程如图 1-1 所示。

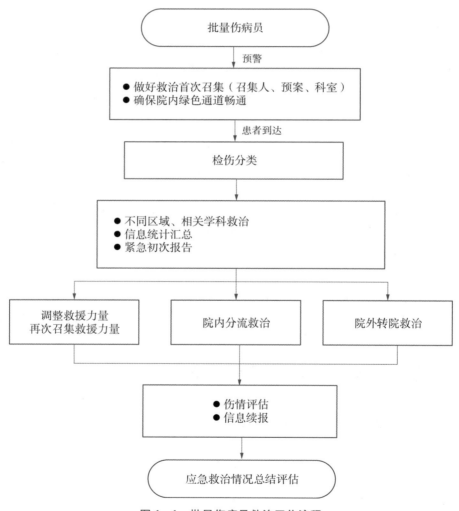

图 1-1　批量伤病员救治工作流程

（周婉婷　童朝阳）

参考文献

[1] 中华人民共和国国家卫生健康委员会. 中华人民共和国卫生行业标准医院感染预防与控制评价规范：WS/T592—2018[EB/OL]. (2018-05-10)[2018-07-03]. http://www.nhc.gov.cn/wjw/s9496/201805/702607f40040413093076023603a1caf.shtml.

[2] 马珂珂,丁四清,钟竹青,等. 临床护理科研小组分层培训的效果研究[J]. 中华护理杂志,2019,54(01):91-94.

[3] 白杨. 定位抢救模式在急诊严重多发伤抢救中应用的调研[P]. 吉林大学,2019.

[4] 许虹. 急救护理学[M]. 2版. 北京:人民卫生出版社,2017.

[5] 杨剑,田钰,张其红,等. 分层-团队-导师法用于急诊科护士科研培训研究[J]. 护理学杂志,2019,34(12):65-68.

[6] 张文武,李子龙,邢玉华,等. 中国县级医院急诊科科建设规范专家共识[J]. 中华危重病急救医学,2019,31(5):528-535.

[7] 张波,桂莉. 急危重症护理学[M]. 4版. 北京:人民卫生出版社,2018.

[8] 陈建伟,韩立海,孙吉花,等. 医务人员血源性职业暴露危险因素的预防[J]. 中华医院感染学杂志,2015,25(8):1909-1911.

[9] 邵小平,杨丽娟,叶向红,等. 急危重症护理技术规范[M]. 上海:上海科学技术出版社,2019:25-32.

[10] 郁敏芳,徐佳韵. 急救物品规范化管理对降低护理风险的临床意义[J]. 护理实践与研究,2019,16(06):121-123.

[11] 金静芬,刘颖青. 急诊专科知识护理[M]. 北京:人民卫生出版社,2018.

[12] 俞萍,任国琴,吴静,等. 急诊患者隐私保护策略的实施及效果评价[J]. 护理研究,2015,(7):881-883.

[13] 徐永娟,刘志梅,王淑娟,等. 思维导图结合情景模拟用于急诊护士创伤急救规范化培训[J]. 护理学杂志,2019,34(17):57-65.

[14] 郭伟,李斗,彭鹏. 急性缺血性脑卒中急诊急救中国专家共识(2018)[J]. 临床急诊杂志,2018,19(6):351-358.

[15] 郭嘉. 急诊科高危药品安全的分级管理[J]. 护理学报,2015,22(14):13-16.

[16] 郭憬昱,张进军. 我国急救医疗体系院前与院内衔接[J]. 中国医刊,2016,51(09):10-13.

[17] 董立焕,王倩,裴荷珠,等. 脑卒中患者急性应激障碍及影响因素研究[J]. 护理学杂志,2019,34(16):80-83.

[18] 楼敏,丁晶. 中国脑血管病临床管理指南(节选版)—卒中组织化管理[J]. 中国卒中杂志,2019,14(7):692-699.

[19] 魏安娜,赵丽莉. 急诊科药品管理中的问题分析与应对方法[J]. 中医药管理杂志,2019,27(9):111-113.

[20] Cant RP, Porter JE, Cooper SJ, et al. Improving the non-technical skills of

hospital medical emergency teams: The Team Emergency Assessment Measure (TEAM™)[J]. Emerg Med Australa, 2016, 28(6):641 - 646.

[21] Economos G, Cavalli P, Guérin T, et al. Quality of end-of-life care in the emergency department [J]. Turk J Emerg Med, 2019, 19(4):141 - 145.

[22] Ganzel, Barbara L. Trauma-informed hospice and palliative care [J]. Gerontologist, 2018, 58(3):409 - 419.

[23] Granero-Molina, José, Díaz-Cortés, et al. Loss of dignity in end-of-life care in the emergency department: a phenomenological study with health professionals [J]. J Emerg Nurs, 2016, 42(3):233 - 239.

[24] Little MP, Cahoon EK, Kitahara CM, et al. Occupational radiation exposure and excess additive risk of cataract incidence in a cohort of US radiologic technologists [J]. Occup Environ Med, 2020, 77(1):1 - 8.

[25] Nathanson MH, Andrzejowski J, Dinsmore J, et al. Guidelines for safe transfer of the brain-injured patient: trauma and stroke [S]. 2019: Guidelines from the Association of Anaesthetists and the Neuro Anaesthesia and Critical Care Society. Anaesthesia, 2019.

[26] Obermeyer Z, Clarke A C, Makar M, et al. Emergency care utilization and the medicare hospice benefit for patients with poor-prognosis cancer [J]. J Am Geriatr Soc, 2016, 64(2):323 - 329.

[27] Rosa W, Estes T. What end-of-life care needs now: an emerging praxis of the sacred and subtle [J]. Adv Nurs Sci, 2016, 39(4):333 - 345.

[28] Rosenman ED, Dixon AJ, Webb JM, et al. A simulation-based approach to measuring team situational awareness in emergency medicine: a multicenter, observational study [J]. Acad Emerg Med, 2018, 25(2):196 - 204.

[29] Wilson JG, English DP, Owyang CG, et al. End-of-life care, palliative care consultation, and palliative care referral in the emergency department: a systematic review [J]. J Pain Symptom Manag, 2019, 58(3):373 - 386.

[30] Wu X, Gao Y. Research-training needs of clinical nurses: a nationwide study among tertiary hospitals in China [J]. Intern J Nurs Sci, 2019, 6(3):300 - 308.

第二章　急诊预检分诊

第一节　急诊预检分诊概述

一、急诊预检分诊发展史

急诊分诊(triage)是指急诊患者到达急诊室后,由预检护士快速、精准地评估病情严重程度,判断分诊级别,根据不同等级安排先后秩序及就诊区域,科学合理地分配急诊医疗资源的过程。

分诊"triage"一词来源于法文"trier",意思是分开"separate out"。分诊的历史可以追溯到1793年的梅兹战役,多米尼克·让·拉雷(1766—1842)在战斗中首先使用分诊来评估受伤的士兵。他制订了战争伤亡的分类规则,根据伤员的伤情和急需医疗救治的资源,而不论其级别或国籍如何。在第一次意大利战争期间,拉雷创建一套完整的救护制度,他的医疗小队仍然活跃在第一线,不过和以往的救护方式不同,对一些重症伤员,拉雷会将他们运往救护站,对他们第一时间进行手术治疗,而不像以往手术一类的操作要拖很久,甚至战役结束后才能进行。在美国内战期间(1861—1865),乔纳森·莱特曼使用一种特殊的分类系统,这种分类形式称为战场分类,并在战场上使用。随后的战争也使用战场分类的形式,并涉及疏散,且制定了分阶段疏散伤员的方法:第一阶段是将伤员从战场转移到通常位于战场上或非常靠近战场的野战救护站;第二阶段是运送至离战场不远的野战医院;第三阶段是运送至离战场较远的大型野战医院。第二次世界大战美国指挥官奥马尔·布拉德利将军后来将莱特曼博士把伤员转运出战场的三阶段描述为军事医学上最伟大的创新之一。在朝鲜战争(1950—1953)时期,开始实施4级分级,如果伤员需要得到更高水平的救护,就采用空中转运,这是第一次使用空运来分流伤员。朝鲜战争期间士兵接受治疗的时间从第二次世界大战期间的12~18小时减少到2~4小时。

在20世纪50年代和60年代,分诊从战地士兵的分诊转移到普通民众的医院就诊分诊。战时分诊系统关注伤员的优先护理,以及如何将他们分流转运到更高水平的医疗点。普通民众在急诊中的分诊需要护士敏锐地观察患者,考虑患者可以等待开始治疗的时间,以及患者应该被分配的治疗区域。普通民众的分诊最早是在美国德克萨斯州达拉斯的Parkland医院开始,这是第一次由护士分诊。

在20世纪70年代和80年代,英国诺丁汉郡实施一个实验性的分诊制度,以减少等待时间。在20世纪90年代,已经有足够的研究证明,通过分诊,患者等待时间减少。全世界的医院开始寻找最适合的分诊系统。1993 年,在澳大利亚编制了国家分类量表,并演变成今天使用的澳大利亚分诊量表(Australasian triage scale,ATS)。曼彻斯特分诊量表(Manchester triage scale,MTS)由急诊医生和护士组成的曼彻斯特分诊小组制订,1994 年开始应用,一些欧洲国家也在应用该分诊系统。1997 年,加拿大研发出加拿大预检分诊量表(Canadian triage and acuity scale,CTAS)。1998 年,来自美国的 2 名急诊科医生 Richard Wuerz 和 David Eitel 开发急诊严重度指数(emergency severity index,ESI)。分诊系统得到急救医生和护士的认可。各地的研究者们也花了很多时间研究和开发我们现在使用的系统。目前,所有这些在世界各地使用的分类系统都得到广泛的研究,并经过多次的修订和更新,以确保它们是有效的,并为急诊患者提供最好的救护。

从 18 世纪拉雷的战地分诊,到 20 世纪急诊科普通患者分诊,预检分诊已走过很长的路。预检护士必须敏锐地观察患者,根据其疾病的严重程度进行优先排序以确保病情最严重的患者最先得到治疗。

二、急诊预检分诊原则

急诊预检分诊不仅要对众多急诊患者进行分流,同时还要依据患者急危重程度进行分级。急诊预检分诊要以分诊原则为主导,并贯穿于整个预检分诊过程中,以使分诊人员在短时间内实现快速、准确、安全及高效的分诊。

1. 急危重症优先就诊 分诊工作要抓住威胁患者生命的主要矛盾,分清轻重缓急,遵循从重到轻、从病情迅速变化到相对稳定的就诊原则。

2. 准确快速分级分区 急诊预检分诊不仅要依据科学的标准进行精准分级,还要安排有能力的分诊人员和借助敏感性高的分诊工具进行快速、精准分诊,并要合理建设规划急诊患者的就诊区域,实现分区救治,最终实现急诊患者就诊的安全性及高效性。

3. 动态评估及时预警 预检分诊要对患者的病情及潜在的危险有所预判,并需采取相应的医疗护理措施予以动态评估。比如,设定可控的最短响应时限、危重患者实时监测生命体征、设立巡回评估岗位等,以及时发现候诊患者的病情变化、识别影响临床结局的紧急程度指标和实现及时预警的效果。

4. 以人为本有效沟通 急诊预检分诊要注重"以患者为中心"的优质服务理念和坚持"多方配合"的工作态度,重视沟通的有效性。

三、急诊预检分诊系统

当今,世界上有许多不同的分诊系统可供使用,预检分诊护士在其工作机构采用的分诊系统指导下开展工作。分诊系统的建立始于 20 世纪 90 年代。目前,国际上常用且得到公认的有澳大利亚分诊量表(ATS)、曼彻斯特分诊量表(MTS)、加拿大预检分诊量表(CTAS)、美国的急诊严重度指数(ESI)和荷兰分诊标准(Netherlands triage system,NTS)等。

在我国,传统的急诊分诊模式是采用经验分诊,即安排有经验的护士进行分诊。经验分诊带来的问题是分诊护士的经验即为分诊的"标准",主观性强。2011 年 8 月,我国卫生部发布《急诊病人病情分级试点指导原则(征求意见稿)》,提出结合国际分类标准及我国大中城市综合医院急诊医学科现状,根据患者病情危重程度和患者所需医疗资源的情况,将急诊患者病情分为 4 级。2018 年,我国急诊预检分诊专家共识组制订《急诊预检分诊专家共识》,旨在建立一套简捷高效、快速准确、敏感可行的急诊预检分诊系统。稍有不同的是香港医院管理局参照 ATS 制订《香港医院管理局急诊分诊指南》,台湾地区应用的是台湾检伤分类标准(Taiwan triage system,TTS)。

无论使用哪种分诊系统,都可以使用行业标准来评估该系统的有效性。快速分诊评估应在 60~90 秒内完成;必要时,应在 2~5 分钟内持续进行综合评估。众多研究表明,全面的分诊评估所花费的时间比这些系统建议的时间更长。另一方面,许多医院的分诊护士进行分诊工作时,可能没有必要的支持系统,如合适的记录表格、结构化的问诊条目、患者优先级别确定的区分类别,以及决定是否进行即刻抢救的评估工具或进行综合分类评估的标准。因此,为最大限度提高分诊效率,推荐配备下列相关资源。

1. 环境设置　合理布置分诊区域,具备进行分诊评估所必需的工具。

2. 文档工具　文档记录是分诊过程中一个重要步骤,运用文档记录工具来加快分诊是至关重要的。

3. 标准化量表　必须采用高灵敏度的量表,以确保评估者之间的一致性。

4. 临床专业知识和决策技能　分诊护士必须具备分诊的技能和系统化的决策能力。

5. 监管机构和医院授权　外部监管机构和医院收集信息的要求不能过于繁重,否则会减缓分诊过程。

6. 预防暴力培训　由于预检分诊台处于科室的一个相对孤立的区域,易于受到暴力攻击(语言和非语言),护士必须接受相关培训,学会缓解冲突,以确保身心安全。

7. 疼痛管理　分诊护士掌握疼痛管理的工具和知识,以便及时为患者提供疼痛缓解措施。

8. 教育的理念和过程　成功的分诊需要不断再培训,以确保精准分诊。

9. 有效的流通　有效的分诊不仅需要有管理分诊区域的能力,还需要理解和配合各部门的工作流程;这包括患者信息管理、适当分流、患者追踪、结果反馈、床位管理和沟通技巧。

(杨漂羽)

第二节　急诊预检分诊护士管理

一、急诊预检分诊护士核心能力

预检分诊护士是患者在急诊科就诊时遇到的第一人,为了更好地履行这一角色,所有的分诊护士都应具备一定的素质。各国学者都在积极研究急诊预检分诊护士核心能力的评价指标体系,包括预检分诊能力、沟通协调能力、批判性思维能力、专业实践能力、管理能力及专业发展能力等。

1. 预检分诊能力　预检分诊能力是分诊护士所具备的首要能力,包括评估和应变能力,是确保患者及时、有效、快速得到救治的关键,也是分诊护士处理应急事件的基础。分诊护士大约有 3 分钟的时间来评估患者,选择患者提供的适当信息,分析信息并分配正确的分类优先级别。因此,分诊护士必须具有多样化的知识库,为面对许多情况能够解决问题,还必须有能力根据患者提供的信息迅速做出决定,使患者不处于危险之中;同时,分诊护士必须具备优秀的健康评估技能。这项技能是用于对患者进行分级评估,也是分诊护士最重要的技能之一,会影响患者分流的优先次序。

2. 沟通协调能力　良好的沟通协调能力是分诊精准和预防不良事件的基础。分诊护士必须具备优秀的沟通能力和较强的人际交往能力。在分诊中,沟通包括语言和非语言沟通,而分诊护士必须知道他们是如何向公众展示自己的,以及他们在分诊记录时可能会给患者发送什么非语言的暗示。较强的沟通协调能力可以使分诊护士快速搜集疾病相关信息、与救护人员及时沟通。

3. 批判性思维能力　批判性思维能力是对预检分诊护士的一项重要要求。要求分诊护士在接诊患者时能够抓住要领,善于质疑辨析,具有清晰敏捷的思维能力,主要包含综合分析能力、预见能力及评价能力。预检护士需要仔细倾听患者说些什么,抓取病史描述中的重要部分。例如,作为分诊护士,不需要知道患者在前三天早餐或晚餐吃什么,但确实需要知道患者在每顿饭后都呕吐过,胃里一直有灼烧感。在这里,分诊护士必须挑选患者病史中的相关部分,即他每餐后呕吐,可能有胃溃疡,这才是分诊所需的批判性思考能力。从事分诊工作的护士必须是批判性的思考者,必须能够迅速分析眼前的情况,并就患者需要多久才能开始得到有效治疗作出决定。在患者被分配到治疗区的病床之前,分诊护士负责对患者进行评估和检查。分诊护士必须在信息有限的情况下作出决定,这取决于患者在描述病史时所提供的视觉提示,这是非常困难的。急诊患者往往发病急、合并症多、潜在风险大,这就需要分诊护士运用批判性思维,预知潜在风险,在各种评估资料中,确定患者的主要问题,快速分诊,使患者救治及时,生命安全得到保障。这些批判性思维技能在分诊中是至关重要的,并且在为特定的患者呈现正确的分类优先级别方面起着重要的作用。

4. 专业实践能力　专业实践能力主要包含专业理论、专业操作及相关制度,掌握各个系统疾病及急性传播疾病、孕产妇特殊情况等基础知识、临床表现及意义,在规范的操作与制度前提下,能够实施必要的护理措施,是分诊质量、患者安全的保障。

5. 管理能力　管理能力是指分诊护士具备自我判断能力及督查能力。急诊患者往往病情重,合并症多。分诊护士在收集患者信息后,需要及时作出判断,分清患者的轻重缓急,依次就诊。同时,对低年资分诊护士进行监督,及时给予帮助,使低年资护士尽快掌握分诊技能,更多地为患者服务,有效减少医疗纠纷的发生,降低医疗安全隐患。

6. 专业发展能力　专业发展能力是指分诊护士具备自我学习、教学及科研能力。分诊护士不只是分诊患者,还需要对健全者开展健康宣教,为患者提供教育。例如,当患者出现胸痛时,患者应该叫救护车去医院,分诊护士可以告诉患者叫救护车的重要性,因为救护车上医护人员可以立即开始治疗。

7. 文化差异包容性 分诊护士必须对文化和宗教多样性有很好的了解,因为可能有来自不同文化背景的患者来看急诊。例如,有尿潴留的男患者,由于文化差异,不能与女性分诊护士讨论这一问题,分诊护士需要找一名男医生或男分诊护士来对这个患者进行分诊。如果患者不愿意提供资料,则分诊护士应体恤患者,尽量令患者感到舒适,才能让患者得到正确的治疗。此外,分诊护士还需具备一些特质,包括富有同情心、关怀、理解及对患者服务的正确认识。

当今社会,急诊专科化发展越来越需要具备多方面能力的人员,急诊科未来的发展也需要多方面能力的人员,这就要求分诊护士全面学习,不断提高自身能力,推进急诊学科发展。

二、急诊预检分诊护士的准入标准

预检分诊护士在接受预检分诊岗位前,一般已在急诊工作多年,因此他们拥有健全的知识基础和良好的临床技能。许多分诊护士在急救护理领域工作 5～10 年或更长时间,这些护士接受专门的培训和分类教育,以使他们具备履行分诊职责的技能。

根据我国《急诊预检分诊专家共识》,急诊分诊人员准入标准有以下几点。

1. 工作年限 急诊分诊护士由急诊工作经验 5 年以上、具有丰富临床知识的护士担任。

2. 职称 应具备较高的职业技术职称,建议主管护师或高年资护师担任。

3. 能级 依据各大医院护士能级分级标准,建议安排高能级护士担任,如 N3 及以上护士。

4. 专科技能 通过急诊专科技能培训;轮转过急诊抢救室或重症监护病房,且多次参与抢救工作;熟练掌握各种临床技能及急救知识(如除颤仪使用、心电图识别等),并能灵活应用于临床,推荐急诊专科护士优先担任。

5. 核心能力 急诊是一门综合性学科,分诊护士需要具备全面的专业知识与技能、较强的沟通与协调能力、良好的心理素质与应变能力、敏锐的观察能力与临床判断能力等。

三、急诊预检分诊护士的培养

法国、美国和新加坡等国家要求执业护士进行各种培训且考核合格后方可上岗。有学者认为,我国分诊工作要求由具有护士执业资格且有 2 年急诊科工作经验,并经过分诊培训和实习指导的护士承担。如果不能安排专职护士进行分诊,也应对全员护士进行培训,使其了解分诊标准与程序,通过考核的护士才能胜任此岗位。

目前,国内分诊护士的岗前培训由科室根据本科的工作特点进行培训与考核,没有统一教材和培训考核标准。宋继兰等对急诊护士分诊准确率的调查分析显示,20%护士未参加过分诊相关知识培训,上岗前未经过系统、规范的专业培训。有调查显示,83.1%的被调查医护人员认为分诊工作应该由经过专门培训的护士或高年资护士担当,96%的被调查医护人员认为负责分诊的医务人员上岗前需要专门培训,80.5%的被调查医护人员认为负责分诊的医护人员上岗前需统一考核。这些均表明分诊培训工作是优化和标准化分诊的重要因素已被公认。在制定标准化分诊体系的基础上规范、定期开展培训和考核有助于不断提高专业素质,从而保障和提高分诊质量。

我国有学者进行了一项多中心的预检护士、急诊护士深度访谈,了解预检护士的培训需求与工作体验,并在文献回顾的基础上形成了预检分诊护士培养方案的初稿。随后邀请了全国 27 位急诊护理领域的管理、教育专家进行两轮德尔菲问卷函询,形成我国《急诊预检分诊护士培训方案》,急诊分诊护士的培训内容包括理论知识、临床实践能力、沟通能力、管理能力、带教能力、科研能力和综合素质七大模块。在实施教育计划过程中需注重教育课程与案例的模拟、演练相结合以达到更好的效果,注重培养分诊护士的批判性思维能力。分诊护士是在一个充满不确定因素的环境中工作的,他们常常是基于不充足的、模棱两可的甚至是可能被误导的信息作出决策。批判性思维在决策过程中必不可少,它源于较高层次的知识及对于学习的积极态度。分诊护士应该能够在充满压力的环境中冷静地作出决策。除了分诊标准的培训外,分诊护士应该加强专业培训,应具备急救护理专业知识,掌握多学科疾病的医疗和护理知识,同时具有较强的分析和评估病情的能力,使患者以最快速度分配到正确的科室,保证其获得及时、适当的诊疗与照顾。

(杨漂羽　冯　丽)

第三节　影响急诊预检分诊精准的常见因素

分诊决策是一个复杂的过程,回顾现有文献之后,总结出与临床分诊决策过程有关的因素:①临床信息;②教育和经验;③护理人员的特征、态度和信念;④护理环境。

一、临床信息

预检护士收集的常见临床信息包括:①主诉;②生命体征;③症状;④病史。

(一)主诉

Arslanian-Engoren 试图确定分诊护士在分诊可能有急性冠脉综合征的男性和女性患者时使用什么线索,以及这些线索是否因患者的性别或护士的人口统计信息而不同。该研究使用计算机程序随机生成研究对象分组,第 1 组是急性冠脉综合征的典型症状,另一组是不典型的症状。研究发现,分诊决策是根据主诉做出的,不会因患者性别而有所不同。Garbez 等研究也得到相似结论,在他的一项研究中,根据患者的特点,比较被分诊到 Ⅱ 级或 Ⅲ 级的患者特征,以及在急诊科进行初步干预和利用资源的时间,在分诊结束后,护士填写有关分诊评估的问卷,结果表明,与病史或目前的用药史相比,护士对于患者的分诊更可能基于患者的主诉来决定。

(二)生命体征

Cooper 等进行一项观察性研究,护士在得到患者分诊中的生命体征信息后是否改变了原分诊级别,以及年龄和沟通能力是否会修改分诊结果。结果表明,92.1% 的分诊决定不受患者生命体征的影响。在其他的 7.9% 中,大多数变化发生在婴幼儿患者(年龄<2 岁)、老年患者(年龄>75 岁)及有沟通障碍的患者。在获得生命体征后,2.4% 的患者分诊级别降低,5.5% 的患者分诊级别升高。2011 年,Castner 等试图确定在分诊中需要收集哪些数据,研究指出生命体征、疼痛评分、病史和过敏史被认为是最重要的,也是最需要收集的分诊信息。Garbez 的研究指出,如果生命体征超出正常范围,患者更有可能被分配到更高的分诊级别。然而,被分配到Ⅲ级的患者中,其中有 13％的患者生命体征不正常,这表明分诊护士的决策中还受其他因素影响,这提示当应用 ESI 分诊量表时,生命体征是在临床判断之外使用的。同时,研究结果发现,患者的年龄、生命体征和及时干预的需要是将患者分配到 ESI 2 级时最重要的因素。该研究还注意到经验丰富的护士和开始分诊的护士之间对分诊结果有差异,经验丰富的护士报告除了主诉和患者的临床表现外,还使用症状来影响决策。

（三）症状

Arslanian-Engoren 等为了确定分诊护士在询问可能的急性冠脉综合征患者时使用了哪些提示,他们发现分诊决定也是基于患者的症状。2009 年,Arslanian-Engoren 等使用定性方法来解释患有心肌梗死症状的男性和女性的分诊决策过程。这项研究回顾了在假设的病例陈述后的对话,患者的症状暗示心肌梗死的分诊级别。研究结果与作者先前的研究结果相似,参与者依靠患者的临床表现、外表、来院交通方式和疼痛的存在来确定分诊的敏锐性。

（四）病史

在 2009 年 Arslanian-Engoren 的研究中,8 名参与者报告其依靠病史来分诊分级。同样,Castner 对纽约急救护士协会会员进行的一项调查显示,病史是在分诊过程中收集到的最重要的信息之一,也是最需要的信息之一。

二、教育和经验

2002 年,Cone 等通过一项定性研究试图描述专家型急诊护士在分诊中的特征、思维过程和决策行为。小组焦点访谈得出,在担任分诊角色之前至少需要 1 年的急诊工作经验,以及需要正式的分诊教育(尽管没有一个参与者有这种经验)。Arslanian-Engoren 也指出,对分诊护士的教育和经验要求较高。在 2005 年的一项模拟患者分诊研究中,发现护士的经验水平可以提高分诊精准性,并具有统计学意义。2009 年的一项定性研究得出同样的结论,分诊护士的护理知识和教育经验是必须的,以作出分诊决策。2010 年,Wolf 等的研究重点观察了分诊相互作用,并发现患者的表现(投诉、症状持续时间和身体习惯)、患者数量和护理环境(单位领导、与患者和提供者的沟通及分诊时间)。研究结果指出分诊是根据个别护士与机构协议或评分表的因素来确定的。个别护士的因素包括使用直觉、经验。

三、护士特征、态度和信仰

研究发现,分诊护士需具备良好的沟通技巧、快速工作能力和灵活性。Brannon 等的研究采用案例回顾的方法,每个案例都呈现心肌梗死或卒中的经典症状,其中一些描述包含可能是症状原因的上下文信息(例如,经历失业等压力源或呼吸中有酒精的气味)。结果显示,护士和护生的决定没有差异。当在病例描述中提供上下文信息时,参与者更有可能改变决策过程来选择可能不太严重的诊断：压力而不是心肌梗死，醉酒而不是卒中。Arslanian-Engoren 的研究结果表明，个人态度、信念和偏见影响了分诊决策。例如，不信任那些经常在手机上聊天、吃零食或浓妆艳抹的患者，以及来自某些存在文化差异的患者的主诉。和 Brannon 的研究得出同样结论，偏见影响了分诊决策。

四、护理环境

2010 年，Wolf 的研究表明，分诊决策是根据特定单位的环境因素来分配的，包括分诊的地点、与医生关系及护士自主权。在 2013 年，Wolf 研究了知识储备、批判性思维、道德水准、单位文化、护患关系、机构/保健环境和分诊决策的精准性之间的关系。结果表明，较高的道德水准与分诊精准性之间存在正相关关系。这项研究还显示了护理与环境之间的关系，良好的护理环境可以促进团队合作，对患者进行良好的沟通，提高分诊护士的领导能力和自主性，并提高分诊的精准性。此外，精准性与教育水平之间也存在正相关关系，而与复杂性较小的机构（即独立的应急部门）存在负相关关系。

综上所述，要对患者进行精准分诊，分诊护士必须在依赖他们的教育和经验的同时，将呈现的临床信息集合在一起，同时要避免个人偏见、考虑正在实施的护理环境。分诊护士必须严格分析患者提供的临床资料，并进行简短的检查，包括确定主诉和生命体征，结合患者的临床症状和体征进行鉴别。分诊护士还必须使用他们的教育和过去的经验，根据临床经验做出关于患者可能发生情况的推断。此外，护士的特征、态度和信念需要内部评估，以改善与患者的关系，并防止偏见妨碍分诊过程。社会和医院也需要共同营造一个健康的急诊就诊环境，使护士与患者之间的互动得到最佳的促进。管理者还可以通过每年一次的技能评估和对分诊过程的督查来保持分诊护士的能力。考虑到在分诊过程中所涉及的复杂性及急诊环境的不断变化，未来的研究应侧重确保分诊过程中的效率和安全。

（杨漂羽）

第四节　批判性思维能力在急诊预检分诊中的应用

一、胸痛患者的预检分诊

案例导入

患者，男性，72 岁，因"胸痛半小时"被"120"急救车送至急诊科。患者半小时前于家中无明显诱因出现心前区压榨样疼痛，持续不缓解，并向左肩放射，伴胸闷、喘憋。既往有"高血压病"病史 7 年，"心绞痛"病史 2 年。查体：T 37.3℃，HR 116 次/分，R 32 次/分，BP 18.7/12.7 kPa（140/95 mmHg），SpO$_2$ 89%，神志清楚，左右胸壁对称，呼吸音对称，未闻及病理性杂音，腹部体检阴性，两侧肢体血压基本一致。

1. 接诊 急诊护士接诊急性胸痛患者时,首要任务是迅速评估患者生命体征,简要收集临床病史,判断是否有危及生命的表现,如生命体征异常、面色苍白、出汗、发绀及呼吸困难等,以决定是否需要立即对患者实施抢救。

(1) 预检护士评估:该患者老年男性,神志清楚,T 37.3℃,HR 116 次/分,R 32 次/分,BP 18.7/12.7 kPa(140/95 mmHg),SpO_2 89%,心前区疼痛半小时,既往有高血压病、心绞痛病史。患者血氧饱和度低及心前区疼痛,判别急危重症患者,分诊级别为Ⅱ级。

(2) 详细询问病史:疼痛及放射的部位、性质、持续时间、影响因素、伴随症状等,配合体格检查和辅助检查,进行综合分析与判断。需要强调的是,急诊护士面对每一例胸痛患者,均需优先排查致命性胸痛,必要时绿色通道进入"胸痛中心"急症诊断、治疗。

(3) 患者半小时前无明显诱因下出现心前区压榨性疼痛,进一步询问病史发现,患者自行舌下含服硝酸甘油(保心丸)后疼痛症状不缓解。既往患者有 7 年"高血压病"病史及 2 年的"心绞痛"病史。

知识链接

胸痛的病因涵盖各个系统,有多种分类方法,其中,从急诊处理和临床实用角度,可将胸痛分为致命性胸痛和非致命性胸痛两大类(表 2-1)。

《胸痛规范化评估与诊断中国专家共识》指出,根据我国地区的研究资料显示,急诊就诊的胸痛患者中,急性冠脉综合征(acute coronary syndrome,ACS)高居致命性胸痛病因的首位,急性肺栓塞(acute pulmonary embolism,APE)与主动脉夹层(aortic dissection,AD)虽然发生率较低,但临床中容易漏诊及误诊。

表 2-1 胸痛的分类与常见病因

分类		病因
致命性胸痛		
心源性胸痛		急性冠脉综合征、主动脉夹层、心脏压塞、心脏挤压伤(冲击伤)
非心源性胸痛		急性肺栓塞、张力性气胸、食管破裂
非致命性胸痛		
心源性胸痛		稳定型心绞痛、急性心包炎、心肌炎、肥厚型梗阻性心肌病、应激性心肌病、主动脉瓣疾病、二尖瓣脱垂等
非心源性胸痛	胸壁疾病	肋软骨炎、肋间神经炎、带状疱疹、急性皮炎、皮下蜂窝织炎、肋骨骨折、血液系统疾病所致骨痛(急性白血病、多发性骨髓瘤)等
	呼吸系统	肺动脉高压、胸膜炎、自发性气胸、肺炎、急性气管-支气管炎、胸膜肿瘤、肺癌等
	纵隔疾病	纵隔脓肿、纵隔肿瘤、纵隔气肿等
	心理精神	抑郁症、焦虑症、惊恐障碍等
	其他因素	过度通气综合征、痛风、颈椎病等

（1）ACS 是以冠状动脉粥样硬化斑块破溃，继发完全或不完全闭塞性血栓形成为病理学基础的一组临床综合征，包括不稳定型心绞痛（unstable angina，UA）、非 ST 段抬高型心肌梗死（non-ST-segment elevation myocardial infarction，NSTEMI）和 ST 段抬高型心肌梗死（ST-segment elevation myocardial infarction，STEMI）；前两者又称非 ST 段抬高型急性冠脉综合征（non-ST segment elevation acute coronary syndrome，NSTEACS）。其中，斑块破溃若形成微栓子或不完全血栓，可诱发 UA 或 NSTEMI；若形成完全性血栓，可诱发 STEMI。这些综合征均可导致心搏骤停和死亡。因此，早期识别和快速反应至关重要。

（2）AD 是指主动脉内的血液经内膜撕裂口流入囊样变性的主动脉中层，形成夹层血肿，并随血流压力的驱动，沿主动脉壁纵轴延伸剥离导致的严重心血管急症。

由于机械压迫、刺激和损伤导致突发撕裂样的胸部疼痛。约有半数主动脉夹层由高血压引起，其他病因包括遗传性血管病变如马方综合征、血管炎性疾病如 Takayasu 动脉炎、医源性因素如导管介入诊疗术、主动脉粥样硬化斑块内膜破溃及健康女性妊娠晚期等。

（3）急性肺栓塞引起的胸痛与低氧血症、冠状动脉灌注减少、肺动脉高压时的机械扩张和波及壁层胸膜有关。

（4）预检护士根据患者的起病时间、疼痛及放射部位、疼痛性质、持续时间及影响因素、伴随症状等初步诊断：高度疑似 ACS。

1）起病：ACS 多在 10 分钟内胸痛发展到高峰，而主动脉夹层是突然起病，发病时疼痛最严重。

2）部位及放射：心绞痛或心肌梗死的疼痛常位于胸骨后或心前区，向左肩和左臂内侧放射，也可向左颈或面颊部放射而被误诊为牙痛。主动脉夹层随夹层血肿的扩展，疼痛可由近心端向远心端蔓延，升主动脉夹层疼痛可向前胸、颈、喉放射，降主动脉夹层疼痛可向肩胛间、背、腹、腰或下肢放射。急性肺栓塞、气胸常呈剧烈的患侧胸痛。

3）性质：疼痛的性质多种多样，程度可剧烈、轻微或隐痛。典型的心绞痛和心肌梗死呈压榨样痛并伴有压迫窒息感，而非典型疼痛表现为"胀痛"或"消化不良"等非特异性不适。主动脉夹层为骤然发生的前后移行性撕裂样剧痛。急性肺栓塞有胸膜炎性胸痛或心绞痛样疼痛。

4）持续时间及影响因素：心绞痛一般持续 2～10 分钟，休息或含服硝酸甘油后 3～5 分钟内缓解，诱因包括劳累、运动、饱餐、寒冷及情绪激动等。不稳定型心绞痛还可在患者活动耐量下降或静息状态下发作，胸痛持续时间延长，程度加重，发作频率增加。心肌梗死的胸痛持续时间常＞30 分钟，硝酸甘油无法有效缓解。呼吸时加重的胸痛多见于肺、心包或肌肉骨骼疾病。与进食关系密切的胸痛多见于食管疾病。

5）伴随症状：胸痛伴有血流动力学异常，如大汗、颈静脉怒张、血压下降或休克时，多见于致命性胸痛。胸痛伴有严重呼吸困难、发绀、烦躁不安提示呼吸系统疾病的可能性较大。恶心、呕吐可为心源性或消化系统疾病所致胸痛的伴随症状。

2. 体格检查及辅助检查

（1）急性冠脉综合征。

1）ACS 患者可无特异性临床体征，部分表现为面色苍白、皮肤湿冷、发绀、颈静脉怒张、低血压、心脏杂音及肺部啰音等。

2）心电图检查：心电图是早期快速识别 ACS 的重要工具，标准 12 或 18 导联心电图有助于识别心肌缺血部位、范围和程度。

A. STEMI 患者典型心电图：至少两个相邻导联 J 点后新出现 ST 段弓背向上抬高，伴或不伴病理性 Q 波、R 波减低；新发的完全左束支传导阻滞；超急性期 T 波改变。

B. NSTEACS 患者典型心电图：同基线心电图比较，至少 2 个相邻导联 ST 段压低≥0.1 mV 或者 T 波改变，并呈动态变化。少数 UA 患者可无心电图异常表现。上述心电图变化可随心绞痛缓解而完全或部分消失，如果其变化持续 12 小时以上，提示 NSTEMI。

3）实验室检查：心肌肌钙蛋白 I/T 是诊断心肌梗死的特异性高、敏感性好的生物标志物，高敏肌钙蛋白是检测肌钙蛋白的高敏感方法。如不能检测肌钙蛋白，肌酸激酶同工酶检测可作为替代。

（2）主动脉夹层。

1）主动脉夹层累及主动脉根部，可闻及主动脉瓣杂音；夹层破入心包引起心脏压塞，可出现贝氏三联征，即颈静脉怒张、脉压差减小及心音低钝遥远；夹层压迫锁骨下动脉可造成脉搏短绌、双侧收缩压和(或)脉搏不对称。

2）超声心动图检查：可定位主动脉夹层内膜裂口，显示真、假腔的状态及并发心包积液和主动脉瓣关闭不全的改变等；同时 CT 血管成像是主动脉夹层临床首选影像学检查。

（3）急性肺栓塞。

1）急性肺栓塞患者最常见体征是呼吸频率增快，可伴有口唇发绀；血压下降、休克提示大面积肺栓塞；单侧或双侧不对称性下肢肿胀、腓肠肌压痛提示患者合并深静脉血栓形成。

2）多数急性肺栓塞患者血气分析 $PaO_2 < 10.6$ kPa(80 mmHg)伴 $PaCO_2$ 下降。血

浆 D -二聚体升高,因其敏感性高而特异性差,若其含量低于 $500\ \mu g/L$,有重要的排除价值。

3) 肺动脉造影术:是在 CT 检查难以确诊或排除急性肺栓塞诊断时,或者患者需要血流动力学监测时应用;同时 CT 血管成像是肺动脉栓塞临床首选影像学检查。

3. 预检　胸痛患者预检过程中,预检护士需要快速针对性进行预检分诊,筛查出急危重症 ACS 患者、主动脉夹层患者及急性肺栓塞患者,紧急经绿色通道进入胸痛中心诊断、治疗。

知识链接

"胸痛中心"是一种新型的医疗模式,通过院内多学科及院内外急救医疗服务体系信息共享和流程优化,使急性胸痛患者得到快速诊断和及时治疗,病死率降低,临床预后得到改善。

全球第一家"胸痛中心"于 1981 年在美国巴尔的摩 St. angle 医院建立,至今全球多个国家的医院都设立了"胸痛中心"。"胸痛中心"可显著减少胸痛确诊时间,降低 ST 段抬高型心肌梗死再灌注治疗时间,缩短住院时间,降低再就诊和再住院次数,减少不必要的检查费用,改善生活质量。

2010 年,在著名心脏病学专家胡大一教授推动下,《"胸痛中心"建设中国专家共识》正式发表,标志着我国"胸痛中心"建设正式起步。2011 年 3 月,广州军区广州总医院宣布中国首个区域军民协同远程胸痛急救网正式投入运营。2012 年 8 月,上海市胸科医院和广州军区广州总医院的"胸痛中心"首批通过美国胸痛中心协会国际认证。2013 年 9 月,《中国胸痛中心认证标准》发布,成为继美国、德国之后第 3 个有"胸痛中心"建设标准的国家。截至 2015 年 12 月,我国已有 180 家"胸痛中心",其中 50 家通过认证。

二、腹痛患者的预检分诊

案例导入

患者,女性,30 岁,主诉:腹痛 2 小时。患者晚餐后,快速步行回家途中出现上腹疼痛,呈阵发性并伴有恶心、呕吐,呕吐物为胃内容物,半小时后转移至右下腹,因腹痛不缓解来急诊急救。查体:T 38.7℃,HR 120 次/分,BP 13.3/9.3 kPa(100/70 mmHg),全腹压痛以右下腹麦氏点周围为显著,无明显肌紧张,肠鸣音 10～15 次/分。

1. 接诊　急诊护士接诊后应首先评估患者的总体情况,初步判断病情的轻重缓急,以决定是否需要作急救处理。

知识链接

急性腹痛(acute abdominal pain)是指发生在 1 周之内,由各种原因引起的腹腔内外脏器急性病变而表现在腹部的疼痛,是临床上常见的急症之一,具有发病急、变化多、进展快的特点。若处理不及时,极易发生严重后果,甚至危及患者生命。

根据急性腹痛的病情严重程度可分为 3 类。

(1) 危重:先救命后治病。患者出现呼吸困难、脉搏细弱、严重贫血貌,如腹主动脉瘤破裂、异位妊娠破裂合并重症休克,应立即转至抢救室实施抢救措施。

(2) 重症:配合医生诊断与治疗。患者持续腹痛伴器官功能障碍,如消化道穿孔、绞窄性肠梗阻、卵巢囊肿蒂扭转等,应配合医生尽快完成各项相关检查,纠正患者一般情况,准备急诊手术和相关治疗。

(3) 普通但可能存在潜在危险性:通常患者体征平稳,可按常规程序接诊,细致观察,及时发现危及生命的潜在病因。如消化道溃疡、胃肠炎等,也有结石、恶性肿瘤的可能性。

预检护士评估:该患者目前体温较高,疑似有腹腔感染,目前其余生命体征平稳,但可能存在潜在危险,需要预检护士细致观察,及时发现危及生命的潜在病因。根据评估,判别为急危重症患者,分诊级别为Ⅱ级。

预检分诊护士面对每一例腹痛患者,均需要引起高度重视并优先排查。

2. 评估患者的一般情况　患者为青年女性,既往无用药史、无腹部外伤史、手术史,月经正常,无生育史。

3. 预检护士评估疼痛诱发因素　患者上腹疼痛是发生在晚餐后,快速步行回家时。

(1) 常见腹痛的诱发因素:胆囊炎或胆石症常于进食油腻食物后发作;急性胰腺炎发作前常有酗酒、高脂饮食、暴饮暴食史;部分机械性肠梗阻与腹部手术有关;溃疡病穿孔在饱餐后多见;剧烈活动或突然改变体位后突发腹痛可能为肠扭转;腹部受暴力作用引起剧痛伴休克,可能是肝、脾破裂所致。

(2) 常见腹痛症状与发作时间关系。

1) 餐后痛可能由于胆、胰疾病,胃部肿瘤或消化不良所致。

2) 饥饿痛发作呈周期性、节律性者见于胃窦及十二指肠溃疡。

3) 子宫内膜异位者腹痛与月经周期有关;卵泡破裂者腹痛发作在月经间期。

(3) 常见腹痛症状与体位关系。

1) 胃黏膜脱垂患者左侧卧位可使疼痛减轻。

2) 胰腺疾病患者前倾坐位或膝胸位时疼痛减轻。

3) 腹膜炎患者活动疼痛加剧,蜷缩侧卧疼痛减轻。

4) 反流性食管炎患者烧灼痛在躯体前屈时明显,而直立位时减轻。

4. 评估疼痛部位　最早发生腹痛及压痛最明显的部位常是发生病变的部位,患者最先出现上腹疼痛,半小时后转移至右下腹部(表2-2)。

表2-2　疼痛部位与病变脏器

疼痛部位	病变脏器
右上腹	肝、胆、胃、十二指肠、结肠肝曲、右肾、右膈下、右肺、胸膜
左上腹	胃、胰、脾、结肠脾曲、左膈下、左下肺、左肾、胸膜
脐部或脐周	小肠、网膜、肠系膜、淋巴结
脐下	膀胱、子宫、盆腔
右下腹	阑尾、回肠、回盲部、右输尿管及右侧卵巢
左下腹	乙状结肠、降结肠、左输尿管及左侧卵巢
弥漫性或部位不定	急性弥漫性腹膜炎(原发性或继发性)、机械性肠梗阻、急性出血性坏死性肠炎、血卟啉病、铅中毒及腹型过敏性紫癜等

5. 疼痛的性质及程度　该患者体温升高至38.7℃,心率增快至120次/分。该患者的腹痛性质呈持续性并进行性加重。

(1) 腹痛性质如表2-3所示。

表2-3　腹痛方式及性质

腹痛类别	主要特点	腹痛性质	常见疾病
炎症性急性腹痛	腹痛、发热、压痛、腹肌紧张	一般起病较缓慢,多由轻渐重,剧痛呈持续性并进行性加重,炎症波及脏器浆膜和壁腹膜时,呈典型局限性或弥漫性腹膜刺激征	急性阑尾炎、胆囊炎、腹膜炎、胰腺炎及盆腔炎等
穿孔性急性腹痛	突发持续腹痛、腹膜刺激征,可伴有肠鸣音消失或气腹	突然起病,呈剧烈的刀割样痛、烧灼样痛,后呈持续性,范围迅速扩大	外伤、炎症或癌肿侵蚀导致的空腔脏器破裂,如溃疡穿孔、胃癌穿孔、胆囊穿孔及外伤性肠穿孔等
梗阻性急性腹痛	阵发性腹痛、呕吐、腹胀、排泄功能障碍	多突然发生,呈阵发性剧烈绞痛,当梗阻器官合并炎症或血运障碍时,常呈持续性腹痛,阵发性加重	肾、输尿管结石、胆绞痛、胆道蛔虫病、肠梗阻及嵌顿性疝等
出血性急性腹痛	腹痛、失血性休克与急性贫血、隐性(内)出血或显性(外)出血(呕血、便血、尿血)	起病较急骤,呈持续性,但不及炎症性或穿孔性腹痛剧烈,由于大量积血刺激导致急性腹膜炎,但腹膜刺激征较轻,有急性失血症状	消化性溃疡出血、肝(脾)破裂出血、胆道出血、肝癌破裂出血、腹主动脉瘤破裂出血、异位妊娠破裂出血等
损伤性急性腹痛	外伤、腹痛、腹膜炎或内出血综合征	因暴力着力点不同,可有腹壁伤、空腔脏器伤及实质脏器伤造成的腹痛,原发性休克恢复后,常呈急性持续性剧烈腹痛,伴恶心、呕吐	实质脏器损伤(肝、脾、肾等)、空腔脏器损伤(胃、肠、胆囊等)

（续表）

腹痛类别	主要特点	腹痛性质	常见疾病
绞窄与扭转性急性腹痛（缺血性急性腹痛）	持续性，可有阵发性类似绞痛加剧	常可触及压痛性包块，可有频繁干呕、消化道排空症状，早期无腹膜刺激征，随着坏死的发生而出现	机械性小肠梗阻、乙状结肠扭转、盲肠扭转等
功能性紊乱及全身性疾病所致急性腹痛	常无明显定位，呈间歇性、一过性或不规律性	腹痛起病急，患者痛苦，虽然严重，但体征轻，腹软，无固定压痛和反跳痛，常有精神因素或全身性疾病史	肠道易激综合征、胃肠神经官能症、肠系膜动脉硬化或缺血性肠病、腹型癫痫、过敏性紫癜等

（2）腹痛程度：可反映腹内病变的轻重，但疼痛的个体敏感性和耐受程度差异较大，影响其评价。

1）刀割样剧痛可能为化学刺激引起，如空腔脏器急性穿孔等。

2）梗阻性疾病为剧烈疼痛，如胆绞痛、输尿管结石等。

3）脏器破裂出血性疾病引起的腹痛略次之，如宫外孕、脾破裂及肝破裂等。

4）炎症性疾病引起的腹痛较轻，如阑尾炎及肠系膜淋巴结炎等。

6. 腹痛的伴随症状　患者阵发性腹痛并伴有恶心、呕吐，呕吐物为胃内容物。

（1）常见腹痛伴随症状。

1）消化道症状：恶心、呕吐常发生于腹痛后，可由严重腹痛引起。阑尾炎早期，可出现厌食、恶心和呕吐，部分患者可有腹泻或便秘症状；急性胆囊炎、溃疡病穿孔均可伴有恶心、呕吐；急性胃肠炎、胰腺炎发病早期呕吐频繁；高位肠梗阻呕吐出现早而频繁；低位肠梗阻或结肠梗阻呕吐出现晚或不出现；肠梗阻呕吐物的性质及量与梗阻部位有关，如呕吐宿食不含胆汁则为幽门梗阻，呕吐粪水样物常为低位肠梗阻。

2）排便情况：腹痛伴有呕吐，肛门停止排气、排便多见于肠梗阻；腹痛伴有腹泻，多见于急性肠炎、痢疾、炎症性肠病及肠结核等；腹痛伴有果酱样便是肠套叠的特征；腹痛伴有血便，多见于绞窄性肠梗阻、肠套叠、溃疡性结肠炎、坏死性肠炎及缺血性疾病等。

（2）其他伴随症状。

1）休克：腹痛同时伴有贫血者可能是腹腔脏器破裂（如肝、脾或异位妊娠破裂等）；腹痛不伴贫血者见于急性胆管炎、胃肠穿孔、绞窄性肠梗阻、肠扭转及急性胰腺炎等。

2）黄疸：多见于急性胆管炎、胆总管结石、壶腹部癌或胰头癌等。

3）发热：外科疾病一般是先有腹痛后发热；内科疾病多先有发热后有腹痛。腹痛伴发热、寒战者，多见于胆道感染、腹腔或腹内脏器化脓性病变、下肺炎症或脓肿等。

4）血尿、排尿困难：多见于泌尿系统感染、结石等。

5）排便异常：盆腔炎症或积液、积血时可有排便次数增多、里急后重感。

7. 体格检查　腹痛患者入急诊就诊时，预检护士需要对患者进行体格检查，重点是评估患者的腹部情况。腹部体检前,患者应取仰卧位,双腿屈曲充分暴露全腹,然后对腹部进行视、触、叩、听 4 个方面的检查。查体后发现患者全腹压痛以右下腹麦氏点周围显著,但无明显肌紧张,综合所有评估内容考虑患者初步诊断为:急性阑尾炎。

8. 辅助检查　该患者在预检护士的陪同下立即行超声检查,明确阑尾炎急性发作的诊断,留院观察,必要时行手术治疗。

三、意识障碍患者的预检分诊

案例导入

　　患者,男性,56 岁,工作过程中突然头痛、呕吐、左下肢不能活动。10 分钟后患者意识模糊,立即由"120"急救车送至急诊。查体:意识模糊,T 38.7℃,BP 26.7/16.0 kPa(200/120 mmHg),HR 60 次/分,R 17 次/分,瞳孔对光反射正常,左侧肢体肌力Ⅱ级。

1. 接诊　急诊护士接诊意识障碍患者时,首要任务是迅速评估患者生命体征,测量血糖为 7.5 mmol/L,快速收集患者的职业史、既往史、药物史、生活史、家族史,判断是否有危及生命的表现,如生命体征异常、口唇发绀、呼吸困难等,以决定是否需要立即对患者实施抢救。

2. 评估　该患者病情进展过程中,意识由清楚进展为模糊,出现以意识内容改变为主的意识障碍,病情进一步加重。

(1) 预检护士评估:该患者突然头痛、呕吐、左下肢不能活动,目前意识模糊,T 38.7℃,BP 26.7/16.0 kPa(200/120 mmHg),存在潜在危险,需要预检护士细致观察。根据评估,判别为急危重症患者,分诊级别为Ⅰ级。

(2) 详细询问病史,配合体格检查和辅助检查,进行综合分析与判断。

3. 患者左侧肢体肌力Ⅱ级,肌力降低　肌力是患者主动运动时肌肉产生的收缩力,可分 6 级,即 0～5 级(表 2-4)。

表 2-4　肌力分级

分级	临床表现
0 级	完全瘫痪,肌肉无收缩
1 级	肌肉可收缩,但不能产生运动
2 级	肢体能在床面上移动,但不能抬起
3 级	肢体能抬离床面,但不能抗阻力
4 级	肢体能作抗阻力运动,但较正常差
5 级	正常肌力

4. 初步诊断　预检护士综合各方面评估,患者初步诊断为脑卒中。

5. 患者在工作过程中出现头痛、呕吐等脑卒中临床症状　患者突发脑卒中,导致颅内压增高(increased intracranial pressure),颅内压持续增高可引起一系列中枢神经系统功能紊乱和病理学变化,可直接影响脑的代谢和血流量,从而产生脑水肿,使脑组织体积增大,进一步加重颅内压增高。

（1）头痛（headache）：为颅内压增高最常见的症状。颅内压逐渐增高,导致压迫、牵扯颅内疼痛敏感结构如血管、硬膜、某些神经而产生头痛。

（2）呕吐（vomit）：多在头痛剧烈时发生,常呈喷射状,易于发生在饭后,与进食无关,伴或不伴有恶心。其机制系颅内压增高刺激延髓呕吐中枢所致。呕吐后头痛可有所缓解。但要观察患者是否会出现水、电解质紊乱及营养不良等体征。

6. 预检护士需要运用合适的工具,迅速识别出高度疑似的脑卒中患者

1）分诊护士对于疑似脑卒中的患者必须立即进行迅速评估和分诊,评估时可使用卒中量表,如美国辛辛那提院前卒中量表（Cincinnati prehospital stroke scale,CPSS）,其中出现 CPSS 中的 1 个异常结果,表示卒中的概率为72%。如果出现所有 3 个异常结果,则表示卒中的概率大于85%。表 2-5 为美国辛辛那提院前卒中量表。

表 2-5　美国辛辛那提院前卒中量表

测试	结果
微笑测试：让患者露出牙齿或微笑	正常——脸部两侧移动相同 异常——脸部一侧的移动不如另一侧
举手测试：患者双眼闭合,伸出双臂手掌向上平举 10 秒钟	正常——双臂移动相同或根本没移动 异常——一只手臂没有移动,或与另一只手臂相比,一只手臂逐渐下垂
言语测试：让患者学说话	正常——言语正确,发音清晰 异常——发音不清晰,用词错误或不能说话

2）卒中严重程度的评估可以使用美国国立卫生研究院卒中量表（National Institutes of Health Stroke Scale,NIHSS）,NIHSS 用于评估有反应的卒中患者,是目前世界上较为通用的、简明易行的脑卒中评价指标,根据详细的神经学检查,有效测量卒中的严重程度（表 2-6）。

表 2-6　美国国立卫生研究院卒中量表

项目	评分标准
1a. 意识水平	0=清醒；1=嗜睡；2=昏睡；3=昏迷
1b. 意识水平提问（月份,年龄）	0=均正确； 1=一项正确、构音障碍/气管插管/语言障碍； 2=均不正确或失语
1c. 意识水平指令（握手,闭眼）	0=均正确；1=一项正确；2=均不正确
2. 凝视	0=正常；1=部分凝视麻痹；2=被动凝视或完全凝视麻痹
3. 视野	0=正常；1=部分偏盲；2=完全偏盲； 3=双侧偏盲,双盲,包括皮质盲
4. 面瘫	0=正常；1=轻瘫；2=部分（面下部区域）； 3=完全（单或双侧）

(续表)

项目	评分标准
5. 上肢运动(两侧分开计分)	0＝上举90°或45°能坚持10秒； 1＝上举90°或45°不能坚持10秒； 2＝上举不能达90°或45°就落下； 3＝不能抵抗重力,立刻下落； 4＝无运动；UN＝截肢或关节融合
6. 下肢运动(两侧分开计分)	0＝抬起30°能坚持5秒；1＝抬起30°但5秒末下落； 2＝5秒内下落；3＝立刻下落；4＝无运动； UN＝截肢或关节融合
7. 肢体共济失调	0＝无共济失调；1＝一侧有；2＝两侧均有； 3＝麻痹,截肢或关节融合
8. 感觉	0＝正常；1＝轻到中度感觉缺失； 2＝重度到完全感觉缺失,四肢瘫痪,昏迷无反应
9. 语言	0＝正常；1＝轻到中度失语；2＝严重失语； 3＝哑或完全失语,昏迷无反应
10. 构音障碍	0＝正常；1＝轻到中度,能被理解,但有困难； 2＝哑或严重构音障碍；UN＝气管插管/无法检测
11. 消退和不注意	0＝正常；1＝视/触/听/空间/个人忽视,或对双侧刺激消失； 2＝严重的偏身忽视或一种以上的忽视

注:UN＝untestable,无法检测。① 评分范围为0～42分,分数越高,神经受损越严重；② 0～1分,正常或近乎正常；1～4分,轻度卒中/小卒中；5～15分,中度卒中；15～20分,中至重度卒中；21～42分,重度卒中；③ 基线评估＞16分的患者很有可能死亡；＜6分者很有可能恢复良好；每增加1分,预后良好的可能降低17%。

7. 预检护士需要快速识别出高度疑似脑卒中的患者　预检过程中,运用卒中生存链,提高患者康复率和生存质量。

知识链接

卒中生存链是由美国心脏协会和美国卒中协会共同制定,包括：①对卒中警示体征的快速识别和反应；②快速启动急救医疗服务(emergency medical services, EMS)；③EMS向接诊医疗机构快速运送患者,并进行院前通知；④院内快速诊断和救治。卒中生存链把各个操作环节紧密衔接,以便患者、家庭成员及医务人员实施救治,从而尽可能提高患者康复率和生存质量。

美国心脏病协会/美国卒中协会将急性缺血性卒中救治总结为8个"D"。

(1) Detection(发现)：迅速识别卒中症状。

(2) Dispatch(派遣)：拨打"120",及早启动和派遣EMS。

(3) Delivery(转运)：EMS快速识别、治疗和运送患者。

(4) Door(到院)：将患者转送至卒中医疗中心。

(5) Data(检查资料)：在急诊科对患者进行快速预检分诊、评估与治疗。

(6) Decision(临床决策)：治疗选择。

(7) Drug(药物治疗)：溶栓治疗、动脉内治疗方案。

(8) Disposition(安置)：迅速将患者收治于卒中病房或ICU。

(徐　立)

第五节 人工智能在急诊预检分诊中的应用

20 世纪 80 年代初,计算机信息技术以电脑单机形式逐渐开始应用于医院管理。20 世纪 90 年代初,医院开始引入计算机健康信息系统(health information system,HIS)。临床决策支持(clinical decision support,CDS)系统工具的创建和采用改变了医疗专业人员传统管理患者健康、疾病数据卫生保健记录,以及诊断和治疗方案的方式。有初步研究表明,这种类型的医疗指导可能在患者管理和分流方面发挥重要作用,特别是在急诊等临床领域。电子化的分诊辅助工具可以增强对分诊护士的警示及鉴别能力,从而起到很好的分诊支持作用。

一、国外分诊系统的发展

美国和加拿大率先将信息化应用引入急诊分诊中。Tia Gao 等研发了健康和灾害援助网络;L ALennert 等在此基础上研发了被称为无线网络灾害医疗应急反应信息系统;哈佛大学研发电子 LED 灯作为患者的分诊标签,这种标识取代传统的纸质标签;美国 E-grated 系统除了涵盖全面的分诊信息,还增加了临界值警报、范围和有效性检查(如过敏试验)、复杂的决策支持(妊娠计算器 ESI,疫苗接种资格等);加拿大的网络分流决策支持工具(web-based triage decision support tool)eTRIAGE 也被广泛应用。

国外信息化的急诊分诊决策工具研究不断增多,学者们开始关注除了技术带来的"高效率"外,其分诊的可靠性及效果也成了研究热点,同时,分诊工具不仅在信息化上发展,智能化工具开始逐渐被设计和研发。Massey T 团队的研究中,分诊人员通过电子流量传感器无线采集患者的生命状态,远程监控患者的生命体征,并根据分诊标签提供患者位置跟踪,从而进行分诊。Elias P 团队的智能化分诊系统研究中,分级算法不依赖 ESI 分诊标准,通过系统自身程序式算法(依据电子健康记录),自动分析患者病情级别。

国外电子工具的创建及使用主要采用以电子健康记录、评估软件和临床决策支持系统为形式。这些工具改变医务人员对患者数据管理的形式、改变与患者及卫生保健提供者沟通的方式、增加考虑患者诊断与治疗方案的内容。前期关于临床决策技术的研究显示,这种类型的医学辅助指导对于管理患者及分诊意义非常重大,尤其是在人流量大、时间短、工作压力大且就诊病证种类庞杂的急诊科。2009 年,宾夕法尼亚大学一项研究显示:83% 的人认为过度拥挤是医院的问题,随后逐步有更多研究者及团队通过对急诊分诊管理系统的不断改进和优化,以自动化为方向逐步取代传统分诊对医院吞吐量调控的瓶颈状态。目前,国外分诊系统基本情况及特点见表 2-7,其信效度情况见表 2-8。

表 2-7 国外分诊系统基本情况及特点

作者	发表时间	系统名称	使用地区	适用人群	分诊标准	预检内容	分级及时间	系统功能及特色
Dong S L	2005年	加拿大急诊分诊数据库(成人版 eTRIAGE)	加拿大(亚伯达大学)	≥17岁	CTAS	生命体征,主诉,CTAS评估内容	五级: (1)复苏:立即; (2)急重症:≤15分钟; (3)紧急症:≤30分钟; (4)亚急症:≤1小时; (5)非急症:≤2小时	(1)录入主诉,系统自动选择与患者主诉相对应的分诊模块; (2)血压、体温、格拉斯哥昏迷评分、血氧饱和度、疼痛、损伤机制、血糖、孕妇相关症状; (3)分诊护士不同意 eTRIAGE 的分诊结果,可以对分诊级别进行更改
Gravel J	2008年	加拿大急诊分诊数据库(小儿版 eTRIAGE)	加拿大	0~17岁	PedCTAS	主诉,年龄,转诊状况,到达方式,体征,血液检测结果	五级: (1)复苏:立即; (2)急重症:≤15分钟; (3)紧急症:≤30分钟; (4)亚急症:≤1小时; (5)非急症:≤2小时	(1)38项主诉对应的相应分诊模块; (2)关键信息; (3)分诊护士不同意 eTRIAGE 的分诊结果,可以对分诊级别进行更改
Massey T	2006年	美国电子 LED 灯分诊标签	美国(加州大学,约翰霍普金斯大学,哈佛大学)	适用于大规模/批伤亡者	ESI	生命体征,主诉,人口特征(年龄、性别)、过敏,药物史	五级: Ⅰ级:危急伤(红灯); Ⅱ级:重伤(黄灯); Ⅲ级:轻伤(绿灯); Ⅳ级:减少或预期(蓝灯); Ⅴ级:患者污染(白灯/绿灯闪烁)	(1)通过操作 LED 灯颜色(红色、黄色、绿色和蓝色),实现分诊病情分级的显示及病情发生变化病情分级的更改; (2)分诊标签具有位置跟踪作用; (3)分散式电子分流; (4)医生参与分诊; (5)分诊标识物为 LED 灯,通过颜色变化显示级别,警示性更强; (6)通过电子分流传感器,监控患者的生命体征,并提供位置跟踪; (7)无线采集患者的生命状态; (8)患者必须定期重新评估,每5~15分钟

（续表）

作者	发表时间	系统名称	使用地区	适用人群	分诊标准	预检内容	分级及时间	系统功能及特色
Aronsky D	2008年	美国急诊病情严重程度分诊信息系统	美国（范德堡大学）	全体	ESI	人口基本信息、就诊方式、生命体征、文化需求、主诉、既往史、现病史、临床体征、预警值（基础体征）、用药情况、过敏史、健康史等	五级： (1) 复苏：立即； (2) 急重症：<10分钟； (3) 紧急症：取决于病情及时间窗； (4) 亚急症：未定； (5) 非急症：未定	急性冠脉综合征或疑似卒中发病症状在6小时内，快速启动临床路径
Van Ierland Y	2010年	荷兰急诊分诊系统	荷兰	全体	NTS	人口基本信息、56个常见问题及238个常见症状、体征的筛选	五级： (1) 威胁生命：立即； (2) 紧急：尽快治疗； (3) 亚紧急：几小时内； (4) 非急症：治疗与患者协议； (5) 咨询：检查可能等待次日	(1) 评估气道、呼吸、循环、意识； (2) 由56个问题组成，包括238项症状和体征
Elias P	2015年	临床GPS系统	美国（杜克大学医学院）	全体	—	患者的人口统计资料、临床症候观测象、主观症状、体征、客观的实验室数据、过去病史、药物（注意过去病数据、过去病史、药物）	五级： Ⅰ级：病情不稳定； Ⅱ级：高危； Ⅲ级：紧急； Ⅳ级：非紧急； Ⅴ级：被送入急诊（等候）	(1) 数据库通过医生管理系统获取患者信息，根据系统概率图模型算法计算患者病情级别； (2) 分级算法不依赖ESI分诊标准，而通过系统自身程序算法（依据电子健康记录）、分析患者病情级别； (3) 医生参与病情分级知识库的建立
Dugas AF	2016年	马里兰ETS系统	美国（约翰霍普金斯大学医学院）	全体	ESI	基本信息、生命体征（包括血氧饱和度）、21个主诉、就诊方式、需要的资源利用情况、可能发生死亡情况	五级： Ⅰ级～Ⅴ级：高风险～低风险	通过信息技术处理，以ESI为标准，将可能发生危险的病证的病证或主诉等构成一个组合，将各组合按高危到低危排列，从而形成5级风险组，Ⅰ级低危风险组，Ⅴ级为低危风险组

表 2-8　国外分诊系统的信效度情况

作者	系统名称	信效度	
Dong S L	eTRIAGE(成人版)	评定者间： 线性加权：$k=0.426$；$95\%CI=0.289\sim0.564$ 二次加权：$k=0.649$；$95\%CI=0.544\sim0.755$	
Gravel J	eTRIAGE(小儿版)	评定者间： 线性加权：$k=0.55$；$95\%CI=0.48\sim0.61$ 二次加权：$k=0.61$；$95\%CI=0.42\sim0.80$	
Tia Gao	轻型无线医疗分诊系统	无线医疗分诊系统可大大减少检伤过程中信息记录、传输、处理速度	
Aronsky D	美国急诊病情严重度分诊信息系统	2 小时观察中，平均检伤时间和中断次数没有改变，而分诊工作任务的数量和平均中断时间的数量减少	
Van Ierland Y	荷兰急诊分诊系统	评定者间：二次加权：$k=0.63$；$95\%CI=0.53\sim0.73$	
Elias P	临床 GPS 系统	系统与 ESI 手册间：二次加权：$k=0.93$；$95\%CI=0.854\sim0.996$	
Dugas AF	马里兰 ETS 系统	对住院率的预测：$AUC=0.83$	

二、国内分诊系统的发展

我国急诊预检分诊系统发展起步较晚，一直以来都以分诊护士凭临床经验进行分诊，缺少统一的急诊分诊标准。目前，国内急诊对急危重症患者的救治建立了符合中国国情的"绿色通道"，提高了救治成功率，但对普通急诊患者，大多数医院实际上接诊基本采用传统的分科分级方法。因此，急诊分诊护士依旧仅根据患者的主诉和体征，凭借临床经验，做出分科分级，缺少具体量化指标。自 2011 年卫生部出台《急诊病人病情分级指导原则（征求意见稿）》，要求将急诊就诊患者按来院病情分为 4 级，其就诊次序以病情轻重决定，我国各大综合医院相继依据该标准推出适合自身院情的分诊标准，根据病情的严重程度决定医疗服务的优先顺序，以确保根据其病情的紧急程度得到及时恰当的治疗。但有研究显示：36.86%的人认为医院制订的分诊标准实际可操作性差，47.81%的人认为分诊无可依据的标准，71.8%的分诊者进行分诊是依据病情询问后凭经验分诊。

急诊预检分诊过程中主观经验判断已无法满足现阶段我国急诊发展现状，传统纸质分诊信息记录及信息的"孤岛现象"所带来的种种弊端不容小觑。国外研究为我国解决急诊分诊中出现的问题提供了新的解决思路，我国分诊系统软件的开发陆续开始进行。金静芬等在 2001 年 3 月开发了一套适合国内急诊流程、急诊分诊管理的软件系统。陆丽芬、潘向莹等以 MTS 为基础将分诊标准体系与信息技术相结合进行软件设计，该设计中，通过患者一览表中序号颜色的改变来显示患者当前的状态，同时在序号的标识中增加闹铃标识来提醒护士患者的候诊时间。张小红、程宝珍等在改良早期预警评分量表（MEWS）的基础上自主开发急诊分诊管理软件，该软件整合计费、电子病历、诊疗、药房、治疗等信息板块，信息流贯穿患者整个就诊流程。陈屹一、裘云庆等提出体域网（body area network，BAN）为医疗领域急诊分诊应用提供了新思路。但以上系统均停留于信息数据的存储与共享上，对数据的进一步挖掘及分析还有待提高。国内分诊系统基本情况及特点具体见表 2-9。

表 2 - 9　国内分诊系统基本情况及特点

作者	研究时间	系统名称	使用地区	适用人群	系统功能	预检内容	分级及时间	特色
贾辉	1994年	计算机在急诊分诊中的应用	辽宁·沈阳	全体	输入数据、查询信息、统计工作、打印结果、修改数据、数据库索引	患者编号、姓名、性别、年龄、现住址、来院时间、离开时间、去向、病情级别等	—	(1)数据输入输出快捷; (2)查询方式多种; (3)菜单提示; (4)数据安全性好
金静芬	2003年	急诊流程分诊管理软件	浙江·杭州	全体	(1)读卡器自动录入; (2)信息汇总系统; (3)查询和检索系统; (4)数据图表和图形统计分析; (5)数据补充修改及结果打印; (6)电子分诊标便于患者预检后挂号扫码及结果信息自动关联医院 HIS 系统	患者去向、生命体征、血氧饱和度、意识、疼痛、创伤、早期预警评分等	四级: I级:急危 II级:急重 III级:紧急 IV级:非紧急时间未报告	(1)系统各模块为其他系统提供接口方便对接; (2)自动预检分级; (3)电子分诊标签
Ng C J	2010年	信息化台湾急诊5级分诊标准(eTTAS)	台湾	>17岁	—	(1)血流动力学参数,如脉搏、血压等; (2)急性疼痛; (3)系统由两部分组成:非创伤系统分为十四大类的132项主诉和创伤系统十五大类的47项主诉; (4)分诊护士不同意分诊结果,可以对分诊级别进行更改	五级: (1)复苏:立即; (2)急重症:≤15分钟; (3)紧急症:≤30分钟; (4)亚急症:<1小时; (5)非紧急症:≤2小时	—
蒋蕾	2011年	急诊预处理系统	浙江·温州	心肺复苏患者	(1)分诊刷卡录入; (2)同步数据对接医生站和住院部信息; (3)数据模块化; (4)动态选择导出数据	来院方式、分诊科室、初步诊断等	—	日志中仅需录入信息由原来的全部字段到现在仅3、4个项目

(续表)

作者	研究时间	系统名称	使用地区	适用人群	系统功能	预检内容	分级及时间	特色
陈秋菊	2012年	南京鼓楼医院急诊分诊管理系统	江苏·南京	全体	(1) 刷卡读卡器录入急诊患者的个人资料; (2) 自动完成分级分科; (3) 即时查询和提取、实现信息共享; (4) 图形统计分析	生命体征,163个主诉(外伤/非外伤)呼吸、循环、意识、体温、疼痛五大评估方面 GCS评分、疼痛评分、创伤评分等	I级(危殆):抢救室; II级(危重):抢救室; III级(紧急):优先就诊; IV级(不紧急):顺序就诊	(1) 人工可修改分级; (2) 以台湾地区急诊检伤急迫度分级量表(TTAS)为分诊核心理念
陆丽芬	2013年	智能化急诊分诊标准信息系统	浙江·杭州	全体	(1) 护理分诊评估单; (2) 护理分诊一览表; (3) 分诊信息数据库; (4) 分诊流量及信息统计	(1) 52个主诉流程; (2) 6个鉴别指标:是否危及生命、意识水平、疼痛程度、活动性出血、急性发病程度和体检; (3) 6项必评指标:意识、呼吸、血氧饱和度、心率、血压、体温、疼痛评分; (4) 15项选择性评估:出血,脑卒中预警征象、抽搐或惊厥、神经功能缺损、呕吐或腹泻、妊娠、血糖、过敏、眼睛、精神性、耳鼻喉、口腔牙齿、泌尿系统	I级(危急):立即; II级(危重):15分钟内; III级(紧急):30分钟内; IV级(次紧急):每30分钟评估一次; V级(非紧急):顺序就诊	(1) 以英国MTS为基础; (2) 疼痛模块采用"PQRST"模式,即诱因(provoke, P)、性质(quality, Q)、放射的方向、部位(radiate, R)、程度(severity, S)、时间(time, T); (3) 再评估"闹铃"设置,达到候诊最长时间时,系统自动提示再次评估
陈屹一	2013年	急诊分诊体域网(body area network, BAN)	浙江·杭州	全体	(1) 建立扩展型健康档案:即在传统电子健康档案基础上增加日常生活信息,连续性生物数据及患者主诉信息; (2) 远程24小时不间断监测;	(1) 血压、心率、体温、血氧饱和度、心电图、脑电图和血糖等; (2) 日常生活信息,环境信息如温度、相对湿度等;时间信息如日期、日期等;	—	(1) 将急诊分诊平台进行有效前移; (2) 通过第三方健康服务机构即"监护中心"来实现远程急诊分诊模式; (3) 将新型家庭健康监护与

（续表）

作者	研究时间	系统名称	使用地区	适用人群	系统功能	预检内容	分级及时间	特色
					(3) 对就诊患者生理参数进行远程连续监测,并建立家庭监护,将特殊人群运动监测及远程医疗诊断科疾病早期预警体系,从而为特殊患者进行远程急诊分诊;(4) 根据预警系统激活远程医疗服务	空间信息如地理定位,移动方向,运动速度等;(3) 主诉		远程急诊分诊模式进行医疗服务资源的整合;(4) 通过人体表面粘贴或植入人体的传感器共节点共同形成无线体域网(WBAN)进行生理数据采集
张小红	2014年	基于改良早期预警评分量表(MEWS)评分系统的急诊分诊管理软件	安徽合肥	全体	(1) 电脑自动分级;(2) 分诊与挂号一体化、一卡通;(3) 分诊质量实时监控;(4) 分类统计;(5) 支持数据导出	生命体征,血氧饱和度,意识清醒程度等	基于改良早期预警评分(MEWS):I级(≥9分):复苏室;II、III级(5~8分):抢救室;IV级(0~4分):诊室	(1) 分诊护士一次性完成分诊,收费与挂号工作;(2) 以MEWS评分为依据进行病情分级;(3) 抢救室电脑也可急诊分诊,并与挂号模块进行分诊登记,收费及挂号
魏岚	2015年	急诊预检系统	北京	全体	(1) 患者的预检信息传递给挂号程序、挂号系统显示分诊科室信息、挂号对应科室;(2) 预检数据信息传递急诊医生工作站;(3) 自动分级	生命体征,意识,主诉,到院时间,疼痛,创伤评分,入院方式,流行病学史,特殊患者登记,分科,分级等	—	(1) 患者的预检信息传递给挂号程序、挂号系统显示分诊科室信息、挂号对应科室;(2) 预检数据信息传递急诊医生工作站
张靓睿	2015年	上海东方医院上海急诊预检分诊信息系统	上海	全体	(1) 刷卡登记患者基本信息;(2) 移动设备监测数据自动录入分诊系统;(3) 自动分级	到诊时间,来院方式,流行病学史,生命体征,主诉,意识,疼痛,过敏史,压疮情况及分诊科室等	—	(1) 移动设备监测数据自动录入分诊系统;(2) 系统分级采用"就高不就低"原则,默认勾选严

(续表)

作者	研究时间	系统名称	使用地区	适用人群	系统功能	预检内容	分级及时间	特色
					(4) 针对特殊患者绿色通道模块：生成记录的日期及患者信息，后台数据库中自动加上区分标识； (5) 自动生成分诊标签； (6) 生成统计报表			重症状为病情分级基础； (3) 特殊患者绿色通道模块采用； (4) 根据实际患者数量类别批量生成相应科别的预检编码，供挂号处统一开通账号，并挂号处自动生成一日期，自动加上区分标识
李银燕	2015 年	急诊预检分诊信息系统	重庆	全体	(1) 三区四级分类； (2) 便携式监护仪自动采集并录入患者信息	主诉、生命体征、MEWS 评分、创伤评分（circulation respiration abdomen motor speech，CRAMS）、危重患者 REMS（rapid emergency medicine score，REMS）等	2011 年，卫生部公布的《急诊病人病情分级试点指导原则（征求意见稿）》 红区：1 级（濒危患者）、2 级（危重患者）； 黄区：3 级（急症患者）；绿区：4 级（非急症患者）	各项评估信息及患者在急诊科评估范围内实时多向传输，在 50 秒内完成，充分实现信息的传输与共享
王芳	2016 年	急诊临床信息化管理系统：急诊子系统；急诊预检分诊系统	湖北·黄石	全体	(1) 自动分级分区； (2) 急诊区域内信息共享	生命体征指标、症状体征、疼痛评分、早期预警评分量表、意识清醒程度、营养评估、过敏史、传染病史等	根据国家卫生部急诊病人病情分级指导原则；以《急诊预检分诊原则（TTAS）》为基础，以 MEWS 评分	(1) 业内首家纯 B/S 架构的信息化软件，电脑无需安装使用软件，只需使用操作系统自带的浏览器就可以使用急诊系统； (2) 台式机、笔记本等设备，院外手机、平板电脑等

（续表）

作者	研究时间	系统名称	使用地区	适用人群	系统功能	预检内容	分级及时间	特色
王蕾	2018年	改良智能化急诊分级分诊系统	广东·广州		智能化急诊分诊系统包括4个模块： (1)患者信息； (2)智能分级系统； (3)数据统计； (4)数据共享	简单意识评估，11项常见急危重疾病主诉、体温、脉搏、呼吸、血压、血氧饱和度、血糖、疼痛评分、创伤评分及GCS评分	三区四级	移动设备也可使用使用虚拟专用网上浏览使用急诊临床信息管理系统； (3)系统各院前急救、急诊科、急诊危重症监护室3部分，分诊信息实现区域性共享
董兰	2018年	智能语音云急诊预检分诊信息化系统	上海	>14岁	信息化管理软件模块包括： (1)基于语音云的患者基本信息录入模块； (2)生命体征自动导入模块； (3)基于语音云的患者主诉录入模块； (4)智能分级模块	患者一般信息和分诊相关信息评估 (1)一般资料通过就诊卡自动导入，包括患者编号、姓名、性别、年龄、身份证号及联系方式等； (2)分诊相关信息包括发病时间、主诉/症状、个人史、既往史及手术史等，通过语音信息传入； (3)另外，预检设备有体温计、便携式多功能监护仪，对患者的心率、呼吸、血压和血氧饱和度测量，同时进行疼痛评分、意识评估并输入信息	—	(1)自动同步监护生命体征； (2)基于语音云的患者主诉录入模块(该模块包括系统分类、症状描述及严重程度描述)； (3)评估工具模块； (4)智能分级模块(系统自动根据患者年龄、症状、严重程度，各类评分表结果及生命体征等数据进行整合分析，智能给出分级及分区)； (5)统计模块(电脑自动生成各类报表，如各时段急诊患者人数、各级别患者总数，护士分诊评估时

护士录入生命体征评分后，根据患者主诉和病情勾选系统相应的症状生成病情显示栏，系统自动生成分诊分级为护士提供参考

（续表）

作者	研究时间	系统名称	使用地区	适用人群	系统功能	预检内容	分级及时间	特色
						系统，同时录入入院途径，分诊级别及患者去向等		问，患者等候时间，患者年龄分布及患者疾病谱分布等； (6) 质控模块
冯丽	2019 年	基于人工神经网络构建急诊预检分诊决策系统	上海	>14 岁	分诊智能化信息管理软件： (1) 自动识别患者信息； (2) 根据主诉，生命体征，SpO_2，疼痛评分，GCS 评分，血糖等自动分级； (3) 预检一挂号一体化，自动生成分诊标签； (4) 数据统计，分析，质控； (5) 与医生工作站共享信息资源	(1) 患者基本信息（姓名，性别，年龄，身份证及联系方式等）自动导入； (2) 分诊信息：生命体征，SpO_2，疼痛评分，GCS 评分，血糖，主诉，来院方式，绿色通道，群体伤，流行病学史，分科等分诊级别	三区四级	(1) 基于人工神经网络模型构建分诊智能化管理软件； (2) 智能化自动分级，人工可修改分级； (3) 实时动态数据统计，数据分析，传报； (4) 自动抓取数据，动态监控预检分诊相关的专科敏感指标； (5) 预检一挂号一体化系统

三、智能化分诊系统的发展趋势

基于智能急诊预检分诊信息化系统的构建,可对急诊患者病情进行量化分级,实现信息共享,缩短分诊时间,提高急诊预检分诊的精准率。急诊预检分诊管理智能化成为医院信息系统的补充和延伸。未来,智能急诊预检分诊信息化系统在急诊预检分诊工作中将更具有广泛性。预检分诊是急诊工作的重要一环,对患者进行最优化的分诊,避免分诊过度或不足,使智能急诊预检分诊信息化系统得到最大化的利用。

当前,在急诊分诊标准尚未统一的情况下,各医院常用分诊系统多为"电子化"登记录入分诊信息,还没有可根据患者病情智能化识别患者病情严重程度,并给予参考性级别分诊,依旧停滞于主观分诊占主导,经验分诊为主体,缺乏客观量化评判及可追溯、后台统计分析的分诊辅助工具及相匹配的分诊流程。未来研究方向可基于当前国内外急诊系统发展现状,自主开发改良智能化急诊分级系统,建立统一、标准化的急诊分诊分级流程,加强急诊分诊人员规范化培训,从而提高急诊分诊护士分诊技能,建立客观、量化、科学的急诊分诊流程,充分实现科学分诊,精准分诊。

（杨漂羽）

第六节　急诊预检分诊的发展与展望

急诊医学具有病情危急、难以预见性、疾病谱广及医疗纠纷多等特点。预检分诊指对急诊患者进行快速评估,根据其急危重程度进行优先顺序的分级与分流。预检分诊是急诊就诊的首要环节,分诊质量直接关系患者的救治效果和急诊医疗的工作效率,对整个急诊科的运作和发展至关重要。安全有效的急诊预检分诊可精准识别急危重症患者,缩短急诊患者就诊时间,保证急诊患者安全、及时、有序就诊,提高急诊运行效率。急诊预检分诊工作一般由护士担任,护士是决定分诊效果的最大因素。因此,分诊护士要有明确的岗位职责和严格的准入标准,不仅要有基本的急救专业技能,还要掌握多专科疾病的医疗护理知识,同时具备敏锐的观察能力,较强的分析能力及病情评估能力,按病情的轻重缓急、先后次序,将患者以最快的速度分配到正确诊疗区域,实现急危重症患者的精准识别与合理分流、救治。

在很多国家,分诊护士作为急诊护理亚专科培训,有明确的岗位设置,包括准入资格、工作角色、培训方案及考核标准等。美国很多医院的急诊科在预检分诊设置由专科护士、医生及医生助理组成的团队,其中专科护士具有过硬的急诊医学知识、技能及决策能力,其角色内容主要是在数分钟内为就诊患者提供迅速的体格检查,判断患者的医疗需求,部分预检适任护士可独立开具检查和检验的医嘱,显著提高急诊护理质量及患者满意度,降低急诊患者候诊及滞留时间。新加坡对预检分诊护士具有严格的任职资格及培训要求,首先要具备有 1 年以上的急诊科工作经验的注册护士资格,并且参加院内分诊基础课程培训,完成心电图课程,能够阅读 X 线摄片和 CT 片,最终通过笔试、口试才能被批准从事预检分诊工作。法国要求急诊预检分诊护士取得执业资格后,要有 2 年以上急诊工作经验,参加法国卫生局对分诊护士的培训,考核合格后方能申请分诊工作。

分诊质量显著影响患者的救治效果和急诊医疗的工作效率,而分诊护士是决定急诊预检分诊精准与否的关键因素,分诊质量的高低与分诊护士的经验、专业知识水平、综合能力密切相关。为此,众多学者纷纷献策,提出如下展望为管理者提供参考:①急诊分诊应该成为急诊医学的一个亚专业来发展,结合我国国情,建立科学的分诊专业理论体系,急诊分诊护士应具备社会认可的专业性,经过专业机构或部门按照统一的标准进行培训,促进急诊护士向专业化方向发展。②研究适合我国的预检分诊临床路径势在必行。完善的护理操作流程可提高分诊精准率,避免遗漏危重症患者,为抢救赢得宝贵的时间,进而保护患者和护士双方的利益。③研究制订规范化、科学化、统一的分诊标准,使护士能够有章可依,精准地掌握具体的量化指标,提高分诊的整体水平,确保分诊精准率,保障患者就医安全。④建立急诊分诊质量评价体系,定期对分诊效果进行评价。评价内容包括每个级别患者的平均等候时间、级别和护理分诊记录的一致性、患者满意度等,通过评价保证急诊分诊的精准率和提高分诊质量。⑤发展我国急诊分诊护理信息化的建设,提高工作效率,提高预检分诊正确率,并通过进一步的数据挖掘技术,提供更高层次的数据分析功能,为决策和科研提供支持。基于移动应用的急诊预检分诊系统的设计,并结合实践效果给出发展移动医疗应用的前景。⑥建立急诊预检分诊护士服务质量量化评价管理,促进护士进一步提高沟通技巧和质量,缓解医患矛盾,提高医院的核心竞争力。

(杨漂羽　冯　丽)

参考文献

[1] 赵源源,王玉清,王俊艳,等. 三级甲等医院急诊分诊护士预检分诊决策能力现状及相关因素研究[J]. 护理管理杂志,2017(11):793-796.

[2] 急诊预检分诊专家共识组. 急诊预检分诊专家共识[J]. 中华急诊医学杂志,2018(6):599-604.

[3] 谢咏湘,李映兰,石莲桂,等. 急诊预检分诊护士核心能力评价指标体系的构建[J]. 中国护理管理,2018(05):641-646.

[4] Solheim, Jeff. Emergency nursing: the profession, the pathway, the practice [M]. Indianapolis: Sigma Theta Tau International, 2016.

第三章 急诊常见症状的鉴别分诊与护理

▌第一节 发热的鉴别分诊与护理

发热(fever)是指机体在致热原作用下或体温中枢功能障碍时,使产热过程增加,而散热不能相应增加或散热减少,致人体体温升高超过正常范围。一般来说,口腔温度在37.3℃以上,或直肠温度在37.6℃以上,可认为有发热。临床上,按热度高低将发热分为低热(37.4~38℃)、中等度热(38.1~39℃)、高热(39.1~41℃)及超高热(41℃以上)。

一、概述

发热是急诊患者就诊的常见原因。在大多数情况下,发热具有自限性或能找到明确病因,进而被快速治愈。急诊预检分诊护士应重视发热患者,尤其是高龄、癫痫、妊娠、体温>40℃、有基础心肺疾病者等,应密切观察患者生命体征变化,给予气道呼吸及循环支持。

二、常见疾病

感染性发热在临床上最常见,表现为急性发热、周期性发热、长期发热及慢性微热等,以急性发热最常见。其中有一部分发热原因不明,且有高热不退及多器官受累症状,这一类型的发热称为"不明原因发热"(fever of unknown origin, FUO)。

根据2017年《发热待查诊治专家共识》意见,发热待查可分为4类:经典型发热待查、住院患者发热待查、粒细胞缺乏患者发热待查和人体免疫缺陷病毒感染者的发热待查。其中经典型发热待查主要包括感染性疾病、非感染性炎症性疾病、肿瘤性疾病及其他疾病。

(一)感染性疾病

引起感染性发热的病原体有细菌、病毒、支原体、立克次体、螺旋体、真菌及寄生虫等,其中以细菌占多数,病毒次之。感染性疾病占发热病因的50%~60%。近年来的研究发现此类疾病有所减少,尤其是在经济发达地区,所占比例已降至30%左右。在老年发热待查患者中,感染性疾病所占的比例也相对较低。

(二)非感染性炎症性疾病

包括自身免疫性疾病和自身炎症性疾病。自身免疫性疾病是由于变态反应产生的抗原抗体复合物,激活致热原细胞,使其产生并释放白细胞介素-1、干扰素、肿瘤坏死因子及炎症蛋白-1等,从而引起发热。如风湿热、药物热、血清病及结缔组织病(系统性红斑狼疮及多发性肌炎与皮肌炎等)。自身炎症性疾病包括成人 Still 病、克罗恩病、溃疡性结肠炎及痛风等,在发热待查中所占的比例在近年来有所上升,占 20%～30%。成人 Still 病、系统性红斑狼疮等是年轻发热待查患者的常见病因。在老年患者中,风湿性多肌痛、颞动脉炎等的发病率逐渐上升。

(三)肿瘤性疾病

血液系统肿瘤、实体肿瘤中的肾上腺样瘤、胃肠道肿瘤(尤其是结直肠肿瘤)和中枢系统肿瘤相对常见。随着 CT、MRI 等影像学技术的普及,肿瘤性疾病易于被早期发现,在发热待查中所占比例有所下降。

(四)其他疾病

1. 物理和机械性损伤　大面积烧伤、创伤、大手术后、骨折、内脏出血和热射病等。

2. 血栓栓塞性疾病

(1)静脉血栓:如股静脉血栓形成。

(2)动脉血栓:如心肌梗死、肺动脉栓塞。

(3)微循环血栓:如血栓性血小板减少性紫癜、弥散性血管内凝血。

3. 中枢性发热　有些致热因素不通过内源性致热原而直接损害体温调节中枢,使体温调定点上移后发出调节冲动,造成产热大于散热,体温升高,称为中枢性发热,特点是高热无汗。

(1)物理因素:如中暑。

(2)化学因素:如重度安眠药中毒。

(3)机械因素:如颅内出血或颅内肿瘤细胞浸润。

(4)功能性因素:如自主神经功能紊乱和感染后低热。

4. 其他　如甲状腺功能亢进症、严重脱水、因致热原引起的输液或输血反应。

三、鉴别评估

发热的病因复杂,急诊预检分诊护士首先要关注发热患者体温测量的方式和体温计的选择及置入方式(口腔、腋窝、直肠及其他间隙),确保体温数值的可靠性。其次,在病史采集过程中,要注意患者的一般情况、既往史、发热的特点、热型、病程的发展及流行病学史等,对疑似传染病应有高度的认知,为下一步的分诊确立方向,及时做好分流及消毒隔离工作。

(一)病情评估

1. 现病史

(1)发热情况:起病的时间、缓急、病程、程度、规律(间歇性或持续性)及有无诱因等。一般而言,急性感染性疾病起病多较急骤,常有受凉、疲劳及进食不洁食物等病史。

(2)寒战情况:有无畏寒、寒战、大汗或盗汗。发热前有明显寒战者,多属化脓性细菌感染或疟疾;一般非感染性疾病发热,以及结核、伤寒、立克次体和病毒感染多无寒战。

(3)系统症状:是否伴有皮疹、出血、黄疸、咳嗽、咳痰、咯血、胸痛、腹痛、呕吐、腹泻、尿频、尿急、尿痛、头痛及肌肉关节痛。

（4）一般情况：精神状态、食欲、体重及睡眠。

（5）流行病学资料：询问流行病学史，如发病地区、季节、年龄、职业、生活习惯、旅游史、与同样症状患者的接触史、外伤史及动物接触史等。如蚊虫叮咬可引起乙型脑炎、疟疾及登革热等；牧区逗留或牲畜接触史者可患布鲁菌病；血吸虫疫水接触史者可患急性血吸虫病。

（6）特点。

1）体温上升期：①骤升型。体温在几小时内达到39℃以上，常伴有寒战，见于疟疾、败血症、大叶性肺炎、输液或输血反应等。②缓升型。体温逐渐上升在数天内达到高峰，多不伴寒战，见于伤寒、结核病等。

2）高热期：体温上升达高峰后保持一定时间。不同疾病持续时间长短不同，如疟疾可持续数小时；大叶性肺炎、流行性感冒可持续数天；伤寒可持续数周。

3）体温下降期：①骤降型。体温在数小时内迅速下降至正常，可低于正常，常伴有大汗淋漓，见于疟疾、急性肾盂肾炎、大叶性肺炎或输液反应。②渐降型。体温在数天内逐渐降至正常，见于伤寒、风湿热等。

（7）热型。

1）稽留热：体温在数天或数周恒定维持在39～40℃以上的高水平，24小时体温波动范围不超过1℃。常见于大叶性肺炎、流行性脑脊髓膜炎、斑疹伤寒及伤寒高热期等。

2）弛张热：体温常在39℃以上，24小时内体温波动范围超过2℃，但都在正常水平以上。见于败血症、风湿热、重症肺结核及化脓性炎症等。

3）间歇热：体温骤升达高峰后持续数小时，然后迅速降至正常水平，无热期（间歇期）可持续1天至数天，高热期与无热期反复交替出现。常见于疟疾、急性肾盂肾炎、淋巴瘤及败血症等。

4）波状热：体温逐渐上升达39℃或以上，数天后逐渐下降至正常水平，持续数天后又逐渐升高，如此反复多次。常见于布鲁菌病及登革热等。

5）回归热：体温急骤上升至39℃或以上，持续数天后骤然恢复至正常水平，高热期与无热期各持续若干天后规律性交替1次。可见于回归热、霍奇金淋巴瘤等。

6）不规则热：发热的体温曲线无一定规律，可见于结核病、风湿热、支气管肺炎、渗出性胸膜炎、流行性感冒及败血症等。

（8）伴随症状。

1）呼吸道症状：①上呼吸道感染，伴鼻塞、流涕、咽痛、咳嗽等；②下呼吸道感染，伴有胸痛、咳铁锈色痰和呼吸困难等，如肺炎、支气管炎等。

2）中枢神经系统症状：伴有头痛、呕吐、昏迷及惊厥等，多为脑膜炎、脑炎等。

3）泌尿系统症状：伴有尿频、尿急、尿痛、血尿及腰肋部疼痛，多为泌尿系统感染。

4）关节症状：伴有明显关节疼痛、关节炎症状，多为风湿热等结缔组织疾病。

5）腹部症状：伴有腹痛多为腹部脏器发炎、穿孔及破裂等，起病急、变化快和病情重。局限性或弥漫性腹部压痛、发热或伴畏寒、寒战、白细胞计数增多，提示腹腔病变急性可能。发热伴腹痛常见于急性腹膜炎、急性阑尾炎、急性胆囊炎、急性化脓性胆管炎、急性胰腺炎、肝脓肿、膈下脓肿及盆腔脓肿等。

6）皮肤黏膜症状：应注意有无皮疹，皮疹大小、形态、颜色、硬度及边缘，皮疹有无高出皮肤表面、压之褪色、瘙痒、脱屑等情况。鉴别麻疹、水痘、伤寒、流行性出血热及系统性红斑狼疮等疾病。

7）全身状况：渐进性消瘦见于结核、恶性肿瘤等；不少结缔组织病早期精神、食欲及体重可无明显变化。

2. 既往史　既往有无手术史、流产史、分娩史、职业情况及发热前 2～3 周有无皮肤外伤及疖痈史。有无大剂量或长期使用广谱抗生素、糖皮质激素及免疫抑制剂等。

（二）体格检查

急危重症发热患者，应先测体温、脉搏、呼吸、血压，并快速进行全面体格检查。重点注意患者的即刻体温，检查皮肤、黏膜有无皮疹、淤点及肝大、脾大、淋巴结肿大等。长期不明原因的发热患者尤应注意隐蔽性病灶，如肝、膈下、脊椎及盆腔等局部的脓肿。

1. 体温测量　急诊护士在接诊发热患者时，应先确认患者是否发热，必要时可进行两种测量方法的对比，需注意测量方法及换算。以口腔温度为基准，腋温增加 0.5℃，耳温增加 0.4℃，肛温减去 0.5℃。

2. 一般情况　全身营养状况、有无皮疹及皮疹类型和甲床的情况。恶病质提示重症结核、恶性肿瘤可能；斑疹多见于斑疹伤寒、丹毒；环形红斑见于风湿热；丘疹和斑丘疹见于猩红热、药物热；玫瑰疹见于伤寒和副伤寒；面部蝶形红斑、指端及甲周红斑提示为系统性红斑狼疮可能。

3. 眼睑、皮肤、口腔及黏膜　睑结膜及皮肤少许淤点，指端、足趾、大小鱼际肌有压痛的 Osler 结节见于亚急性感染性心内膜炎；软腭、腋下条索状或抓痕样出血点见于流行性出血热；耳廓、跖趾、掌指关节等处结节为痛风石，见于痛风患者；皮肤散在瘀点、瘀斑、紫癜见于再生障碍性贫血、急性白血病及恶性组织细胞瘤；大片瘀斑见于弥散性血管内凝血。皮肤和软组织的化脓性病灶，常为发热病因，或败血症的来源，皮肤、巩膜出现黄疸提示肝、胆道疾病、溶血性疾病和中毒性肝损害。

4. 淋巴结　全身浅表淋巴结有无肿大。局部淋巴结肿大、质软、有压痛，要注意相应区域有无炎症。局部淋巴结肿大、质硬、无压痛，可能为癌肿转移；局部或全身淋巴结肿大、质地韧实有弹性、无压痛者可能为淋巴瘤；全身淋巴结肿大可见于急慢性白血病、传染性单核细胞增多症、系统性红斑狼疮等。

5. 头颈部　有结膜充血，多见于流行性出血热、斑疹伤寒、麻疹；有扁桃体肿大，其上有黄白色渗出物可以拭去，多见于化脓性扁桃体炎；外耳道流出脓性分泌物为化脓性中耳炎可能；鼻窦压痛点有压痛多见于鼻窦炎。

6. 胸部　有无胸廓隆起、胸骨下端压痛。

7. 腹部　问诊患者是否存在腹痛，检查腹部有无压痛、反跳痛，腹肌有无紧张。如右上腹痛伴皮肤黄染，提示可能为胆囊炎、胆石症的发热。

8. 四肢　杵状指伴发热，可见于肺癌、肺脓肿、支气管扩张或感染性心内膜炎。多关节红肿压痛,可见于风湿热、系统性红斑狼疮、类风湿关节炎。

9.神经系统　伴意识障碍或(和)脑膜刺激征,常见于中枢神经系统感染或其他肿瘤等。

(三) 辅助检查

辅助检查能补充病史询问和体格检查的不足。尤其是对一些仅以发热为主要症状而不能明确反应脏器损害症状的患者。血、尿、粪常规及 X 线胸片是发热的常规检查,血培养应列为不明原因发热的常规检查。

四、鉴别判断

发热的鉴别判断如表 3-1 所示。

表 3-1　发热的鉴别判断

类型	热程特征	病因	常见疾病	评估注意点
急性发热	2 周以内	大多数属于感染,常伴有定位症状	呼吸道感染、消化道感染、泌尿道感染	注意某些急性传染病和其他系统的感染;重视流行病学史的问诊
长期不明原因发热	3 周以上	感染占 60%~70%,恶性肿瘤占 20%,结缔组织-血管性疾病占 10%	成人以感染性疾病占首位,肿瘤性疾病逐步增多	有无全身症状
长期低热	口腔温度在 37.4~38.4℃,持续 4 周以上	感染性疾病占 40%,非感染性疾病占 57%,不明原因者占 3%	(1) 器质性低热:慢性感染,如结核、肝脏疾病、慢性肾盂肾炎、慢性胆道感染及各种病灶感染; (2) 结缔组织病:风湿热、类风湿关节炎、系统性红斑狼疮等; (3) 内分泌系统疾病:甲亢、嗜铬细胞瘤等; (4) 恶性肿瘤; (5) 功能性低热; (6) 生理性低热:如经前期低热、妊娠前低热; (7) 神经功能性低热:见于年轻女性感染后低热	有些长期低热可达数月或数年
超高热	发热超过 41℃	体温调节中枢功能障碍	(1) 中暑或日射病; (2) 脑部疾病:严重脑外伤、脑出血、脑炎及脑肿瘤; (3) 输血、输液污染引起的严重热原反应和脓毒血症; (4) 麻醉药品引起的恶性发热; (5) 临终前超高热	

五、鉴别分诊流程

发热的鉴别分诊流程如图 3-1 所示。

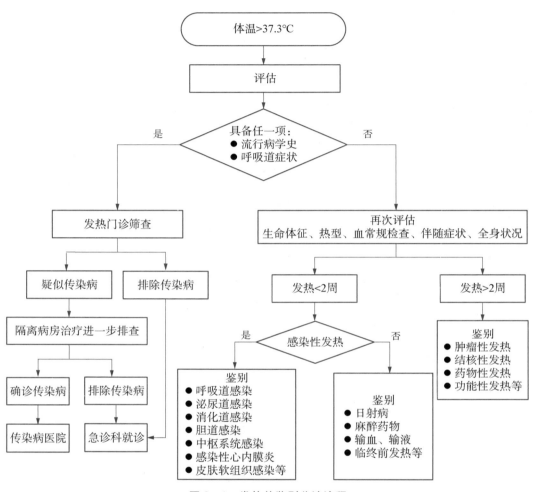

图 3-1　发热的鉴别分诊流程

六、治疗与护理

(一)治疗原则

1. 紧急处理　出现神志改变、呼吸窘迫、血液动力学不稳定等危及生命的症状与体征时,立即实施相应急救措施,积极明确病因,维持生命体征稳定。

2. 对症处理

(1) 物理降温:冷毛巾湿敷、30％～50％酒精擦浴、冰袋物理降温。高热患者予以冰帽、冰水灌肠、冷盐水洗胃等措施。

(2) 药物降温:根据病情选择口服或肌内注射解热镇痛药,一般选用水杨酸制剂、糖皮质激素或冬眠疗法。

（3）抗生素经验性应用：有明确的病原体感染,可选用覆盖特定病原菌感染的窄谱抗生素;若无明确的病原体感染,可选用覆盖革兰阳性菌和革兰阴性需氧菌、厌氧菌的广谱抗生素。

（4）诊断性治疗：一时难以查明发热病因时,在不影响进一步检查的情况下,按可能性较大的病因进行诊断性治疗,选用特异性强、疗效确切及安全性大的药物治疗,剂量应充足,并完成整个疗程。

（5）随访观察：部分症状轻微,经过详细检查仍不能明确病因的发热患者,可在专科门诊长期随访。

（二）急诊护理

1. 卧床休息　高热患者卧床休息,安置在安静、通风及温湿度适宜的环境。

2. 呼吸道管理及氧疗　伴有呼吸道症状的患者,遵医嘱进行雾化吸入,指导有效咳嗽、咳痰及拍背,确保呼吸道通畅。高热患者随着体温升高,耗氧量会随之增加,及时遵医嘱予以吸氧,改善缺氧,防止进一步的呼吸窘迫。

3. 体温管理

（1）物理降温：是发热患者首选的处理措施。在物理降温过程中要尤其注意患者的生命体征变化。血液疾病的发热患者建议使用冰袋冷敷。高分子水凝胶与天然薄荷等中药精制的退热贴可贴于额头或大动脉处冷敷,具有降温效果温和、放置位置容易固定、舒适度较好的特点。

（2）药物降温：遵医嘱使用退热药物,注意观察患者病情及体温变化,以防体温骤降或大量出汗引起虚脱。

4. 病情观察　监测生命体征及病情变化,及时评估患者的呼吸情况,注意观察患者有无胸闷、气急、呼吸困难等症状,若出现严重并发症,如呼吸窘迫、抽搐、惊厥等危象时,立即予以抢救。

5. 用药护理　遵医嘱建立静脉通路,保证营养及水分摄入,纠正水、电解质及酸、碱失衡。

6. 安全管理　伴有烦躁、惊厥,置患者于有保护栏的床内,必要时约束四肢,防止坠床或自伤,及时做好对症治疗及抢救措施。

7. 心理护理　体温升高可使机体代谢增加,心率加快,从而使大脑皮质过度兴奋,产生焦虑、烦躁等负面情绪。应多与患者交流沟通,掌握患者的心理状态,给予良好的心理支持。

（于　颖　冯　丽）

第二节　眩晕的鉴别分诊与护理

眩晕（vertigo）是一种运动性或位置性错觉,人体感到自身或周围环境、物体旋转或摇动的一种主观感觉障碍,常描述为螺旋、旋转、转动、摇摆或倾斜的感觉。

一、概述

在 2017 年的《眩晕诊治多学科专家共识》中明确,头晕与眩晕的定义仍然按照 1972 年 Drachman 和 Hart 的描述,将头晕定义为一组非特异性症状,包括眩晕、晕厥前、失衡和非特异性头重脚轻。

眩晕或前庭系统性眩晕是人体对空间关系的定向或平衡感觉障碍,是一种自身或外景运动错觉或幻觉。发作时多数患者感觉周围事物在旋转,少数患者出现视物摆动或摇晃(他动感眩晕);也可有自身在一定平面上转动、倾倒、沉浮或摇晃(自动感眩晕)。临床上,可分为前庭系统性眩晕(真性眩晕)和非前庭系统性眩晕(头晕),病因较复杂。

二、常见疾病

根据病变的解剖部位可将眩晕分为系统性眩晕和非系统性眩晕。前者由前庭神经系统病变引起,后者由前庭系统以外病变引起。

(一)系统性眩晕

1. 周围性眩晕　由前庭感受器及前庭神经颅外段(未出内听道)病变引起,常伴恶心、呕吐、心慌等自主神经症状,眩晕感严重,持续时间短,常见于梅尼埃病、良性发作性位置性眩晕、中耳炎及外耳道耵聍等。

2. 中枢性眩晕　由前庭神经颅内段、前庭神经核、小脑和大脑皮质病变引起。眩晕感可较轻,但持续时间长。常见于椎-基底动脉供血不足、颈椎病、脑干病变、小脑梗死或出血及听神经瘤等疾病。

(二)非系统性眩晕

临床表现为头晕眼花、站立不稳,通常无外界环境或自身的旋转感、摇摆感,很少伴恶心、呕吐,为假性眩晕。常由眼部疾病(眼外肌麻痹、屈光不正及先天性视力障碍)、心血管系统疾病(高血压、低血压、心律不齐、心力衰竭)、代谢疾病(低血糖、糖尿病)、中毒、感染及贫血等引起。

三、鉴别评估

头晕和眩晕是患者来急诊就诊的常见原因。据急诊资料统计,半数以上的病例并不是真正的眩晕,而是把头晕和头昏误诊为眩晕。急诊预检分诊护士必须掌握眩晕的特点,正确鉴别分诊。

(一)病情评估

1. 现病史

(1)表现形式:旋转性眩晕往往提示急性前庭性疾病;位置性眩晕多为良性发作性位置性眩晕;单发性急性眩晕发作常见前庭神经炎;复发性眩晕最常见的是偏头痛,其次为短暂性脑缺血发作(transient ischemic attack,TIA)和发作性共济失调;非特异性头晕常见直立性低血压、慢性药物中毒及心理因素等。

（2）持续时间：前庭性眩晕发作时间常在数秒内；TIA及偏头痛性眩晕常持续数分钟；梅尼埃病常为数小时；前庭神经炎为数天；神经系统疾病、双侧前庭功能减退、慢性中毒患者为持续性眩晕；TIA为阵发性眩晕；多发性硬化症为复发-缓解性眩晕；肿瘤为慢性进展性眩晕；脑卒中为急性起病的眩晕。

（3）发作特点：不稳感可由双侧神经功能缺损引起，多与小脑疾病、帕金森综合征、脊髓病等有关；内听动脉病变时常表现为病灶侧耳鸣、听力减退、眩晕、呕吐及眼球震颤；前庭神经病变表现为眩晕、呕吐、眼球震颤和平衡障碍；合并复视、口齿不清、吞咽困难、面部麻木和共济失调等脑干和小脑症状时，考虑椎-基底动脉卒中、TIA、多发性硬化症或后颅窝肿瘤。

（4）伴随症状：真性眩晕常伴有平衡障碍、步态不稳、恶心和呕吐等。如眩晕伴有畏光、头痛或视觉症状，可能为偏头痛性眩晕；伴有耳鸣、听力减退、耳胀感，应考虑梅尼埃病或听神经瘤；伴有黑蒙、晕厥，可考虑心律失常或直立性低血压；伴有复视、构音障碍、意识障碍、麻木及瘫痪应排除后颅窝病变；伴有心悸、气短、惊恐及震颤，考虑为焦虑性疾病。

（5）心理-社会状况：眩晕发作对其生活、工作的影响；是否因为眩晕而导致严重不适，或生活自理缺陷；是否因为眩晕反复发作而出现烦躁、恐惧或情绪低落。

（6）自身感觉体验。

1）主观感受：主要为发作性，客观上并不存在而主观上却又坚信自身或（和）外物在按一定方向旋转、翻滚的一种感觉（运动性幻觉）。受损靶器官应该是主管转体等运动中平衡功能的内耳迷路半规管壶腹嵴至大脑前庭投射区间的神经系统。

2）头晕：主要为行、立、起、坐、卧等运动或视物之中间歇性地出现自身摇晃不稳的一种感觉。受损靶器官分别或同时是本体觉、视觉及耳石觉等相关系统（主要是神经系统）。

2. 诱发因素　突然转头等头位改变导致的眩晕可能是真性位置性眩晕；与月经、睡眠不良有关的眩晕应考虑偏头痛性眩晕；移动或视觉图案导致的眩晕可能为视觉性眩晕；突然站立等体位改变导致的眩晕应考虑直立性低血压。

3. 既往史　是否有心血管系统疾病、代谢疾病、眼部和耳部疾病、感染、贫血、中毒等既往病史及用药史。

4. 眩晕与头晕并存的情况

（1）病因诱发：一个患者可同时由一种或多种病因引发一个或多个靶器官受损，导致多种临床征象并存，由多个靶器官同时受损和不同发病机制所引发的眩晕和头晕的两者合并存在。

（2）症状先后：一种症状先发、病情较重或康复较慢，其他则属后（继）发、病情较轻或康复较快为多见。如迷路缺血，同时损伤相距很近的迷路半规管壶腹嵴和前庭耳石两处功能时，将会首先引起眩晕发作和头晕的并存。

（3）眩晕与头晕发生的先后次序：重症眩晕发作后的短期头晕或病情未达眩晕发作程度的一过性头晕，可能与前庭核和大脑代偿调控功能及整个病情还未及时恢复有关。

前庭核上(前庭-皮质束)病变患者所表现的头晕,可能因其前庭神经核的功能未受到损伤或受损很轻,或其前庭核和大脑的代偿调控功能建立得较快、较好,病情未达到引发眩晕发作的程度所致。

(二)体格检查

1. 眼球运动和后组颅脑神经 可观察患者眼球运动,闭目难立征试验、起坐试验、指鼻试验、甩头试验等共济失调和前庭功能方面的检查,也可进行姿势和步态的评估。

2. 位置性试验 是确诊良性阵发性眩晕的唯一手段。闭眼直线行走试验可发现双侧前庭功能障碍患者的"谨慎步态"或不稳的程度;小脑半球病变可见指鼻不准;后索病变时患者睁眼站立稳,闭眼时不稳。

(三)辅助检查

1. 影像学检查

1) X线检查:颅底、颈椎X线平片。

2) 内耳的乳突/颞骨岩部螺旋CT检查:对骨迷路的检查效果较佳。

3) 内耳迷路MRI及其水成像检查:对膜迷路的检查效果较佳。

4) 头颅MRI/CT检查。

2. 听力学评价 听力阈检查、中耳功能分析、声阻抗、耳声发射、耳蜗电图及听觉诱发电位等。

3. 前庭功能评价 包括通路评价、部位评价、前庭频率特性等评价技术。

4. 其他检查 脑电图、心理评估、眼底检查等。

四、鉴别判断

眩晕的鉴别判断如表3-2所示。

表3-2 眩晕的鉴别判断

类型	诱因	常见疾病	临床特征
周围性眩晕	(1) 特定头位改变	耳石症	突发、症状重,持续数秒至数分钟,偶尔数小时;常伴恶心、呕吐,听力障碍
	(2) 感染,耳道阻塞	急性中耳炎	发热、突发耳痛、耳道流脓,常伴听觉减退
	(3) 体位变化,前庭功能紊乱	晕动病	乘行过程中发生,常伴恶心、呕吐,停止运行或减速数分钟或几小时后消失或减轻
中枢性眩晕	(1) 听神经、面神经、三叉神经和后组脑神经障碍,颅内压增高	听神经瘤	头痛、呕吐,视神经盘水肿
	(2) 中枢神经系统白质脱髓鞘病变	多发性硬化症	头晕,肌力感觉障碍
	(3) 颞叶前内基底部病灶	颞叶癫痫	感觉障碍,听觉、味觉及嗅觉障碍
	(4) 外伤	脑震荡、颅底骨折	头痛、头晕,可伴恶心、呕吐

（续表）

类型	诱因	常见疾病	临床特征
其他	（1）贫血引起脑缺氧，神经系统器质性变化	中、重度贫血	运动或位置感及下肢震动感丧失
	（2）情绪激动、紧张、过度劳累	神经官能症	恶心、呕吐、心悸、失眠、多梦及耳鸣
	（3）眼肌麻痹	眼源性眩晕	复视，遮蔽病侧眼球眩晕消失

（严松娟　冯　丽）

五、鉴别分诊流程

眩晕的鉴别分诊流程如图 3-2 所示。

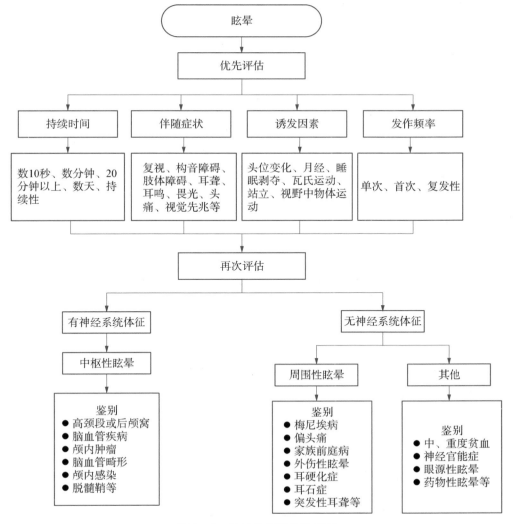

图 3-2　眩晕的鉴别分诊流程

六、治疗与护理

(一)治疗原则

1. 发作期

(1)一般处理:静卧、避免刺激、控制水和钠的摄入、预防跌倒、防治并发症。

(2)对症治疗:镇静、抗眩晕、脱水剂、改善血液循环、抗胆碱能制剂等治疗。

2. 间歇期 病因明确者,进行对因治疗,如抗感染、手法复位等。

(二)急诊护理

1. 休息 重症患者卧床休息,轻症可闭目养神。保持病室整洁、安静,避免噪声、强光刺激。

2. 生活协助 协助恶心、呕吐患者漱口,保持个人卫生;协助其饮水、进食,注意水分和营养的补充;做好卧床患者的排泄护理。

3. 病情观察

(1)意识状态:密切观察意识和瞳孔的改变情况,如发生意识障碍,可能为中枢性损伤,立即通知医生,配合抢救。

(2)症状:观察眩晕发作的特点、持续时间、程度、诱因和伴随症状。

(3)生命体征:血压过高、过低均可伴发眩晕症状;出现发热要注意中枢性发热疾病,如脑出血、脑炎等。

4. 用药护理 遵医嘱建立静脉通路,注意观察用药疗效及不良反应。

5. 避免诱因 平时枕头不宜过高,以 $15°\sim20°$ 为宜,避免突然变换体位,如突然起坐、起立或突然从站立位到卧位,仰头、低头或头部转动时应动作缓慢,且转动幅度不宜太大,以防诱发眩晕。慢性眩晕患者积极治疗基础病,预防直立性低血压、低血糖;某些镇静药物、前庭抑制药物、小脑毒性药物及心血管药物可能导致药源性眩晕发作,应提醒服用多种药物的老年患者注意遵医嘱正确服药;慢性眩晕或复发性眩晕患者,平时应备好前庭抑制药物。

6. 安全护理 出现头晕、身体不适或不稳感等先兆症状时,应及时平卧休息。急性发作期应固定头部,不宜增加活动度。眩晕发作期间不要独自如厕、沐浴或接触热水瓶、茶杯等,以防跌倒和烫伤。指导患者进行前庭适应性训练和动静态平衡训练,以逐步增强患者对体位的适应性,尽可能将跌倒风险控制在最低水平。

7. 心理护理 眩晕发作时应陪伴、安慰和鼓励患者,保持环境安静,有研究表明眩晕患者情绪不稳会加重症状,或导致反复发作。因此,要及时对患者的心理状态进行评估,确定有无焦虑或抑郁倾向,及时落实心理疏导及健康教育,促进患者康复。

(周婉婷　冯　丽)

第三节 心悸的鉴别分诊与护理

心悸(palpitation)是患者在主观上对心脏或心前区搏动的不适感觉,自觉心慌、心跳。

一、概述

对心悸发生机制目前尚未完全明确,多与心动过速、心律不齐和每搏输出量的增多有关,但也与不同个体的神经类型和敏感程度有明显关系。在急诊患者中,患者主诉的"心悸"临床表现为心搏增强,心跳加快或减慢,心律失常等。若发生在缓慢心率时,常被描述为"心跳增强而有力";若发生在快速心率时,则被描述为"心跳剧烈得要从口中蹦出",常有奔马感。

二、常见疾病

引起心悸的原因很多,部分属于病理性,亦有不少是功能性。心律失常为心悸的首位原因。部分患者在心律完全正常时也会产生心悸感,难以耐受。一般来说,从事重体力劳动、剧烈运动、过度兴奋和紧张时也可明显感到心悸不适,但这是一种生理现象。

(一)心率和节律异常

1. 心动过速 正常成人每分钟心率 60～100 次。一旦心率＞100 次/分,会感到心悸。偶有一些老年人(或有迷走神经张力增高或病态窦房结综合征等)平时心率 60 次/分左右,一旦心率超过 80 次/分,也可产生心悸的感觉。

2. 心动过缓 有时心率＜60 次/分,如窦性心动过缓、房室传导阻滞的患者可出现心悸感。

3. 心律不齐 如室性期前收缩、心房纤颤等。

(二)高动力状态所致的心脏收缩增强

1. 甲状腺功能亢进症 由于基础代谢率增高,交感神经兴奋性增强,心率增加,心输出量增加而导致心悸。

2. 贫血 轻度贫血患者活动后常感心悸;严重贫血患者休息时也会感到心悸;慢性贫血患者心悸症状可不明显,但心脏听诊可闻及收缩期杂音;急性失血性贫血时可出现明显的心悸。

3. 高热 急性感染时因发热,机体代谢率增高,组织耗氧量增加,机体通过增加心率而提高心输出量,以保证供氧,可感心悸。

4. 低血糖 由于低血糖时释放过多肾上腺素,可产生心悸。

5. 嗜铬细胞瘤 血中儿茶酚胺水平可能会突然增高,肾上腺素和去甲肾上腺素水平增高,可使血压阵发性增高而引起心悸。

6. 其他 结核病活动期、急性风湿热、亚急性心内膜炎及布鲁菌病等也常引起心悸。

（三）各种器质性心脏病

如风湿性心脏病、高血压性心脏病、冠心病及先天性心脏病等。

（四）交感神经张力增高

患者心率在正常范围，但由于交感神经张力增高，感觉心跳有力，有心悸感。

（五）药物和食物

使用肾上腺素、麻黄碱、氨茶碱、胰岛素、甲状腺制剂、精神兴奋类、抗抑郁等药物期间可出现心悸不适感。除此之外，大量吸烟、饮酒、饮浓茶、咖啡，以及吸食摇头丸和冰毒等也会出现心悸。

（六）心脏神经官能症

自主神经功能失调导致心脏血管功能紊乱而引起的临床综合征，发病多与精神、情绪、过度疲劳有关。需先排除器质性因素，多见于中青年人群，女性患者多见。患者往往伴有头晕、头痛、失眠、乏力及注意力不集中等症状。心悸发作时，患者常有情绪激动，伴有过度换气（大喘气）、胸痛、憋气和呼吸困难等。

三、鉴别评估

鉴别心悸首先需明确其是否为心脏本身节律紊乱所致，继而进一步分析、确定为器质性疾病所致的心悸。

（一）病情评估

1. 现病史

（1）性质：心悸持续时间和发作频率，持续时间分为一次性和持续性，前者一般自行终止，后者需要药物治疗。

（2）症状：是否有劳累后呼吸困难、喘憋、不能平卧、尿少及水肿等。

（3）诱因：有无劳累、情绪激动、精神刺激及睡眠差等诱因。

（4）自身体验：有无多饮、多食、怕热、易出汗、手颤及体重减轻等。

（5）伴随症状：是否伴有头晕、头痛、健忘、乏力、冷汗、呕血或便血等。

2. 既往史

（1）既往病史：既往有无心脏疾病、高血压病、风湿性疾病、甲状腺功能亢进症、肺结核及用药史。

（2）生活习惯：有无吸烟、饮酒、饮浓茶及咖啡等。

（二）体格检查

心脏神经官能症患者心电图一过性改变，有时易与冠心病相混淆，普萘洛尔（心得安）试验有助于鉴别，前者试验后大多数心电图恢复正常，倒置的 T 波变为直立。

1. 心脏体征　包括心界大小、心率、心律、心音强弱及各瓣膜听诊区的杂音等。

2. 血压　测量四肢血压，注意脉压等。

3. 甲状腺　有无眼球突出、甲状腺肿大及血管杂音等。

4. 其他　有无周围血管征、贫血及内出血体征等。

（三）辅助检查

1. 实验室检查

1）血常规、血糖、尿糖检查。

2）甲状腺功能检查：三碘甲状腺原氨酸（T_3）、四碘甲状腺原氨酸（T_4）、促甲状腺素（TSH）及血清蛋白结合碘等。

3）3-甲氧基-4-羟基苦杏仁酸、儿茶酚胺，怀疑嗜铬细胞瘤时应做相关检验。

4）红细胞沉降率（血沉），必要时进行抗链球菌溶血素、C反应蛋白或结核感染的检测。

2. 心电图检查　与以往检查结果进行对照比较，必要时做电生理检查、超声心动图、24小时动态心电图，对心脏病的诊断有很大帮助。

3. 影像学检查　胸部X线检查。

四、鉴别判断

急诊预检分诊护士在接诊心悸患者时，一定要注意患者的主诉、自身感受。

1. 心悸不适　通过心脏听诊和心电图了解心率、心律和心音，常能作出心悸是否由心律失常所致的判断。如果心悸为间歇性，就诊时并无心悸症状，可考虑进行动态心电图或心脏电生理检查，以明确是否存在阵发性心律失常。

2. 自觉心悸　心脏听诊发现心律和心率基本正常，心电图检查时心律和心率属正常范围，则应考虑患者的心悸非心律失常原因所致。应注意鉴别心悸是病理性或是精神因素所致。一般来说，由心脏疾病所致者，多有器质性心脏杂音及心脏扩大。若属高动力循环状态，除基础病的临床表现外，常有心率相对较快、心音增强、周围血管征等特点。临床上，还要注意心悸伴随症状，它对诊断有重要提示。

3. 精神因素　如排除器质性疾病，应考虑与神经精神因素有关。患者常有多种心脏方面症状，如心动过速、胸闷、气促、心前区隐痛或刺痛等，并有神经系统和全身性不适，如头痛、眩晕、耳鸣、失眠、乏力及注意力不能集中等。体格检查常发现有心动过速、呼吸过快、双手震颤、腱反射亢进，心电图可有一过性ST-T改变，且常年看病但诊断不详，多见于年轻女性和更年期女性。

五、鉴别分诊流程

心悸的鉴别分诊流程如图3-3所示。

六、治疗与护理

（一）治疗原则

1. 紧急处理　心悸患者如果出现下列情况之一则需要紧急处理：大动脉搏动消失、意识障碍、末梢循环障碍、呼吸困难。此时应评估患者的呼吸、脉搏、血压，保持患者呼吸道通畅。对血流动力学不稳定患者立即送入抢救室，吸氧，进行生命体征监测，建立静脉通路。

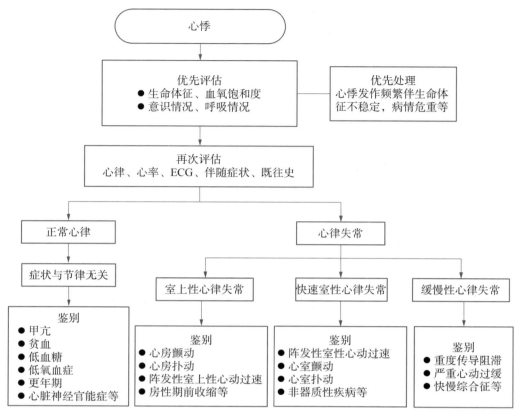

图 3-3　心悸的鉴别分诊流程

2. 对症处理　以治疗引起心悸的基础病为主,如纠正心律失常或心力衰竭,纠正缺氧,纠正低血糖,治疗贫血,治疗甲状腺功能亢进症等。尤其要注意心率的控制和心律失常的处理。对不明原因的心悸,在排除严重的心脏疾病和躯体疾病之后,必要时使用抗焦虑和抗抑郁药物,调节自主神经功能。

3. 对因治疗　积极治疗基础病,如心房颤动、重度传导阻滞等。

(二)急诊护理

1. 休息　心悸严重患者卧床休息。

2. 氧疗护理　必要时遵医嘱给予吸氧。

3. 病情观察　体温、脉搏、呼吸、血压是心悸时要观察的四大体征,对查明心悸发生的原因和诊断有一定的提示作用。

(1)体温:超过 38℃提示心悸与体温升高有关。

(2)脉搏:超过 120 次/分提示心悸与心率过快有关;低于 40 次/分提示心悸与心率过慢有关。

(3)呼吸:超过 30 次/分提示心悸与呼吸有关。

(4)血压:收缩压超过 24.0 kPa(180 mmHg)或低于 12.0 kPa(90 mmHg)提示心悸

与血压相关。

4. **用药护理**　根据不同病因、不同症状,及时对因、对症处理,遵医嘱用药,观察用药效果及药物不良反应。

5. **心理护理**　对于非器质性病变的心悸,应适当给予心理护理,落实干预措施,缓解患者紧张和焦虑的情绪,以减少心肌耗氧量。

(雷　玮　刘华晔　冯　丽)

█ 第四节　头痛的鉴别分诊与护理

头痛(headache)是临床常见的症状,通常将局限于头颅上半部,包括眉弓、耳轮上缘和枕外隆突连线以上部位的疼痛统称为头痛。

一、概述

头痛病因繁多,神经痛、颅内感染、颅内占位病变、脑血管疾病、颅外头面部疾病及全身疾病如急性感染、中毒等均可导致头痛。急性头痛是急诊常见的就诊原因,2016 版《法国急诊头痛管理指南》中指出,有 95％的急诊头痛患者最终诊断为良性的原发性头痛,但是仍需警惕和鉴别继发性及具有潜在危险性的头痛。蛛网膜下腔出血、高血压急症、急性闭角型青光眼等疾病均有明显的头痛症状,但是发病机制不同,治疗措施有一定的差别。

二、常见疾病

根据第 3 版《头痛疾患的国际分类》分为以下三大类。

(一)原发性头痛

不能归因于某一确切病因的头痛,也可称为特发性头痛。分为偏头痛、紧张性头痛、三叉自主神经性头痛及其他原发性头痛 4 种。

(二)继发性头痛

1)头颈部损伤的头痛。

2)头颈部血管病变引起的头痛。

3)非血管性颅内疾病引起的头痛。

4)某物质或某物质戒断引起的头痛。

5)感染引起的头痛。

6)内环境紊乱引起的头痛。

7)头颅、颈、眼、耳、鼻、鼻窦、牙、口或其他头面部结构病变引起的头面痛。

8)源于精神疾病的头痛:神经症躯体化障碍及癔症性头痛。

(三)其他

包括原发性面部疼痛和其他类型头痛。

三、鉴别评估

头痛的原因有很多,症状表现也不相同,作为急诊预检分诊护士,需要仔细评估、正确鉴别分诊、早期识别有潜在危险性的患者,早期干预,防止病情进一步发展。

(一)病情评估

1. 现病史

(1)症状与体征:重点问诊头痛的起病方式、发作频率、发作时间、持续时间、头痛的部位、性质、疼痛程度及伴随症状;注意诱发因素、前驱症状、加重和减轻的因素。

(2)年龄与性别:50岁以后首次发生头痛者,偏头痛、紧张性头痛或精神性头痛的可能性较小;如头痛反复发作或持续头痛则应考虑颞动脉炎或颅内占位性病变;小儿偏头痛时,头痛多不严重,而眩晕症状更为突出;女性患者头痛若与月经期有关,多提示为偏头痛。

(3)部位:神经痛包括眶上神经痛、枕神经痛及三叉神经痛等,疼痛部位分别局限于眼眶、枕后及三叉神经分布区。颅内占位性病变首发头痛部位常有定位价值,后颅凹病变常发生枕项区疼痛,幕上病变头痛常位于前额、颞部和顶区。颅内压增高或急性颅内感染多出现弥漫性全头痛。

(4)时间:不同原因的头痛,其发作时间各不相同。突然发生,持续时间极短,多为功能性疾病,神经痛可短至数秒或数十秒,频繁发作;偏头痛常为数小时或1～2天,常见清晨;慢性持续性头痛以器质性病变多见,可持续多日的头痛;持续性阵发性头痛,常见于颅内压增高、占位性病变;神经症的头痛可长年累月不间断,波动性较大,随情绪或体内外因素而变化;由血压增高引起的头痛多发生在白天觉醒之时;丛集性头痛多在夜间发作,晨起头痛加重,是由于夜间颅内压相对增高,多提示颅内占位性病变;鼻窦炎症由于分泌物在夜间积累,也可见晨起头痛加重。

(5)性质:搏动性跳痛常为血管性头痛;发作性电击样剧痛多为三叉神经痛;咽后部发作性疼痛,因吞咽动作诱发或加重者应考虑舌咽神经痛;紧箍样头痛多为肌紧张性头痛;眼、耳、鼻疾病所伴发者,大多数是胀痛或钝痛;神经痛则是隐隐作痛,时轻时重。

(6)程度:头痛的程度常不能反映病情的严重度,有时颅内占位性病变头痛并不严重,而慢性焦虑症的头痛却表现剧痛难忍。剧烈头痛常见于神经痛、偏头痛、蛛网膜下腔出血及脑膜炎等;中度头痛,主要见于颅内占位性病变、慢性炎症等;轻度头痛,可见于神经症及某些邻近器官(耳、眼、鼻)病变。

(7)发作方式:急性突发性头痛,除多为血管性头痛外,尚有急性脑卒中(蛛网膜下腔出血、脑出血等)、急性感染性疾病;缓慢发生且进行性加重的头痛,并有颅内压增高表现者可能为颅内占位性病变。

(8)伴随症状:常伴恶心、呕吐、面色苍白、出汗及心悸等自主神经症状,主要见于偏头痛;头痛严重并有进行性加剧的恶心、呕吐,常为颅内高压的征兆;体位变化时出现头痛加重或意识障碍,见于脑室内肿瘤、后颅凹或高颈段病变;伴有视力障碍及其他眼部征象(复视)、呈短暂性发作者,多为偏头痛、椎-基底动脉供血不足;眼底视神经盘水肿或出血,常为颅内压增高症或高血压性脑病;头痛伴精神症状(如淡漠或欣快)应考虑额叶肿瘤的可能;由颅内损害引起的头痛常伴有神经功能缺失症状。

2. 影响因素　无颅内压增高者可见于紧张性头痛;咳嗽、用力或头部转动,常使颅内压增高而头痛加剧;直立位可使肌紧张性头痛或腰椎穿刺后反应等加重,而丛集性头痛则减轻;压迫颞、额部动脉或颈总动脉可使血管性头痛减轻。

3. 既往史　了解家族史、烟酒嗜好、职业情况、既往病史、外伤史、中毒史、手术史、月经及用药史等。

(二) 体格检查

1. 体温　体温升高提示颅内和(或)全身感染性疾病、中毒等。

2. 血压　血压升高提示高血压病或颅内出血性疾病及占位性病变等。

3. 眼部

1)眼球突出伴球结膜水肿:提示海绵窦血栓形成、眼眶内肿瘤及蝶骨嵴脑膜瘤等。

2)眼球结膜充血、瞳孔散大、眼压增高:提示青光眼。

3)视野缺损、视力下降:多见于脑血管病、颅内占位性病变等。

4)复视、眼球运动障碍:多见于脑血管病、颅脑外伤及颅内肿瘤等,也可见于眼肌麻痹型偏头痛。

4. 头颈部

(1)额部、耳周疱疹伴局部痛觉减退:提示带状疱疹可能。

(2)鼻窦区压痛:提示鼻窦炎引起的头痛。

(3)颈部、颞部血管杂音:提示血管病变。

5. 神经系统

(1)失语、癫痫、精神异常:见于大脑皮质病变,如脑炎、中毒等。

(2)肢体运动和(或)感觉障碍:见于各种颅内病变,颅神经和肢体瘫痪在同一侧提示大脑半球病变;颅神经和肢体瘫痪不在同一侧(交叉瘫痪)提示病变在脑干。

(3)脑膜刺激征:提示脑炎、脑膜炎、蛛网膜下腔出血及后颅凹病变等。

(三) 辅助检查

1. 实验室检查　包括肝功能、肾功能、血糖、电解质、血常规及凝血功能等,了解患者的全身状态。

2. 影像学检查

(1)头颅CT检查:是确诊脑出血、蛛网膜下腔出血的首选检查方法,可清晰精准显示出血部位及出血量大小,确定有无脑实质或脑室出血及是否伴有脑积水或脑梗死等情况。

(2)颅骨平片检查:根据病情需要可选择行头颅正位、侧位、颅底、内听道及鼻窦等摄片。颅骨骨折提示颅脑外伤;颅骨骨质破坏多为肿瘤(原发或转移瘤)所致;颅内病理性钙化多见于松果体瘤和脑膜瘤;内听道骨质破坏多见于听神经瘤;鼻窦相可排除鼻窦病变(炎症、肿瘤等)引起的头痛。

(3)颈椎平片检查:用于排除颈椎病引起的头痛。

(4)数字减影脑血管造影检查:主要用于协助诊断脑血管畸形、颅内动脉瘤及脑血管狭窄。

(5)头颅 MRI 检查:对后颅凹病变、颅内肿瘤和颅内血管病变有较高的诊断价值。

(6)经颅多普勒超声检查:了解患者脑的血流动力学情况。多用于脑血管病的初步检查,如脑血管痉挛、狭窄或闭塞及畸形等,对血管性头痛有一定的诊断价值。

3. 脑脊液检查　腰椎穿刺进行脑脊液检查,对确诊蛛网膜下腔出血最具有诊断价值和特诊性。但对于重症已确诊为脑出血的患者不宜进行此项检查,以免诱发脑疝。

4. 电生理学检查　脑电图对头痛性癫痫具有诊断意义,也可用于功能性疾病和器质性疾病的鉴别。

四、鉴别判断

头痛的鉴别判断如表 3-3 所示。

表 3-3　头痛的鉴别判断

类型	常见疾病	评估注意点
突然发生的头痛	蛛网膜下腔出血、脑出血、垂体瘤、卒中、动静脉畸形、脑外伤	严重头痛伴视觉症状,呕吐,有或无垂体功能减退
逐渐加重的头痛	颅内占位病变、硬膜下血肿、药物滥用	头痛逐渐恶化、恶性肿瘤病史、早晨或低头时更严重
伴有系统性病变征象(发热、颈项强直、皮疹)的头痛	颅内感染、系统性感染、结缔组织疾病、莱姆病、血管炎	有无感染性症状,血液检查有无异常,必要时做腰椎穿刺检查
神经系统局灶体征和症状(除经典的视觉、感觉先兆之外)、认知障碍、视神经盘水肿	颅内占位病变、动静脉畸形、结缔组织疾病、颅内感染	完善检查:神经影像学检查、结缔组织疾病筛查、脑电图、腰椎穿刺检查
年轻、肥胖女性,特发性颅内高压的头痛	视神经盘水肿	短暂性视觉障碍、视力丧失、可出现颅神经麻痹、搏动性耳鸣,展神经麻痹有提示作用
由咳嗽、用力、Valsalva 试验等动作诱发的头痛	蛛网膜下腔出血、颅内占位病变	神经影像学检查、腰椎穿刺检查
妊娠期或产后头痛	皮层静脉血栓形成、颈动脉剥离、垂体卒中	神经影像学检查
癌症或艾滋病患者新发头痛	转移癌、机会性感染	询问既往史
50 岁后新发头痛	颅内占位病变、颞动脉炎	神经影像学检查、血沉检查
霹雳样头痛	可逆性脑血管收缩综合征	在几分钟或几小时内缓解,多次复发,严重程度恶化,产后期是一种危险因素

五、鉴别分诊流程

头痛的鉴别分诊流程如图 3 - 4 所示。

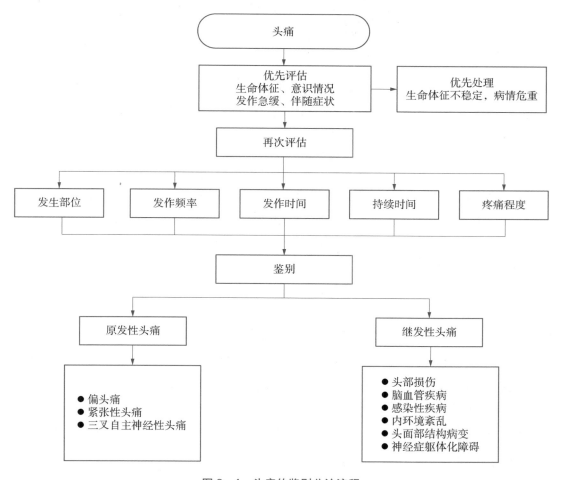

图 3 - 4　头痛的鉴别分诊流程

六、治疗与护理

(一) 治疗原则

1. 急救处理　伴意识障碍,立即给予基础生命支持,维持气道通畅,呼吸和循环功能。

2. 对症处理　对于病因不能立即纠正的继发性头痛及各种原发性头痛急性发作,给予止痛等对症治疗,以终止或缓解头痛症状。

3. 对因治疗　应尽早去除病因,如颅内感染者应抗感染治疗;颅内高压者应予脱水、降颅压治疗。

4. 预防性治疗　对慢性头痛呈反复性发作者应给予适当的预防性治疗,以防头痛频发。

(二)急诊护理

1. 活动与休息　对脑出血、蛛网膜下腔出血的患者急性期绝对卧床休息,床头抬高15°～20°,避免搬动和过早下床活动。高血压急症的患者及急性闭角型青光眼患者应注意防护,避免因头晕、视物模糊而摔倒受伤。对意识混乱的患者,为避免其受伤,合理使用保护性约束。

2. 保持呼吸道通畅　遵医嘱予以氧气吸入,观察患者有无呼吸急促等不适症状。

3. 疼痛护理　动态评估患者的头痛情况,保证环境安静、舒适,让患者能得到良好的休息。做好心理护理,缓解患者紧张情绪。

4. 病情观察　监测生命体征及意识情况,观察疼痛的部位、性质、程度。对于脑出血及蛛网膜下腔出血的患者,要注意观察患者的意识状况及瞳孔的变化,防止脑疝发生,高血压急症的患者应持续监测血压的变化。

5. 用药护理　遵医嘱给予药物治疗,如脑出血及蛛网膜下腔出血患者,使用甘露醇静脉滴注,脱水降低颅内压,注意避免药物外渗。高血压急症患者在静脉滴注硝普钠时,应注意避光。观察患者在用药时有无不良反应并及时处理。

(雷　玮　刘华晔　冯　丽)

第五节　胸痛的鉴别分诊与护理

胸痛(chest pain)是一种由多种疾病引起的,以胸部及相邻部位疼痛或等同症状为主要表现的综合征,是急诊科常见的症状之一。不同病因导致的胸痛既有相似,又有不同特征,表现可以是不同部位、不同性质和不同程度的疼痛,其伴随症状亦各不相同。

一、概述

2019 年,《急性胸痛急诊诊疗专家共识》指出,急性胸痛病因繁多、病情严重性差异极大,不仅包括急性冠脉综合征(acute coronary syndrome,ACS)、以急性主动脉夹层为主的急性主动脉综合征(acute aortic syndrome,AAS)和以急性肺栓塞(acute pulmonary embolism,APE)为主的急性肺动脉综合征及张力性气胸等高危胸痛,也包括稳定型心绞痛、胃食管反流病、肋间神经痛及神经官能症等中低危胸痛。

2014 年,《胸痛规范化评估与诊断中国专家共识》指出,急诊就诊的胸痛患者中,ACS 高居致命性胸痛病因的首位,急性肺栓塞与主动脉夹层虽然发生率较低,但临床中容易漏诊及误诊。ACS 是指冠状动脉内不稳定的粥样硬化斑块破裂或糜烂继发新鲜血栓形成所导致的心脏急性缺血综合征,涵盖了 ST 段抬高型心肌梗死、非 ST 段抬高型心肌梗死和不稳定型心绞痛(unstable angina,UA),其中 NSTEMI 与 UA 合称非 ST 段抬高型急性冠脉综合征。肺栓塞(pulmonary embolism,PE)是因为肺动脉被内源或外源性栓子阻塞,从而导致肺循环和右心功能障碍的一种临床综合征。主动脉夹层是主动脉真假两腔的一种病理改变,是心血管疾病灾难性危重急症,是由于主动脉腔内的血液从主动脉内膜撕裂口进入主动脉中膜,并沿主动脉长轴方向扩展而造成的。以上这些危急症常出现胸痛症状,不同的发病机制,相应的治疗措施不同。

二、常见疾病

(一)胸内结构病变

1. 心源性胸痛　心绞痛、急性心肌梗死、急性心包炎、主动脉夹层等。

2. 非心源性胸痛

(1)大血管病变:主动脉瘤、肺栓塞等。

(2)呼吸系统疾病:胸膜炎、自发性气胸等。

(3)纵隔和膈肌的疾病:纵隔炎、纵隔脓肿、纵隔肿瘤和膈疝等。

(4)食管疾病:反流性食管炎、食管破裂及食管裂孔疝等。

(二)胸壁组织疾病

常见于带状疱疹、乳腺炎、皮下蜂窝织炎、非化脓性肋软骨炎、肌炎、流行性肌炎、肋神经炎及肋骨骨折等疾病。

(三)膈下脏器病变

常见于膈下脓肿、肝脓肿、脾梗死和肝癌破裂等疾病。

(四)功能性疾病

常见于心脏神经官能症等疾病。

三、鉴别评估

急性胸痛是一组以胸痛为主要表现的疾病,其中危险性最高的分别是:急性心肌梗死、急性肺栓塞、主动脉夹层、张力性气胸及心脏压塞,随时可能导致死亡。急诊预检分诊护士的任务是识别这些高危的疾病,给予准确、快速的分诊。

(一)病情评估

1. 现病史

(1)症状与体征:相当一部分的胸痛患者单纯依靠详细的病史询问就可以基本分诊。预检分诊护士评估时,详细询问病史和进行体格检查,注意胸痛的部位、性质、伴随症状、诱发因素、缓解及加重因素等。

(2)年龄:青壮年胸痛应注意自发性气胸、心肌炎、心肌病及风湿性心瓣膜病,40岁以上患者应注意心绞痛、心肌梗死与肺癌。

(3)部位:包括疼痛部位及其放射部位。心绞痛与心肌梗死的疼痛常位于胸骨后或心前区,且放射到左肩和左上臂内侧;夹层动脉瘤疼痛位于胸背部,向下放射至下腹、腰部与两侧腹股沟和下肢;食管疾病、膈疝、纵隔肿瘤的疼痛也位于胸骨后;胸膜炎所致的胸痛常在胸廓的下侧部或前部;带状疱疹是成簇水疱沿一侧肋间神经分布伴剧痛,疱疹不越过体表中线;胸壁疾病特点为疼痛部位局限,局部有压痛;肝胆疾病或膈下脓肿可引起右下胸痛。

（4）持续时间：心绞痛发作时间短暂，持续数分钟；心肌梗死疼痛持续时间较长且不易缓解；炎症、肿瘤、栓塞或梗死所致疼痛呈持续性；平滑肌痉挛或血管狭窄缺血所致疼痛为阵发性。

（5）性质：胸痛的程度可表现为剧烈的疼痛到轻微的隐痛，疼痛性质也多种多样。如食管疾病多表现为持续性隐痛或烧灼痛；膈疝呈灼痛或膨胀感；心绞痛常呈压榨样痛并伴有压迫感或窒息感；主动脉夹层动脉瘤常突然出现剧烈的撕裂痛；早期肺癌可仅有胸部的钝痛或隐痛；带状疱疹呈刀割样痛或灼痛，剧烈难忍；骨痛呈酸痛或锥痛。

（6）伴随症状：是否伴有心悸、呼吸困难、大汗、恶心及呕吐等症状。气管、支气管疾病所致胸痛常伴有咳嗽、咳痰；食管疾病所致胸痛常伴有吞咽困难或咽下疼痛；肺梗死、原发性肺癌的胸痛常伴有小量咯血或痰中带血；炎症性疾病常伴有局部红、肿、热表现。

2. 影响因素　包括诱发因素、加重与缓解因素。胸膜炎、自发性气胸、心包炎所致胸痛常在深吸气及咳嗽时加重，停止呼吸运动则疼痛减轻或消失。劳累、体力活动、精神紧张，可诱发心绞痛发作，休息、含服硝酸酯类药物可使心绞痛缓解，而对心肌梗死疼痛则无效。反流性食管炎的胸骨后灼痛，饱餐后出现，仰卧或俯卧位加重，服用抗酸剂和促动力药后可减轻或消失。

3. 既往史

（1）既往病史：既往有无冠状动脉粥样硬化性心脏病、马方综合征、高脂血症、高血压病、手术及用药史等。

（2）生活习惯：有无抽烟、酗酒、暴饮暴食等。

（3）其他：职业情况、家族史等。

（二）体格检查

预检分诊护士根据患者的病史特征和临床思维分析，有针对性地进行查体。

1. 生命体征　监测体温、脉搏、呼吸及血压。

2. 视诊　注意观察胸部表面皮肤有无局限性红肿、瘀斑和出血点及疱疹等；胸腹式呼吸协调性、呼吸形式和快慢深浅；双侧胸部对称性，胸膜炎、胸腹部外伤、膈下脓肿及单纯疱疹等疾病常有上述异常变化。

3. 触诊　检查局部肿块、液波感、压痛和胸廓的呼吸活动度。怀疑肺栓塞的患者要注意检查下肢有无肿胀，是否有下肢深静脉血栓形成的证据；怀疑主动脉夹层，对比双侧桡动脉、股动脉和足背动脉搏动，有怀疑时应测量双侧肢体的血压。

4. 其他征象　胸壁感染、气胸、血胸、肋骨骨折等。女性乳腺炎也可出现以胸痛主诉就诊，应注意鉴别。

（三）辅助检查

1. 实验室检查　对于急性胸痛患者，快速实验室检查有利于迅速明确诊断、完善评估、指导治疗。即时检验（point-of-care testing，POCT）是急性胸痛急诊诊疗的重要工具之一。

（1）心肌损伤标志物：目前，诊断缺血性胸痛常用的心肌损伤标志物包括心肌肌钙蛋白(cardiac troponin，cTn)、血清肌酸磷酸激酶同工酶 MB(creatine kinase isoenzymes MB，CK-MB)和肌红蛋白(myoglobin，MYO，Mb)。超敏肌钙蛋白(high sensitivity cardiac troponin，hs-cTn)的敏感度更高，常用来早期筛查及排除诊断。

(2) 心脏功能标志物：利尿钠肽作为心脏功能标志物不仅在心力衰竭早期诊断、预后判断方面具有重要价值，在急性胸痛的鉴别诊断、危险分层和预后判断等方面也具有重要作用。

(3) 出凝血标志物：D-二聚体的水平增高反映血浆中凝血系统和纤溶系统的激活，临床上将 D-二聚体视为体内高凝状态和纤溶亢进的标志物。D-二聚体可作为肺动脉栓塞(PE)诊断的首选筛查指标，也可用于 AAS 的筛查和排除。

(4) C 反应蛋白：是临床应用最广泛的炎性反应标志物。在急性心肌梗死患者中，CRP 高峰可持续 48 小时，且高峰值与心肌梗死面积有关。

(5) 动脉血气分析：动脉血气分析(arterial blood gas，ABG)是快速评估患者酸、碱平衡和电解质水平的监测方法。高危胸痛患者可通过血气分析快速评估循环灌注情况，指导是否需要紧急处理；并可根据电解质水平及时对症处理，预防恶性心律失常的发生。动脉血气分析常用来鉴别 APE。

2. 心电图检查　所有患者在首次医疗接触后应尽快完成常规十二导联心电图检查，必要时需加做后壁、右室导联并根据病情及时复查。心电图是诊断 ACS 的主要检查手段，建议首次医疗接触后 10 分钟内完成心电图检查并需根据临床情况及时复查。急性主动脉夹层患者心电图改变的主要原因包括：①原发病，如高血压病、马方综合征及冠心病等；②少数患者会累及冠状动脉开口引起急性心肌梗死，故心电图诊断心肌梗死也应警惕；APE 患者心电图常有不同程度的改变，但缺乏特异性，容易误诊为其他疾病；部分气胸患者心电图可表现为顺钟向转位、左胸导联 QRS 低电压现象，右侧气胸最突出的表现是 QRS 电压与呼吸周期呈一致性变化，通常称"电压交替"。

3. 影像学检查

(1) 床旁超声心动图检查：可清晰显示心脏、大血管的结构和功能。

(2) X 线检查：是诊断气胸最常用的方法，可显示肺萎缩程度、胸膜粘连、纵隔移位及胸腔积液等。

(3) CT 及 CT 血管造影检查：①气胸可通过 CT 检查明确诊断；②急性主动脉夹层可通过 CT 血管造影(CT angiography，CTA)明确诊断，敏感性达 90% 以上，特异性接近 100%；③PE 可通过 CTA 检查明确诊断，但对于亚段及外周肺动脉的栓子其敏感性有限。

(四) 胸痛分层评估

急诊胸痛的危险分层策略不仅可以识别高危胸痛患者，精准评估其预后，同时也可以识别低危胸痛患者。而胸痛病因繁多，需立即对胸痛的危险程度作出评估。

1. 高危胸痛　伴有下列任一情况者，应立即送入抢救室。

1) 意识改变。

2) 动脉血氧饱和度<90%，呼吸衰竭。

3）血压显著异常。

4）影响血流动力学的严重心律失常。

5）既往有冠心病病史，此次发作使用硝酸酯类药物不缓解。

6）既往有马方综合征，伴有严重高血压。

7）伴呼吸困难，患侧胸廓饱满。

2. 中危胸痛　伴有下列任一情况者，应尽快进行监护。

1）长期卧床、长途旅行者，突发胸痛且持续不缓解。

2）确诊肿瘤、下肢静脉血栓者突发胸痛且持续不缓解。

3）既往无冠心病病史，突发胸痛伴有喘憋。

4）伴咯血。

5）近4周内有手术，并有制动史。

6）合并多种心血管病高危因素。

7）长期高血压，血压控制不佳。

3. 低危胸痛　下列胸痛患者可常规就诊。

1）不伴有上述情况的胸痛。

2）有胸壁压痛的胸痛。

3）与呼吸相关的胸痛。

4）超过1周的轻度疼痛。

（五）胸痛评估量表

1. TIMI 评分　目前，被推荐并广泛使用的评估量表，根据 ACS 疾病谱亚群其评分有所不同，主要有针对 STEMI 的 TIMI（thrombolysis in myocardial infarction，TIMI）评分和 UA/NSTEMI 的 TIMI 评分这两个评分系统，推荐用于急诊急性胸痛患者危险评分为 UA/NSTEMI 评分系统（表3-4），共有7个项目，每个项目1分，总分为7分。总分0～2分为低危，3～4分为中危，5～7分为高危。评分所有数据来自心电图和临床特征，简单而且容易获得，适合于急诊室的应用，TIMI 评分已被证实能精准地对高危胸痛患者进行危险分层和预测其长期和短期不良心血管事件发生率。

表3-4　UA/NSTEMI 的 TIMI 评分

评分项目	分值
年龄≥65 岁	1
≥3 个冠脉疾病的危险因素（冠脉疾病的家族史、高血压病、高脂血症、糖尿病及吸烟等）	1
过去7天内曾服用过阿司匹林	1
冠状动脉明显狭窄（≥50%）	1
近期（24 小时内）有2次心绞痛	1
首次心电图 ST 段变异≥0.05 mm	1
首次检测发现心肌标志物升高［包括肌钙蛋白和血清肌酸磷酸激酶同工酶（CK-MB）］	1

2. HEART 评分　HEART 评分共有 5 个变量,分别为:病史(history)、心电图(ECG)、年龄(age),危险因素(risk factor)、肌钙蛋白(troponin)。HEART 评分每个变量有 3 个分级,得分分别是 0、1、2 分,总分 10 分(表 3 - 5)。此评分最大的优势在于"病史"这一项,将典型的 ACS 症状纳入了考虑范围,更符合胸痛患者的早期危险分层流程。HEART 评分既能识别低风险患者,让其早期安全出院,也能发现潜在高风险患者,以利于得到早期介入治疗。HEART 评分在 0~3 分,建议该类患者出院观察;评分 4~6 分,建议该类患者密切监护;HEART 评分为 7~10 分,建议该类患者早期侵入性治疗。

表 3 - 5　HEART 评分

评分项目	评分标准	分值
病史	高度怀疑	2
	重度怀疑	1
	可能性很小	0
心电图	ST 段特异性上抬	2
	ST 段非特异性复极异常	1
	正常	0
年龄	>65 周岁	2
	45~65 周岁	1
	<45 周岁	0
危险因素	≥3 个危险因素或有动脉粥样硬化疾病病史	2
	1~2 个危险因素	1
	无已知的危险因素	0
肌钙蛋白	>2 倍标准值	2
	标准值 1~2 倍	1
	≤标准值	0

四、鉴别判断

胸痛的鉴别判断如表 3 - 6 所示。

表 3 - 6　胸痛的鉴别判断

诊断	诱因	临床特征	评估注意点
急性冠脉综合征	多数与劳累或情绪激动(生气、焦虑、兴奋等)有关,在劳力或情绪激动时发作;饱餐、寒冷、吸烟等	典型心绞痛的部位位于胸部正中的上半部,发作性胸部闷痛,压迫感或憋闷感,甚至濒死感	疼痛可以向左胸部(心前区)、颈咽部(甚至下颌或面部)、左肩背、上腹部等部位放射,持续数分钟至数十分钟,休息或含服硝酸甘油可缓解

（续表）

诊断	诱因	临床特征	评估注意点
急性心肌梗死	剧烈运动、过重的体力劳动、创伤、情绪激动、精神紧张或饱餐、急性失血、休克、发热、心动过速等引起的心肌耗氧增加、血供减少	疼痛部位和性质与心绞痛相同,疼痛程度较重,范围较广	持续时间可长达数小时或数天,休息和含服硝酸甘油多不能缓解
急性主动脉夹层及大血管疾病	长期和重度高血压患者、结缔组织遗传缺陷性疾病、动脉粥样硬化、外伤等	突发剧烈的疼痛,呈持续性撕裂样胸、背痛,初始疼痛部位对主动脉夹层的判断: (1) 疼痛在前颈、喉、颌、面、胸部,则 90% 以上累及升主动脉; (2) 疼痛在肩胛之间,则 90% 以上累及降主动脉; (3) 吞咽困难、疼痛提示病变累及胸主动脉; (4) 腹部或下肢疼痛、跛行提示累及腹主动脉	(1) 血压明显升高,双侧肢体血压差别较大; (2) 一般双侧动脉搏动短缺为非对称性的,2/3患者的外周动脉搏动减弱或完全消失,其中近端主动脉夹层约占 50%,而远端主动脉夹层只占 15%(通常累及股动脉或锁骨下动脉); (3) 动态观察四肢动脉搏动及血压变化
急性肺栓塞	(1) 原发因素:40 岁以下的年轻患者无明显诱因反复发生; (2) 继发因素:长时间不活动、下肢骨折、大手术后及有静脉血栓栓塞史等	胸膜炎性胸痛(发生率为40%～70%)和心绞痛样胸痛(发生率为 4%～12%)	以呼吸急促最常见,发绀、肺部哮鸣音和(或)细湿啰音、或胸腔积液的相应体征
张力性气胸	(1) 原发因素:多见于身材高瘦青年,原发性自发性气胸有家族性倾向; (2) 继发因素:慢性阻塞性肺疾病、肺结核、肺硅沉着症、肺纤维化等,以及应用呼吸机辅助呼吸的患者	患者极度呼吸困难,端坐呼吸,缺氧严重者,发绀、烦躁不安、昏迷,甚至窒息	患侧胸部饱胀,肋间隙增宽,呼吸幅度减低,伴或不伴有皮下气肿,叩诊呈鼓音,听诊呼吸音消失,颈静脉怒张

五、鉴别分诊流程

胸痛的鉴别分诊流程如图 3-5 所示。

六、治疗与护理

(一) 治疗原则

1. 紧急处理　稳定生命体征,密切观察病情。

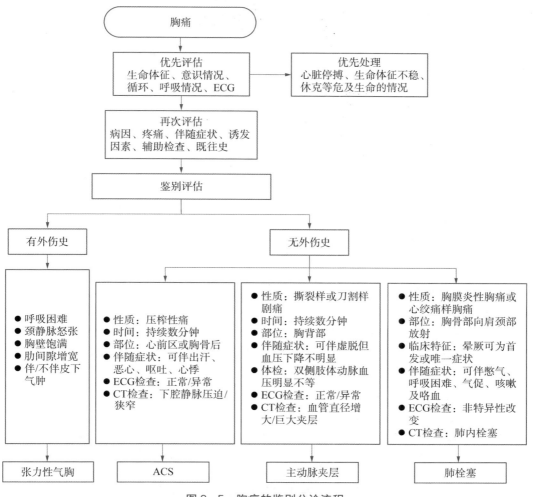

图 3-5　胸痛的鉴别分诊流程

2. 对因治疗

(1) 急性心肌梗死：吸氧(必要时)、镇痛、抗凝、抗血小板及 PCI 等。

(2) 主动脉夹层：镇静、降压及手术等。

(3) 肺栓塞：抗凝、溶栓及介入治疗等。

(4) 张力性气胸：立即排气、降低胸膜腔内压力等。

(5) 合并脏器功能障碍：针对性治疗。

(二) 急诊护理

1. 卧床休息　应绝对卧床休息，立即停止正在进行的活动，避免任何用力、屏气、咳嗽等增加胸腹腔内压力的动作。

2. 氧疗护理　对于发绀、呼吸困难或其他高危患者遵医嘱给予吸氧，并通过血氧饱和度监测，确保有足够的动脉血氧含量。

3. 疼痛管理　动态评估疼痛的部位、性质、程度、持续时间，记录疼痛发作时心电图,观察患者有无面色苍白、大汗、恶心及呕吐等。遵医嘱使用镇静或镇痛药物,落实疼痛管理。

4. 病情观察　给予心电监测,严密监测心率、心律、血压、呼吸变化,出现严重并发症如心律失常、心力衰竭及休克时应立即组织抢救。

5. 用药护理　立即建立静脉通路,遵医嘱给予硝酸脂类药物静脉滴注,严格控制输液速度,以防发生低血压。部分患者用药后出现面部潮红、头部胀痛、头晕、心动过速、心悸等不适症状,应遵医嘱减量或停药。应用肝素、阿司匹林、低分子肝素以防止血栓形成,阻止病情发展为心肌梗死。

6. 引流管护理　定时巡视及观察引流液的颜色、性质、量,保持引流管通畅,妥善固定各类引流管,防止受压扭曲。如有胸腔闭式引流,应注意引流瓶内水柱是否随呼吸上下波动及有无气体溢出等。

7. 术前准备

1) 做好患者及家属的解释工作。

2) 遵医嘱完善检查。

3) 术前皮肤准备,必要时留置导尿管。

4) 术前用药指导。

8. 安全转运　转运前全面评估患者,转运中携带急救仪器及急救药品,监测病情变化,安全护送至介入导管室或手术室。

9. 心理护理　安慰患者解除紧张不安情绪,以减少心肌耗氧量。做好解释工作,争取患者及家属的配合。

(杨漂羽　周婉婷　冯　丽)

第六节　腹痛的鉴别分诊与护理

腹痛(abdominal pain)是临床常见的一种症状,是机体受到外来或内在刺激后产生的腹部不良感觉,具有起病急、病情重和变化快的临床特点。

一、概述

急性腹痛是指短时间内由于各种原因引起,并且在得到临床诊断之前持续存在的腹痛,是急诊最常见的临床症状之一,占急诊就诊患者10%左右。由于其病因繁杂,病情多变,涉及学科广泛,如果诊断处理不当,常可造成不良预后,甚至危及生命。因而对急性腹痛,应当在完善病史采集、体格检查及必要辅助检查的基础上,尽快做出定位、定性及病因诊断,以防误诊、漏诊及误治,从而改善预后。对生育期女性的急性腹痛须请妇产科医生会诊,以排除妇产科急腹症。

腹痛根据发生机制分为3型:①内脏痛,由内脏本身病变所致;②躯体痛,由内脏病变累及壁腹膜,经躯体神经传入引起疼痛;③牵涉痛,也称放射痛。

二、常见疾病

急性腹痛患者只有不到 30％能够确诊，超过 40％被确诊为"非特异性腹痛"。临床将急性腹痛大体分为腹腔内脏器疾病及腹腔外脏器疾病两大类，每类又可分为器质性病变和功能性病变。

（一）器质性病变

1. 炎症　多见于急性阑尾炎、急性胆囊炎及急性胰腺炎等。
2. 损伤　多见于肝、脾创伤等。
3. 破裂　多见于肝癌破裂、子宫破裂等。
4. 穿孔　多见于胃十二指肠穿孔、阑尾穿孔等。
5. 梗阻　多见于幽门梗阻、小肠梗阻及肠梗阻等。
6. 扭转　多见于肠扭转、肠套叠及卵巢囊肿蒂扭转等。
7. 出血　多见于胃癌、结直肠癌伴出血及异位妊娠破裂出血等。
8. 坏死　多见于绞窄疝、肠坏死等。

（二）功能性病变

多见于胃肠痉挛、胃神经官能症及肠易激综合征等。

三、鉴别评估

急性腹痛约 50％在做出临床诊断前可自行缓解，25％需要借助药物治疗得到缓解，其余的往往需要外科手术治疗。因此，精准而简要的病史询问，全面而有重点的体检，针对性的辅助检查，结合患者的年龄、性别及既往病史对患者病情进行综合判断对急性腹痛的诊断十分重要。

（一）病情评估

1. 现病史

（1）年龄：婴幼儿多见先天性消化道畸形、肠闭锁或狭窄、肛门闭锁、先天性胆道闭锁或狭窄；幼儿多见肠寄生虫病、肠套叠及疝嵌顿等；青壮年多见急性阑尾炎、胃肠穿孔、肠梗阻及腹部外伤致脏器破裂内出血等；老年患者多见胃肠道癌肿及并发的穿孔、梗阻、出血，胆结石或胆囊炎及血管疾病亦多见。

（2）性别：急性胆道疾病、胰腺炎好发于女性；溃疡病穿孔、急性阑尾炎及肠梗阻好发于男性；生育期女性的急性腹痛须考虑妇产科疾病，如急性附件或盆腔炎、异位妊娠或异位妊娠破裂、卵巢囊肿蒂扭转、子宫破裂及穿孔等。

（3）部位：最早发生腹痛及压痛最明显的部位常是发生病变的部位，依据解剖部位来推断可能的病因。但应注意早期及异位的阑尾炎在发病初期并不表现出右下腹痛。

（4）性质：在一定程度上可以反映病变的性质。常见的腹痛包括：钝痛、胀痛及绞痛。钝痛多为空腔脏器炎症所致，如胃肠炎。胀痛多为内脏张力增大，如急性胃扩张、肠胀气或肠梗阻等。绞痛多发生于炎性刺激或梗阻引起的管壁平滑肌突然痉挛或强力收缩，其中右上腹痛伴向右肩胛及右背部放射常见于胆绞痛；上腹或中上腹部伴向左侧腰背部放射常见于胰腺绞痛;脐周剧痛可见于小肠绞痛;肾区痛沿腹直肌外缘伴向大腿内侧或会阴部放射常见于肾绞痛;腰骶部或下腹部剧痛或坠痛常见于子宫或直肠病变。

（5）发作方式:突然发作的剧痛,可以持续或突然中止,多为胆道或泌尿道结石、嵌顿疝、急性胆囊炎或胰腺炎、消化道急性穿孔、腹腔脏器破裂、急性心肌梗死、心绞痛及胆道蛔虫症等;持续性腹痛伴阵发性加重常提示有痉挛或梗阻;初期呈进行性加重多为急性炎症;暴饮暴食、高脂饮食、酗酒或不洁食物等诱发急性腹痛应考虑急性胆囊炎、胰腺炎或胃肠炎,溃疡病穿孔;剧烈运动诱发急性腹痛应考虑肠或卵巢囊肿蒂扭转、嵌顿疝等。

（6）诱因:内科性腹痛常见于饮食不当,如暴饮暴食、高脂饮食、酗酒、进食不洁或变质食物;受凉或精神过度紧张等。

（7）伴随症状。

1）发热:发热与腹痛出现的先后顺序常有重要意义。先发热后腹痛多为内科性疾病,常为急性炎症引起的胃肠道症状;先腹痛后发热的多为外科或妇产科疾病,如急性消化道穿孔、肠梗阻、异位妊娠破裂等。急性腹痛伴寒战、高热,应考虑急性化脓性胆囊炎、胆管炎。腹腔或腹内脏器的化脓性病变,应考虑膈下或盆腔脓肿、化脓性腹膜炎、下叶肺炎症或脓肿等。

2）休克:腹痛伴休克患者应考虑腹腔内脏器破裂或异位妊娠破裂出血、急性穿孔致弥漫性腹膜炎、腹腔内脏器或卵巢囊肿蒂扭转、腹腔内急性血管性病变（肠系膜动脉栓塞或静脉血栓形成）、急性心肌梗死或重症肺炎等。

3）腹胀:常见于急性胃扩张、麻痹性肠梗阻、便秘或尿潴留等。

4）呕吐:常见于急性胃、胆囊和胰腺等炎症,肠梗阻,胆道或泌尿道结石嵌顿,肠套叠,痛经,神经官能症等。呕吐频繁且每次呕吐量不多,多见于上消化道疾病如胃炎;呕吐次数少且每次量多,多见于肠梗阻;呕吐后恶心症状好转,多见于腹腔内疾病,如胃肠炎;呕吐后恶心症状无好转,多见于腹腔外疾病如急性下壁心肌梗死。

5）黄疸:中上腹或左中上腹痛伴黄疸多为胰腺（炎症、结石、肿瘤）;右上腹痛伴黄疸者多为肝、胆系统疾病（炎症、结石、肿瘤等）;右上腹痛伴寒战、高热、黄疸,应考虑急性胆囊炎、胆结石嵌顿伴炎症、急性化脓性胆囊、胆管炎、急性肝脓肿及少数膈下脓肿。

6）排便异常:腹痛伴腹泻常见于急性肠炎、痢疾、急性盆腔炎、急性阑尾炎、高位肠梗阻等。腹痛伴血便常见于绞窄性肠梗阻、肠套叠、溃疡性结肠炎、坏死性肠炎、缺血性肠病如栓塞或血栓形成等。腹痛伴便秘或停止排便及排气常见于习惯或非习惯性便秘、肠梗阻等。

7）排尿异常:腹痛伴膀胱刺激征或血尿者多为急性泌尿系统感染、结石嵌顿。部分阑尾炎、盆腔炎也可引起膀胱刺激征。

2. 既往史　既往有无腹部手术史、外伤史、有害物接触史、月经史及生育史,询问有无类似发作史,了解诊断及治疗过程等。

（二）体格检查

体格检查时要注意患者全身情况,特别是生命体征的稳定性、一般情况及局部体征。

由于小肠对按压刺激很敏感,按压后肠蠕动减少,故腹部体格检查的顺序为视诊、听诊、叩诊及触诊。

1. 视诊　表情痛苦、呻吟、大汗、面色苍白、辗转不安或屈曲静卧常见于绞痛,如胆绞痛、泌尿系结石等;头晕、心慌、多汗、面色苍白、脉细速、血压下降提示存在低血容量性休克或感染中毒性休克;活动时疼痛加剧,蜷曲侧卧疼痛减轻常见于腹膜炎;前倾坐位或膝胸位疼痛减轻常见于胰腺疾病;局部视诊腹式呼吸消失常见于急性弥漫性腹膜炎;全腹膨胀常见于肠梗阻、肠麻痹及内脏出血等。

2. 听诊　肠鸣音活跃提示胃肠功能正常,血运良好;肠鸣音亢进常见于炎性刺激及消化道梗阻;肠鸣音减弱或消失,肠道血供尚可,提示麻痹性肠梗阻、消化道穿孔或急性肠坏死可能。

3. 叩诊　肝区叩击痛常提示肝胆疾病;肾区叩击痛常提示双肾疾病;肝浊音界缩小或消失常见于外科性腹痛;移动性浊音常提示有大量腹水。

4. 触诊　腹痛喜按多为胃肠道疾病;拒按多为肝、胆系疾病;腹肌紧张呈板状,压痛、反跳痛及肌紧张常见于外科性腹痛;触及包块考虑相应部位的急性炎症、肿瘤、肠套叠或扭转;老人、孕妇及儿童患者肌紧张体征有时不明显。

（三）辅助检查

1. 实验室检查

（1）血常规检查:①血红蛋白及红细胞计数:提示有无内出血致贫血,早期由于脾脏及骨髓代偿性释放及血液浓缩,可导致血红蛋白与临床实际贫血程度不符。动态监测血红蛋白浓度更具临床意义;②白细胞计数及分类:提示是否感染及感染程度。

（2）粪常规检查:①外观:颜色、性状;②镜检:有无红细胞、白细胞、虫卵、真菌、阿米巴滋养体、大便细菌球杆菌比例及潜血试验。

（3）尿常规检查:尿 pH、尿蛋白、尿糖、尿酮体、尿胆红素、尿红细胞、尿白细胞、尿管型、尿细菌、尿真菌等,育龄女性应查尿妊娠试验。

（4）生化检查:血、尿淀粉酶,肝、肾功能,电解质,心肌酶及血糖等。

（5）凝血功能:凝血酶原时间,纤维蛋白原、D-二聚体等。

2. 影像学检查

（1）X 线检查:①胸部 X 线检查,有助于肺炎、肺脓肿、肺癌、胸膜炎、气胸、肝或膈下脓肿等诊断;②腹部 X 线检查,消化道急性穿孔致膈下游离气体,肠梗阻可见梯形液气平面,急性胃扩张,高度鼓肠及胆道或泌尿道结石等。

（2）超声波检查:对肝、胆、胰、脾、肾、输尿管、子宫及其附件、盆腔、腹腔等探查均有较强分辨(实质性、囊性、积液、结石等)及诊断能力,对胃肠道疾病可提供一定的诊断线索。

（3）腹部 CT 检查:主要检查肝、胆、胰、脾、肾、膀胱、腹腔及盆腔等部位,可诊断其形态、大小、密度、占位性病变(实性、囊性)、结石,以及腹腔、盆腔有无积液、肿大淋巴结等。危重症患者可首先考虑行 CT 检查。

（4）血管造影检查:由于急性肠缺血综合征引发的急性腹痛越来越多,血管造影检查可显示肠道病变区域血管狭窄或中断,以及充盈缺损、充盈缓慢、不显影等相应的影像学改变。对疑似病例应尽早行血管造影检查,选择性肠系膜血管造影是诊断肠系膜动脉缺血最可靠的方法。

3. 内镜检查 急诊内镜检查(胃、十二指肠、胆道、腹腔及结肠镜检查),对急性腹痛的诊断具有极其重要意义。可依临床初步拟诊病变部位,选择相应内镜检查,以助诊断、活检或治疗。

4. 心电图检查 对40岁以上患者,既往无慢性胃病史,突然发作上腹痛应常规做心电图检查,以识别有无心脏及心包病变。

5. 其他检查

(1)诊断性腹腔穿刺术:根据穿刺液性质可确定腹膜炎性质,有无内出血(脏器破裂或异位妊娠破裂)等。①血性腹水常见于腹腔内脏或异位妊娠破裂、恶性肿瘤腹腔内转移、腹膜恶性肿瘤、少数结核性渗出性腹膜炎等;②脓性腹水常见于化脓性腹膜炎;③胰性腹水常见于急性出血坏死型胰腺炎或胰腺假囊肿破裂;④胆汁性腹水常见于化脓性胆囊炎或胆管炎破裂致胆汁性腹膜炎。

(2)阴道后穹隆穿刺术:主要用于判断异位妊娠破裂出血、盆腔脓肿或盆腔积液。

四、鉴别判断

急性腹痛的病因繁多,为尽早明确诊断,应在完成病史采集、体格检查和必要的辅助检查之后,对所得资料进行综合分析,并进行判断。因此,首先应区别急性腹痛起源于腹腔内病变或腹腔外病变(也包括全身性疾病所致的)。如病变来自腹腔(或腹腔外)脏器,应进一步做病变的定位、定性与病因的诊断。

(一)腹腔内病变或腹腔外病变的判断

1. 腹腔内病变 常有消化道症状,如恶心、呕吐、腹痛、腹泻等,腹痛程度不一,多有较明确诱因。腹部体征依病因而异,一般较明显,腹外与全身性症状或有,或无。

2. 腹腔外病变 胸部疾病引起的腹痛位于脐上的同侧腹部,可有压痛,但一般无反跳痛及肌紧张,胸部检查可发现有关疾病的心肺体征,胸部X线、心电图、心肌酶学检查等有助于诊断。全身性疾病所致的腹痛有基础病的表现。腹痛多由于电解质紊乱、代谢失调或毒素刺激所致,位于全腹或部位多变,一般无腹膜刺激征。

(二)外科或非外科腹痛的判断

1. 外科腹痛特点

(1)腹痛时机:剧烈而急起的腹痛多先于发热或呕吐,发热多在腹痛后4~6小时出现,但细菌性肝脓肿、脾脓肿和伤寒肠穿孔等例外。

(2)体征:多有表情痛苦、呻吟、大汗、面色苍白、辗转不安或屈曲静卧。腹痛部位明确,有固定区,患者多"拒按",常伴腹膜刺激征。

(3)听诊:可有肝浊音界缩小或消失,腹式呼吸减弱或消失,肠鸣音亢进或消失,机械性肠梗阻时可闻及高调肠鸣音,而弥散性腹膜炎、麻痹性肠梗阻则肠鸣音减弱或消失。

(4)腹部表象:腹痛时腹部膨隆或可见胃肠型及蠕动波,并可触及腹部包块或索状物等。

（5）辅助检查：发病短期内白细胞计数明显增高，中性及杆状核增高，可出现血红蛋白下降等。影像学检查可见膈下游离气体、高度胀气、鼓肠或胃扩张、梯形液气平面等。腹腔穿刺可有血性或脓性液体等。不及时处理，短期内病情常迅速恶化。

（6）持续时间：若腹痛超过 6 小时而患者体温降低或低于正常或出现如头晕、心慌、多汗、面色苍白、脉细速、血压下降等，则应考虑并发感染中毒性休克、大出血的可能。

2．内科腹痛特点

（1）诱因：受凉或精神过度紧张，以及饮食不当，如暴饮暴食、高脂饮食、酗酒、进食不洁或食用变质食物等。

（2）消化道症状：常伴有恶心、呕吐、腹泻及腹胀等。

（3）发热：一般先有发热而后出现腹痛，腹痛可轻可重。

（4）症状与体征：患者常喜按，腹部体征不明显，无固定而局限性压痛点，无腹膜刺激征，肠鸣音正常或活跃。症状与体征可不一致，主观感觉腹痛剧烈，表情痛苦，但检查腹部体征不显著。

（5）辅助检查：发病短期内血象正常或稍高，影像学检查少有阳性发现，少有腹外及全身症状表现。

3．妇产科腹痛特点

（1）部位：多局限于中下腹、盆腔，并向会阴和骶尾部放射。

（2）诱因：多与月经、妊娠有关。卵巢泡破裂多发生在排卵期；宫外孕有停经史，可有早孕反应，可伴有腹腔内出血、阴道出血或分泌物增加，妇科检查常有阳性体征发现。

4．小儿内科腹痛特点

（1）伴随症状：发热、咽痛、咳嗽等症状先于腹痛。

（2）症状与体征：急性腹痛而腹壁柔软，无压痛，腹部无包块、肠型等腹部体征。腹痛范围广，不规则性，但排便基本正常，可伴有呕吐等。腹部外疾病引起腹痛者，可发现基础病变部位的阳性体征。

（三）确定腹痛类型

1．炎症性急性腹痛

（1）病程：一般起病较缓慢，病情多由轻渐重。

（2）疼痛性质：呈持续性腹痛，进行性加重。

（3）部位：当炎症病变波及脏器浆膜和壁腹膜时，呈典型的局限性或弥漫性腹膜刺激征，尤其是以病变所在部位最明显。

（4）体征：早期可出现全身感染征象，如寒战、发热、脉搏增快和白细胞计数增高。

（5）腹腔穿刺：可抽出腹腔炎性渗出物。

（6）消化道症状：可有明显的消化道症状，常见于急性阑尾炎、急性胆囊炎、急性腹膜炎、急性重症胰腺炎、急性盆腔炎、急性肠系膜淋巴结炎及急性出血性坏死性肠炎等。

2．穿孔性急性腹痛

（1）性质：突然剧烈的刀割样腹痛，后呈持续性，腹痛范围迅速扩大。

（2）症状与体征：腹壁板样强直，有明显腹膜刺激征，常伴有休克。

（3）听诊：常见膈下游离气体和腹部移动性浊音，肠鸣音消失。例如，消化性溃疡穿孔、胃癌穿孔、胆囊穿孔、伤寒肠穿孔及外伤性肠穿孔等。

3. 梗阻性急性腹痛

（1）性质：多突然发生，呈阵发性剧烈绞痛，往往难以忍受。当梗阻器官合并炎症或血运障碍时，常呈持续性腹痛，阵发性加重。

（2）伴随症状：恶心、呕吐，早期呈反射性，后期为逆流性呕吐。因梗阻发生的部位不同，呕吐的内容物和量也有差异。胃肠道高位梗阻则呕吐出现越早，越频繁，呕吐物多为胃及十二指肠内容物；低位梗阻则呕吐较晚出现，且量少，呕吐物可呈粪便样。

（3）腹胀和梗阻：梗阻的器官、部位、程度和病变性质不同而表现各异，如幽门梗阻表现上腹胀、振水音，可见胃蠕动波；肠梗阻可见腹胀、肠型及蠕动波；胆道梗阻出现胆囊肿大或胆管扩张等。

（4）排泄功能障碍：胃肠道梗阻出现呕吐、肛门停止排便排气；胆道梗阻出现黄疸；泌尿系统梗阻则呈现尿少或尿潴留、肾积水等。

（5）并发症：除泌尿系统疾病外，多伴有水、电解质与酸碱平衡失调，严重者出现休克。

4. 出血性急性腹痛

（1）既往史：可有肝癌、消化性溃疡、腹主动脉瘤、输卵管妊娠及肝、脾外伤等病史。

（2）性质：起病较急骤，腹痛为持续性，但不及炎症性或穿孔性腹痛剧烈。

（3）症状：①外观可见出血，如伴有呕血、便血、尿血等，或胃肠吸引、导尿、肛管直肠或阴道内诊等证实内出血；②无外观出血，有进行性贫血、腹部有移动性浊音、腹腔穿刺抽出不凝固的血液，可考虑有内出血可能。

（4）并发症：有失血性休克表现。

（5）辅助检查：B超检查可探及腹腔内液性暗区及受损伤的脏器。

5. 外伤性急性腹痛

（1）外伤史：尤其是腹部、腰部和下胸部外伤，因暴力及着力点不同，可有腹壁伤，如挫伤、肌肉撕裂伤、腹壁血肿形成；空腔脏器伤，如胃、小肠、大肠、胆囊、膀胱破裂等；以及实质性脏器伤，如肝、脾、胰及肾损伤等。

（2）性质：原发性休克恢复后，常呈现急性持续性剧烈腹痛，伴恶心、呕吐。

（3）内出血征象：烦躁不安、面色苍白、出冷汗、口渴、脉搏细速、血压进行性下降，重者出现休克，腹部有移动性浊音，腹腔穿刺可抽出新鲜或暗红色不凝固的血液。

（4）腹膜炎综合征：恶心、呕吐、腹痛、腹肌紧张、压痛、反跳痛明显，腹腔穿刺抽出物可为消化道分泌物或腹性分泌物。

（5）辅助检查：X线检查，腹内脏器移位、阴影扩大或消失、膈下游离气体、腹内积液或积气。

6. 绞窄与扭转性急性腹痛

（1）性质：腹痛为持续性，因受阵发牵拉，可有阵发性类似绞痛的加剧。

（2）症状与体征：常可触及压痛性包块。早期无腹膜刺激征，随着坏死的发生而出现。

（3）伴随症状：可有频繁干呕，消化道排空症状如频繁便意，排气也可排出肠道黏液或黏液血便等，如肠套叠、卵巢囊肿蒂扭转等。

7. 缺血性急性腹痛

（1）性质：持续性广泛性腹痛，进行性加重。

（2）症状与体征：初期腹部压痛不明显，症状与体征不符，随着缺血症状进行性加重，出现肠坏死后可出现便血、腹膜刺激征。

（3）伴随症状：可伴有肠功能减退、恶心及呕吐等症状。

8. 功能性紊乱及全身性疾病所致的急性腹痛

（1）既往史：常有精神因素或全身性疾病史。

（2）性质：腹痛常无明确定位，呈间歇性、一过性或不规则性。

（3）体征：疼痛严重，体征轻，腹软，无固定压痛和反跳痛。如肠易激综合征、胃肠神经官能症等。全身性疾病如结缔组织病累及胃肠道、血卟啉病、腹型癫痫、过敏性紫癜及糖尿病酮症酸中毒等。

（四）鉴别判断

腹痛的鉴别判断如表 3-7 所示。

表 3-7　腹痛的鉴别判断

类型	脏器	常见腹内病变	常见腹外病变
右上腹痛	肝、胆、胃、十二指肠、结肠肝曲、右肾、右膈下、右肺、胸膜	肝脓肿、肝癌、胆囊炎、胆管炎、胆石症、溃疡病穿孔、右膈下脓肿、结肠肝曲炎症及肿瘤	右下肺炎、脓肿、右侧胸膜炎、右肾结石
左上腹痛	胃、胰、脾、结肠脾曲、左膈下、左下肺、胸膜、左肾	急性胃炎、胃溃疡活动期、急性胰腺炎及癌、结肠脾曲病变（炎症、肿瘤等）、左膈下脓肿、脾梗死及脓肿	左下肺炎、胸膜炎、心绞痛、心肌梗死及左肾结石
腰、腹、脐旁痛	肾、输尿管	—	急性泌尿系统感染、结石嵌顿性绞痛
脐周痛	小肠、网膜、肠系膜、淋巴结	急性肠炎、肠蛔虫病、肠梗阻及肠系膜淋巴结炎	糖尿病、尿毒症、铅、汞、砷中毒及药物中毒等
右下腹痛	回肠、回盲部、阑尾、右输尿管、右侧卵巢	急性阑尾炎、右腹股沟疝嵌顿、肠结核或阿米巴、局限性肠炎、异位妊娠及右侧卵巢囊肿蒂扭转	右肾或输尿管结石
左下腹痛	乙状结肠、降结肠、左输尿管、左侧卵巢	左半结肠炎症、左腹股沟疝嵌顿、异位妊娠及左侧卵巢囊肿蒂扭转	左肾或输尿管结石
脐下痛	膀胱、子宫、盆腔	盆腔炎、脓肿、急性腹膜炎及急性膀胱炎	痛经
弥漫或不定处痛	胃肠、网膜、肠系膜	急性胃肠穿孔、急性腹膜炎、机械性肠梗阻及大网膜扭转	尿毒症、腹型过敏性紫癜、腹型癫痫及神经官能症

五、鉴别分诊流程

腹痛的鉴别分诊流程如图 3-6 所示。

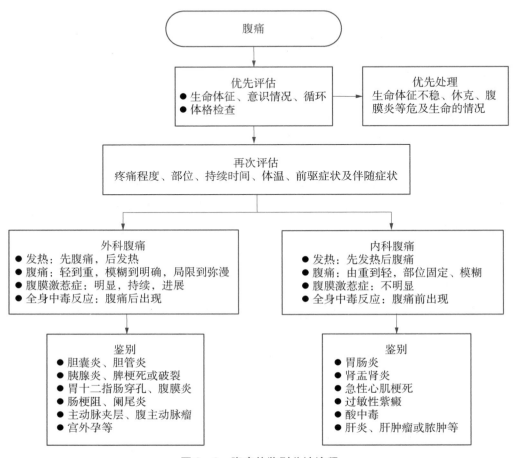

图 3-6　腹痛的鉴别分诊流程

六、治疗与护理

(一) 治疗原则

1. 快速评估　体温、脉搏、呼吸、血压及意识情况。

2. 分类处理　结合病史、体检和辅助检查,急性腹痛处理分为 4 类。

(1) 第一优先处理(危重类):先救命后治病。如腹主动脉瘤破裂、腹腔实质脏器大出血、异位妊娠破裂及低血容量休克等。要在快速纠正休克的同时行急诊手术或介入治疗控制出血。

(2) 第二优先处理(管腔梗阻类):诊断与治疗相结合。如绞窄性肠梗阻、胆道结石梗阻、卵巢囊肿蒂扭转等。在尽快完成各项检查的同时,纠正一般情况,准备相关治疗和急诊手术。

（3）第三优先处理（炎症类）：明确炎症的部位，选择敏感的抗生素。如胃肠炎、阑尾炎、胆囊炎及妇科炎症等。

（4）第四类优先处理（全身类）：全身其他系统疾病引发的腹痛，如糖尿病酮症酸中毒、铅中毒及腹型癫痫等，往往腹痛程度不重，需要通过病史、查体和辅助检查明确病因，以治疗基础病为主。

（二）急诊护理

1. 休息　一般取半卧位，使腹腔渗液积聚在盆腔，便于炎症局限、吸收或引流，并有利于呼吸和循环功能。合并休克者宜取休克卧位或平卧位，以保证重要脏器的血液供应。

2. 饮食　遵医嘱做好饮食护理，必要时禁食，给予有效的胃肠减压。

3. 疼痛管理　不明原因腹痛慎用吗啡、哌替啶类麻醉镇痛剂，以免掩盖病情，对剧烈疼痛或烦躁不安者，如已明确诊断可酌情给予哌替啶、苯巴比妥类药物。

4. 病情观察

（1）一般情况：监测生命体征、意识情况、面色的变化。

（2）症状与体征：观察腹痛的部位、性质、范围、程度及腹膜刺激征的变化等。观察有无腹腔积气、积液、肝浊音界变化和移动性浊音。

（3）胃肠道：饮食、呕吐、腹泻、排便情况、腹胀、肠蠕动及肠鸣音等。

（4）其他脏器：注意心、肺、肝、肾及脑等重要脏器的功能变化。

5. 用药护理　建立有效静脉通路，保持补液通畅。遵医嘱予抗生素，补充血容量。

6. 术前准备

1）做好患者及家属的解释工作。

2）遵医嘱完善血液化验及辅助检查。

3）术前皮肤准备，必要时留置导尿管。

4）术前用药指导。

7. 心理护理　安慰患者解除紧张不安情绪。做好解释工作，争取患者及家属的配合。

（雷　玮　刘华晔　王单松）

第七节　呼吸困难的鉴别分诊与护理

呼吸困难（dyspnea）是指患者主观上感到空气不足、呼吸费力，客观上表现为呼吸频率、节律的改变，以及辅助呼吸肌参与呼吸运动等体征，严重者可出现张口呼吸、鼻翼翕动、端坐呼吸、甚至发绀。

一、概述

《呼吸困难诊断、评估与处理专家共识》指出呼吸困难既可以是患者表述的一种症状，又可以作为医生判断病情的依据。患者的精神状况、生活环境、文化水平、心理因素及疾病性质等对其呼吸困难的描述具有一定的影响。

二、常见疾病

呼吸困难的某些性质可能与特定的病理机制相关，如劳力性呼吸困难可能与气流受限、呼吸肌力减退有关；胸部发紧感可能与支气管收缩、气道感受器刺激增加有关；空气渴求感/吸气不足感可能与呼吸驱动增加有关。呼吸困难的感受，也可能仅与个人的感受经验有关，并与患者的精神状况及所处环境有密切联系，同时也与患者的表述方式有关，可能是社会、文化、心理及各种环境因素的综合作用结果。依据病理机制，呼吸困难的常见疾病有以下五大类。

1. 通气机械功能障碍　常见于：①腹部或胸部巨大肿块；②支气管哮喘、肺气肿、支气管炎；③气管内肿瘤；④肺间质纤维化；⑤脊柱后凸及侧弯；⑥淋巴管性肿瘤；⑦肥胖；⑧中枢及外周气流受限；⑨胸膜肥厚；⑩胸壁及膈肌扩展受限或膈肌麻痹；⑪肺扩张受限；⑫胸壁烧伤后焦痂形成；⑬气管或喉头水肿或狭窄等。

2. 呼吸泵功能减退　常见于：①重度过度充气；②神经肌肉疾病；③肥胖；④胸腔积液；⑤气胸；⑥脊髓灰质炎等。

3. 呼吸驱动增加　常见于：①心输出量减少；②有效血红蛋白减少，如中毒等；③低氧血症；④肾脏疾病；⑤肺内呼吸感受器兴奋增加等。

4. 无效通气　常见于：①肺毛细血管毁损；②肺大血管阻塞等。

5. 心理异常因素　常见于：①焦虑；②躯体化障碍；③抑郁等。

三、鉴别评估

对急性呼吸困难主要进行临床感受评估和严重程度评估，通过病史、临床表现及症状问卷等方法。急性呼吸困难，急诊预检分诊护士应首先评估其生命体征是否平稳，症状是否进行性加重，迅速判断气道、呼吸和循环情况，以便进一步临床处理。慢性呼吸困难，应侧重于评估呼吸困难症状的影响和负担，以便进行长期治疗与管理。主要通过综合问卷或疾病特异性问卷等方法评估。

（一）病情评估

1. 现病史　对呼吸困难严重程度评估常用一些测量工具，较常用的有：①英国医学研究协会的呼吸困难量表；②Borg 劳累度评估量表；③可视 Analog 呼吸困难评分量表；④世界卫生组织呼吸困难问卷；⑤美国胸科学会呼吸困难评分；⑥基线呼吸困难指数；⑦变化期呼吸困难指数等。

2. 紧急情况下的评估

（1）心力衰竭：静息或轻微活动时即有呼吸困难等。

（2）冠心病：出现急性胸痛、多汗、心动过速或心动过缓、高血压或低血压及晕厥等。

（3）肺栓塞：静息时即有呼吸困难、发热、低氧血症、心动过速及高血压等。

（4）肺炎：出现血氧饱和度降低、感觉虚弱气短、呼吸频率过快（＞30次/分）、心动过速、血压降低、高危或中危的肺炎严重度评分等。

（5）气胸：出现躁动不安，慢性阻塞性肺疾病和支气管哮喘患者呼气峰流量值占预计值百分比＜80％，出现三凹征、奇脉及寂静肺等。

（6）急性炎症或创伤：急性胰腺炎、严重创伤如胸腹部外伤、截肢、巨大创面及骨折的呼吸困难患者，出现呼吸频率＞20次/分、进行性发绀、烦躁不安等。

3. 既往史　是否存在感染病史、肺部疾病史（慢性阻塞性肺疾病、哮喘）、心脏疾病史（冠心病、心肌梗死、心衰）、外伤史（骨折、胸部创伤）、下肢静脉血栓塞史、吸入烟雾与毒气史、用药史、药物过敏史等。

（二）体格检查

1. 生命体征　监测体温、脉搏、呼吸、血压。

2. 气道　有无气管位置偏移、颈静脉怒张。

3. 肺部　评估呼吸运动特点，有无三凹征、喘鸣音、肺部干（湿）啰音及胸膜摩擦音。

4. 心脏　听诊心率、节律及杂音。

5. 腹部　评估腹部腹水征象、腹部脂肪对呼吸影响。

6. 头颅/五官　有无球结膜水肿。

7. 神经系统　意识状态、语言交流能力。

8. 肢（指）端　有无四肢水肿、杵状指（趾）。

9. 皮肤　有无皮疹、瘀点、瘀斑、发绀。

（三）辅助检查

1. 实验室检查

（1）血常规检查：在感染时有白细胞计数增高、中性粒细胞增高，过敏性疾病时嗜酸性粒细胞增高。

（2）相关血液检测：血沉、C反应蛋白、肝、肾功能等检查，相关药物浓度检测、过敏原检测，必要时骨髓检查会对诊断有一定帮助。

（3）动脉血气分析：有助于测定低氧血症和二氧化碳潴留的程度。肺功能测定可以了解肺功能的基本状态，明确肺功能障碍的程度和类型。

（4）细菌检验：支气管-肺疾病应注意痰液的颜色、性质、量和气味，并做细菌培养、真菌培养，痰中找结核菌等都有一定诊断价值。

2. 影像学检查　胸部X线、胸部CT检查，必要时进行超声心动图检查。

3. 纤维支气管镜检查　用于支气管肿瘤、狭窄、异物的诊断和治疗，肺穿刺活检对肺纤维化、肿瘤等意义重大。

4. 肺功能检查　对慢性肺疾病需做肺功能测定，诊断肺功能损害的性质和程度。

5. 心电图检查　对心肌缺血、心肌梗死、心律失常等诱发心功能不全导致的呼吸困难，心电图可为诊断提供一定的依据。

四、鉴别判断

呼吸困难的鉴别判断如表 3-8 所示。

表 3-8　呼吸困难的鉴别判断

类型	常见疾病	临床特征
吸气性呼吸困难	急性喉炎、喉头水肿、喉癌、喉与气管异物、气管肿瘤及气管外压性狭窄等	吸气困难,伴有干咳,重者可出现"三凹征"
呼气性呼吸困难	COPD、支气管哮喘等	呼气费力、呼气时间延长,常伴有干啰音或哮鸣音
混合型呼吸困难	重症肺炎、肺结核、肺不张、急性呼吸窘迫综合征、肺栓塞、肺动脉高压、肺间质疾病、气胸及大量胸腔积液等	吸气、呼气都有困难
心血管系统疾病	冠状动脉粥样硬化性心脏病、高血压性心脏病、风湿性心脏病、心肌炎、心肌病、肺源性心脏病、心包积液及缩窄性心包炎等	左心衰竭:活动或仰卧位明显,休息或坐位时减轻,咳粉红色泡沫样痰、大汗 右心衰竭:颈静脉怒张、奔马律
先天性发绀型心脏病	法洛四联症	进行性青紫,劳累后常取蹲踞位休息
中毒性呼吸困难	急、慢性肾衰竭,糖尿病酮症酸中毒、吗啡类、巴比妥类药物中毒、有机磷中毒、一氧化碳及亚硝酸盐中毒等	深大呼吸、呼吸浅慢或呼吸过快和过慢交替,呼吸暂停,潮式呼吸及间歇呼吸
血液病性呼吸困难	重度贫血、高铁血红蛋白等	既往有贫血史,面色及口唇苍白
神经精神性呼吸困难	颅脑外伤、脑血管病、颅内感染、肿瘤、焦虑症及癔症等	呼吸浅慢或呼吸过快和过慢交替,呼吸暂停

五、鉴别分诊流程

呼吸困难的鉴别分诊流程如图 3-7 所示。

六、治疗与护理

(一)治疗原则

1. **紧急救治**　对于致命性呼吸困难,实施紧急救治措施。

(1)肺源性呼吸衰竭:改善通气换气功能、兴奋呼吸中枢、提供生命支持。

(2)肺水肿:降低心脏负荷、增加心肌收缩力。

(3)张力性气胸:胸膜穿刺并给予闭式引流。

(4)中枢性呼吸衰竭:提供呼吸支持及呼吸兴奋药物应用。

(5)呼吸道异物梗阻:腹部冲击、喉镜下直视取出异物。

2. **改善缺氧**　保持呼吸道通畅,给予吸氧,必要时人工呼吸、气管插管等。

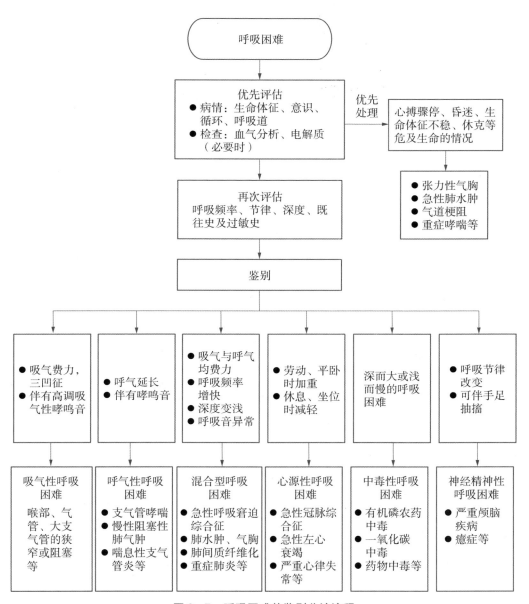

图 3-7 呼吸困难的鉴别分诊流程

3. **病因治疗** 针对病因如严重的贫血、支气管痉挛、肺炎等适当处理,并给予呼吸支持,缓解呼吸困难。

(二) 急诊护理

1. **环境与休息** 提供安静舒适、空气洁净的环境,适宜的温度、相对湿度。重度呼吸困难时宜取半坐卧位或端坐卧位,尽量减少活动,避免不必要的谈话,以减少耗氧量。动态观察患者的呼吸状况,判断呼吸困难的类型,必要时监测患者血氧饱和度、动脉血气的变化,及时发现和处理患者的病情变化。

2. 换气姿势　保持有效的换气姿势,改善患者呼吸困难。

(1) 姿势:半坐卧位,向前倾伏于桌上。

(2) 用物:放置枕头或靠背架等方法,帮助患者用力呼吸,保持舒适,减少疲劳。

3. 保持呼吸道通畅　协助患者清除呼吸道分泌物及异物,指导正确使用支气管舒张剂,及时缓解支气管痉挛造成的呼吸困难,必需时建立人工气道以保证气道通畅。

4. 氧疗护理　根据病情和呼吸困难严重程度,遵医嘱合理氧疗,以缓解症状。

(1) 给氧方式:包括鼻导管、面罩、气管插管、气切等方式。严重缺氧,无二氧化碳潴留给予面罩给氧;缺氧伴二氧化碳潴留给予鼻导管吸氧。

(2) 氧浓度和氧流量:根据病情和血气分析结果,给予相应的吸氧浓度和流量。如重症哮喘,吸氧浓度一般不超过40%,吸氧流量为每分钟1～3 L;Ⅱ型呼吸衰竭给予低浓度、低流量、持续吸氧;Ⅰ型呼吸衰竭给予较高浓度吸氧。

5. 病情观察　监测生命体征,尤其是呼吸频率、节律和深度的变化;观察有无心力衰竭和严重心律失常等表现;评估口唇、颜面和甲床的颜色,判断缺氧程度。

6. 用药护理　遵医嘱应用支气管舒张剂、呼吸兴奋剂等,观察药物疗效和不良反应。

7. 呼吸训练　教会患者有效的呼吸技巧,改善呼吸困难,如缩唇呼吸运动。呼吸困难使患者消耗体能,同时增加耗氧量,有效的呼吸技巧可助其减慢呼吸的速度,改善呼吸的深度,有效地防止呼吸道发生凹陷。腹式呼吸和缩唇呼吸训练均能增加呼吸运动力量和效率,调动通气的潜力。指导患者活动时勿屏住呼吸,应继续维持呼吸状态。

8. 全身锻炼　合理安排休息和活动量,调整日常生活方式,在病情许可的情况下,有计划地逐渐增加运动量和改变运动方式,病情好转后,可让患者下床活动。

9. 心理护理　呼吸困难会使患者产生烦躁不安、焦虑甚至恐惧等不良情绪反应,从而进一步加重呼吸困难。应安慰患者,给予患者心理支持以增强其安全感,使其保持情绪稳定。

(吴燕华　周婉婷)

第八节　咯血的鉴别分诊与护理

咯血(hemoptysis)是指喉及喉以下呼吸道及肺组织的血管破裂导致的出血,由咳嗽动作经口腔排出。

一、概述

咯血时出血的血管多为气管、支气管、小气道或肺实质内的血管破裂。小量咯血多为支气管毛细血管破裂;中等或大量咯血,90%为支气管动脉源性出血,支气管动脉来自胸主动脉,出血量往往较大。此外,肺循环系统疾病也可导致出血,如肺栓塞。

大多数咯血在临床上是一种自限性事件,但咯血的临床过程有时难以预料。咯血量可因病因和病变性质的不同而有差异,与病变的严重程度不完全一致。初始可能仅为少量痰中带血,但也可能是大量的致命性咯血的先兆。目前认为咯血量无论多少,威胁患者生命则可能更符合功能上的大咯血定义。出现大咯血或严重咯血的患者在5%及以下,但其病死率则高达80%以上。大咯血通常是指大量血痰或快速出血,其致死风险与咯血量、出血速度、肺内潴留的血量及患者基础肺功能储备有关,而与咯血的病因无关。常见的原因是血液淹溺肺泡或阻塞气道,导致窒息和顽固性低氧血症而死亡。年老体弱或久病无力者咳嗽乏力、基础肺功能差,即使几口血痰也可窒息致死,失血性休克致死者较少见。

二、常见疾病

(一) 小血管出血的常见疾病

1. 免疫性疾病,血管疾病　急性肺移植排斥反应、抗磷脂抗体综合征、贝赫切特综合征(白塞氏病)、肺出血-肾炎综合征、过敏性紫癜、特发性肺毛细血管炎、混合性冷球蛋白血症、遗传性出血性毛细血管扩张症及韦格纳肉芽肿等。

2. 心血管疾病　二尖瓣狭窄等。

3. 凝血障碍疾病　医源性原因(抗凝剂/抗血栓制剂)、凝血因子缺乏症、弥散性血管内凝血(disseminated intravascular coagulation,DIC)等。

4. 其他　弥漫性肺泡损伤、肺淋巴管平滑肌瘤病、肺多发性毛细血管瘤、肺含铁血黄素沉着症、结节性硬化症及静脉闭塞性疾病等。

(二) 大血管出血的常见疾病

1. 感染性疾病　急/慢性支气管炎、支气管扩张、真菌感染、寄生虫感染、肺炎、结核/非结核分枝杆菌感染、肺脓肿及艾滋病等。

2. 心血管疾病　动静脉畸形、支气管动脉瘤、支气管-血管瘘、充血性心力衰竭、肺栓塞/肺梗死、肺动脉高压、右侧心内膜炎、胸主动脉夹层动脉瘤、脓毒性肺栓塞、多发性大动脉炎、创伤性假性动脉瘤及后天动-静脉畸形等。

3. 先天性疾病　肺囊性纤维化、肺假性隔离症、肺动脉瓣闭锁或狭窄等。

4. 占位性疾病　支气管腺瘤、肿瘤肺转移及原发性肺癌等。

5. 血管炎性疾病　白塞氏病、肺动脉栓塞综合征、狼疮性肺炎、大动脉炎、韦格纳肉芽肿及结节性多动脉炎等。

6. 其他　慢性阻塞性气道疾病、药物、异物、医源性、肺间质性纤维化、肺挫裂伤、子宫内膜异位症、创伤及原因不明的咯血等。

(三) 隐源性咯血的常见疾病

影像学检查方法的进步使咯血的诊断和确定出血来源的方法有了明显的提高,但仍有3%~15%的患者咯血原因不明,这类患者称隐源性咯血。隐源性咯血可能由气管、支气管的非特异性溃疡、静脉曲张、早期腺瘤、支气管小结石及轻微支气管扩张等病变引起。

三、鉴别评估

多数咯血患者为突然起病,尤其第一次见到咯出鲜血,精神高度紧张,甚至有恐惧感,往往不能正确地诉说相关的症状及所见到血液的性状。因此,明确出血部位和出血原因显得尤为重要。一旦怀疑咯血,检查重点应集中于呼吸系统。大多数情况下,患者咯血前常有喉部痒感,血呈弱碱性,色鲜红,呈泡沫状,多混有痰液,咯血后数小时仍可咳出血痰。大量咯血可引起急性出血性休克而出现面色苍白、冷汗、四肢湿冷、血管充盈度下降、血压降低等表现。因血凝块阻塞气道出现窒息的特征性表现为:咯血量突然减少或停止,同时出现胸闷、双手抓胸、喉头异常作响、继而烦躁不安、表情呆滞或恐惧、目瞪口张、全身发绀、呼吸变浅、速率加快、大小便失禁,肺部检查可见一侧或双侧呼吸音消失,进而呼吸突然停止。其他还包括肺不张和肺部继发感染等并发症的临床表现。

(一)病情评估

1. 现病史

(1)症状与体征:咯血的颜色、性质和量及咯血的方式、病程,观察意识、呼吸及面色,评估有无窒息的表现。

(2)伴随症状。

1)发热:可见于肺结核、肺炎、肺脓肿、肺出血型钩端螺旋体病、流行性出血热及支气管癌等。

2)胸痛:可见于大叶性肺炎、肺梗死、肺结核及支气管肺癌等。

3)呛咳:可见于支气管肺癌、支原体肺炎等。

4)皮肤黏膜出血:可见于钩端螺旋体病、流行性出血热、血液病及结缔组织病等。

5)黄疸:可见于钩端螺旋体病、大叶性肺炎及肺梗死等。

2. 影响因素

(1)情绪:情绪急剧变化可加快心脏搏动和血液循环,血压和肺内压升高,致使受损血管破裂而出血。

(2)运动:大量运动或剧烈咳嗽,可造成肺活量及肺内动脉压上升,使血管破裂,引起咯血。

(3)气候:当气候出现过冷、过热、忽冷、忽热时咯血的患者也相应增多。这可能与血管张力的变化及血管脆性的增加有关。

3. 既往史

(1)既往病史:注意询问既往病史,尤其是感染病史、呼吸系统疾病、心脏疾病、自身免疫性疾病及出血性疾病史。

1)呼吸系统疾病:临床表现主要有胸痛、呼吸困难、咳嗽、咳痰偶有血痰或咯血。常见于肺结核、支气管扩张、肺癌、肺脓肿、慢性支气管炎、肺炎、肺真菌病及尘肺等。

2)心血管系统疾病:风湿性心脏病、二尖瓣狭窄、肺栓塞及肺动静脉瘘等。

3)全身性疾病及其他原因:血液病和其他急性传染病等。

(2)其他:职业情况及既往有无吸烟史。

（二）体格检查

1. 全身症状　结核病患者可有低热、乏力、盗汗、消瘦等全身中毒症状和慢性咳嗽、咳痰等呼吸系统症状。发热期患者可有全身酸痛、头痛和腰痛等全身中毒症状，体检可见颜面部和颈部、胸部皮肤潮红，呈醉酒貌，并可见眼结膜等部位黏膜出血。

2. 咳嗽情况　支气管扩张患者可表现慢性咳嗽，较多脓痰，反复咯血。

3. 听诊　肺部疾病可于病变部位闻及固定性湿啰音；风心病二尖瓣狭窄的患者可有风湿病史，心脏听诊可闻及特征性杂音；先心病患者出现症状较早，心脏听诊杂音可提示诊断。

4. 其他　血液系统疾病导致咯血者常伴有身体其他部位出血，如牙龈出血、鼻出血、皮肤紫癜或瘀斑等。

（三）辅助检查

1. 实验室检查

（1）血常规检查：可见白细胞计数增加，以中性粒细胞增加为主时提示感染存在。出血较多时可见红细胞和血红蛋白含量下降，血小板计数可正常。

（2）生化检查：凝血功能、肝功能、肾功能等异常均能对其基础病提供参考。

（3）血气分析：有助于发现病情较重患者的低氧血症。

（4）痰液检查：细菌、真菌和细胞学检查有助于基础病的诊断和治疗。

（5）特异性检查：结核菌素试验、免疫学检查对结核病、结缔组织疾病的诊断具有重要参考价值。

2. 影像学检查

（1）胸部 X 线检查：初步判断胸部病变的性质和部位，是一项重要的初始评估工具。

（2）胸部 CT 检查：是咯血最重要的影像学检查方法，其敏感性高于胸部 X 线检查，有助于支气管、肺部和胸腔疾病的病因诊断。

（3）心脏彩色多普勒检查：对心脏病变诊断有帮助，可发现各种类型心脏结构改变。

（4）腹部 B 超检查：有助于了解肝、脾、腹水、腹腔肿物等情况。

3. 纤维支气管镜检查　对咯血病因诊断不清，或经内科保守治疗效果不佳者，主张在咯血期间及早施行支气管镜检查。可发现部分患者的出血部位和性质，尤适于大咯血。

4. 心电图检查　因肺循环障碍如肺栓塞引起的咯血，心电图检查较为敏感。

四、鉴别判断

（一）咯血量

1. 小量咯血　24 小时咯血量＜100 ml，多见于肺结核、肺炎、肺癌、肺栓塞、肺脓肿及肺血管炎等。

2. 中量咯血　24 小时咯血量 100～500 ml，多见于肺结核、支气管扩张及二尖瓣狭窄等。

3. 大量咯血　24 小时咯血量＞500 ml,可见于空洞型肺结核、支气管扩张和二尖瓣狭窄或动脉瘤破裂等。

(二) 出血部位

根据病史、体格检查、X 线检查结果初步判断咯血来源部位。当胸部 X 线检查尚未能进行时,应详细询问病史并查体,以尽早明确出血部位。如咯血开始时,一侧肺部呼吸音减弱或(及)出现啰音,对侧肺呼吸音良好,常提示出血即在该侧。二尖瓣舒张期杂音有利于风湿性心脏病的诊断;在局限性肺及支气管部位出现喘鸣音,常提示支气管腔内病变,如肺癌或异物;肺内血管性杂音常见于动静脉畸形;杵状指(趾)多见于肺癌、支气管扩张症及肺脓肿;锁骨上及前斜角肌淋巴结增大多提示转移癌等。

(三) 常见疾病的鉴别

咯血常见疾病的鉴别如表 3 - 9 所示。

表 3 - 9　咯血常见疾病的鉴别

诊断	诱因	临床特征
支气管扩张	感染、麻疹、肺炎或免疫缺陷	反复咳嗽、伴脓痰和(或)量不等的咯血、患侧固定而持久的湿啰音,可见杵状指(趾)
肺结核	接触过传染源(结核杆菌)	活动期多有午后低热、乏力、食欲减退、盗汗,部分可有不规则性高热、痰检或培养结核分枝杆菌阳性、结核面容、消瘦,局部湿啰音等
支气管肺癌	吸烟、长期有害颗粒接触史、支气管长期病变、遗传史	持续出现咳嗽、咳痰,不明原因体重下降,痰中带血、晚期可出现胸痛及血性胸腔积液、气促、肺局限性喘鸣音、呼吸音增强或单侧胸腔积液、转移性骨压痛、淋巴结肿大
肺脓肿	呼吸道误吸、细菌感染、过度劳累、受凉	高热伴有不同程度的咯血、脓痰、痰咳出后、体温下降、局部湿啰音,可见杵状指(趾)
风湿性二尖瓣狭窄	风湿性心脏病史,感冒、活动后	严重时不能平卧,伴咳大量粉红色泡沫样痰、咯血、二尖瓣面容、心尖部听诊可闻及第一心音亢进、开瓣音、舒张中晚期隆隆样杂音、肺动脉瓣区第二心音亢进
急性肺梗死	长期卧床、骨折、静脉炎或心房纤颤	突然出现胸痛、胸闷、心悸、烦躁、冷汗,甚至晕厥,以小至中等量咯血多见、呼吸加快,肺局部叩诊浊音、呼吸音减弱及干湿啰音、心率加快、肺动脉瓣第二心音亢进、三尖瓣区可闻及收缩期杂音、血压下降,颈静脉怒张,肝脏增大、肝颈静脉回流征阳性
其他	肺血管畸形、血液病、结缔组织病、遗传性毛细血管扩张症、肺出血-肾炎综合征等	大多数为弥漫性肺泡出血

五、鉴别分诊流程

咯血的鉴别分诊流程如图 3-8 所示。

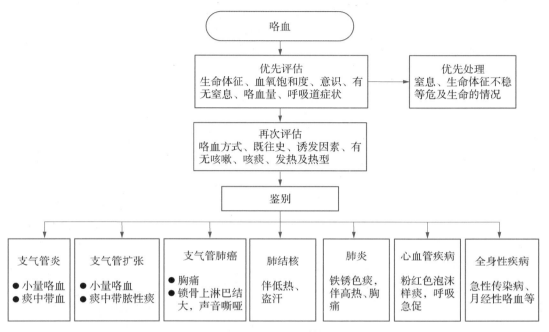

图 3-8　咯血的鉴别分诊流程

六、治疗与护理

（一）治疗原则

1. 预防窒息　咯血窒息是导致患者死亡的主要原因，应及早识别和抢救。窒息抢救的重点是保持呼吸道通畅和纠正缺氧。

2. 迅速止血　包括止血药物、手术止血、支气管动脉栓塞及经支气管镜局部止血等治疗方法。

3. 对症处理　精神紧张、恐惧不安者，可给予少量镇静药；频繁或剧烈咳嗽者，可给予镇咳药，但大咯血者一般不用镇咳剂。

4. 对因治疗　查找病因，明确出血部位，积极治疗基础病。

（二）急诊护理

1. 体位与休息　出血部位不明确时取平卧位。出血部位明确时取患侧卧位，患侧可放置冰袋。痰中带血或咯血量较少，适当休息；中等量咯血卧床休息；大量咯血绝对卧床休息。保持病室安静、清洁、舒适、空气新鲜及阳光充足。

2. 保持呼吸道通畅　遵医嘱给予吸氧。急性活动性出血并发大咯血时，清理气道内积血和分泌物最好的方式就是患者的咳嗽反射，应鼓励患者通过咳嗽自我清除气道积血。如患者咳嗽反射不能有效清除气道积血、缓解窒息并出现进行性呼吸困难或低氧血症,则应立即行气管插管。可考虑使用带大侧孔的大号(8~8.5 mm)气管插管导管,以便于通过插入支气管镜进行介入诊疗。必要时可直接使用硬质支气管镜进行处理。

3. 对症护理

(1) 镇静:对精神紧张、恐惧不安者,可给予少量镇静药,但禁用强镇静剂。

(2) 止咳:为防止抑制咳嗽反射导致血液不能咯出而发生窒息,鼓励患者咳出滞留于呼吸道的陈旧血液,避免呼吸道阻塞。对频咳或剧咳者,可给镇咳药,大咯血时一般不用镇咳剂。

(3) 预防并发症:嘱患者将血轻轻咳出,预防吸入性肺炎、肺不张及窒息。对年老体弱、肺功能不全者慎用镇咳剂,禁用吗啡、哌替啶等,以免过度抑制咳嗽,使血液及分泌物淤积气道,引起窒息。

4. 观察病情　监测生命体征及病情变化,记录咯血量。注意咯血的先兆观察,倾听患者的诉说,约 60% 肺结核咯血患者都有咯血先兆。咯血先兆常表现为:胸闷、气急、咽痒、咳嗽、心窝部灼热、口感甜或咸等,其中大咯血好发时间多在夜间或清晨。根据咯血发生的规律,严格交接班,密切观察其病情变化;对大、中量咯血者,作好大咯血与窒息的各项抢救准备,若有口渴、烦躁、厥冷、面色苍白、咯血不止或窒息表现者,应立即进行抢救。

5. 用药护理　建立静脉通路,遵医嘱给予止血、解痉、祛痰、扩容、纠正酸中毒及抗休克等治疗,并观察用药疗效和不良反应。

6. 预防诱因　咯血尤以初春为多,生活上如果注意预防,可以将诱发咯血的因素降低到最低限度。注意气候的变化、规律的生活、稳定的情绪,以及饮食等各方面因素。

7. 心理护理　多数患者都对咯血有明显的恐惧心理,医护人员应耐心解释,缓解恐惧、焦虑等不良情绪。在大咯血的抢救过程中,患者容易产生埋怨心理,应耐心地做好解释工作,告诉患者止血是一个过程,而且还取决于基础病的治疗情况。

8. 窒息的抢救配合　窒息是咯血患者迅速死亡的主要原因,应及早识别、实施干预和抢救。

(1) 早期识别:对大、中量咯血者,若有口渴、烦躁、厥冷、面色苍白、咯血不止或窒息表现者,应立即进行抢救。

(2) 实施抢救:①出现大咯血窒息立即给予平卧,头偏向一侧,呈头低足高位;②清除口鼻腔内的血凝块,必要时使用吸痰管进行负压吸引;③高浓度给氧治疗,若无自主呼吸,配合医生进行心肺复苏,必要时进行气管插管;④建立有效静脉通路,遵医嘱补充血容量,应用止血药物,纠正休克。

(周婉婷　冯　丽)

第九节　呕血的鉴别分诊与护理

呕血(hematemesis)指由于上消化道(食管、胃、十二指肠、胃空肠吻合术后的空肠、胰腺、胆道)或全身性疾病导致的消化道出血。

一、概述

消化道出血可以发生于从口腔至肛门的任何部位,可以是显性的,也可以是隐性的。消化道以屈氏韧带为界,分为上消化道和下消化道,做过胃肠吻合术后的上段空肠也属于上消化道。上消化道(食管、胃、十二指肠、胆、胰、肝)出血,表现为呕血或呕吐"咖啡样"物质。呕咖啡样血是因出血缓慢或停滞,红色的血红蛋白受胃酸作用变成褐色的亚铁血红素所致。下消化道(小肠、结肠、直肠、肛门)出血往往出现便血,但也可能是上消化道出血量大而迅速经肠道排出。

二、常见疾病

(一)消化系统疾病

1. 食管疾病　食管与胃底静脉曲张破裂、食管炎(腐蚀性、反流性及单纯性)、食管憩室炎、食管消化性溃疡、食管癌、良性肿瘤、食管异物、Mallory-Weiss 综合征及食管裂孔疝等。

2. 胃及十二指肠疾病　胃溃疡、十二指肠溃疡、胃炎(急性、慢性)、门脉高压性胃病、胃癌、胃黏膜脱垂症、胃动脉粥样硬化、胃扭转、胃结核、胃血吸虫病、重度钩虫病、胃肿瘤、十二指肠炎、十二指肠憩室及恒径动脉综合征等。

3. 胆道、胰腺疾病　胆道疾病出血、胰腺癌、壶腹周围癌等。

(二)全身性疾病

1. 应激性溃疡　指休克、大面积烧伤、严重创伤、颅内疾病、脑外伤、手术后或全身性感染性疾病等状态下发生的急性胃黏膜病变,表现为胃内多发溃疡,是一种急症。

2. 心血管疾病　心脏病、腹主动脉瘤向肠腔穿破、血管瘤、遗传性出血性毛细血管扩张症、弹性假黄色瘤、皮肤弹性过度综合征、腹腔内血管阻塞性疾病、缺血性结肠炎、急性门静脉系统血栓形成、肠系膜血管阻塞及动静脉畸形等。

3. 血液系统疾病　遗传性血管性假血友病、血友病、过敏性紫癜、血小板减少症、淋巴瘤、弥散性血管内凝血及原发性纤维蛋白溶解症等。

4. 急性传染病与寄生虫病　流行性出血热、爆发性病毒性肝炎、斑疹伤寒、恙虫病、伤寒、副伤寒、败血症、副霍乱、钩端螺旋体病、回归热、钩虫病、姜片虫病及血吸虫病等。

5. 维生素缺乏症　维生素 C 缺乏症、维生素 K 缺乏症等。

6. 其他　皮肤烧伤、淀粉样变、白塞氏病、梅毒、系统性红斑狼疮、结节性动脉周围炎等。

(三)中毒性疾病

细菌性食物中毒、药物毒性作用与药物所致消化道出血(肾上腺皮质激素、水杨酸制剂、萝芙木制剂、抗凝剂)、有毒植物中毒、化学性毒物中毒、尿毒症等。

三、鉴别评估

(一)病情评估

1. 现病史

(1)出血量评估:用改变体位的方法测量心率和血压,先测平卧时的心率和血压,然后由平卧改为半卧位,测半卧位的心率和血压,如改为半卧位时的心率增快 10 次/分以上,血压下降幅度超过 2.0～2.7 kPa(15～20 mmHg)、头晕、出汗甚至晕厥,表示出血量大,血容量已明显不足。

(2) 大出血征象:① 患者须卧床才不头晕;② 心率＞120 次/分;③ 收缩压＜12.0 kPa(90 mmHg)或较基础血压降低 25％以上;④血红蛋白＜70 g/L。急性大出血血容量减少时,首先出现的是心率加快,其次是血压下降,而红细胞计数与血红蛋白量下降较迟。

(3) 年龄:中年以上的患者近期出现上腹痛,且无规律性,伴有厌食、消瘦、贫血,且贫血程度与出血量(黑便)不符,应警惕胃癌的可能性;老年人应考虑肿瘤、憩室及血管畸形。

(4) 规律:慢性、周期性、节律性上腹痛,用碱性药物可缓解,尤其是伴有出血前疼痛加剧,出血后疼痛缓解或减轻,消化性溃疡出血的可能性大。大出血后如疼痛不减轻反而加重,提示有再出血或其他并发症的可能。

(5) 特点:溃疡症状轻而出血率高、穿孔率高、病死率高,需急诊手术。

(6) 体征:大量呕血、便血、伴黄疸、蜘蛛痣或腹水,有肝炎、慢性酒精中毒病史,可能为肝硬化引起食管胃底静脉曲张破裂出血。

(7) 诱因:严重创伤、手术史、急危重症等应激状态,易发生呕血、黑便,以急性胃黏膜损伤或应急性溃疡的可能性大。

(8) 伴随症状。

1) 溃疡:大面积烧伤后发生的溃疡称为柯林溃疡(curling 溃疡);颅内损伤、肿瘤或颅脑损伤术后发生的溃疡为库欣溃疡(cushing 溃疡)。

2) 呕吐:剧烈呕吐时,呕吐物先为胃内容物而后为血性液体时,应考虑食管贲门黏膜撕裂,又称 Mallory-Weiss 综合征。

3) 咽下痛或吞咽困难:可为食管炎、食管癌所致。

4) 胆道出血:伴右上腹痛、胆囊肿大、黄疸、有发热史,以胆道出血可能性大。

5) 其他部位出血:伴皮肤、黏膜、齿龈、鼻出血者可能为全身疾病的部分表现,如血小板减少性紫癜、白血病及尿毒症等。

2. 既往史

(1) 既往病史:了解既往有无结缔组织病、白血病、出血性疾病、尿毒症及急性胰腺炎等疾病,如病程中出血多为原发病引起的肠道病变。

(2) 用药史:既往用药的种类、剂量和时间,如非甾体抗炎药、糖皮质激素等可引起胃、十二指肠黏膜糜烂、溃疡而导致上消化道出血。

(二) 体格检查

1. 生命体征　尤其是心率和血压。

2. 精神和意识状态　有无精神萎靡、烦躁不安等。

3. 触诊　有无压痛与肿块,可判定出血部位。

4. 周围循环状况　周围循环衰竭的临床表现是估计出血量的重要标准,应动态观察患者的心率、血压。

（三）辅助检查

1. 实验室检查　粪常规及隐血试验,血常规,血小板,肝、肾功能,凝血功能,电解质,做好交叉配血试验及备血。

2. 影像学检查

（1）钡餐检查:钡餐双重造影,近年来被用于急性上消化道出血的诊断。

（2）选择性腹腔脏器动脉造影:适用于不能接受急诊胃镜检查,而又急需明确诊断者。

（3）B 超检查。

3. 纤维内镜检查　对病因诊断起重要作用,正确率提高到 90％以上。一般在 12～18 小时内进行胃镜检查。

4. 吞线试验　适用于不能耐受 X 线、内镜或动脉造影检查者。

5. 手术探查　如果出血持续不断,危及生命,应在充分准备后及时手术探查。

四、鉴别判断

（一）出血量

粪潜血试验阳性,提示每天出血量在 5 ml 以上;一次出血 50 ml 以上发生柏油样便;胃内储积血量 250～300 ml 可引起呕血,一次出血量不超过 400 ml 可不引起全身症状。上消化道大出血指在数小时内失血量超过 1 000 ml 或循环血容量的 20％,可出现周围循环衰竭表现。

（二）出血程度

消化道出血程度的鉴别判断如表 3 - 10 所示。

表 3 - 10　消化道出血程度的鉴别判断

鉴别	轻度	中度	重度
失血量	全身总血量的 10％～15％;成人失血量<500 ml	全身总血量的 20％～30％;成人失血量 800～1 000 ml	全身总血量的 30％以上;成人失血量>1 500 ml
血压	基本正常	下降,9.0～11.0 kPa	下降,<9.0 kPa
脉搏	正常或稍快	增快,100～110 次/分	增快,>120 次/分
血红蛋白	无变化	70～100 g/L	<70 g/L
血细胞比容	40％～44％	30％～40％	<30％
症状	可有头晕、发冷、皮肤苍白、尿量减少	一时性头晕、口渴、心慌、少尿	烦躁不安、意识模糊、心悸、冷汗、四肢厥冷、少尿或无尿

（三）出血部位

1. 鉴别是否呕血

（1）排除口、鼻、咽喉部出血:血从口腔中吐出,首先判断出血部位是否在上消化道,需与假性呕血及咯血鉴别。假性呕血是指来自鼻腔、口腔、咽腔部位的出血或咯血咽下后,可刺激胃黏膜引起呕吐,被误认为呕血。

(2)呕血与咯血的鉴别判断(表 3-11)。

表 3-11　呕血与咯血的鉴别判断

鉴别要点	呕血	咯血
颜色	暗红	鲜红
混有物	食物	痰及气泡
酸碱反应	酸性	碱性
伴随症状	恶心	咳嗽
病史	消化系统疾病史	呼吸系统疾病史

2. **明确出血部位**　上消化道出血以呕血、黑便为主,下消化道出血以血便为主。幽门以下部位出血常以黑便为主;幽门以上病变,如食管或胃的病变,出血量小或出血速度较慢,常无呕血,仅见黑便。幽门以下病变,如十二指肠病变,出血量大、速度快、血液可反流入胃,出现黑便伴呕血。

五、鉴别分诊流程

呕血的鉴别分诊流程如图 3-9 所示。

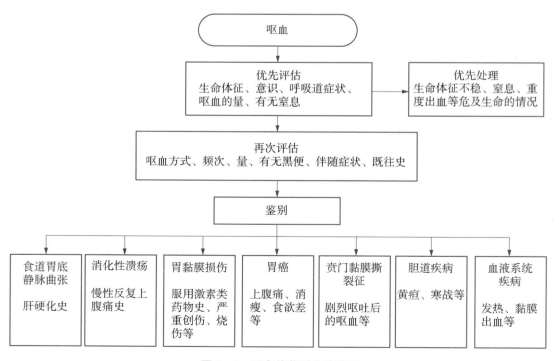

图 3-9　呕血的鉴别分诊流程

六、治疗与护理

(一)治疗原则

1. **紧急处理** 抗休克,维持生命体征稳定。

2. **止血治疗** 包括止血药物、三腔二囊管压迫止血、内镜下止血及手术等治疗。

3. **抑制胃酸、保护胃黏膜** 临床使用质子泵抑制剂和 H_2 受体拮抗剂抑制胃酸分泌,提高胃内的 pH 值。

(二)急诊护理

1. **一般护理** 平卧休息,保持呼吸道通畅,必要时吸氧。

2. **饮食** 出血期间禁食,予以静脉营养治疗,出血停止后遵医嘱从温凉流质开始进食。

3. **建立两路静脉通路** 输液先输入平衡液或葡萄糖盐水、右旋糖酐或其他血浆代用品。原则上输血量接近出血量,中度失血需补充血液 400~600 ml,重度失血需补充血液 1 000~2 000 ml。肝硬化出血宜输新鲜血液;大量输注库存血易引起高钾血症,应观察血钾变化;大量输血时防止枸橼酸钠中毒,观察血钙变化;输血输液时避免过多、过快引起肺水肿。注意观察输血的不良反应。

4. **病情观察** 严密监测意识和生命体征情况;观察呕血与黑便情况(量、色)、次数,肠鸣音是否亢进;四肢皮肤的温度、色泽,周围静脉尤其是静脉充盈情况;必要时进行中心静脉压测定;记录 24 小时液体出入量及每小时尿量;定时复查血红蛋白、红细胞计数、血细胞比容及血尿素氮等。

5. **用药护理** 遵医嘱正确使用止血药、抑制胃酸分泌药等,对肝病患者忌用吗啡、巴比妥类药物。注意观察药物的作用、不良反应及过敏反应。

6. **导管护理** 大出血患者需留置胃管,引流胃内容物;怀疑食管胃底静脉曲张破裂出血时留置三腔二囊管。三腔二囊管使用时要经常观察引流出胃内容物的变化,以了解止血效果,经常检查双囊压力,持续压迫时间最长不应超过 24 小时,每隔 12~24 小时放气囊 1 次,放气前先口服液状石蜡 20 ml,先放食管囊气体,以防止食管囊上滑压迫喉头,每次放气约 30 分钟,观察有无出血,一般三腔管留置时间为 72 小时,常见并发症有吸入性肺炎、食管炎、食管黏膜坏死、溃疡、食管穿孔及心律失常。急性喉阻塞是使用三腔二囊管最严重的并发症,多因胃气囊充气不足或过度用力牵引,致使胃气囊上移至喉部,压迫气管引起窒息,应及时解除胃气囊压力。各引流管需妥善固定,保持通畅,观察引流液颜色、性质和量。

(蒋 琰 景 峰 冯 丽)

第十节 呕吐的鉴别分诊与护理

呕吐(vomiting)指胃内容物反入食管,经口吐出,是一种复杂的协调反射动作。

一、概述

呕吐,首先是幽门的收缩及关闭,胃窦部收缩,同时胃底及贲门松弛、腹肌收缩、膈肌收缩、横膈下降因而腹腔压力增加,胃被挤压,胃内容物反流到食管经口排出体外。与此同时,声门反射性关闭,呼吸停止,软腭、舌骨、喉头抬举,关闭鼻咽及会咽通道,以防胃内容物进入鼻腔和呼吸道,这种复杂而协调的反射动作是通过呕吐中枢来完成的。

呕吐中枢位于延髓,主宰呕吐的实际动作,它接受来自消化道及其他躯体器官大脑皮质、前庭器官及化学感受器触发带的传入冲动。

二、常见疾病

(一) 反射性呕吐

1. 消化系统疾病

1)胃炎、消化性溃疡并发幽门梗阻、胃癌。

2)肝、胆囊、胆管、胰及腹膜的急性炎症。

3)胃肠功能紊乱引起的心理性呕吐。

2. 急性中毒　误服各类有毒物质后。

3. 呼吸系统疾病　痉挛性咳嗽发作之后。

4. 泌尿系统疾病　肾结石绞痛发作。

5. 循环系统疾病　急性心肌梗死的早期。

6. 妇科疾病　内生殖器的急性炎症。

7. 眼科疾病　青光眼。

(二) 中枢性呕吐

1)中枢神经疾病:高血压脑病、颅内感染及脑肿瘤等。

2)药物毒性作用:阿糖胞苷、氟尿嘧啶(5-Fu)及环磷酰胺等。

3)代谢障碍、内分泌疾病、放射性损害、低钠血症、糖尿病酮症酸中毒、妊娠呕吐、急性全身性感染及放射性损害等。

4)前庭障碍性呕吐:迷路炎、梅尼埃病及晕动病等。

5)神经性呕吐、胃神经症及癔症等。

三、鉴别评估

(一) 病情评估

1. 现病史

(1)症状:问诊呕吐发生的时间、呕吐胃内容物的性质和量、以往有无同样发作史。详细了解呕吐有无伴恶心的先兆。评估和食物、药物、体位、精神因素等关系;呕吐时间和进食时间关系;生育期妇女要询问月经史。

(2)性别:体型瘦长型女性,20~40岁,表现为逐渐发生上腹胀痛、恶心和呕吐,进食后数小时发作,采取俯卧位可使症状缓解,应考虑肠系膜上动脉综合征。

（3）性质：①呕吐呈周期性发作，进食后一段时间出现，多呈喷射状，如餐后几小时发作，阿托品注射后，胃排空障碍得以缓解，呕吐也停止，这种情况见于溃疡的活动期与慢性胃炎的急性发作时，可为幽门痉挛所致；②如果呕吐发生在餐后6～12小时，多呈喷射状呕吐，量大，甚至有隔日宿食，呕吐物酸性增高，多见于幽门器质性狭窄，溃疡瘢痕形成引起；③呕吐物低酸甚至缺酸，可见于胃癌或胃内肿瘤引起的器质性梗阻；④周期性大量胆汁性呕吐物为特征，多由于部分胃切除术后空肠输出襻功能性梗阻所致。

（4）诱因：呕吐集体发生或有不洁食物史，误服毒物史，考虑食物中毒，进行呕吐物的细菌学或毒理学检查而确定。呕吐发作与精神刺激有关，进食后立即发生，呕吐全不费力，每日呕吐量不多，吐毕又可再食，长期反复发作营养状态受影响甚小，考虑为神经症或癔症之一。

（5）食管反流：发生于饮食后一段时间，而无恶心的先兆，这是由于潴留于食管狭窄近端的扩张部（贲门弛缓症）或扩张的食管憩室中的食团，反流经口吐出，吐出物不含胃酸与胃蛋白酶。为进一步确诊，需要作胃镜或口服钡剂消化道造影检查。

（6）妊娠呕吐：生育期妇女，呕吐出现在停经40天左右，要考虑妊娠呕吐，为进一步确诊应检查尿妊娠试验；妊娠20～24周后，出现恶心、呕吐、高血压、水肿、蛋白尿及视力下降，考虑妊娠期高血压综合征；妊娠晚期，持续剧烈恶心、呕吐、意识障碍、昏迷、高热、血凝酶异常、进行性黄疸及血清丙氨酸氨基转移酶（ALT）升高，要考虑妊娠期急性脂肪肝的诊断。

（7）伴随症状。

1）恶心先兆：呕吐后常感觉轻快，胃、十二指肠疾病多见。如胃黏膜受刺激或急性胃肠炎或慢性胃炎的急性发作。

2）腹痛：可能为腹腔脏器炎症、梗阻、破裂等。如胃炎、十二指肠溃疡、胃肠梗阻、穿孔、阑尾炎、腹膜炎及肠梗阻等。

3）头痛：呕吐呈喷射性见于颅内高压、第Ⅷ对脑神经疾病、青光眼、脑血管疾病及颅内肿瘤等。

4）眩晕：考虑除第Ⅷ对脑神经疾病外，椎-基底动脉供血不足，小脑后动脉供血不足。如伴听力障碍须考虑为前庭障碍性呕吐。如眩晕、恶心、眼球震颤等症状，考虑为迷路炎。除根据病史还要做耳鼻喉科检查，如为突发性旋转性眩晕（多为水平性）、耳聋、耳鸣考虑梅尼埃病。在航空、乘船、乘汽车时，出现面色苍白、出汗、流涎、恶心及呕吐等症状，多为晕动病。

5）发热：首先考虑感染。许多全身感染性疾病的初期，可发生恶心、呕吐。其原因可能由于发热与毒血症状态时，胃肠蠕动与胃分泌减少，消化功能减退，未消化的食物潴留于胃内，引起逆蠕动而吐出，见于中枢器官的感染，胃肠道的急性感染，其他腹腔脏器的急性感染等。细菌性食物中毒时，呕吐多发生在腹泻之前，霍乱与副霍乱时呕吐多发生在腹泻后。

6）胸痛：可能为心肌梗死、肺梗死。急性心肌梗死的早期，特别是疼痛剧烈时，常发生恶心、呕吐。偶尔疼痛定位在上腹部，呕吐剧烈者，可被误诊为急腹症。

7）血性呕吐物：可能为上消化道出血，如为剧烈呕吐后出现血性物，则可能为食管贲门黏膜撕裂。

8）背痛：可能为主动脉夹层、动脉瘤破裂、肾盂肾炎及肾绞痛。

2. 既往史

（1）既往病史：既往有无腹部疾病或腹部手术、颅脑疾病、高血压病、心脏疾病、肾脏疾病、糖尿病、外伤及放射治疗等病史。如有糖尿病、甲状腺功能亢进症、肾上腺皮质功能减低症、尿毒症等病史，因为某些诱因，使其病情加重而出现一些相应的症状和体征，同时有呕吐。这时应想到其基础病。

（2）生活习惯：既往有无酗酒、过敏史。

（二）体格检查

1. 一般情况　观察生命体征、皮肤情况及有无贫血、黄疸等。

2. 头颈部　有无外伤、颈项强直、甲状腺肿大等。

3. 腹部　有无压痛、反跳痛、胃肠蠕动波与肠型、腹部肿块、肠鸣音及振水音等。

4. 神经系统　评估意识、瞳孔及肢体活动等。

（三）辅助检查

1. 实验室检查　必要时做血常规、血糖、血电解质、肝功能、肾功能、淀粉酶、甲状腺功能测定、动脉血气分析、尿常规、尿糖、尿酮体、尿妊娠试验、脑脊液常规、呕吐物检查。

2. 影像学检查　必要时做腹部 B 超、腹部/颈椎摄片、胃肠钡餐透视、CT 或脑磁共振显像、脑血管造影等。

3. 其他检查　必要时做胃十二指肠镜检查、心电图、脑电图、眼科检查等。

四、鉴别判断

呕吐的鉴别判断如表 3-12 所示。

表 3-12　呕吐的鉴别判断

类型	常见疾病	临床特征
中枢神经系统	高血压脑病、高血压动脉硬化、脑出血、脑肿瘤、脑畸形、椎-基底动脉供血不足、乙脑、脊髓灰质炎、脑脓肿、脑震荡、脑挫裂伤	起病急，血压突然急剧上升，剧烈头痛、头晕，呕吐呈喷射状，与进食无关，烦躁抽搐、失语、视觉感觉及运动障碍
消化系统	急性胃炎、消化性溃疡、幽门梗阻、胃癌、肝、胆囊、胆管、胰、腹膜的急性炎症、胃肠功能紊乱	有饮食不当史，出现上腹胀满、疼痛、嗳气、恶心呕吐，呕吐为大量胃内容物、呕吐物量较多，有隔日宿食，上腹部饱满，食欲不振、乏力、肝区痛
内分泌系统	糖尿病胃轻瘫、糖尿病酮症酸中毒、甲状腺危象	厌食、恶心、早饱、腹胀、体重下降、大便次数增多、高热、口渴、多尿等
泌尿系统	尿毒症	较早出现头痛、恶心、呕吐，如并发尿毒症，呕吐更为严重；体温低、恶心、呕吐、失水、血压降低与周围循环衰竭，最后可陷入昏迷
妇产科系统	妊娠	清晨起床后呕吐，连续多日，最早可见于妊娠 2 周，一般持续数周消失

（续表）

类型	常见疾病	临床特征
药物	吗啡、洋地黄、雌激素、化疗药物、磺胺药等	兴奋化学感受器，出现食欲下降、恶心、呕吐
电解质紊乱	低钠血症、高钙血症	常有乏力、恶性、呕吐、肌肉痉挛、腹痛等症状，甚至神志淡漠、嗜睡、血压下降与昏迷，病因多为急性胃肠炎、糖尿病酮症酸中毒、肾上腺危象等
条件反射性呕吐	神经官能症呕吐	呕吐发作与精神刺激、情绪变化密切相关，在进食后立即发生呕吐，常不伴有恶心，呕吐量少，吐完后可进食，很少因呕吐导致营养障碍，全身情况好
其他	晕动症	发生在航空、乘船、乘汽车或火车时，以苍白、出汗、流涎、恶心、呕吐等为主要表现，常由于反复的俯仰动作、旋转、或上下颠簸所致的迷路刺激

五、鉴别分诊流程

呕吐的鉴别分诊流程如图 3 - 10 所示。

六、治疗与护理

（一）治疗原则

1. 止吐、镇静

（1）镇静：地西泮、氯丙嗪等。

（2）解痉：山莨菪碱（654 - 2）、阿托品、溴丙胺太林等。

（3）止吐：多潘立酮、针灸或穴位封闭等。

（4）放疗、化疗引起的呕吐：昂丹司琼、托烷司琼、格雷司琼及阿托司琼等。止吐治疗应先于抗肿瘤治疗，以预防为主，注重全程及个体化的管理。

2. 维持体液和酸碱平衡 严重呕吐者及时补充液体和钠、钾等电解质，同时纠正酸、碱平衡紊乱。

3. 对因治疗 治疗基础病，如胃肠道梗阻、脑血管疾病、糖尿病酮症酸中毒、中毒及颅内肿瘤等疾病。

（二）急诊护理

1. 体位 采取适当的体位，上半身抬高或侧卧位，以防窒息。

2. 饮食 呕吐停止后，应给予少量、清淡、易消化的食物，严重呕吐者，可暂时禁食，根据医嘱给予静脉补液，以防水、电解质紊乱。

3. 对症护理 呕吐后予以同情、安慰，及时提供热情帮助；用温开水或生理盐水漱口，对于小儿、年老者应做好口腔护理，清除残留在口腔内的呕吐物，及时更换脏污的衣物、被褥。

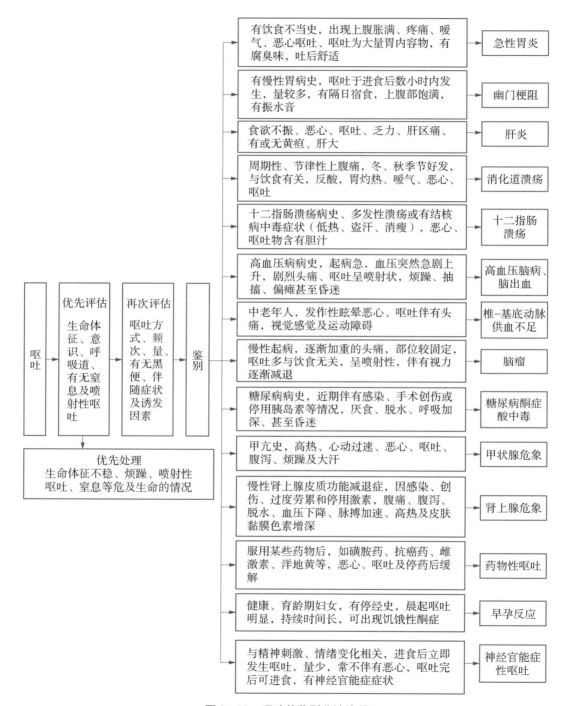

图 3-10　呕吐的鉴别分诊流程

4. 观察病情

1）监测生命体征。

2）呕吐的方式、次数、性质、颜色和量。

3）有无伴随症状，了解饮食及体重情况。

4）有无电解质、酸碱平衡紊乱。持续呕吐可使大量胃液丢失而发生代谢性碱中毒，呼吸变浅、变慢。

5）精准记录24小时出入量，观察有无出现软弱无力、口渴、皮肤黏膜干燥、弹性降低、意识不清等表现。

5. 用药护理　遵医嘱给予止吐、解痉、镇静等药物治疗，也可采用针灸治疗。观察用药效果和不良反应，必要时及时补充水分和电解质。

6. 生活方式　良好的生活方式能缓解恶心、呕吐，如少食多餐，选择易消化、合胃口的食物，控制食量，避免食用辛辣刺激性食物，不吃冰冷或过热食物等。

（蒋　琰　景　峰　冯　丽）

第十一节　血尿的鉴别分诊与护理

血尿（hematuresis）是常见的泌尿系统症状，指尿液离心沉淀后取沉渣镜检，在每个显微镜高倍镜视野下发现超过3个红细胞，或非离心尿液1小时尿红细胞计数超过10万个，或12小时尿沉渣计数超过50万个，提示尿液中红细胞异常增多，肾脏或（和）尿路中有异常出血。

一、概述

正常人尿液中可有（0～2/HP）或不含有红细胞。仅在显微镜下才发现红细胞者称为镜下血尿（＞3/HP）。肉眼即能见红色或血样尿，甚至有血凝块者称为肉眼血尿。通常每升尿量含血量大于1 ml，肉眼可见血性尿液。肉眼血尿的颜色因尿中含血量和尿酸碱度的不同而各异。出血量多时，尿色深浓。当尿液呈酸性时，颜色为棕色、暗黑色、酱油色或深茶色；当尿液呈碱性时，颜色为鲜红色、粉红色或洗肉水样。

二、常见疾病

引起血尿的疾病繁多，主要包括泌尿生殖系统疾病、全身性疾病、尿路邻近器官疾病、其他原因等，以泌尿生殖系统疾病引起的血尿最为常见，其中又以肾炎、泌尿系统结石、细菌感染为最多，其次为结核、代谢性疾病、过敏性疾病及肿瘤等。

（一）泌尿生殖系统疾病

1. 免疫性炎症　急性肾炎、慢性肾炎、急进性肾炎、肾病综合征、无症状性血尿和（或）蛋白尿、IgA肾病、急性间质性肾炎及慢性间质性肾炎等。

2．感染性炎症

（1）非特异性：肾盂肾炎、膀胱尿道炎及前列腺炎等。

（2）特异性：肾结核、膀胱结核。

3．结石　肾结石、输尿管结石、膀胱结石及尿道结石等。

4．肿瘤　肾肿瘤、输尿管肿瘤、膀胱肿瘤及前列腺肿瘤等。

5．损伤　外伤、手术、介入、器械检查等所致急性肾损伤、尿道损伤、膀胱损伤等。

6．遗传性疾病　多囊肾、海绵肾、先天性孤立肾、Alport 综合征及薄基底膜性肾病等。

7．血管性病变　肾梗死、肾皮质坏死、肾动脉粥样硬化、肾血管瘤、肾动脉瘘、肾静脉血栓、动脉炎等。

8．其他　肾下垂、游走肾、膀胱子宫内膜异位症、膀胱尿道息肉、憩室及尿道肉阜等。

9．理化因素　磺胺、盐酸氯胍、斑蝥、酚、松节油、汞、砷等中毒，抗凝剂、造影剂、环磷酰胺及环孢素等。

（二）全身性疾病

1．血液病　血小板减少性紫癜、血栓性血小板减少性紫癜、再生障碍性贫血、白血病、血友病、多发性骨髓瘤及恶性组织细胞病等。

2．感染性疾病　乙肝相关性肾病、钩端螺旋体病、流行性出血热、流脑、猩红热、丝虫病、亚急性感染性心内膜炎、类圆线虫性肾病、埃及吸血虫病及艾滋病等。

3．免疫性疾病　系统性红斑狼疮、显微镜下多血管炎、结节性多动脉炎、韦格纳肉芽肿、过敏性肉芽肿型血管炎、皮肌炎、肺出血-肾炎综合征及过敏性紫癜等。

4．心血管疾病　高血压病、肾动脉硬化症、充血性心力衰竭及遗传性出血性毛细血管扩张症等。

5．内分泌、代谢疾病　痛风、糖尿病、肾淀粉样变及甲状旁腺功能亢进症等。

（三）尿路邻近器官疾病

炎症或肿瘤，如急性阑尾炎、盆腔炎、输卵管炎、直肠癌、结肠癌、宫颈癌及卵巢恶性肿瘤等。

（四）其他原因

运动或其他不明原因，肾活检后血尿、运动后血尿、腰痛-血尿综合征、高原性血尿及"特发性"血尿等。

三、鉴别评估

对于血尿患者，首先要根据病史、体格检查、尿色和尿液检查等基本资料，确定是否为血尿，然后根据其伴随症状、体征，分析血尿与年龄、性别、疼痛及排尿关系，初步判断出血性质和部位；并进一步做尿细胞学检查以确定肾小球性或非肾小球性血尿，必要时行膀胱镜检查、CT、MRI、数字减影血管造影等检查判断出血性质和病变部位。

（一）病情评估

1. 现病史

（1）症状与体征。

1）肉眼血尿发生方式：①初始血尿多为前尿道病变，如炎症、异物、结石、息肉或阴茎段尿道损伤等；②终末血尿或滴血，常见于后尿道、精囊、膀胱三角区和前列腺的炎症、息肉和肿瘤等；③全程血尿常见于肾炎及肾脏、输尿管和膀胱的炎症、结石和肿瘤。

2）疼痛：①腰部疼痛且伴有乏力多为肾小球肾炎，持续钝痛或胀痛常为多囊肾，或直径较大的单发性囊肿的表现；②肾区绞痛伴放射痛是肾、输尿管结石的特征；③腹部阵发性绞痛伴尿频、尿急见于膀胱炎症。

3）血尿持续时间：①肾小球肾炎时肉眼血尿间断出现，通常持续数小时或数日可自行缓解，镜下血尿多持续存在；②尿路感染或结石时，血尿随感染控制后或结石排出或移动至较大的空腔内（如膀胱）时消失；③泌尿系统肿瘤常先表现为镜下血尿，后出现持续肉眼血尿；④肾活检术或肾外伤后并发动静脉瘘可为持续肉眼血尿，或镜下血尿和肉眼血尿交替出现。

4）发热：①持续低热通常为泌尿系统结核或肿瘤的征兆，前者常伴生殖系结核（如附睾结核）；②高热伴腰部疼痛多为上尿路感染和肾周脓肿；③发热伴关节痛、皮疹、口腔溃疡及蛋白尿高度提示系统性红斑狼疮；④上呼吸道感染或腹泻后数小时或1～3天内出现血尿（多为肉眼血尿），多见于急性肾炎综合征，肾活检病理诊断为 IgA 肾病。

5）体重：①体重减轻应考虑泌尿系统结核或肿瘤；②体重增加伴水肿是肾小球和肾病综合征的临床表现。

6）运动和体位：①肉眼血尿前有剧烈运动，短时间内血尿自行消失应考虑为运动性血尿；②青少年患者长时间直立体位后出现与"胡桃夹现象"有关。

（2）性别和年龄。

1）儿童和青少年：以镜下血尿为主，以急性上呼吸道感染、急性肾小球肾炎、泌尿系统畸形或梗阻、小儿特发性高钙血症多见。

2）青壮年：以尿路结石和慢性肾炎多见。

3）育龄期女性：多为尿路感染。

4）老年男性：以前列腺肥大激发尿路感染、前列腺癌、肾盂膀胱肿瘤、肾或输尿管结石发病率较高。

5）老年女性：以膀胱肿瘤和尿路感染常见。

（3）伴随症状。

1）疼痛：血尿伴肾绞痛，疼痛沿输尿管向同侧下腹部、同侧大腿内侧、同侧阴部放射，是肾、输尿管结石的特征；输尿管部位疼痛，多为输尿管结石或血块堵塞所致；排尿时疼痛、尿流突然中断或排尿困难，为膀胱或尿道结石的症状。

2）膀胱刺激症状：出现尿频、尿急、尿痛症状，如病程短，两次发作症状完全消除者，多为非特异性膀胱炎、前列腺炎等;如病程较长、病情起伏,症状始终未能消除或反复发作,注意排除泌尿系结核和膀胱肿瘤;如同时伴有高热、寒战及腰痛,则考虑为肾盂肾炎。

3)水肿、高血压:考虑为急、慢性肾炎及高血压肾病。

4)蛋白尿、高血压:常见于肾小球肾炎。

5)肾脏肿块:如肾肿块为单侧应考虑肾肿瘤、肾囊肿、输尿管肿瘤、肾结石、肾结核所致的肾积水、肾下垂及异位肾等;如为双侧性,则多考虑为先天性多囊肾。

6)邻近器官疾病:有生殖系结核(如附睾结核)者,尤其是有活动性肺结核者提示肾结核的可能性。合并妇科疾病如阴道、子宫、输卵管、附件的炎症和脓肿,以及盆腔如直肠、结肠炎症和肿瘤。

7)其他部位出血:多见于血液病、感染性疾病、中毒、过敏及其他全身性疾病等。

8)乳糜尿:多见于淋巴结核和肿瘤,以及丝虫病。

9)咯血:多见于抗中性粒细胞胞浆抗体相关性血管炎、肺出血-肾炎综合征、系统性红斑狼疮、肾结核及血液系统疾病等。

10)皮疹:①表现为蝶形红斑、盘状红斑或日光性皮炎者为狼疮性肾炎;②发作性出血性皮疹(紫癜)常为过敏性紫癜;③药物治疗后出现皮疹、关节痛、淋巴结肿大和发热多见于药物引起的急性间质性肾炎。

2. 既往史

(1)既往病史。

1)高血压病:应考虑为高血压肾损害可能。

2)糖尿病:以蛋白尿为主要尿检异常者,应考虑糖尿病肾病可能。

3)听力障碍和眼部异常:有家族史者,多考虑为遗传性肾炎可能。

4)前驱感染:①血尿于皮肤或上呼吸道感染后1~3周内发生,是急性肾小球肾炎的诊断标准之一;②起病前1个月左右有上呼吸道感染史,见于新月体肾炎。

(2)外伤/手术史。

1)腰部外伤:造成的肾挫伤可导致尿路出血。

2)肾穿刺活检术:术后数日或数周内可持续存在因动静脉瘘形成而导致的肉眼血尿。

(3)用药史。

1)细胞药物:如环磷酰胺和氮芥等可导致出血性膀胱炎。

2)抗凝剂:可引起出血倾向,也可呈现血尿。

3)药物过敏:以抗生素多见,累及肾脏时常表现为镜下血尿。

(二)体格检查

1. 血压　血压增高考虑肾实质病变可能。

2. 皮肤

(1)紫癜:紫癜性肾炎。

(2)红斑:面部蝶形红斑、盘状红斑,见于狼疮性肾炎;红色斑丘疹伴淋巴结肿大,见于药物过敏。

（3）皮下出血：出血点、瘀斑，见于出血性疾病。

（4）苍白：呈贫血貌，见于肾功能损害、狼疮性肾炎或出血性疾病等。

3．水肿　双下肢对称性凹陷性水肿或伴胸腔积液、腹水，见于原发性或继发性肾小球疾病、急性或慢性肾衰竭。

4．腹部触诊

（1）触及肾脏且位置较低、活动度较大：多见于游离肾。

（2）双侧巨大肾脏：多见于多囊肾。

（3）输尿管压痛点、膀胱区压痛：多见于尿路感染。

（4）肋脊角压痛、肾区叩击痛：多见于急性肾盂肾炎。

5．心脏听诊

（1）心脏杂音：感染性心内膜炎所致肾小球肾炎。

（2）心律不齐：心律绝对不齐、心音强弱不等，见于心房纤颤所致附壁血栓脱落，引起肾栓塞。

6．其他

1）听力减退为遗传性肾炎可能。

2）关节畸形为类风湿关节炎肾损害可能。

3）前列腺肥大为前列腺增生或前列腺癌可能。

（三）辅助检查

1．肾实质性血尿定位诊断检查　是鉴别肾小球性血尿和非肾小球性血尿的关键。

（1）尿沉渣：尿中观察到红细胞管型及颗粒管型等主要见于肾小球肾炎。

（2）尿蛋白检测：对血尿病因定位诊断极有帮助。下列结果通常提示肾小球病变。

1）尿蛋白定性显示镜下血尿＞＋，肉眼血尿＞＋＋。

2）尿蛋白定量镜下血尿≥0.5 g/d，肉眼血尿＞1.0 g/d。

3）尿蛋白分析示白蛋白明显增高、IgG 增高。

4）尿圆盘电泳示中分子尿蛋白或伴有高分子区蛋白尿。

（3）尿红细胞相位差镜检：在新鲜离心尿红细胞计数＞3/HP 或＞10 000/ml 的基础上，采用尿相差显微镜观察，如红细胞 70% 以上为异常形态（畸形或多型性），可确定为肾小球血尿。

（4）尿红细胞容积分布曲线：如尿红细胞平均容积＜72 fl，且分布曲线呈小细胞分布，则表明血尿多来源于肾小球。

（5）尿三杯试验：具体方法为在患者排尿过程中，不间断分别收集初、中、终段尿液置于 3 个玻璃杯中，进行肉眼观察和显微镜观察。初段血尿来自尿道口括约肌以下的前尿道，终末血尿多为膀胱基底部、前列腺、后尿道和精囊出血，三杯均有程度相同的血尿，则出血来源于膀胱颈以上部位。

2．非肾实质性血尿检查

（1）实验室检查。

1）尿液细菌学检查：疑有尿路感染的患者应做清洁中段尿培养和药敏试验，必要时做真菌培养；疑有尿路结核时，需在浓缩尿找结核分枝杆菌，连续 3 次以上。

2）脱落细胞检查：新鲜尿液的脱落细胞、膀胱冲洗液的细胞学检查对于膀胱移行细胞癌的诊断非常有帮助，对于 40 岁以上的血尿患者，怀疑泌尿系统肿瘤者应该做尿细胞学检查。

（2）影像学检查。

1）肾脏 B 超检查：对肾囊肿、结石、输尿管梗阻、肾周围脓肿或血肿有诊断价值。

2）腹部平片检查：约 90％尿路结石不透 X 线，因而腹部平片对诊断尿路结石有较大帮助，可了解肾脏形态、大小和位置。

3）CT、MRI 检查：对于占位性病变的诊断较好，尤其是较小的占位性病变（<3 cm），较 B 超敏感。对于囊性病变而不能排除肿瘤也应首选此检查。通常 CT 平扫和显影剂加强 CT 有助于明确诊断。

（3）膀胱镜检查：在肉眼血尿发作期间做膀胱镜检查，对无伴随症状的血尿有诊断价值，可确定血尿来自哪侧肾脏和输尿管，尤其适用于膀胱癌的诊断。

（4）肾穿刺检查：如以小细胞、畸形红细胞血尿为主，疑似肾实质性疾病者，可考虑肾活检以明确肾脏疾病的病理学诊断。

四、鉴别判断

（一）排除假性血尿

1．红色尿液　月经、子宫、阴道出血或痔出血等常污染尿液，其他外源性的因素也可造成假性血尿。女性最好在月经的前 1 周或月经干净后 1 周做尿检，尿标本一定要留清洁中段尿。

2．血红蛋白尿　一般为均匀的暗红色，若含大量血红蛋白可呈酱油样，震荡时不呈云雾状，放置后无红色沉淀，镜检无红细胞或仅发现少量红细胞，而联苯胺试验阳性。临床上，尿检潜血呈强阳性，但镜检无红细胞，则提示血红蛋白尿。

3．卟啉尿　吡咯新陈代谢障碍所致的血卟啉病或铅中毒时，可产生大量卟啉而引起卟啉尿。放置或晒太阳后尿色变为红色或棕红色或葡萄酒色，均匀不浑浊，镜检无红细胞，联苯胺试验阳性，尿卟胆原试验阳性。

4．其他　某些药物、蔬菜（如甜菜、辣椒、番茄等）、染料、试剂等含色素可导致红色尿液。如氨基比林、山道年或大黄（在碱性尿中），刚果红、氨苯磺胺、酚磺酞（酚红）、碘溴酞钠（四溴酚钠）、利福平、苯妥英钠及吩噻嗪等药物色素可导致尿液红色，但镜检无红细胞，联苯胺试验阳性。

（二）明确出血部位

1．血尿出现时间　初始血尿为前尿道病变引起，如尿道损伤、肿瘤、肉阜及前列腺炎等；终末血尿为膀胱颈部和三角区、后尿道、精囊病变或前列腺病变所引起，如急性膀胱炎、膀胱肿瘤或结石及前列腺病变等;全程血尿则来自上尿路或膀胱。无排尿时尿道出血称为尿道流血。

2. 特点　血尿中混有血凝块常提示非肾小球性出血;大块血凝块常见于膀胱出血;小的蠕虫状血块见于上尿路出血;血尿伴尿频、尿急、尿痛应考虑急性膀胱炎;血尿伴严重和反复发作的尿频、尿急及尿痛则要考虑泌尿系统结核或膀胱肿瘤;上呼吸道感染后1~3 天出现血尿常见于 IgA 肾病;上呼吸道感染 7~21 天后出现血尿常为急性链球菌感染后肾炎,感染后出现肉眼血尿伴肾功能进行性恶化要考虑急进性肾炎(新月体肾炎);血尿伴水肿和高血压可能是急、慢性肾炎;血尿伴神经性耳聋或(和)眼科晶状体、黄斑病变多见于遗传性疾病(如 Alport 综合征)。

五、鉴别分诊流程

血尿的鉴别分诊流程如图 3-11 所示。

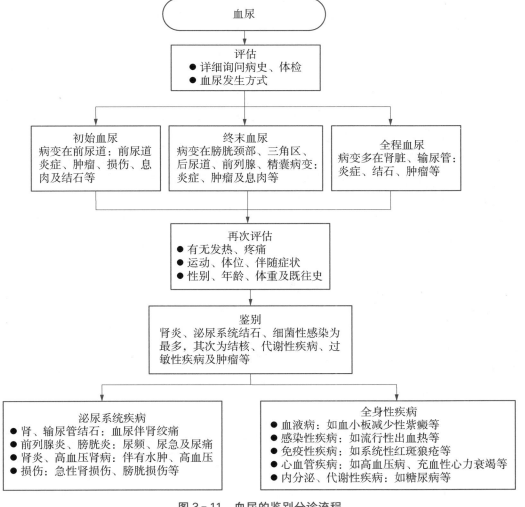

图 3-11　血尿的鉴别分诊流程

六、治疗与护理

（一）治疗原则

1. 对症处理　止血、抗感染等。

2. 对因治疗

（1）肾小球性血尿：一般无须处理，发作性肉眼血尿多以上呼吸道感染和肠道感染为诱因，主要见于 IgA 肾病，当感染灶控制后肉眼血尿可自行缓解。

（2）非肾性血尿：尿路感染予抗感染；尿路结核予抗结核；泌尿系统结石予排石治疗；泌尿系统肿瘤予手术；大量血尿可酌情予持续膀胱冲洗，纠正贫血，补充血容量；肾动静脉瘘或其他血管损伤出血，可考虑栓塞止血。

（二）急诊护理

1. 休息　血尿严重时应卧床休息，尽量减少剧烈的活动。

2. 饮食　以清淡蔬菜为主，忌食辛辣刺激食物，忌酒、烟。长期血尿者可致贫血，应多食含铁丰富的食物。鼓励患者多饮水，每天饮水量应不少于 2 000 ml。大量饮水可减少尿中盐类结晶，加快药物和结石排泄，防止血块堵塞。肾炎明显水肿者应限制饮水。

3. 对症护理

（1）急性肾炎：低钠、高维生素饮食，限制水的摄入。绝对卧床休息，待病情稳定后，再逐步增加活动。

（2）肾功能不全：优质低蛋白、高钙、高铁、高维生素、低磷饮食，限制植物蛋白摄入量。尿少者限制水、钠、钾摄入量。

（3）水肿：限制水和钠的摄入量。如血压低，要预防血容量不足，防止直立性低血压和跌倒；如血压高，要预防肾脏缺血、左心功能不全和脑水肿发生。做好皮肤护理，预防皮肤损伤和感染。

4. 观察病情　每天监测脉搏、血压等生命体征；观察尿液的颜色、性质和量，精准记录 24 小时出入水量；注意血尿的伴随症状及基础病的症状体征；监测血红蛋白、电解质及肾功能等。

5. 留取尿标本　肉眼血尿严重时，应按每次排尿的先后依次留取标本，以便比较，并判断出血的发展。留血尿标本送常规检查和细胞学检查，注意无菌操作，女性避开月经期，及时送检。

6. 用药护理　正确使用止血、利尿及抗感染药物，必要时做好备血和输血，观察药物的疗效和不良反应。

7. 导管护理　留置导尿管注意无菌操作，每日做好导管护理，妥善固定，勿扭曲、折叠，保持通畅。

8. 心理护理　患者血尿时可出现极度恐惧心理，应做好解释和安慰，说明 1 000 ml 尿中有 1～3 ml 血就为肉眼血尿，给予一定的心理支持。告诫患者养成规律的生活习惯，避免长期精神紧张、过度劳累，应劳逸结合，保持乐观的情绪，保证身心休息。

（蒋　琰　景　峰　冯　丽）

第十二节 意识障碍的鉴别分诊和护理

意识障碍（disturbance of consciousness）指人对周围环境及自身状态的识别和觉察能力出现障碍。多由于高级神经中枢功能活动（意识、感觉和运动）受损所引起，包括嗜睡、意识模糊、谵妄、昏睡和昏迷。

一、概述

任何原因引起的大脑皮质、皮质下结构、脑干上行网状激活系统等部位的损害或功能抑制，均可导致意识障碍。意识障碍为临床常见急症之一，且病情复杂、进展迅速，变化快，猝死率高，需要仔细评估鉴别及诊断，而急诊预检分诊护士作为急诊意识障碍患者的第一接触者，掌握良好的意识障碍评估、鉴别能力是抢救意识障碍患者的关键。急诊就诊的意识障碍患者中以急性脑血管病为主，其中出血性脑血管病最易引起意识障碍，而大面积脑梗死、脑水肿明显时也可出现昏迷，其次为中毒类疾病及代谢紊乱。

二、常见疾病

（一）颅内疾病

1. 局限性病变

（1）脑血管疾病：脑出血、脑梗死及暂时性脑缺血发作等。

（2）颅内占位性病变：原发性或转移性颅内肿瘤、脑脓肿、脑肉芽肿及脑寄生虫囊肿等。

（3）颅脑外伤：脑挫裂伤、颅内血肿等。

2. 脑弥漫性病变

1）颅内感染性疾病：各种脑炎、脑膜炎、蛛网膜炎、脑室管膜炎及颅内静脉窦感染等。

2）弥漫性颅脑损伤。

3）蛛网膜下腔出血。

4）脑水肿。

5）脑变性及脱髓鞘性病变。

3. 癫痫发作 肌阵挛-强直-阵挛发作、肌阵挛失神发作等。

（二）全身性疾病

1. 急性感染性疾病 各种败血症、感染中毒性脑病等。

2. 内分泌与代谢性疾病 肝性脑病、肾性脑病、肺性脑病、糖尿病低血糖昏迷、糖尿病高渗性昏迷、黏液水肿性昏迷、垂体危象、甲状腺危象、肾上腺皮质功能减退性昏迷及乳酸酸中毒等。

3. 外源性中毒 工业毒物、药物、农药、植物或动物类中毒等。

4. 缺乏正常代谢物质　缺氧、缺血或低血糖等。

5. 水、电解质平衡紊乱　见于低纳血症患者血钠急骤降低,继发于甲状旁腺功能亢进或者肾哀竭的严重高钙血症等。

6. 物理性损害　日射病、热射病、电击伤及溺水等。

三、鉴别评估

根据病史、伴随症状及意识障碍的典型临床表现,结合一般体格检查、神经系统检查、实验室及相关辅助检查,可明确诊断。

(一) 病情评估

1. 现病史

(1) 年龄:儿童多见于流行性脑膜炎、乙型脑炎、中毒性菌痢;青壮年多见于脑血管畸形;老年患者多见于心、脑血管疾病。

(2) 性质:诱因、持续时间、发病过程。如急性起病者,多见于脑血管病、一氧化碳中毒、药物中毒及中暑等;慢性起病者,多见于代谢性脑病(如肝性脑病、肺性脑病及尿毒症等)、颅内感染(如脑炎、脑膜炎等)。

(3) 伴随症状。

1) 发热:先发热后有意识障碍,见于重症感染性疾病;先有意识障碍后有发热,见于脑出血、蛛网膜下腔出血及巴比妥类药物中毒等。

2) 呼吸缓慢:是呼吸中枢受抑制的表现,见于吗啡、巴比妥类、有机磷农药等中毒及银环蛇咬伤等。

3) 瞳孔散大:见于颠茄类、酒精、氰化物等中毒,以及癫痫、低血糖状态等。

4) 瞳孔缩小:见于吗啡、巴比妥类及有机磷农药等中毒。

5) 心动过缓:见于颅内高压、房室传导阻滞,以及吗啡、毒蕈等中毒。

6) 高血压:见于高血压脑病、脑血管意外、肾炎及尿毒症等。

7) 低血压:见于各种原因的休克。

8) 皮肤黏膜改变:出血点、瘀斑和紫癜等见于严重感染和出血性疾病;口唇呈樱桃红色提示一氧化碳中毒。

9) 脑膜刺激征:见于脑膜炎、蛛网膜下腔出血等。

10) 瘫痪:见于脑出血、脑梗死等。

11) 抽搐:见于高血压脑病、子痫、脑炎及尿毒症等。

2. 既往史　既往有无高血压病、糖尿病、外伤史、感染史、肝脏疾病及肾脏疾病等。如既往有高血压病病史提示高血压脑病、脑出血及脑梗死可能;糖尿病史提示糖尿病昏迷、低血糖昏迷可能;肝病史提示肝性脑病可能;肾病史提示肾性脑病可能;脑外伤提示脑挫裂伤、颅内血肿可能。

(二) 体格检查

1. 一般检查

(1) 体温:先有发热,后出现意识障碍,可能为中枢神经系统或其他部位感染导致,如病毒性脑炎、脑型疟疾等;先有意识障碍,后有发热,则可能为丘脑下部体温调节中枢障碍所导致。此外,脑干出血、椎-基底动脉血栓也易引起昏迷和发热。老年患者严重感染时也有可能出现体温不升的现象。体温过低也可能见于酒精中毒、低血糖、巴比妥类药物中毒、脱水或末梢循环衰竭等。

(2)脉搏:脉搏缓慢而有力可见于颅内压增高、酒精中毒等;脉搏缓慢而微弱可见于吗啡类药物中毒;脉搏细速可见于脑膜炎患者;脉搏增快可见于心脏异位节律;脉搏显著增快可见于颠茄类中毒、氯丙嗪中毒;脉搏过于缓慢可见于房室传导阻滞等。

(3)呼吸:缓慢呼吸多见于巴比妥类、吗啡、有机磷农药中毒。脑的不同水平损害可引起不同形式的呼吸紊乱,将有助于病变水平的定位。

(4)血压:血压急剧上升可见于脑出血、子痫、高血压脑病及椎-基底动脉血栓形成等;血压急剧下降者可见于心源性休克、外伤性内脏出血、肺梗死、糖尿病性昏迷、烧伤、药物过敏、安眠药中毒及酒精中毒等。

(5)口腔气味:酒精中毒带有酒味;糖尿病酮症酸中毒有烂苹果味;有机磷农药中毒有大蒜味;尿毒症有氨臭味;肝性脑病有腐臭味或氨味。

(6)皮肤:皮肤灼热干燥可见于热射病昏迷、阿托品中毒;皮肤湿润见于休克、有机磷农药中毒、低血糖昏迷、心肌梗死和甲亢危象等;一氧化碳中毒时口唇呈樱桃红色;内脏出血、休克、贫血、心肺功能不全及尿毒症时皮肤呈苍白色;脑膜炎双球菌感染、斑疹伤寒等皮肤可见出血性斑疹;有多处青紫、耳鼻流血等,需要检查有无颅脑外伤;肢体有针眼者,可考虑有药物滥用的可能。

2. 神经系统检查

(1)头颅:有血液或脑脊液从耳道、鼻孔中流出,多见于颅脑损伤、颅底骨折等。

(2)脑膜刺激征:颈项强直,克氏征(Kernig 征)和布氏征(Brudzinski 征)阳性,多见于脑膜炎、蛛网膜下腔出血、脑血管病变或颅内肿瘤。

(3)瞳孔:两侧瞳孔散大,可见于酒精和阿托品中毒、糖尿病性昏迷及脑干损伤的晚期症状;两侧瞳孔缩小可见于吗啡、鸦片类中毒及脑桥被盖部病损;双侧瞳孔不等大可见于脑疝等;一侧瞳孔缩小可见于霍纳氏综合征(Horner 征)。

(4)眼球位置:大脑半球病变向病灶侧凝视,一侧脑桥病变时两眼向病灶对侧凝视,但刺激性病灶正相反;丘脑底部和中脑首端病损,眼球转向内下方;下部脑干病变可出现眼球水平或垂直性自发浮动现象。

(5)对光反射:瞳孔对光反射的灵敏度常与昏迷程度成正比,消失时预后极差。

(6)角膜反射:角膜反射消失表明昏迷程度较深。

(7)眼底:严重视神经盘水肿可为长期颅内高压的结果,应考虑有无肿瘤及其他占位性病变;蛛网膜下腔出血时可有视网膜浅表出血;视网膜有广泛的渗出物和出血则应考虑有无糖尿病、尿毒症、高血压等。

(8)运动功能:有无肢体瘫痪,若四肢运动功能完全丧失,则表明两侧大脑半球、脑干下部的严重病损。

(9)反射:检查深反射、浅反射及病理反射,左右有无差别。两侧反射不对称,提示有局灶性病变;深、浅反射均减低甚至消失,提示昏迷程度的加深;病理反射的存在提示有锥体束损害。

（三）辅助检查

1. 实验室检查

（1）血常规检查:对血液病和感染的诊断有重要价值。

（2）血糖检查:是确诊低血糖意识障碍和糖尿病昏迷的重要指标。

（3）血氨和肝功能检查:有助于肝性脑病的诊断。

（4）肾功能和尿常规检查:是判断肾性脑病的指标。

（5）电解质检查:用于诊断电解质紊乱引起的意识障碍。

（6）血气分析:用于诊断酸碱代谢失衡引起的意识障碍。

（7）有毒物质检测:各种有毒物质的特殊检测能确定外源性中毒。

2. 影像学检查

（1）头部 CT 检查:对意识障碍的诊断有非常重要的价值。对绝大部分的脑出血、脑梗死、蛛网膜下腔出血、颅脑外伤、脑肿瘤、脑脓肿和一些脑寄生虫疾病做出精准的诊断。

（2）头部 MRI 检查:比 CT 显示更清楚,并且不受颅骨伪影的干扰,可清楚地显示脑干、小脑的病灶,对脑炎、脱髓鞘病变、脑转移瘤、脑寄生虫及代谢性脑病的诊断有重要的意义。

3. 脑脊液检查　对高颅压综合征、低颅压综合征及不典型蛛网膜下腔出血的诊断是非常重要的。一般认为,意识障碍的患者应先做 CT 或 MRI 检查后再行腰椎穿刺检查更安全,如 CT 或 MRI 能明确诊断的疾病,就没有必要再做腰穿检查。

4. 脑电图检查　对病毒性脑炎的早期诊断有重要价值。对特征性的亚急性硬化性全脑炎的诊断有重要意义;典型的周期性三相波是人类海绵状脑病的特征性脑电图改变。同时脑电图也是诊断癫痫的必要检查。

四、鉴别判断

（一）意识障碍的分级

意识障碍可表现为觉醒程度下降和意识内容变化,通过言语反应、痛觉反应、瞳孔对光反射、吞咽反射及角膜反射等来判断意识障碍的程度。

1. 嗜睡　是最轻的意识障碍。患者处于持续睡眠状态,刺激时能被唤醒,可正确回答问题和配合检查。唤醒时患者表现对自身或环境的正常认知程度降低,如不再刺激会再次进入熟睡状态。

2. 意识模糊　意识水平轻度下降,较嗜睡更深。患者能保持简单的精神活动,但对时间、地点、人物的定向能力发生障碍,常有思维不连贯,思维活动迟钝等。一般来说,患者有时间和地点定向障碍时,即认为意识模糊。

3. 昏睡　是较重的意识障碍,患者只有受到强烈刺激才能被唤醒,醒后表情茫然,只能含糊地回答问话,不能配合检查,对提问或指令不能做出适当反应,刺激停止后立即陷入深睡。

4. 昏迷　是意识水平下降到最严重的程度。患者无意识反应,强烈刺激也不能唤醒,对疼痛刺激反应为反射性。临床分为浅昏迷、中昏迷及深昏迷,分别代表意识的抑制水平达到了皮质、皮质下和脑干。

(二) 意识障碍评估量表

1. Glasgow 昏迷量表 是外伤和急救中心使用最广泛的意识评估工具,包括 3 个分量表,分别为睁眼反应、运动反应和语言反应,分量表的得分范围是 3～15 分。GCS 的内容对于鉴别微意识状态的患者并不敏感。不能有效地评估眼外伤患者、气管插管患者、机械通气患者及使用镇静剂患者的意识水平。

2. 全面无反应性(FOUR)量表 可以替代 GCS 来评估严重脑损伤患者的意识水平(表 3-13)。此量表由 4 项分量表组成,分别为眼部反应、运动反应、脑干反射和呼吸,分量表的得分范围是 3～15 分。分数越低,表明死亡和残疾的可能性越大。FOUR(full outline of unresponsiveness)量表弥补机械通气致使 GCS 量表中的语言功能无法测试的缺陷。该量表可以监测视觉追踪,检测闭锁综合征患者遵从指令的眼球运动。

表 3-13 FOUR 量表

眼部反应	运动反应	脑干反射	呼吸	评分
睁眼或被动睁眼后,能随指令追踪或眨眼	能完成竖拇指、握拳、V 字手势指令	瞳孔和角膜反射灵敏	未插管,规律呼吸模式	4
睁眼,但不能追踪	对疼痛有定位反应	一侧瞳孔散大并固定	未插管,潮式呼吸	3
闭眼,但较强的声音刺激时睁眼	疼痛时肢体屈曲反应	瞳孔或角膜反射消失	未插管,呼吸节律不规律	2
闭眼,但疼痛刺激时睁眼	疼痛时肢体过伸反应	瞳孔和角膜反射均消失	呼吸频率高于呼吸机设置	1
闭眼,对刺激无反应	对疼痛无反应或肌阵挛状态	瞳孔和角膜反射及咳嗽反射均消失	呼吸频率等于呼吸机设置,或无呼吸	0

(三) 常见疾病的鉴别

意识障碍常见疾病的鉴别见表 3-14。

表 3-14 意识障碍常见疾病的鉴别

类型	常见疾病	评估注意点
颅内病变	脑出血、蛛网膜下腔出血等脑血管疾病;流行性脑炎等脑感染性疾病;脑脓肿、颅内肿瘤等占位性病变;脑挫裂伤、硬膜外血肿等颅脑外伤;癫痫	尤其关注既往病史(高血压病、颅内肿瘤等)、外伤史、感染史、体温变化、呕吐、瞳孔及肢体活动等
内分泌及代谢障碍性疾病	尿毒症、肝性脑病、垂体性昏迷、甲状腺危象、糖尿病性昏迷、乳酸酸中毒、低血糖性昏迷及肺性脑病等	尤其关注呼吸气味、血糖、血氧饱和度、尿量及血氨等

（续表）

类型	常见疾病	评估注意点
全身感染性疾病	病毒感染：流行性出血热等；真菌感染：脑膜炎、寄生虫感染、疟疾等	体温、热型及血常规等
水、电解质平衡紊乱	稀释性低钠血症、低氯性碱中毒、高氯性酸中毒	腹胀、呕吐、电解质及皮肤弹性等
外因性中毒	一氧化碳中毒、急性硫化氢中毒等工业毒物中毒；急性有机磷中毒、急性有机氯中毒等农药类中毒；巴比妥酸盐中毒等药物类中毒	瞳孔、气味、面色、唇色及呼吸等
物理性及缺氧性损害	热射病、触电等	环境，皮肤是否完整、干燥及灼热等

五、鉴别分诊流程

意识障碍的鉴别分诊流程如图 3-12 所示。

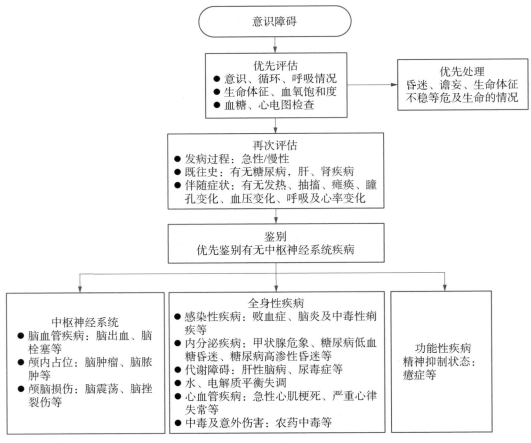

图 3-12 意识障碍的鉴别分诊流程

六、治疗与护理

(一) 治疗原则

1. 紧急处理　呼吸、心跳停止,立即给予心肺复苏术等生命支持技术,维持生命体征。

2. 保持呼吸道通畅　清除呼吸道分泌物和异物,改善呼吸功能,避免缺氧。

3. 纠正休克　出现低血压,给予输液、备血、升压药、糖皮质激素等抗休克处理。

4. 促醒治疗　常用的药物为纳洛酮与醒脑静。

5. 对症处理　如缺氧、二氧化碳潴留、体温过高或过低、颅内高压等都立即给予对症处理。

6. 对因治疗　积极处理基础病,如感染性疾病、低血糖昏迷及中毒等疾病。

(二) 急诊护理

1. 休息与环境　卧床休息,取平卧位,头偏向一侧或侧卧位。病室内温湿度适宜,环境整洁,限制探视、陪护。

2. 饮食　长期昏迷患者可给予鼻饲,提供充足的营养及水分,满足机体的需要量,避免发生营养障碍,增强机体免疫力,减少并发症。

3. 呼吸道管理　保持呼吸道通畅,开放气道,取下活动性义齿,及时清除口鼻腔分泌物,必要时吸痰,防止分泌物积聚,发生误吸,可造成窒息和吸入性肺炎。

4. 氧疗护理　脑组织缺氧可加重脑水肿,使意识障碍加重。吸氧有利于维持全身重要脏器的功能,并可预防潜在的并发症。遵医嘱给予鼻导管或面罩吸氧,监测血气分析,保证血氧分压在 10.7 kPa(80 mmHg)以上,二氧化碳分压在 4～4.7 kPa(30～35 mmHg)。

5. 病情观察　严密监测意识及生命体征,注意观察瞳孔大小、对光反射、角膜反射、压眶疼痛反应及恶心、呕吐等其他伴随症状。出现昏迷加深、瞳孔进行性散大、呼吸不规则、血压不稳定时,及时处理。严格记录 24 小时出入量。

6. 用药护理　建立有效静脉通路,遵医嘱给予纠正休克、抗心律失常、脱水、降颅压等药物,维持水、电解质及酸、碱平衡。保持血容量、血压和心输出量在正常范围。

7. 安全管理　拉起床边护栏,必要时进行保护性约束,防止患者坠床。

8. 音乐疗法　每天 3 次为患者播放 1 小时音乐,旋律以轻松愉快为主,治疗过程中保持周围环境安静,音乐音量不高于 60 dB,可缩短患者的康复时间。

(严松娟　冯　丽)

▌第十三节　晕厥的鉴别分诊与护理

晕厥(syncope)是由于脑供血不足引起的短暂的、自限性的意识丧失状态,在意识丧失前常有面色苍白、恶心、呕吐、头晕眼花、黑蒙、出冷汗、脉弱及血压低等症状。

一、概述

晕厥的特点为发生迅速、发作时间短暂、自限性能够完全恢复。晕厥是一种症状,可由多种病因引起,机制复杂,涉及多个学科,且部分晕厥的诱因可能危及生命。有些晕厥有先兆症状,如轻微头痛、恶心、出汗、乏力和视物模糊等,更多的表现为突然发生意识丧失,无先兆症状。随着晕厥的恢复,行为和定向力也立即恢复。有时可出现逆行性遗忘,多见于老年患者,有时晕厥恢复后可有明显乏力。

晕厥在普通人群中常见,首发年龄多为 10～30 岁,约 47％的女性和 31％的男性在 15 岁左右发生晕厥。反射性晕厥最常见,65 岁以上人群的发病率最高。每年晕厥事件发生率为 18.1‰～39.7‰。有研究表明心源性晕厥患者的第 1 年死亡率为 18％～33％,非心源性占 0～12％,不明原因的占 6％,猝死的发生率为 24％。

二、常见疾病

大脑灌注压取决于体循环的动脉压,任何引起心输出量下降或外周血管阻力降低的原因都可以引起晕厥。

1. 自主神经调节失常　血管舒缩障碍,多见于直立性低血压时,脑供血障碍可引起晕厥、一次性大量排尿或连续咳嗽。

2. 心源性脑缺血　这种原因的晕厥最严重,多见于严重的快速或慢速心律失常、心搏骤停。任何体位均可发生,缺血严重时可伴有四肢抽搐、大小便失禁,常见于心脏瓣膜狭窄、心室流出道梗阻、心房黏液瘤及心律失常等疾病。

3. 脑血管疾病　多为突然发生的脑干供血不足所致,因脑干网状结构上行激活系统缺血而不能维持正常的意识状态,也称为短暂性脑(后循环)缺血发作,常见于短暂性脑缺血发作、锁骨下动脉盗血综合征及蛛网膜下腔出血等疾病。

4. 其他　如低血糖、重度贫血及过度换气者等。

三、鉴别评估

(一) 病情评估

1. 初步评估

(1) 病史:详细询问病史,体格检查,包括测量不同的体位血压及心电图检查。

(2) 危险分层:短暂性意识丧失(transient loss of consiousness,TLOC)的临床特征资料通常来自对患者的病史采集和目击者的描述。对首次就诊的患者,病史采集时首先应该明确其是否为 TLOC。通过病史采集,一般可识别 TLOC 的主要类型(图 3-13)。

(3) 其他:在此基础上,可以适当增加其他的检查以保证诊断正确。

2. 再次评估

(1) 神经反射性晕厥:①较长的反复晕厥发作病史,尤其是发生于 40 岁前;②发生于遇到不愉快的事情、声音、气味或疼痛之后;③长时间站立;④进餐期间;⑤在拥挤和(或)闷热的环境中;⑥晕厥前自主神经激活,出现苍白、出汗和(或)恶心、呕吐的症状;

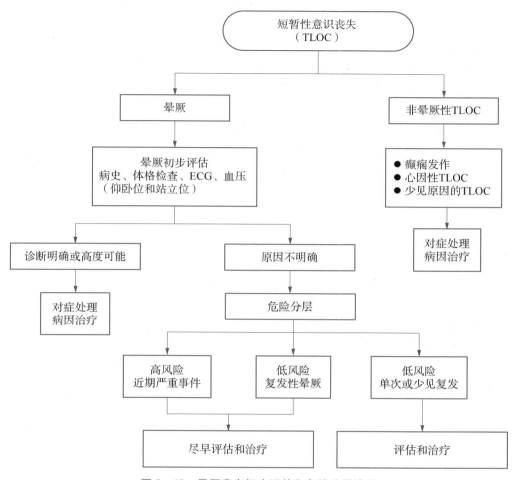

图 3-13 晕厥患者初步评估和危险分层流程

⑦转动头部或压迫颈动脉窦(如肿瘤、刮胡子、衣领过紧)时发生;⑧无心脏疾病。

(2)直立性低血压晕厥:①站立时或站立后;②长时间站立;③用力后站立;④餐后低血压;⑤与开始使用血管扩张剂、利尿剂,或者改变药物剂量之间有时间相关性;⑥存在自主神经病变或帕金森病。

(3)心源性晕厥:①劳力中或仰卧位时发生的晕厥;②突发心悸,继而晕厥;③有不明原因的早年猝死家族史;④存在结构性心脏病或冠状动脉疾病;⑤提示心律失常的心电图改变。

3. 伴随症状

(1)自主神经功能障碍:如面色苍白、出冷汗、恶心及乏力等,多见于血管抑制性晕厥。

(2)面色苍白、发绀及呼吸困难:见于急性左心衰竭。

(3)心率和心律明显改变:见于心源性晕厥。

（4）抽搐：见于中枢神经系统疾病和心源性晕厥。

（5）头痛、呕吐、视听障碍：提示中枢神经系统疾病。

（6）发热、水肿、杵状指（趾）：提示心肺疾病。

（7）呼吸深而快、手足发麻、抽搐：见于通气过度综合征、癔症等。

（8）心悸、乏力、出汗、饥饿感：见于低血糖性晕厥。

（二）体格检查

1. 生命体征　有无脉搏微弱或消失、低血压、呼吸浅而快。

2. 体位　心率及血压的改变与体位变化有关。

3. 面色　有无苍白或潮红。

4. 皮肤及指（趾）端　有无多汗、皮肤湿冷、指（趾）端较冷或发绀。

5. 听诊　心脏有无收缩期杂音或瓣膜杂音的改变。诊断未明确者，首先应排除心脏器质性病变。

6. 躯体及四肢　有无外伤。

7. 神经系统　无心脏器质性病变者，若发作严重且频繁者，考虑神经反射性晕厥可能，倾斜试验或颈动脉按摩试验可确诊；对第一次发作或很少发作且原因不明者可给予观察随访。

（三）辅助检查

1. 实验室检查

（1）血常规检查：严重贫血，考虑是否存在失血引起的晕厥。

（2）血生化检查：肝功能、肾功能、电解质、血糖及心肌标志物等。

（3）血气分析：过度通气综合征，血气分析常提示呼吸性碱中毒。

2. 影像学检查

（1）超声心动图、CT、MRI 检查：可以判断如主动脉夹层和血肿、肺栓塞及心肌疾病等引起晕厥的诱因。

（2）心脏导管检查：对于可疑心肌缺血或梗死的患者，应行冠状动脉造影，排除心肌缺血引起心律失常，从而导致心律失常性晕厥。

3. 心电图检查

1）伴有心悸的患者，心电图检查提示心律失常，应考虑或者诊断为心律失常性晕厥。

2）诊断标准：①窦性心动过缓（心率<40 次/分）、反复出现窦房传导阻滞或大于 3 秒的窦性停搏；②Ⅱ度 2 型和Ⅲ度房室传导阻滞；③交替性的左束支和右束支传导阻滞；④阵发性室上性心动过速和室性心动过速；⑤起搏器功能故障伴心搏骤停。

4. 心脏电生理检查　对经无创检查仍不能明确病因的晕厥患者，如陈旧性心肌梗死、双束支传导阻滞、无症状性窦性心动过缓等可行心脏电生理检查，且对治疗具有指导意义。

5. 脑电图检查　晕厥患者脑电图正常，癫痫患者发作期间脑电图也可正常，需要根据临床症状分析。

6. 其他检查　可行颈动脉窦按摩试验、倾斜试验、直立性评价试验以协助诊断。

四、鉴别判断

晕厥的鉴别判断如表 3 - 15 所示。

表 3 - 15　晕厥的鉴别判断

类型	诊断	诱发因素	临床特征
反射性	血管迷走性晕厥	刺激:紧张、恐惧、疼痛、创伤	迷走神经兴奋,心率减慢,血压下降
	直立性低血压	原发性自主神经功能障碍,糖尿病神经病变;继发性血容量减少,如腹泻、出血等	原发性多见于中年男性,有出汗异常,排尿困难等;继发性者常有贫血
	颈动脉窦过敏	颈部或头部活动不当;衣领过紧压迫;颈动脉炎或颈部淋巴结压迫	心率减慢,血压下降
条件性	排尿性晕厥	排尿屏气或膀胱过度收缩;体位突然发生改变	常见于中年男性,多发生于夜间或午睡后醒来;心率减慢,血压下降
	咳嗽性晕厥	胸腔压力增加,静脉回流受阻,心输出量降低	常伴剧烈咳嗽,血压下降
心源性	心源性晕厥	器质性心脏病,如心肌梗死、心肌病、病窦综合征、心律失常	血压下降
神经性	神经源性晕厥	颅脑外伤;脑实质病变;高血压脑病	头痛
精神性	哭泣性晕厥	悲伤过度,缺氧	常见于幼儿哭泣
	过度通气综合征	情绪紧张或癔症发作	呼吸急促
血液成分异常	低血糖性晕厥	低血糖	血糖低
	贫血性晕厥	重度贫血	血容量不足,缺氧引起脑部供氧不足

五、鉴别分诊流程

晕厥的鉴别分诊流程如图 3 - 14 所示。

六、治疗与护理

(一) 治疗原则

1. 紧急处理

1) 一旦发生晕厥,立即通知医生,取仰卧位或下肢抬高位,增加脑血流量。

2) 立即给予氧气吸入,头偏向一侧,保持呼吸道畅通;迅速建立静脉通路,遵医嘱使用抢救药物。

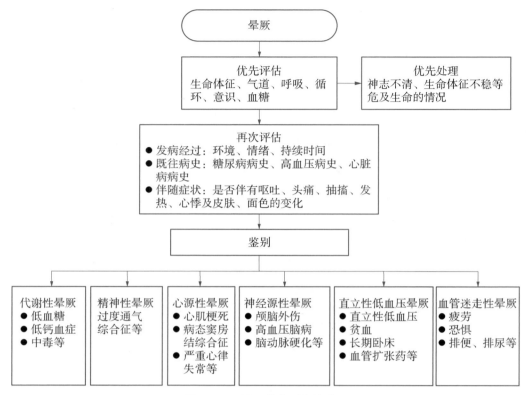

图 3－14　晕厥的鉴别分诊流程

2. 对症处理　改善血液循环,增加心输出量及脑血液灌注。

3. 对因治疗　积极治疗基础病,如心肌梗死、高血压脑病等。

(二)急诊护理

1. 体位　出现晕厥先兆,立即采取卧位,防止跌倒。晕厥发作时,立即给予平卧,取头低足高位,以保证脑部的血流灌注。

2. 氧疗护理　清除口鼻腔分泌物,保持呼吸道通畅,遵医嘱给氧。

3. 对症护理　伴有低体温患者注意保暖,等清醒后可饮用温热水;伴有抽搐,将牙垫或口咽通气管置于上、下磨牙之间,以免咬伤舌头;烦躁不安者,给予保护性约束,避免发生坠床。

4. 观察病情　给予 24 小时心电监护,观察患者的意识、生命体征、血氧饱和度、面色等情况并做好记录,注意有无心律失常的发生。注意晕厥发生时的体位、时间、性质和伴随症状。

5. 用药护理　遵医嘱给予药物治疗,如低血糖患者静脉注射高渗葡萄糖;高血压患者给予扩血管、利尿剂等治疗;心律失常患者给予抗心律失常药物。注意观察用药效果和药物的不良反应,及时告知医生。

6. 心理护理　晕厥的发生与心理因素常有密切的关系,主要是紧张和恐惧,评估患者心理状况及日常活动能力,有针对性地进行心理干预,分散患者的注意力,以缓解其紧张不安的情绪。指导患者循序渐进地完成力所能及的日常活动,提高自信心,减轻焦虑情绪。

7. 健康指导

1) 向患者及家属详细讲解晕厥发生的原因,紧急的处理措施及预防方法。

2) 指导患者及家属有效地避免危险因素,包括生理和心理两方面。

3) 嘱患者若出现任何不适及时来院就诊,不得随意增减药量或者停服。

(严松娟　冯　丽)

第十四节　抽搐的鉴别分诊与护理

抽搐(tics)是指全身或局部成群骨骼肌非自主的抽动或强烈收缩,常可引起关节运动和强直。当肌群收缩表现为强直性和阵挛性时,称为惊厥(convulsion)。惊厥表现的抽搐一般为全身性、对称性、伴有或不伴有意识丧失。

一、概述

按引起抽搐的病变部位分为脑源性、脊髓性、外周神经性和肌肉本身病变。按抽搐波及范围分为全身性和部分性,前者为全身骨骼肌的抽动,常伴意识丧失;后者局限于一侧肢体、单个肢体或仅面部肌肉的抽动,通常不伴有意识丧失。按抽搐形式可分为强直性(骨骼肌持续、强烈、非颤抖性收缩)、阵挛性(骨骼肌收缩和松弛交替出现)和肌阵挛性(骨骼肌突发、短暂、闪电样收缩)。伴有肢体和肌肉疼痛的抽搐称为痛性抽搐。从疾病单元来说,抽搐包含痫性发作和非痫性发作两大内容。

痫性发作是由于脑神经元过度兴奋或高度同步化活动产生的一过性症状,它的起始、中止和临床表现均有一定的特殊模式,痫性发作即癫痫发作。癫痫(epilepsy)是以脑部持续存在产生癫痫发作的易感性,由此而产生神经生理、认知功能、心理和社会障碍为特征的一种慢性脑部疾病。临床出现 2 次(间隔至少 24 小时)非诱发性癫痫发作时就可确诊为癫痫。

抽搐、痫性发作和癫痫之间存在一定差异。抽搐不等于癫痫发作;痫性发作可有抽搐,也可以不伴有抽搐;一次痫性发作不等于癫痫,但有癫痫者常有全身或局灶性抽搐。

二、常见疾病

(一)脑部疾病

1. 特发性或隐源性癫痫　为全身骨骼肌非自主性与阵挛性抽搐,引起关节运动和强直,伴或不伴意识障碍,是引起肢体抽搐较为常见的原因,脑电图检查提示为普遍性、双侧对称同步性的异常放电,发作间期可表现正常,无神经系统体征和神经影像学征象。常见类型有早期肌阵挛脑病、肌阵挛站立不能性癫痫、青少年肌阵挛性癫痫、进行性肌阵挛性癫痫、热性惊厥。

2. 症状性癫痫 为阵挛性和(或)强直性抽搐,意识障碍严重、持续时间长,常有颅内高压表现,脑脊液检查常有异常发现。颅脑器质性病变可引起癫痫发作,表现为局部和全身抽搐,脑电图检查提示为局灶性或全面性异常放电,多伴有神经系统阳性体征和影像学异常。症状性癫痫常见于颅内肿瘤、脑血管疾病、脑感染性疾病、颅脑外伤及颅脑先天发育异常等。

(二) 非脑部疾病

1. 全身感染性疾病 急性胃肠炎、中毒型菌痢、败血症、百日咳、狂犬病及破伤风等。

2. 全身代谢性疾病 热性惊厥、肺性脑病、肾性脑病、肝性脑病、低血糖症、水、电解质紊乱、急性间歇性血卟啉病、子痫及维生素 B_6 缺乏症等。

3. 全身中毒性疾病 植物源性中毒、动物源性中毒、化学物质性中毒、药物性中毒等。

4. 自身免疫性疾病 系统性红斑狼疮等。

5. 其他 缩窄性周围神经病、撤药诱发(抗疟药和镇静催眠药)、酒精戒断综合征等。

(三) 功能性抽搐

癔症性抽搐又称为假性抽搐发作,属心因性疾病的一种。主要临床特点为青年女性患者往往突然跌倒,手指伸直,拇指内收,腕及掌指关节屈曲,下肢伸直和全身僵直,伴肢体抽动或抖动,有时呈角弓反张状。抽动时患者无意识丧失、咬破舌头、跌伤身体或小便失禁等状况。发作持续时间长短不定,但是远比癫痫大发作或晕厥的时间长,有的患者可连续反复肢体抽搐数十分钟至数小时。

三、鉴别评估

抽搐类型有很多,痫性发作(尤其是全面性强直-阵挛发作,即惊厥发作)需要急诊医生和护士快速评估和保护气道、控制癫痫发作,并积极寻找病因。而非痫性发作抽搐虽然不像前者致命,但抽搐的控制更加困难。急诊预检分诊护士的任务是在表现为抽搐的患者中识别这些高危的疾病并给予及时、适当的处理。

(一) 病情评估

1. 现病史 详细而又精准、可靠的病史是诊断的主要依据,当患者不能诉述发作经过时,需向目睹者仔细了解发作的全过程。

(1) 一般情况:有无家族史、首次发生抽搐的年龄、发作频率、每次发作持续时间。

(2) 发作特征:发作前有无先兆或前驱症状,发作时有无意识丧失、出汗、心慌、脸色苍白或潮红等症状,发作过程是否能够回忆。

(3) 发作状态:抽搐时姿势,有无伤害身体,如咬破舌头、跌破头部等。

(4) 伴随症状。

1) 发热:多见于小儿的急性感染,也可见于胃肠功能紊乱、重度失水等。注意惊厥也可引起发热。

2）血压增高：多见于高血压病、肾炎、子痫及铅中毒等。

3）脑膜刺激征：多见于脑膜炎、假性脑膜炎及蛛网膜下腔出血等。

4）瞳孔扩大与舌咬伤：多见于癫痫大发作。

5）剧烈头痛：多见于蛛网膜下腔出血、颅脑外伤及颅内占位性病变等。

6）意识丧失：多见于癫痫大发作、重症颅脑疾病等。

2. 既往史　有无高血压病、糖尿病、内分泌疾病、心脏疾病等，以及用药史等情况。

（二）体格检查

1. 内科体格检查　几乎体内各重要内脏器官的疾病均可引起抽搐，必须按系统进行检查。如心音及脉搏消失、血压下降或测不到、心律失常，见于心源性抽搐；苦笑面容、牙关紧闭、角弓反张，见于破伤风；肾性抽搐者有尿毒症的临床征象；低钙血症常见有面神经叩击征和陶瑟征阳性。

2. 神经系统检查　有助于判断抽搐的病变部位。如有局灶体征偏瘫、偏盲、失语等对脑损害的定位更有价值。

（三）辅助检查

1. 实验室检查

（1）常规检查：血、尿常规检查。

（2）血生化检查：肝、肾功能检查，特别是尿素氮及肌酐。血糖、血清钙、血清磷等检查，可以了解是否存在代谢性疾病。

2. 影像学检查

（1）头颅 CT、MRI 检查：对脑部疾病引起的抽搐有定位和定性作用。

（2）正电子发射断层成像术（positron emission tomography，PET）：对有明显脑部结构损害引起的抽搐有定位和定性作用，对仅有功能损害的脑部病变也有定位、定性诊断作用。

3. 脑电图检查　是鉴别痫性抽搐和非痫性抽搐关键的辅助检查。

四、鉴别判断

首先判断是否抽搐，即真性抽搐，还是假性抽搐；其次需鉴别是痫性抽搐，还是非痫性抽搐；然后鉴别痫性抽搐的发作类型；最后鉴别抽搐的原因。

（一）真性抽搐与假性抽搐

真性抽搐是由颅脑疾病、周围神经和脊髓疾病所致的抽搐。假性抽搐为癔症性抽搐，经详细病史询问，体格检查和血液检查不能发现内科代谢性疾病或其他器质性疾病，神经系统检查排除颅内疾病，脑电图正常，头颅 CT、MRI 无异常发现，应考虑假性抽搐。

（二）抽搐类型

1. 痫性抽搐与热性惊厥　热性惊厥发生在婴儿或在 5 岁以内首次发生抽搐，6 岁以后抽搐时虽然伴有发热，只能诊断为惊厥。

2. 痫性抽搐与脑炎　痫性大发作后可遗留数分钟至数十分钟的意识障碍，表现为意识模糊、谵妄甚至昏迷，严重者可持续昏迷数小时至一天。多见于短期多次癫痫大发作或持续状态,易被误诊为病毒性脑炎。凡一次抽搐发作昏迷数小时后清醒,或连续多次抽搐发作,发作间歇期意识不清,并在抽搐终止后持续昏迷数天,不能随便诊断为脑炎。仅脑脊液检查异常、弥漫性脑电图改变、头颅 CT 或 MRI 异常信号,才能诊断为脑炎。

(三) 鉴别注意事项

1. 血糖 血糖降低者为低血糖抽搐,考虑胰岛细胞瘤的可能。

2. 血钙 手足搐搦者常由血钙降低所致,考虑甲状腺功能低下或家族性基底节钙化性低钙性抽搐的可能。

3. 肾功能 尿毒症者为代谢性抽搐;妊娠晚期伴高血压和尿蛋白水平异常者考虑子痫的可能。

4. 年龄 一般认为痫性抽搐者,新生儿、婴儿期发生的抽搐与先天发育或产伤有关;学龄前开始至 20 岁之前首次发生抽搐者以原发性多见;10～50 岁首次发生抽搐者以中枢神经系统感染、外伤、肿瘤等因素为多见;50 岁以上应首先考虑血管性病变的可能。

五、鉴别分诊流程

抽搐的鉴别分诊流程如图 3-15 所示。

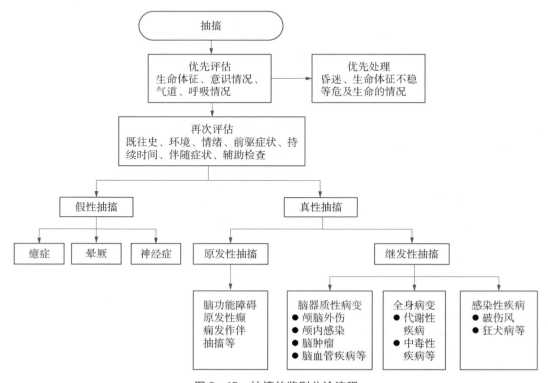

图 3-15 抽搐的鉴别分诊流程

六、治疗与护理

（一）治疗原则

1. 紧急处理 发生心搏骤停、窒息等危及生命的情况，优先处理，维持生命体征平稳。

2. 对症处理

1）尽快终止抽搐状态，应选择速效、安全、对心肺无抑制作用的药物，静脉给药。难以静脉给药的患者如新生儿和儿童，可直肠内给药。

2）防止并发症：脱水、降颅内压等治疗。

3. 对因治疗 有明确病因者先行病因治疗，如颅脑肿瘤，需用手术方法切除新生物；寄生虫感染，抗寄生虫治疗；中毒性抽搐，应尽快彻底清除毒物，应用特效的解毒剂；高热惊厥，首选降温，使体温控制在38℃以下；心源性抽搐者，尽快建立有效循环，提高心输出量，治疗基础病。

（二）急诊护理

1. 休息 提供安静的环境，取侧卧位或平卧位，头偏向一侧。

2. 呼吸道管理 保持呼吸道畅通，清除口鼻腔分泌物和呕吐物，防止吸入性肺炎或窒息的发生。必要时吸痰、气管插管或切开，遵医嘱给予吸氧。

3. 对症护理 抽搐发作时，可将折叠成条状的小毛巾或牙垫等置于上、下臼齿之间，以免咬伤舌头。切勿用力按压抽搐肢体，以防发生骨折、脱臼等情况。拉起床边护栏，必要时进行保护性约束，防止患者坠床。

4. 病情观察 严密监测生命体征、意识、瞳孔、面色等变化，注意观察抽搐部位、持续时间、有无伤害身体，如咬破舌头、跌破头部等。

5. 用药护理 遵医嘱给予药物治疗，注意观察患者呼吸情况和用药效果。

6. 心理护理 安慰患者，解除紧张不安情绪，做好解释工作，争取患者及家属的配合。

（赵明慧 于 颖）

第十五节 偏瘫的鉴别分诊与护理

偏瘫（hemiplegia）又称半身不遂，是指一侧上下肢、面肌和舌肌下部的运动障碍，是急性脑血管病的常见症状。

一、概述

轻度偏瘫患者尚能活动，走路时，往往上肢屈曲，下肢伸直，瘫痪的下肢走步划半个圈，这种特殊的走路姿势叫做偏瘫步态。严重者常卧床不起，丧失生活能力。按照偏瘫的程度，可分为轻瘫、不完全性瘫痪和全瘫。轻瘫表现为肌力减弱，肌力在4～5级，一般不影响日常生活；不完全性瘫痪较轻瘫重，范围较大，肌力2～4级；全瘫的肌力0～1级，瘫痪肢体完全不能活动。

二、常见疾病

病因多样复杂,多见于一侧大脑半球病变,如内囊出血、大脑半球肿瘤、脑梗死等。任何导致大脑损伤的原因都可引起偏瘫。脑血管疾病是引起偏瘫最常见的原因。

(一)脑血管疾病

1. 短暂性脑缺血发作 短暂性脑缺血发作(transient ischemic attack,TIA)是由颅内动脉病变所致脑动脉一过性供血不足引起的短暂性、局灶性脑或视网膜功能障碍,表现为供血区神经功能损失的症状和体征。颈内动脉系统 TIA 最常见症状是病灶对侧发作性肢体单瘫、偏瘫和面瘫、单肢或偏身麻木。其特征性症状是病变侧单眼一过性黑蒙或失明,对侧偏瘫及感觉障碍,优势半球受累可有失语;可能出现的症状是病灶对侧同向性偏盲。

2. 脑梗死

(1)脑血栓形成(cerebral thrombosis,CT):即动脉粥样硬化性血栓性脑梗死(cerebral infarction,CI),是在脑动脉粥样硬化等动脉壁病变的基础上,脑动脉主干或分支管腔狭窄、闭塞或形成血栓,造成该动脉供血区局部脑组织血流中断而发生缺血、缺氧坏死,引起偏瘫、失语等相应的神经症状和体征。

(2)脑栓塞(cerebral embolism,CE):是指血液中的各种栓子,如心脏内的附壁血栓、动脉粥样硬化斑块、脂肪、肿瘤细胞、空气等,随血流进入颅内动脉系统,导致血管腔急性闭塞,引起相应供血区脑组织缺血性坏死,出现局灶性神经功能缺损。

3. 脑出血

(1)壳核出血:最常见,占脑出血(intracerebral hemorrhage,ICH)的 50%~60%,常出现病灶对侧偏盲、偏身感觉障碍和同向性偏盲,即"三偏征",双眼球不能向病灶对侧同向凝视,优势半球损害可有失语。

(2)丘脑出血:约占脑出血的 20%,常有"三偏征",通常感觉障碍重于运动障碍。

(二)非脑血管疾病

1. 脑部疾病 颅脑外伤、脑肿瘤、颅内感染、脑变性病及脱髓鞘病均可出现偏瘫。

2. 非脑部疾病 心脏疾病(如心内膜炎,有可能产生附壁血栓;心动过缓则可能引起脑供血不足);高血压、糖尿病、情绪不佳(生气、激动)、饮食不节制(暴饮暴食、饮酒不当)、过度劳累、气候变化及服药不当等。

三、鉴别评估

(一)病情评估

1. 现病史

(1)性质:起病的缓急、运动障碍的性质、分布、程度及有无继发损伤。

(2)饮食:饮食和食欲情况,是否饱餐或酗酒。

(3)伴随症状:注意有无发热、抽搐、头痛、呕吐、失语等症状。

2. 既往史 既往有无类似发作史、高血压病、动脉粥样硬化、糖尿病等病史,以及用药史。

（二）体格检查

1. 身体评估

（1）肌肉容积：检查肌肉的外形、体积，有无萎缩、肥大及其部位、范围和分布，判断是全身性、偏侧性、对称性还是局限性。肌肉萎缩多表现为肌张力低下；肌肉隆起、硬度增加多表示肌张力增加。

（2）肌张力：肌张力是指肌肉在静止松弛状态下的紧张度。检查主要触摸肌肉的硬度和被动活动时有无阻力。如有无关节僵硬、活动受限和不自主运动，被动活动时的阻力是否均匀一致等。肌张力低下可见于下运动神经元疾病，脑卒中早期、急性脊髓损伤的休克期等。

（3）肌力：肌力是受试者主动运动时肌肉收缩的力量。肌力异常不仅标志着肌肉本身的功能异常，提示支配该肌肉的神经功能异常，在评估肌力的同时，检查反射是否亢进、减退或消失，有无病理反射。主要采用以下 2 种方法检查肌力。

1）患者随意活动各关节，观察活动的速度、幅度和耐久度，并施以阻力与其对抗。

2）患者维持某种姿势，检查者施力使其改变。肌力的评估采用 0～5 级的 6 级肌力记录法。

2. 协调与平衡　观察患者在站立、坐位和行走时是否能静态维持、动态维持和抵抗轻外力作用维持平衡。判断有无协调障碍、平衡障碍，发现影响因素，预测可能发生跌倒的危险性。注意有无不自主运动及其形式、部位、程度、规律和过程，以及与休息、活动、情绪、睡眠及气温等的关系。

3. 姿势和步态　观察患者卧、坐、立和行的姿势，注意起步、抬足、落足、步幅、步基、方向、节律、停步和协调动作的情况。卧床时是否被动或强迫体位，如能否在床上向两侧翻身或坐起，是否需要协助、辅助或支持等。痉挛性偏瘫步态常见于脑血管意外或脑外伤的恢复期；慌张步态是帕金森病的典型症状之一；摇摆步态（肌病步态）常见于进行性肌营养不良症；慢性酒精中毒、多发性硬化及多发性神经病可有感觉性共济失调步态等。

4. 全身情况　评估营养和皮肤情况，注意皮肤有无发红、皮疹、破损及水肿，观察有无吞咽、构音和呼吸的异常。

（三）辅助检查

1. 实验室检查　可检测血浆铜蓝蛋白、抗"O"抗体、血沉、心肌酶谱、血清钾有无异常。

2. 影像学检查　脑血管造影、CT、MRI 检查可了解中枢神经系统有无病灶。

3. 其他检查　肌电图检查可了解脊髓前角细胞、神经传导速度及肌肉有无异常；神经肌肉活检可鉴别各种肌病和周围神经病。

四、鉴别判断

（一）皮质性偏瘫与皮质下偏瘫

1. 皮质性偏瘫　上肢瘫痪明显，远端显著。如果出现皮质刺激现象有癫痫发作。顶叶病变时，有皮质性感觉障碍，其特征是浅层感觉即触觉、温度觉、痛觉等正常，而实体觉、位置觉、两点辨别觉障碍明显。感觉障碍以远端为明显。

2. 右侧皮质性偏瘫　常伴有失语、失用及失认等症状。

3. 大脑皮质性偏瘫　一般无肌萎缩,晚期可有废用性肌萎缩,顶叶肿瘤所致的偏瘫可有明显的肌萎缩。皮质或皮质下偏瘫腱反射亢进,但其他锥体束征均不明显。皮质与皮质下偏瘫以大脑中动脉病变引起的最常见,其次为外伤、肿瘤、闭塞性血管病、梅毒性血管病或心脏病引起的脑栓塞等。

4. 双侧皮质下偏瘫　伴有意识障碍,精神症状。

(二)内囊性偏瘫

锥体束在内囊部受损伤后出现内囊性偏瘫,表现为病灶对侧出现包括下部面肌、舌肌在内的上下肢瘫痪。

(三)脑干性偏瘫(交叉性偏瘫)

脑干病变引起的偏瘫多表现为交叉性偏瘫,即一侧颅神经麻痹和对侧上下肢瘫痪,其病因以血管性、炎症和肿瘤多见。

五、鉴别分诊流程

偏瘫的鉴别分诊流程如图 3-16 所示。

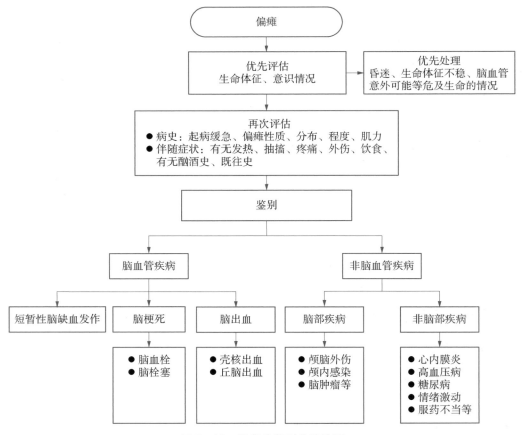

图 3-16　偏瘫的鉴别分诊流程

六、治疗与护理

（一）治疗原则

1. 紧急处理　稳定生命体征,密切观察病情。

2. 对症处理　调整血压,肢体功能训练。

3. 对因治疗

（1）脑梗死:吸氧、静脉溶栓、PCI、抗凝、抗血小板及改善脑循环治疗等。

（2）脑出血、颅脑外伤:降压、止血及外科手术治疗等。

（二）急诊护理

1. 休息　卧床休息,避免任何用力、屏气、咳嗽等增加脑出血可能。

2. 氧疗护理　遵医嘱给予氧气吸入。

3. 对症护理　尽早对偏瘫肢体进行被动肢体运动,保持偏瘫肢体处于功能位,防止关节挛缩和足下垂等。

4. 病情观察　严密监测生命体征和意识,观察偏瘫肢体的情况和伴随症状。

5. 用药护理　遵医嘱给予药物治疗,如降低颅内压、抗凝、抗血栓、改善脑循环、保护脑细胞及全身营养支持治疗。

6. 安全管理　做好安全指导,预防跌倒和坠床等意外发生。

7. 预防并发症　定时协助翻身,避免压力性损伤的发生;定时拍背,及时清除口鼻腔分泌物,预防坠积性肺炎的发生。

8. 心理护理　评估患者是否因肢体运动障碍或面貌的改变而产生急躁、焦虑情绪或悲观、抑郁心理。安慰患者,解除紧张不安情绪,以减少颅内压增高。

（赵明慧　于　颖）

第十六节　窒息的鉴别分诊与护理

窒息(asphyxia)指人体的呼吸过程由于某种原因受阻或异常,所产生的全身各器官组织缺氧、二氧化碳潴留而引起的组织细胞代谢障碍、功能紊乱和形态结构损伤的病理状态。

一、概述

当人体内严重缺氧时,器官和组织会因为缺氧而广泛损伤、坏死,尤其是大脑。气道完全阻塞造成不能呼吸只需 1 分钟,心脏就会停止跳动。只要抢救及时,解除气道阻塞,呼吸恢复,心跳随之恢复。

窒息一般有 5 个阶段,也是一个过程,但在任何阶段,都可因心脏停止跳动而突然死亡。

1. 窒息前期　发生呼吸障碍,首先是氧气吸入的障碍,因机体内还有一些氧气的残留,故短时间机体无症状。一般持续仅 0.5~1 分钟,身体虚弱的人难以支持,而健身或训练有素的登山、潜水运动员,却可延长3～5分钟。

2. **吸气性呼吸困难期**　机体新陈代谢耗去体内的残余氧,并产生大量二氧化碳潴留,使体内缺氧加重,在二氧化碳的刺激下,呼吸加深加快,以吸气过程最为明显,呼吸呈喘息状,心率加快,血压上升,持续1～1.5分钟。

3. **呼气性呼吸困难期**　二氧化碳持续增加,呼吸加剧,出现呼气强于吸气运动。颜面青紫肿胀,颈静脉怒张,呈典型的窒息征象,并可能出现意识丧失、肌肉痉挛、甚至出现大小便失禁现象,为呼吸暂停期。呼吸中枢由兴奋转为抑制,呼吸变浅变慢,甚至暂停,心跳微弱、血压下降,肌肉痉挛消失,状如假死,持续约1分钟。

4. **终末呼吸期**　由于严重缺氧和过多二氧化碳蓄积,呼吸中枢再度受刺激而兴奋,呼吸活动又暂时恢复,呈间歇性吸气状态,鼻翼翕动,血压下降,瞳孔散大,肌肉松弛,持续数分钟。

5. **呼吸停止期**　呼吸停止,尚有微弱的心跳,可持续数分钟至数十分钟,最后心脏停搏。

二、常见疾病

窒息的发病机制都是由于机体的通气受限或吸入气体缺氧导致肺的通气与换气功能障碍,引起全身组织与器官缺氧、二氧化碳潴留进而导致组织细胞代谢障碍、酸碱失衡,甚至心搏骤停导致死亡。

1. **机械性窒息**　因机械作用引起呼吸障碍,如气道异物梗阻,见于昏迷患者的舌根后坠,危重症患者、年老体弱者将食物或异物误吸入气道,又无力咳出而阻塞气道;创伤压迫胸腹部;缢、绞、扼颈项部;异物堵塞呼吸道;急性喉头水肿、气道肿物、气管感染而引起肿胀,造成气管管腔狭窄;大咯血患者的血块阻塞气道。

2. **中毒性窒息**　吸入有毒气体,如一氧化碳,大量的一氧化碳由呼吸道吸入肺,进入血液,与血红蛋白结合成碳氧血红蛋白,阻碍氧与血红蛋白的结合与解离,导致组织缺氧引起呼吸障碍。

3. **病理性窒息**　包括大咯血、肺炎或淹溺等引起的呼吸面积丧失。软组织撕裂错位或骨折移位引起的呼吸障碍,如气管、喉头的损伤,肺挫伤水肿、胸廓严重损伤、血气胸、多发性肋骨骨折及呼吸肌麻痹。

4. **中枢性窒息**　因脑循环障碍引起的中枢性呼吸停止。

5. **缺氧性窒息**　常见于新生儿窒息及空气中缺氧,如关进箱、柜,或狭小密闭的空间,空气中的氧气逐渐减少而导致的呼吸障碍,主要表现为二氧化碳或其他酸性代谢产物蓄积引起的刺激症状和缺氧引起的中枢神经麻痹症状交织在一起。

三、鉴别评估

窒息是患者病情危急的一种症状。急诊预检分诊护士应做到全面评估患者病情,了解发生窒息的病因、诱因,判断窒息的类别,做好病因及症状体征方面的评估,及时果断地予以急救。

（一）病情评估

1. 现病史

1) 症状与体征：窒息一旦发生，病情危急，及时救治是关键。要快速评估生命体征、意识状态、营养状况及皮肤、黏膜、甲床的颜色等。气道被异物阻塞时，患者可突感胸闷、张口瞪目、呼吸急促、烦躁不安、严重发绀，吸气时锁骨上窝、肋间隙和上腹部凹陷，呼吸音减弱或消失。

2) 详细问诊病因、诱因，了解是否接触过粉尘、发霉的枯草或是进食某些食物时，出现打喷嚏、胸闷的症状，以及剧烈运动后是否出现胸闷、憋气等相关病史。

2. 既往史　快速问诊既往病史、用药史及过敏史等。

（二）气道梗阻性窒息的评估

气道异物梗阻（foreign body airway obstruction，FBAO）指气道内进入异物导致呼吸道的部分或完全阻塞引起窒息的紧急情况。如不及时解除，数分钟内即可导致死亡，常发生于意识障碍或吞咽困难的老年人和儿童。

1. 气道异物的病因　突然呼吸骤停应警惕发生FBAO，诱因包括吞食大块难咽食物、饮酒后的呕吐、老年人戴义齿或吞咽困难、儿童口含小颗粒状食品或物品。

2. 病情评估

（1）气道部分阻塞：能用力咳嗽，但咳嗽停止时出现喘息声。

（2）气道完全阻塞：不能说话、呼吸或咳嗽，双手抓住颈部，面色青紫，无法通气，甚至意识丧失，呼吸停止。如不紧急解除窒息，将迅速导致死亡。

3. 临床表现　气道阻塞患者常呈吸气性呼吸困难，出现"四凹征"，即胸骨上窝，锁骨上、下窝、胸骨剑突下或上腹部、肋间隙于吸气时向内凹陷。

4. 严重程度分级

（1）Ⅰ度：安静时无呼吸困难，活动时出现轻度的呼吸困难，可有轻度的吸气性喉喘鸣及胸廓周围软组织凹陷。

（2）Ⅱ度：安静时有轻度呼吸困难、吸气性喉喘鸣及胸廓周围软组织凹陷，活动时加重，不影响睡眠和进食，无烦躁不安等缺氧症状，脉搏尚正常。

（3）Ⅲ度：呼吸困难明显，喉喘鸣声较响亮，胸廓周围软组织凹陷显著，并出现缺氧症状，如烦躁不安、不易入睡、不愿进食，脉搏加快等。

（4）Ⅳ度：呼吸极度困难，坐立不安、手足乱动、出冷汗、面色苍白或发绀、心律不齐、脉搏细速、昏迷、大小便失禁等。若不及时抢救，可因窒息导致呼吸、心跳停止而死亡。

（三）创伤性窒息的评估

创伤性窒息是由于外力挤压胸部、上腹部，冲击腔静脉，通过血流传到颅内血管，引起头面部、颈部及上胸部皮肤弥漫性出血的一种综合征，是闭合性胸部伤中一种较为少见的临床综合征，其发生率占胸部伤的2%～8%。

1. 单纯创伤性窒息　有胸闷、呼吸急促、头部胀痛、颈部憋胀及血痰等表现。特征性的窒息体征主要有头面部、颈部、上胸部、上肢呈重度发绀、肿胀和皮下出现广泛的出血点、瘀斑，唇、舌、口腔黏膜呈现发绀、水肿和出血点，耳道、鼻腔、眼结膜出血等。

2. 严重创伤性窒息　多伴有严重的合并伤,其合并伤多为致命性的,如颅内高压、弥漫性脑出血、喉头水肿、多发性肋骨骨折、创伤性湿肺、心脏破裂及肝(脾)破裂等,可出现昏迷、严重呼吸困难、咯血、失血性休克甚至心跳、呼吸骤停等。

(四) 大咯血窒息的评估

大咯血来势凶猛,可引起肺泡淹溺和(或)气道阻塞,导致窒息、低氧血症。如处理不及时,咳不出血液或血块,易造成患者死亡。

1. 病因评估　大咯血以内科疾病如肺结核、支气管扩张、肺癌和肺炎多见,约占大咯血的90%,其中感染或恶性肿瘤占70%。

2. 病情评估　大咯血的前驱症状包括胸闷、喉痒及咳嗽,血液性状为颜色鲜红、泡沫状、伴痰液呈碱性,临床上应与呕血相鉴别。

(五) 体格检查

1. 生命体征　快速检查和确认患者意识和生命体征。

2. 其他检查　检查颈、胸、腹部有无外伤,观察瞳孔变化,评估有无呛咳、发绀。

(六) 辅助检查

大多数窒息的患者因发病突然,病情危重无法及时进行辅助检查。

1. 实验室检查　包括动脉血气分析、血常规及血生化检查。

2. 影像学检查

(1) X线检查:检查颈部X线可判断气道异物梗阻。胸部X线可判断胸部病变的性质及出血部位,可用于咯血患者。胸部X线也是诊断肺挫伤的重要手段。

(2) CT检查:头部CT检查可判断窒息对昏迷患者神经系统的影响,与其他引起窒息的疾病相鉴别。高分辨CT检查可显示肺小叶为基本单位的细微结构,明确病变性质及范围,用于鉴别呼吸系统障碍引起的窒息。

3. 纤维支气管镜检查　明确异物阻塞气道者应尽早使用纤维支气管镜取出。此检查可发现部分患者的出血部位,同时可行局部灌注。原因未明的出血,或支气管堵塞的患者可行纤维支气管镜检查,用于发现部分患者的出血部位,同时可行局部灌洗,并在直视下钳取标本做病理学组织检查,或细菌学、细胞学检查。

4. 心电图检查　评估患者是否发生心肌损害和心律失常,对于无法明确原因的窒息症状,可与其他心脏疾病相鉴别。

四、鉴别判断

窒息的鉴别判断如表3-16所示。

表3-16　窒息的鉴别判断

类型	诊断	诱发因素	评估注意点
机械性	气道梗阻性窒息	异物误入气道;呕吐;创伤压迫胸腹部;颈项部被扼;口鼻被堵塞;气管狭窄等	是否高龄,咳嗽无力;有无中枢神经系统病变;外伤史;有无咯血,呕血;有无感染并发喉头水肿

（续表）

类型	诊断	诱发因素	评估注意点
中毒性	中毒性窒息	吸入有毒气体，如一氧化碳；药物过量	环境；用药史
病理性	病理性窒息	呼吸面积丢失；软组织撕裂错位或骨折引起呼吸障碍	有无肺炎、淹溺；有无外伤引起气管、喉头损伤；胸廓是否严重损伤
脑循环障碍	中枢性窒息	中枢神经系统病变	中枢神经系统病变史；颅脑损伤史
其他	缺氧窒息	空气中氧气减少导致呼吸障碍	环境：如狭小的空间、箱柜等

五、鉴别分诊流程

窒息的鉴别分诊流程如图 3-17 所示。

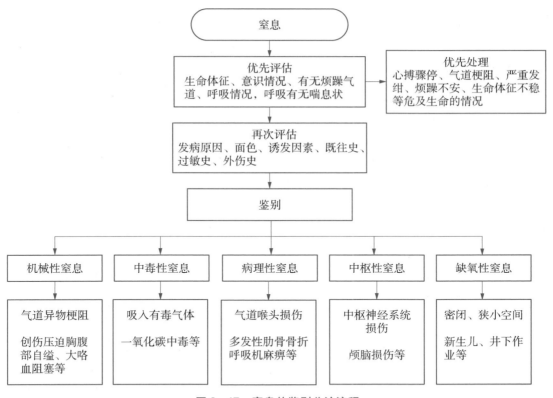

图 3-17　窒息的鉴别分诊流程

六、治疗与护理

（一）治疗原则

1. 紧急处理　保持呼吸道通畅，纠正缺氧。

2. 对症处理　单纯创伤性窒息仅限于对症治疗,预后多良好。可根据伤情给予半卧位,保持呼吸道通畅、吸氧、适当止痛和镇静,以及应用抗生素预防感染等。

3. 对因治疗　对于气道不完全阻塞的患者,应查明原因,尽早解除气道阻塞。对于气道完全阻塞的患者,应立即解除窒息、做好气管插管、气管切开或紧急情况下环甲膜穿刺的准备。

4. 合并伤救治　积极处理合并伤,如合并血气胸、多发性肋骨骨折、连枷胸、肺损伤及颅脑损伤等。

(二) 急诊护理

1. 体位　呼吸困难、有窒息感患者迅速采取半卧位,头部适当抬高 30°,使呼吸动作接近生理状态。严重肺挫伤患者禁止健侧卧位,以防伤侧积血流入健侧支气管引起窒息;休克患者采取休克卧位,头和躯干抬高 20°～30°,下肢抬高 15°～20°;昏迷患者平卧位,头偏向一侧。

2. 呼吸道管理　迅速解除窒息因素,及时清除呼吸道异物及分泌物,保持呼吸道通畅,是窒息的首要急救措施。

3. 纠正缺氧　给予高流量吸氧,使血氧饱和度维持在 94％以上,必要时给予人工呼吸支持或机械通气。

4. 急救准备　备好急救物品如吸引器、呼吸机、气管插管及喉镜等开放气道用物。

5. 对症护理　根据窒息的严重程度,给予相应的急救护理。

(1) Ⅰ度:查明病因进行针对性治疗。如由炎症引起,按医嘱应用抗生素及糖皮质激素控制炎症;如若由分泌物形成异物所致,尽快清除分泌物或取出异物。

(2) Ⅱ度:针对病因治疗,多可解除喉阻塞。

(3) Ⅲ度:严密观察呼吸变化,按医嘱同时进行对症治疗及病因治疗,经保守治疗未见好转、窒息时间较长、全身情况较差者,及早做好气管插管或气管切开的抢救准备。

(4) Ⅳ度:需立即行气管插管、气管切开或环甲穿刺术者,及时做好吸痰、吸氧及其相关准备。

6. 病情观察　监测生命体征、血氧饱和度、意识、血气分析等。必要时监测中心静脉压,初步判断血容量与心功能状况,以指导抗休克治疗或限制液体入量。

7. 用药护理　建立静脉通路,遵医嘱给予药物治疗。休克严重者,开放两路以上有效静脉通路,以便及时用药,如扩容、输血及纠正酸中毒、使用血管活性药物等。

8. 安全转运　各项检查尽可能在床旁完成。需转运者,在转运前对病情充分评估,选择正确的转运工具,护送过程中应严密观察病情,保持呼吸道通畅,保证足够的通气量和有效给氧。

9. 心理护理　窒息患者很容易产生心理危机,应在病情平稳后 4 小时内进行心理状况评估,即时给予心理干预,帮助患者进行自我心理调整,做好情绪管理。

(于　颖　冯　丽)

▌第十七节　创伤的鉴别分诊与护理

创伤(trauma)是指人体受到外界各种致伤因素作用后所引起的组织结构破坏和功能障碍。创伤是急救医学和外科学的重要内容之一,需要急救处理和外科救治。随着工业、交通、建筑业的事故及灾害性事件的逐年增多,创伤已经成为当今一项严重的社会问题。

一、概述

20世纪20年代以来,外伤随着社会和交通的发展逐渐增长。近年来,由于全球加强交通管制,创伤所致死亡率有所下降,2016年创伤在全球人口死亡排名中降至第8位,但是在青年和儿童死因中仍然排名第1。严重创伤对患者心理、生理状况影响较大,导致病理生理急剧变化且危及生命,如得不到及时救治,会导致病死率升高。

二、常见病因和分类

1. 病因　暴力是造成创伤的主要因素,是导致组织结构连续性和完整性发生缺损的动力。暴力所致损伤的程度与受到外力作用的机体组织性能有密切关系。

2. 分类　以医学诊断为基础,采取创伤原因、部位、类型及伤情相结合的方法进行分类。

(1) 致伤因素:多种致伤因素,如机械力伤、冷武器伤、火器伤(枪弹、炸弹等)、冲击波伤、放射线伤、烧伤、冻伤及化学毒剂伤等。

(2) 受伤部位:按人体解剖部位区分,有颅脑伤、颌面部伤、颈部伤、胸部伤、腹部伤、骨盆部伤、脊柱脊髓伤、上肢伤及下肢伤等。

(3) 体表有无伤口:①开放性创伤,包括擦伤、撕裂伤、碾挫伤、切割伤、刺伤、贯通伤、穿透伤及开放性骨折等;②闭合性创伤,包括钝挫伤、扭伤、挤压伤、震荡伤、爆震伤、内脏伤及闭合性骨折脱位等。

(4) 受伤组织数量:单发伤和多发伤。

(5) 受伤程度:根据受伤者的生理状态和伤情的轻重,分为轻度、中度及重度创伤。

三、鉴别评估

急诊预检分诊护士接诊外伤患者需要评估受伤部位、性质、程度、全身性改变及并发症,详细了解创伤史和相关既往史,进行比较全面的体格检查和必要的辅助检查。

(一) 病情评估

1. 现病史

(1) 受伤时情况:了解致伤原因、作用部位及人体姿势等,如从高处直立位坠落,着地后呈前屈姿势,除了可能发生四肢创伤,常可能发生脊柱骨折。

（2）症状演变过程：尤其是对脑外伤患者，了解受伤后患者的临床症状变化过程，如颅脑外伤患者伤后当即不省人事，后清醒又陷入昏迷，应考虑硬膜外血肿的可能。

（3）症状与体征。

1）意识和瞳孔：是颅内损伤患者最重要的症状与体征，应予以高度重视；另外，对于坠落伤伴意识不清者，考虑颈椎受伤的可能，及时予以颈椎保护。

2）体温：增高为损伤区血液成分及其他组织成分的分解产物吸收所引起，一般在38℃左右。伤口并发感染时伴有高热，体温过高，也可由脑损伤引起（中枢性高热）。

3）脉搏、血压：外伤大出血或休克，因心输出量明显减少，血压降低，脉搏细弱。心脏损伤或心脏压塞所致的心输出量减少会引起休克。

4）呼吸：一般的外伤患者，呼吸多无明显改变。较重的创伤常因机体缺氧、失血过多或休克，使得呼吸增快。颈椎损伤、头面部损伤重点评估呼吸情况，胸部外伤可出现不同程度的呼吸困难，注意有无反常呼吸、呼吸音减弱或消失等情况。

5）出血：开放性创伤有明显出血点或创面。其形状、大小和深度不一，有出血或血块，出血情况由受伤的毛细血管、静脉或动脉及其口径、是否已部分自然止血所决定。胸部创伤出现咯血，提示肺或支气管损伤；泌尿系统损伤可见血尿。

6）疼痛：与受伤部位的神经分布、受伤轻重、炎症反应强弱等因素相关。因此，在诊断未确定以前慎用麻醉止痛药，以免漏诊或误诊。腹痛伴有腹膜刺激征时应考虑腹膜炎、腹腔内出血等情况。

7）肿胀：为局部出血和（或）炎性渗出所致。受伤部位较浅者，肿胀处可伴有触痛、发红、青紫或波动感（血肿表现）。肢体节段的严重肿胀，因组织内张力增高阻碍静脉血回流，可致远侧肢体也发生肿胀，甚至影响动脉血流而致远端苍白、皮温降低等。

8）功能障碍：组织结构破坏可直接造成功能障碍，如骨折或脱位的肢体不能正常运动；创伤性气胸使呼吸失常。局部炎症也可引起功能障碍，如咽喉创伤后水肿可造成窒息；腹部伤、肠穿孔后的腹膜炎可发生呕吐、腹胀及肠麻痹等。此外，某些急性功能障碍可直接致死，如窒息、开放性或张力性气胸引起的呼吸衰竭，必须立即抢救。

2. 既往史　尤其注意与诊治损伤相关的病史。如既往有糖尿病、肝硬化、慢性尿毒症或长期使用肾上腺皮质激素等病史，伤口易发生感染或愈合延迟。

（二）体格检查

1. 根据病史或某处突出的体征详细检查局部　不同部位的体格检查有不同的要求。

（1）头部外伤：观察头皮、颅骨、瞳孔、耳、鼻腔、神经反射、肢体运动和肌张力等。

（2）腹部伤：有无触痛、腹肌紧张、反跳痛、移动性浊音、肝浊音区及肠鸣音等。

（3）四肢伤：有无肿胀、畸形或异常活动、骨擦音或骨传导音及肢端脉搏等。

（4）开放性损伤：观察伤口或创面，注意其形状、出血、污染、渗出物及伤口位置等。伤员经过各种处理后，可按 CRASHPLAN 法仔细检查伤员，有无其他隐匿的损伤，即：C（circulation，心脏及循环系统）；R（respiration，胸部及呼吸系统）；A（abdomen，腹部脏器）；S（spine，脊柱脊椎）；H（head，颅脑）；P（pelvis，骨盆）；L（limbs，四肢）；A（arteries，动脉）；N（nerves，神经）。

2. 注意事项

(1) 发现危重情况:如有窒息、心搏骤停等,必须立即抢救,遵循"先救命,后救伤"的抢救原则。

(2) 检查步骤简捷:询问病史和体格检查同时进行。检查动作谨慎轻巧,勿加重损伤。

(3) 检查有重点:重视症状明显的部位,同时仔细寻找比较隐蔽的损伤。

(4) 群体伤:接收多个患者时,重视窒息、休克或昏迷等已不能呼唤、呻吟的患者。

(三) 辅助检查

1. 实验室检查　必要时做血常规、电解质、肾功能、血淀粉酶、尿淀粉酶、尿常规、血气分析等。

2. 影像学检查

(1) X线检查:可证实骨折、气胸、肺病变及气腹等。

(2) 选择性血管造影:可帮助确定血管损伤或某些隐蔽器官损伤。

(3) CT检查:可以辅助诊断颅脑损伤和某些腹部实质器官、腹膜后的损伤。

(4) 超声波检查:可发现胸、腹腔的积血和肝、脾的包膜内破裂等。

3. 穿刺和导管检查

(1) 胸腔穿刺:可证实血胸和气胸。

(2) 腹腔穿刺或置管灌流:可证实内脏破裂、出血。

(3) 留置导尿管或灌注试验:可辅助诊断尿道或膀胱的损伤;留置导尿管,记录每小时尿量。

(4) 心包穿刺:可证实心包积血。

4. 其他检查　对严重创伤尤其是并发休克的患者,可用各种电子仪器、中心静脉导管、动脉导管、Swan-Ganz导管等监测心、肺、脑、肾等重要器官的功能。

四、鉴别判断

急诊预检分诊护士在接诊创伤患者时,根据病史、创伤部位及严重程度作出判断。运用严重程度评分工具进行严重程度的评估,通过生命体征、受伤部位、受损类型、生理及生化指标等进行综合评分。

1. 简明损伤分级法　对每一损伤条目给一个特定的六位数编码,再加一个严重度评分,计为小数形式:"XXXXXX X"。首位数表示身体区域,第二位数表示解剖结构的类型,第三、四位数表示具体的解剖结构或在体表损伤时具体的损伤性质,第五、六位数表示具体解剖结构的损伤程度,小数点后面的数字为简明损伤分级法(abbreviated injury scale,AIS)评分。按伤情对生命威胁的大小,将每个器官的每一处评为1～6分,标记为"AIS x"(x 为1～6)。AIS不足之处在于,当创伤涉及多个部位和器官时,由于AIS分值的总和与各个系统器官的AIS分值之间没有线性关系,不能简单地相加或求得平均数,所以AIS对多发伤的总伤势无法作出评估。

2. 创伤严重程度记分　取身体3个最严重损伤区域的最高AIS分值的平方之和。创伤严重程度记分(injury severity score,ISS)法侧重对多发伤的综合评定,是目前应用最广的院内创伤评分法。ISS 与生存概率有直线相关关系,可用于预测伤员的存活概率。ISS 不足之处在于,不能反映出分值相同、伤情不同的实际差异,以及年龄、伤前健康情况等对预后的影响,只反映解剖损害,未反映生理损害,所以不同损伤组合中产生相同的分值,死亡率不一定相同。

3. 格拉斯哥昏迷评分　根据睁眼反应、语言反应和运动反应 3 项检测指标应用评分的方法来评估患者的意识障碍程度。

五、鉴别分诊流程

创伤的鉴别分诊流程如图 3 - 18 所示。

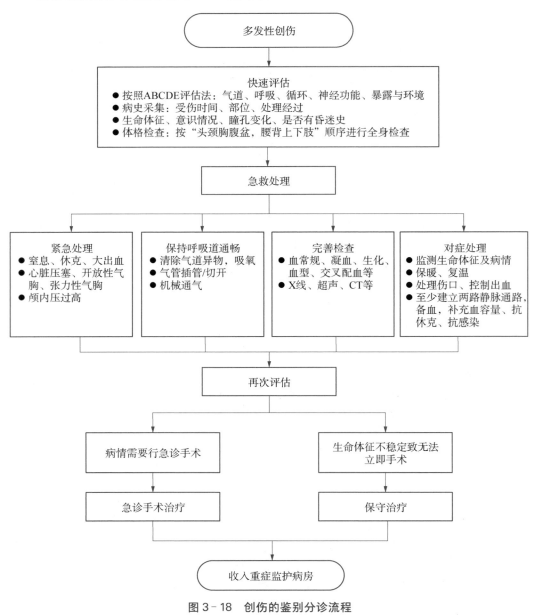

图 3 - 18　创伤的鉴别分诊流程

六、治疗与护理

（一）治疗原则

创伤的救治原则是早、快、准、急：早期正确处理、尽快转送医院、精准判断和急诊急救，这4点原则处理的好坏直接关系到患者的存活率和生活质量。

1. **现场急救**　包括脱离受伤环境、保持呼吸道通畅、止血、包扎、固定、保存离断的肢体及器官等急救措施。

2. **维持呼吸功能**　保持呼吸道通畅，必要时行气管插管，机械辅助通气。如果48小时后呼吸功能仍无明显改善，应改行气管切开以便较长期的机械通气。

3. **维持循环功能**　予以止血、补液扩容治疗，必要时输血。

4. **支持治疗**　包括针对应激反应、神经内分泌紊乱、免疫功能紊乱、水、电解质及酸、碱平衡失调、低氧血症、代谢紊乱及并发症防治等多方面的综合治疗。

（二）急诊护理

1. **休息**　严重创伤患者给予平卧位，伴有休克症状时给予休克卧位。注意保暖，对于已经低体温或伴有明显出血、休克的患者，采取积极的被动加温的方式。

2. **有效通气**

（1）呼吸道管理：急性创伤患者最常见的症状是窒息，如不解除将迅速致命。对于酒后或饭后患者，应注意是否误吸，一旦发现误吸，迅速清除呼吸道异物；有活动性出血或分泌物较多行连续性吸引；对舌后坠患者，可用手或拉舌钳进行拉舌固定；无呼吸道保护性反射患者，置入口咽通气管，必要时可行气管内插管；完全性喉阻塞、喉骨折、异物梗阻及急性喉水肿时，可立即行环甲膜穿刺气管通气。

（2）解除呼吸功能障碍。

1）封闭胸部开放性创口：胸部开放性创口应立即用敷料压迫封闭。

2）穿刺排气减压：严重的张力性气胸，紧急时可在第2或第3肋间用粗针穿刺排气。

3）固定软化胸壁：及时用大块厚棉垫加压包扎固定，以改善呼吸。

4）胸腔闭式引流：大量血气胸、连枷胸及纵隔气肿等严重的胸部创伤，及时行胸腔闭式引流。

3. **氧疗护理**　遵医嘱予以给氧。可采用鼻导管给氧、加压给氧，必要时机械辅助通气。

4. **对症护理**

（1）止血：立即止血是控制急性失血的有效措施。可在伤口处敷料加压包扎，并抬高患肢。四肢大血管损伤，可用橡胶止血带或充气止血仪进行止血，注意定时放松。

（2）抗休克：多发性创伤患者迅速建立两路以上有效静脉通路，补充循环血容量，必要时备血、输血。

（3）心脏压塞处理：明确为心脏压塞后，立即行心包穿刺引流。

（4）伤口处理：清洁伤口，开放性伤口予以清创缝合，同时抗感染治疗。

（5）疼痛管理：疼痛严重时,遵医嘱给予镇痛药物,教会患者缓解疼痛的方法。不明原因腹痛慎用吗啡、哌替啶类麻醉镇痛剂,以免掩盖病情,对剧烈疼痛或烦躁不安者,如已明确诊断可酌情给予哌替啶、苯巴比妥类药物。

（6）骨折固定：骨折固定是防止移动患者时进一步损伤的主要手段。开放性骨折应先用无菌敷料包裹,以免进一步污染创口,条件具备后及时手术。

5. 观察病情　监测生命体征、意识、面色等情况。观察伤口有无渗血、渗液或血肿,保持引流管通畅,记录引流液的颜色、性质和量。严重创伤患者监测中心静脉压、尿量和24 小时液体出入量。

6. 用药护理　遵医嘱给予抗感染、破伤风被动免疫治疗、补充血容量、营养支持等治疗。

7. 心理护理　严重创伤多突然发生、病情严重,预后不良,甚至危及患者生命,患者及家属往往有恐惧、焦虑、烦躁等不良情绪,应多与患者交流,指导配合治疗和护理,增强战胜疾病的勇气和信心,帮助患者进行自我心理调整,做好情绪管理。

（胡　敏　张　玲　王单松）

参考文献

[1] 丁淑贞,姜秋红. 呼吸内科临床护理[M]. 北京:中国协和医科大学出版社,2015. 11.

[2] 万聪狮,蒋振兴,施辛,等. 以下肢麻木、乏力起病的梅毒性脊髓脊膜炎一例[J]. 中华皮肤科杂志,2019,52(5):333 - 334.

[3] 上海市康复医学会心脏康复专业委员会. 脑卒中合并稳定性冠心病运动康复专家共识[J]. 中国康复医学杂志,2018,33(4):379 - 384.

[4] 尤黎明. 内科护理学[M]. 北京:人民卫生出版社,2017:280.

[5] 《中华传染病杂志》编辑委员会. 发热待查诊治专家共[J]. 中华传染病杂志,2017, 35(11):641 - 655.

[6] 中华医学会骨科学分会创伤骨科学组,中华医学会骨科学分会外固定与肢体重建学组,中国医师协会创伤外科医师分会创伤感染专业委员会,等. 中国开放性骨折诊断与治疗指南(2019 版)[J]. 中华创伤骨科杂志,2019,21(11):921 - 928.

[7] 中华医学会急诊医学分会. 急性胸痛急诊诊疗专家共识[J]. 中华急诊医学杂志, 2019,28(4):413 - 420.

[8] 中华医学会神经病学分会,中华医学会神经病学分会脑血管病学组. 中国急性缺血性脑卒中诊治指南(2018)[J]. 中华神经科杂志,2018,51:666 - 682.

[9] 中国创伤救治联盟. 中国城市创伤救治体系建设专家共识[J]. 中华外科杂志, 2017,55(11):830 - 833.

[10] 中国抗癌协会肿瘤临床化疗专业委员会. 肿瘤药物治疗相关恶心呕吐防治中国专家共识(2019 年版)[J]. 中国医学前沿杂志,2019,11(11):16 - 26.

[11] 中国研究型医院学会卫生应急学专业委员会. 2019 创伤性休克急救复苏创新技术

临床应用中国专家共识[J].中华危重病急救杂志,2019,31(3):257-263.

[12] 付小兵.中华战创伤学:战创伤学总论(第1卷)[M].郑州:郑州大学出版社,2016.

[13] 白雅,付炜,韩军良.《眩晕诊治多学科专家共识》解读[J].中华神经科杂志,2019,52(2):150-152.

[14] 邝贺龄,胡品津.内科疾病鉴别诊断学[M].北京:人民卫生出版社,2014:1036-1039.

[15] 吕君,沈谢冬.成批创伤性窒息患者心理危机及护理干预[J].护理学杂志,2018,33(6):81-83.

[16] 任朝来.急性发热病因的确定及鉴别[J].浙江临床医学,2017,19(11):2165-2167.

[17] 华伟,牛红霞.晕厥的评估与诊断[J].中国循环杂志,2018,33(03):209-211.

[18] 刘凤奎.急诊症状诊断与处理[M].北京:人民卫生出版社,2017:319.

[19] 刘文玲.晕厥的危险分层——欧美晕厥诊断与处理指南解读[J].实用心电学杂志,2018,27(03):153-161.

[20] 杜成芬,肖敏.院前急救护理[M].湖北:华中科技大学出版社,2016.

[21] 李芬,才战军,孔令娜.三种量表评价最小意识状态敏感性比较[J].华北理工大学学报(医学版),2017,19(01):40-43.

[22] 李媛,叶红芳,褚红,等.物理降温在住院发热患者中的循证护理实践[J].中华现代护理杂志,2019,25(12):1474-1479.

[23] 余金波,智宏,马根山.2018年欧洲心脏病学会晕厥诊断与管理指南解读[J].中国介入心脏病学杂志,2018,26(09):492-496.

[24] 张文武.急诊内科手册[M].北京:人民卫生出版社,2014:21-28.

[25] 张波,桂莉.急危重症护理学[M].4版.北京:人民卫生出版社,2018.

[26] 张晓星,马军,宋潇潇.肌电图对无名指和小指麻木诊断的研究进展[J].现代电生理学杂志,2017,24(4):223-227.

[27] 陈佳琳,林洁,蔡爽,等.四肢麻木进行性加重伴手抖的临床病例分析[J].中国临床神经科学,2018,26(5):593-598.

[28] 范存刚,张庆俊.2015版《AHA/ASA自发性脑出血处理指南》解读[J].中华神经医学杂志,2017,16(1):2-5.

[29] 呼吸困难诊断、评估与处理的专家共识组.呼吸困难诊断、评估与处理的专家共识[J].中华内科杂志,2014,53(4):337-341.

[30] 金静芬,刘颖青.急诊专科护理[M].北京:人民卫生出版社,2018:57.

[31] 胡玲爱,徐林,于鲁志,等.常见心血管疾病临床诊疗学[M].吉林:吉林科学技术出版社,2017.

[32] 胡品津,谢灿茂.内科疾病鉴别诊断学[M].北京:人民卫生出版社,2014:930.

[33] 郭文琼,赵婉莉,汤志梅,等.气道异物梗阻急救的教学实践[J].中华医学教育探索杂志,2018,17(9):930-933.

[34] 黄荣菊. 急性酒精中毒伴意识障碍的急救护理[J]. 全科护理,2016,14(18):1912 -
1913.

[35] 符昱,罗毅,江国华,等. 卒中后麻木的中医研究进展[J]. 中西医结合心脑血管病杂
志,2019,17(17):2615 - 2617.

[36] 彭娟. 中文版 FOUR 量表的信效度研究[D]. 南方医科大学,2016.

[37] 谭小梅,主动脉夹层的急救护理体会[J]. 中国药物和临床,2018,18:120 - 121.

[38] World Health Organization. Global Health Estimates 2016:Deaths by Cause,
Age, Sex, By Country and by Region, 2000 - 2016 [J]. Geneva:WHO, 2018.

[39] Hasani SA, Fathi M, Daadpey M, et al. Accuracy of bedside emergency
physician performed ultrasound in diagnosing different causes of acuteabdominal
pain:a prospective study [J]. Clin Imag, 2015,39(3):476 - 9.

[40] Hemphill JC, Greenberg SM, Anderson CS, et al. Guidelines for the
management of spontaneous intracerebral hemorrhage:a guideline for healthcare
professionals from the American Heart Association/American Stroke Association
[J]. 3rd ed. Stroke, 2015,46(7):2032 - 2060.

[41] Mayumi T, Yoshida M, Tazuma S. Practice guidelines for primary care of acute
abdomen2015[J]. J Hepatobiliary Pancreat Sci, 2016,23(1):3 - 36.

第四章　急诊常见危重症的急救流程与护理

▌第一节　循环系统常见危重症的急救流程与护理

一、心搏骤停的急救流程与护理

（一）概述

心搏骤停（cardiac arrest，CA）是指心脏泵血功能机械活动的突然停止，造成全身血液循环中断、呼吸停止和意识丧失，若不迅速采取正确的急救方法，就会发展为猝死。CA 本质上是一种临床综合征，是多种疾病的终末表现，也是某些疾病的首发症状，常常是心源性猝死的首要因素。有研究表明，每年全球人口中成年人平均院外心搏骤停发病率约为 95.9/10 万，亚洲每年的院外心搏骤停发病率达 52.5/10 万，已接近发达国家水平，但整体抢救水平远低于发达国家。CA 发作突然，约 10 秒患者即可出现意识丧失，如在 4～6 分钟黄金时段及时救治，可存活。

心肺复苏（cardiopulmonary resuscitation，CPR）是心肺复苏技术的简称，是为 CA 患者提供基础生命支持，恢复自主循环，提高患者生存率的关键技术。针对心跳、呼吸停止采取抢救措施，用心脏按压等方法形成暂时的人工循环，恢复心脏自主搏动和血液循环，用人工呼吸代替自主呼吸并恢复自主呼吸，达到恢复苏醒和挽救生命的目的。

（二）病因

CA 的原因分为心源性因素和非心源性因素。CA 猝死患者中，大部分（65%～70%）与冠状动脉性心脏病相关，其余的则是由于其他结构性心脏病（约 10%）、无结构性心脏病情况下的心律失常（5%～10%）和非心脏原因（15%～25%）。

1. 心源性因素

（1）致命性心律失常：是 CA 的直接原因。常见的心律失常类型包括心室颤动（ventricular fibrillation，VF）、无脉性室性心动过速（pulseless ventricular tachycardia，PVT）、心室停顿（ventricular standstill，VS）及无脉性电活动（pulseless electrical activity，PEA），后者也称为电-机械分离。其中以 VF 或 PVT 最为常见。

（2）冠状动脉性心脏病：特别是急性心肌梗死早期，急性冠状动脉供血不足发生 VF 或 VS，已是成人 CA 的主要原因。

（3）心肌病：以肥厚型多见，扩张型次之。急性病毒性心肌炎，原发性心肌病常并发室性心动过速或严重的房室传导阻滞,易导致 CA。

（4）主动脉疾病:主动脉瘤破裂、夹层动脉瘤、主动脉发育异常,如马方综合征、主动脉瓣狭窄等。

（5）心脏瓣膜病:瓣膜病变的类型通常是狭窄或者关闭不全。一旦出现,便会妨碍正常的血液流动,增加心脏负担,从而引起心脏功能损害,导致心力衰竭,易发生 CA。

（6）原发性电生理紊乱:如病态窦房结综合征、预激综合征及 Q-T 间期延长综合征等。

2. 非心源性因素

（1）呼吸系统。

1）各种原因引起的严重低氧血症导致的呼吸衰竭。

2）呼吸道异物引起呼吸道阻塞或窒息。

3）肺及呼吸道外伤导致张力性气胸、连枷胸、创伤性气道断裂或梗阻,以及创伤性膈疝、肺挫裂伤等。

4）肺栓塞导致急性右心衰竭或休克等。

5）成人呼吸窘迫综合征。

6）睡眠呼吸暂停综合征。

（2）中枢神经系统:颅内和全身各种可导致严重脑损伤的病变。

（3）麻醉意外：①心肌收缩功能减退；②冠状动脉灌注减少；③血流动力学剧烈变化；④心律失常。

（4）严重的水和电解质及代谢紊乱:如高钾血症、低钾血症、低钠血症及酸中毒等。

（5）其他导致 CA 的特殊情况：①淹溺；②创伤；③意外电击伤；④意外低温；⑤自杀；⑥急性中毒,包括有机磷、有机氮等各种毒物的急性中毒或镇静、催眠、地西泮（安定）等药物中毒；⑦婴幼儿心搏骤停；⑧妊娠期心搏骤停。

（三）预警与识别

1. 预警　建立 CA 的预警机制,预防相关事件的发生。CA 发生前应有效识别相关高危因素,如严重低氧血症、低血容量性休克、心包压塞、张力性气胸、严重酸碱失衡及电解质紊乱、严重的心律失常（如频发室性早搏、短阵室性心动过速及多源性室性心动过速）等,并及时干预,有效避免 CA 的发生。

2. 识别

（1）CA 的临床表现:心搏、呼吸骤停时,血流停止,重要脏器的血氧供给停止。脑组织对缺血、缺氧最为敏感,故以神经系统的表现出现最早和最为显著。典型的"三联征"包括:突然意识丧失、大动脉搏动消失和呼吸停止,具体的表现包括：①意识突然丧失或伴有全身短阵抽搐；②心音消失,大动脉搏动消失,血压测不出；③呼吸呈叹息样或喘息式（濒死呼吸）,随后即停止；④皮肤灰白、发绀,双侧瞳孔散大、固定,对光反射消失；⑤如果呼吸先停止或严重缺氧,则表现为进行性发绀、意识丧失,心跳逐渐减慢,随后停止。

（2）有心电监护时的 CA 识别：①心室颤动。是成人心搏骤停最常见的心电图节律,表现为 QRS 波群与 T 波完全消失,代之以形态大小不等、频率不规则的颤动波(f 波),频率 250～500 次/分,颤动波之间无等电位线,占 85%～90%。②心室停顿。表现为心脏的一切活动消失,心电图上只能见到 P 波或者 P、QRS-T 波都消失,无任何心脏电波形。在多参数监护连接良好的情况下,该现象提示患者心搏骤停,应立即开始心肺复苏。

(3) 无心电监护 CA 的识别:突发意识丧失的患者,应即刻启动 CA 的识别流程。通过检查患者颈动脉搏动判断是否存在 CA,识别时间应不超过 10 秒,以避免心肺复苏的延迟。

知识链接

院内心搏骤停生存链

1992 年 10 月,美国心脏协会(American Heart Association,AHA)提出 CA 生存链(chain of survival),即对 CA 的成年患者采取一系列规律、规范、有序的步骤,开展有效的救护措施。这些措施以环链的方式连接,构成抢救生命的生存链。各个环节之间的紧密连接是抢救成功的关键。2015 年,《心肺复苏新指南》将 2010 年提出的 5 个环节进行区分,分为院内和院外 CA 生存链两个流程。院内心搏骤停,强调预防和早期发现,专业团队快速和高质量反应,即通过监测系统预防和早期发现患者 CA 迹象,一旦患者发生 CA,医疗机构各个部门之间有顺畅沟通和高效配合,通过快速反应小组或紧急医疗团队等模式,即由急诊科和重症监护室的医生、护士、呼吸治疗师组成的专业团队提供紧急救治,流程见图 4-1。

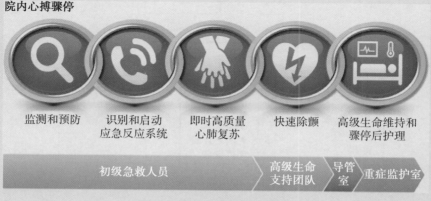

图 4-1　院内心搏骤停生存链

（四）急救流程

心搏骤停的急救流程如图4-2所示。

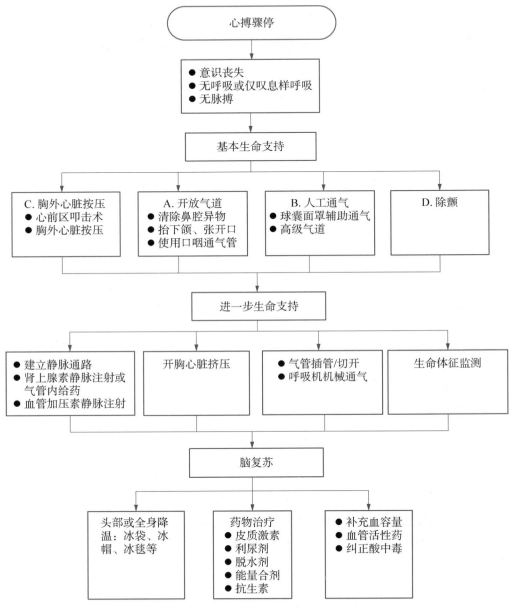

图4-2 心搏骤停的急救流程

（五）急救护理

1. 成立紧急快速反应小组　由2名医生(一名一线医生,一名二线医生)与2名护士(一名为高级职称或高年资主管护师,一名为低年资护士)组成,二线医生为1号组员,担任组长,负责指挥,一线医生为2号组员,主要进行胸外按压及人工气道建立,2名护士为 3 号、4 号组员,分别承担循环管理、呼吸管理、给药管理及记录,并进行适当的职责交换。

2. **基础生命支持**　基础生命支持(basic life support,BLS)又称初级心肺复苏,是指采用徒手和(或)辅助设备来维持 CA 患者的循环和呼吸的最基本抢救方法。其关键要点包括胸外心脏按压(compressions,C)、开放气道(airway,A)、人工通气(breathing,B)(即 C-A-B),同时实施除颤(defibrillation,D)治疗等。团队配合要点:1 号组员迅速评估患者意识,无反应时立即呼叫并组织抢救,取平卧位后听诊呼吸、心率,指挥抢救;2 号组员行 30∶2 胸外心脏按压;3 号组员赶到后立即准备人工气道用物,如简易呼吸器、气管插管用物等;4 号组员赶到立即推除颤仪并连接心电监护。

(1) 快速识别和判断 CA:有心电监护的患者快速识别心室颤动和心室停顿等异常心电活动;无心电监护的患者根据 CA 的临床表现,采取轻拍患者双肩的方法,并大声呼叫"某某,您怎么了,您能听到我说话吗",判断患者有无反应。同时立即检查呼吸和大动脉搏动,判断有无有效呼吸时,可观察患者面部、呼吸情形和胸廓有无呼吸起伏。检查颈动脉的方法是示指和中指的指尖平齐并拢,从患者的气管正中部位滑到气管和近侧颈侧肌肉之间的沟内,2~3 cm,可轻触颈动脉搏动,检查时间应至少 5 秒,但不超过 10 秒。

(2) 启动急救反应系统:心电监护显示室颤波或心室活动停止,患者无反应、无呼吸、无大动脉搏动时,应立即呼叫紧急快速反应小组,获取除颤仪、抢救车、呼吸机及吸引器等急救设备与物品。

(3) 胸外按压(C):判断患者发生心脏骤停,或不确定是否有脉搏时,均应立即开始胸外按压,尽快提供循环支持。对倒地至第 1 次电击的时间超过 4 分钟的患者,胸外按压更为重要。有效的胸外按压可产生 8.0~10.67 kPa(60~80 mmHg)的收缩期动脉峰压。

1) 胸外按压的部位:成人胸外按压的部位是在胸骨下半段,相当于男性两乳头连线之间的胸骨处。

2) 胸外按压的方法:患者应仰卧平躺于硬质平面,施救者位于其旁侧。如果患者躺卧在软床上,应在患者背部垫以硬板。用一只手掌根部置于按压部位,另一手掌根部叠放其上,双手指紧扣,手指尽量向上,以手掌根部为着力点进行按压。身体稍前倾,使肩、肘、腕位于同一轴线上,与患者身体平面垂直。用上身重力按压,按压与放松时间相同。每次按压后胸廓完全回弹,但放松时手掌不离开胸壁。按压暂停间隙施救者不可双手倚靠患者身上。

3) 按压频率和深度:按压频率 100~120 次/分(即 15~18 秒完成 30 次按压),按压深度至少 5 cm,但不超过 6 cm,尽量避免胸外按压中断,中断时间控制在 10 秒内,尽量提高胸部按压时间在整个心肺复苏术时间的比例,目标比例为至少 60%。

(4) 开放气道(A):先行 30 次心脏按压,再开放气道。如无颈部损伤,可以采用仰头抬颏,开放气道,怀疑有颈椎脊髓损伤的患者,应避免头颈部的延伸,可使用托颌法。

1) 仰头抬颏法:把一只手放在患者前额,用手掌把额头用力向后推,使头部向后仰,另一只手的手指放在下颌骨处,向上抬颏,使牙关紧闭,下颌向上抬动,勿用力压迫下颌部软组织,以免造成气道梗阻,也不要用拇指抬下颏。如果患者假牙松动,应取下,以防其脱落阻塞气道。

2)托颌法:施救者站在患者头侧,双手置于患者头部两侧,肘部支撑在患者仰卧的平面上,托紧下颌角,用力向上托下颌,如患者紧闭双唇,可用拇指把口唇分开。此法效果肯定,但费力,有一定技术难度。对于怀疑有头、颈部创伤患者,此法更安全,不会因颈部活动而加重损伤。

(5)人工通气(B):采用球囊-面罩通气,连接面罩呼吸气囊及氧气,调节氧流量8~10 L/min,单人操作时,一手握住呼吸器活瓣处,用EC手法(在辅助呼吸的时候,左手中指、环指、小指3个手指呈E字形,托住患者下颌,大拇指和示指呈C字形,按住面罩的两端,E用于托住患者下颌,C用于紧扣面罩)将面罩扣紧患者口鼻部,面罩与口鼻部形成密闭腔,防止漏气,进行人工辅助通气,一手挤压、放松呼吸气囊(成人按捏球囊的前1/2~2/3部,挤压球囊时间应至少1秒钟,球囊重新膨起时间1.5~2秒,即吸呼比为1:1.5~2),有节律地反复进行(成人频率10~12次/分)。双人操作时,一人压紧面罩,一人挤压球囊通气,每次通气应尽量在患者吸气时挤压球囊,将气体送入肺中,必须使患者的肺部膨胀充分,可见胸廓上抬即可,切忌过度通气。在建立人工气道前,成人单人CPR或双人CPR,按压/通气比为30:2,频率为10~12次/分,即每5~6秒给予人工通气一次。建立高级气道(如气管插管)以后,按压与通气可能不同步,通气频率为每6秒1次(10次/分)。

(6)除颤(D):2015年,美国心脏协会(AHA)发布的《心肺复苏与心血管急救指南》中强调,CA患者应尽快使用自动体外除颤仪(automated external defibrillator,AED)。不能立即取得AED时,应该在他人前往获取及准备的时候开始心肺复苏,而且视患者情况,应在设备可供使用后尽快进行除颤。进行1次电击后立即继续心肺复苏,持续约2分钟(直至AED提示需要分析心律),持续该过程直至高级生命支持团队接管或者患者恢复自主意识。

1)电极的位置:采用标准位,即一个电极放在胸骨右缘锁骨下方第2肋间,另一个电极放在左胸第5肋间与腋中线交界处。

2)除颤波形和能量选择:目前,除颤仪主要有两类除颤波形即单相波和双相波。不同波形对能量的需求不同,建议成人单相波除颤首次电击选择能量为360 J,双相波除颤首次电击能量为200 J。

3. 高级心血管生命支持 高级心血管生命支持(advanced cardiovascular life support,ACLS)是在BLS的基础上,通过应用辅助设备、特殊技术和药物等提供更有效的呼吸、循环支持,以恢复自主循环或维持循环和呼吸功能的进一步支持治疗。可归纳为高级A、B、C、D,即A(airway)——开放气道;B(breathing)——氧疗和人工通气;C(circulation)——循环支持:建立静脉通道,使用血管加压药物及抗心律失常药;D(differential diagnosis)——寻找心搏骤停原因。团队配合要点:1号组员开放气道正压通气2次,2号组员继续按压,在1号组员的指挥下评估心律,如有心室颤动准备除颤,2号组员准备导电糊,单相波360 J除颤1次(双相波200 J);3号组员协助进行气管插管,接呼吸机,管理气道,如吸痰等;1 号组员插管完毕,评估心律,接替 2 号组员胸部按压或除颤;根据医嘱,4 号组员负责建立静脉通路,使用抢救药、管理循环及记录。

（1）开放气道(airway,A)：在成人心搏骤停进行 CPR 期间,任何情况下均可考虑球囊-面罩通气或高级气道策略。①如果使用高级气道,则在气管插管成功率低或气管内导管放置培训机会少的情况下,声门上气道可用于成人院外心搏骤停患者;②如果使用高级气道,则在气管插管成功率高或气管内插管放置培训机会最佳的情况下,声门上气道或气管内导管均可用于成人院外心搏骤停患者;③如果由经过这些操作培训的专业人员在医院内使用高级气道,则可以使用声门上气道或气管内导管。建议实施气管插管的人员经常操作或反复培训。实施院前气管插管的紧急医疗服务(emergency medical service,EMS)人员应提供持续质量改进计划,以最大限度减少并发症,并跟踪声门上气道和气管内导管放置的总体成功率。

根据 2019 年《AHA 成人心肺复苏指南》更新建议,如下所示,按院内和院外进行了区分。

1）口咽气道(oropharyngeal airway,OPA)：OPA 为 J 形装置,可置于舌上方,从而将舌和咽下部软组织从咽后壁分开。OPA 主要应用于意识丧失、无咽反射的患者,不可用于清醒或半清醒的患者,因其可能刺激恶心和呕吐,甚至喉痉挛,或使 OPA 移位而致气道梗阻。

2）鼻咽气道(nasopharyngeal airway,NPA)：NPA 可在鼻孔和咽之间提供气流通道,有助于应用球囊-面罩通气装置提供足够的通气,比 OPA 易于耐受。适用于有气道堵塞,或因牙关紧闭或颌面部创伤等,不能应用 OPA 且有气道堵塞风险的清醒或半清醒(咳嗽和咽反射正常)的患者。但对于严重颅面部外伤疑有颅底骨折的患者应慎用,防止其误置入颅内。

3）气管插管(endotracheal intubation,EI)：如果患者心搏骤停,没有自主呼吸,球囊-面罩通气装置不能提供足够的通气时,气管插管是建立人工气道的主要手段。其优点在于能保持气道通畅,便于清除气道内分泌物,能输送高浓度的氧气,提供选择性途径给予某些药物,防止肺部吸入异物和胃内容物,并可与球囊-面罩通气装置或呼吸机相连接给予选择性的潮气量。

（2）氧疗和人工通气(breathing,B)：对 CA 患者行 CPR 时,置入高级气道(气管插管)后,应每 6 秒进行 1 次通气(10 次/分),同时持续进行不间断的胸外按压,尽可能给予患者吸入 100% 浓度的氧($FiO_2 = 1.0$),使动脉血氧饱和度达到最大化,以迅速纠正缺氧。患者自主循环恢复后,再根据动脉血气分析情况调节氧浓度,维持血氧饱和度≥94%,避免体内氧过剩。

（3）循环支持(circulation,C)。

1）心电、血压监测：CPR 时,应及时连接心电监护仪或除颤仪等心电示波装置或心电图机进行持续心电监测,及时发现并精准辨认心律失常,以采取相应的急救措施,如心室颤动时,立即给予除颤。检测心律要迅速,如果观察到规律心率,应检查有无脉搏。如对脉搏是否存在有任何怀疑,应立即开始行胸外按压。监测中还应注意任何心电图的表现均应与患者的临床实际情况紧密联系。此外,在 CPR 过程中,有条件者还应注意监测有创动脉压、动脉舒张压和中心静脉血氧饱和度情况,以监控和优化 CPR 质量,指导血管活性药物的治疗和监测自主循环恢复情况。

2) 建立给药途径:心搏骤停时,在不中断 CPR 和快速除颤的前提下,应迅速建立静脉或骨髓腔通路。

A. 静脉通路(intravenous injection,IV):对已建立中心静脉通路者,优先选中心静脉给药。因中心静脉给药比外周静脉给药后药峰浓度更高、循环时间更短、起效更快。如无静脉通路,应首先建立外周静脉通路,首选较大的外周静脉通路(上腔静脉系统如肘正中静脉、贵要静脉等,尽量不用手部或下肢静脉)给予药物和液体。虽然药物经由外周静脉到达心脏需要 1～2 分钟的时间,较中心静脉给药的药物峰值浓度低,起效时间较长,但建立颈内静脉或锁骨下静脉等中心静脉通路会中断 CPR 和影响除颤。行外周静脉给药时,在药物静脉注射后 10～20 秒内快速推注 20 ml 液体,有助于药物进入中心循环,缩短起效时间。

B. 气管内给药(endotracheal administration,ETA):某些药物(如肾上腺素、阿托品、利多卡因、纳洛酮和血管加压素等)可经气管插管或环甲膜穿刺注入气管,迅速通过气管、支气管黏膜吸收进入血液循环。方法:其剂量应为静脉给药的 2～2.5 倍,将药物用 5～10 ml 生理盐水或蒸馏水稀释后注入气管。

C. 骨髓腔通路(intraosseous,IO):因骨髓腔内有不塌陷的血管丛,故当无法建立静脉通路时,可建立 IO 进行液体复苏、给药和采集血液标本。

3) 心肺复苏常用药物:在不中断 CPR 和除颤的前提下,在胸外按压过程中和观察心率后,尽快遵医嘱给予下列复苏药物。

A. 肾上腺素:作为抢救 CA 的首选用药。其作用是通过兴奋 α 肾上腺素受体,使血管收缩,在 CPR 过程中增加冠状动脉和脑等其他重要脏器的灌注压。用法:1 mg 静脉推注,如无反应,每 3～5 分钟重复 1 次。2019 年,《AHA 成人心肺复苏指南》更新指出,对于不可电击心律的心搏骤停,尽早给予肾上腺素;对于可以电击心律的心搏骤停,在最初数次除颤失败后给予肾上腺素。每次从周围静脉给药后应该使用 20 ml 生理盐水冲管,以保证药物能够到达心脏。

B. 胺碘酮(可达龙):当 CPR、2 次电除颤及给予血管加压素后,仍然是 VF/VT 时,应首选给予胺碘酮。用法:初始剂量为 300 mg 溶入 20～30 ml 葡萄糖液内快速推注,3～5 分钟后再推注 150 mg,维持剂量为 1 mg/min,持续静脉滴注 6 小时。

C. 利多卡因:仅作为无胺碘酮时的替代药物。用法:初始剂量为 1～1.5 mg/kg 静脉注射。若 VF/VT 持续,可给予额外剂量 0.5～0.75 mg/kg,每 5～10 分钟给药 1 次,最大剂量为 3 mg/kg。

D. 硫酸镁:仅用于尖端扭转型室性心动过速和伴有低镁血症的 VF/VT 及其他心律失常两种情况。用法:对于尖端扭转型室性心动过速,紧急情况下可用 25% 硫酸镁 1～2 g 稀释后静脉注射,5～20 分钟注射完毕;或 1～2 g 加入 50～100 ml 液体中静脉滴注。应注意硫酸镁快速给药有可能导致严重低血压和 CA,不建议 CA 时常规使用。

E. 碳酸氢钠：复苏初期(15～20 分钟内)产生的代谢性酸中毒通过改善通气常可得到改善，不应过于积极补充 5% 碳酸氢钠溶液。CA 或复苏时间过长者，或早已存在代谢性酸中毒、高钾血症、三环类药物过量的患者可适当补充碳酸氢钠。用法：以 1 mmol/kg 作为起始量，在持续 CPR 过程中每 15 分钟给予 1/2 量，最好根据血气分析结果调整补碱量，防止产生碱中毒。

(4) 寻找心搏骤停原因(differential diagnosis，D)：在 CA 复苏成功后的高级生命支持阶段应尽快完善患者的临床资料，进行必要的实验室和辅助检查，有条件的还可尽快完成相关影像学检查和评价，尽快明确引起 CA 的原因，及时治疗可逆病因。常见的可逆病因可总结为 5H 和 5T。

5H：低血容量(hypovolemia)；缺氧(hypoxia)；酸中毒(hydrogenion)；高钾血症/低钾血症(hyperkalemia/hypokalemia)；低体温(hypothermia)。

5T：药物过量或误服中毒(toxins)；心脏压塞(tamponade，cardiac)；张力性气胸(tension pneumothorax)；冠状动脉栓塞形成(thrombosis，coronary)；肺栓塞(thrombosis，pulmonary)。

(六) 复苏后的处理

1. 复苏成功　CA 复苏成功后的治疗措施是以神经系统支持为重点的后期复苏或持续生命支持。包括维持有效循环、维持呼吸功能及脑复苏。

(1) 维持有效循环：患者自主循环恢复后应该严密监测患者的生命体征和心电图等，优化患者的器官和组织灌注，尤其是维持血流动力学稳定。主要处理措施包括以下。

1) 连续监护患者的血压，建议维持复苏后患者的收缩压不低于 12.0 kPa (90 mmHg)，平均动脉压(mean artery pressure，MAP)不低于 8.67 kPa(65 mmHg)。

2) 对于血压值低于上述目标值、存在休克表现的患者，应该积极通过静脉或骨髓腔通路给予容量复苏，同时注意患者心功能情况确定补液量，也应该及时纠正酸中毒。在容量复苏效果不佳时，应该考虑选择适当的血管活性药物，维持目标血压。

3) 连续监测患者心率及心律，积极处理影响血流动力学稳定的心律失常。

(2) 维持呼吸功能：患者自主循环恢复后，可有不同的肺功能障碍，应继续有效的人工通气，持续高流量给氧，保持血氧浓度≥94%。开始通气时给予 10～12 次/分，通过监测呼气末二氧化碳分压($PETCO_2$)或动脉血二氧化碳分压($PaCO_2$)调整呼吸频率，达到 $PETCO_2$ 为 4.0～5.33 kPa(30～40 mmHg)或 $PaCO_2$ 为 4.67～6.0 kPa(35～45 mmHg)的目标。呼吸机参数应根据患者的血气分析、$PETCO_2$ 及是否存在心功能不全等因素进行设置和调节，避免出现过度通气。

(3) 脑复苏：CA 后的患者常因缺血、缺氧而导致脑功能受损，正常情况下发生 CA 后 3～4 分钟，即可造成"不可逆转"的脑损伤。患者自主循环恢复后，若没有正确的语言反应，应进行积极的脑复苏。脑复苏的目的是防治脑缺血缺氧，减轻脑水肿，保护脑细胞，恢复脑功能，是改善患者生存质量的关键。主要措施有以下。

1) 目标体温管理(targeted temperature management，TTM)：TTM 治疗是公认的可改善 CA 患者预后的治疗手段之一。复苏成功后，如果患者仍处于昏迷状态(不能遵从声音指示活动），应尽快使用多种体温控制方法将患者的核心体温控制在 32～34℃，并稳定维持 12～24 小时，复温时应将升温速度控制在每小时 0.25～0.5℃。目前，用于临床的控制低温方法包括降温毯、冰袋、新型体表降温设备、冰生理盐水输注、鼻咽部降温设备和血管内低温设备等。医务人员应根据工作条件和患者实际情况灵活选择。TTM 治疗期间的核心温度监测应该选择食管、膀胱或肺动脉等处，肛门和体表温度易受环境因素影响，不建议作为温度监测的首选部位。

2）维持血压：自主循环恢复后昏迷患者应维持正常或稍高于正常的血压，维持脑灌注压，维持脑部血流，以保证脑组织的良好灌注。

3）其他措施：包括应用渗透性利尿剂脱水以减轻脑水肿和降低颅内压。有条件者早期应用高压氧治疗，提高脑组织氧分压，改善脑缺氧。对于昏迷患者，应做脑电图检查来确认是否有癫痫，并持续监测，早期发现癫痫，予积极处理。

2. 复苏失败　经过 30 分钟的心肺复苏后，患者对任何刺激仍无反应、无自主呼吸、无自主循环征象，心电图为一直线（3 个导联以上），可以考虑中止心肺复苏。所有 CA 患者接受复苏治疗，但继而死亡或脑死亡的患者都应被评估为可能的器官捐献者。未能恢复自主循环而终止复苏的患者，当存在快速器官恢复项目时，可以考虑为可能的肝肾捐献者。由于器官捐献和移植还涉及大量法律与伦理问题，CA 患者作为器官捐赠者的评估、器官移植等过程应由具有专业资质的人员和机构实施。

（吴燕华　周婉婷）

二、急性冠脉综合征的急救流程与护理

（一）概述

急性冠脉综合征（acute coronary syndrome，ACS）是以冠状动脉粥样硬化斑块破裂或侵袭，继发完全或不完全闭塞性血栓形成为病理学基础的一组临床综合征。ACS 是一种常见的、严重的心血管疾病，ACS 的发病率在我国逐年增加，而且绝大多数 ACS 患者首诊于急诊科。因此，做好 ACS 的急救与护理至关重要。

（二）病因

绝大多数 ACS 是冠状动脉粥样硬化斑块不稳定的结果。极少数 ACS 由非动脉粥样硬化性疾病所致（如动脉炎、外伤、夹层、血栓栓塞、先天异常、滥用可卡因，或心脏介入治疗并发症）。当冠状动脉的供血与心肌的需血之间发生矛盾，冠状动脉血流量不能满足心肌代谢的需要，引起心肌急剧的、暂时的缺血、缺氧时，即可发生心绞痛。冠状动脉粥样硬化可造成一支或多支血管管腔狭窄和心肌血供不足，一旦血供急剧减少或中断，使心肌严重而持久地急性缺血达 20～30 分钟以上，即可发生急性心肌梗死（acute myocardial infarction，AMI）。

（三）分类

ACS 分为①ST 段抬高型心肌梗死（ST-segment elevation myocardial infarction，STEMI）；②非 ST 段抬高型心肌梗死（non-ST-segment elevation myocardial infarction，NSTEMI）；③不稳定型心绞痛（unstable angina，UA）3 种。

（四）预警与识别

1. 预警　建立 ACS 的预警机制，预防相关事件的发生，ACS 发生前有效识别相关高危因素及症状，如缺血引起的胸闷及进行性胸痛、心电图改变（ST 段改变、病理性 Q 波、R 波减低、超急性期 T 波改变）、新出现的完全性左束支传导阻滞、心搏骤停或心源性休克、急性心力衰竭等血流动力学不稳定的危急现象时，立即启动急救干预，有效做好急救措施。

2. 识别

（1）ACS 的临床表现。

1）胸痛特征：①疼痛性质，发作性胸骨后闷痛，压迫性、紧缩性、烧灼感、刀割样；②放射性，可向颈部、左上臂、下颌、背、肩部放射，呈间断性或持续性。

2）全身症状：①胃肠道反应，伴有胃灼烧感，腹部不适伴恶心、呕吐等；②呼吸道症状，伴有咳嗽、呼吸困难，严重者可出现窒息感；③伴有乏力、头晕甚至晕厥；④循环系统症状，伴大汗，浑身湿冷等症状。

3）持续时间及特点：10～20 分钟，舌下含服硝酸甘油不能完全缓解时，常提示 AMI，部分患者在 AMI 发病前数日有乏力，胸部不适，活动时心悸、气急、烦躁及心绞痛等前驱症状。

4）体征：可出现颈静脉怒张，听诊可闻及肺部啰音、心律不齐、心脏杂音、心音分裂、第三心音、心包摩擦音和奔马律。

（2）ACS 的危险分层及表现。

1）极高危缺血：①血流动力学不稳定，可并发心源性休克；②恶性心律失常或心搏骤停；③存在 AMI 症状，胸痛持续 30 分钟以上、ST 段弓背样抬高、病理性 Q 波、T 波倒置等症状；④急性心力衰竭伴难治性心绞痛；⑤ST－T 动态演变。

2）高危缺血：具有以下任意一项，①缺血引起的进行性胸痛；②静息时疼痛；③缺血性 ST 段压低；④心肌损伤标志物阳性；⑤存在高龄等危险因素。

3）中危缺血：有缺血证据并具有以下任意一项，①静息时疼痛，心绞痛持续时间超过 20 分钟；②新发生胸痛并进行性加重；③ECG 无 ST 段改变。

4）低危缺血：①既往无心绞痛发作或心绞痛症状可自行消失；②稳定性疼痛在 2 周以上，或劳力性疼痛阈值仅轻微改变；③心电图正常；④心肌损伤标志物阴性。

5）极低危缺血：可能为非心肌缺血或绝对非心肌缺血。包括：①病史不支持缺血；②无须进行抗缺血治疗；③ECG 正常，与以往心电图对比无显著变化或变化不特异；④心肌损伤标志物阴性。

（3）心电图表现。

1）STEMI：①ST 段呈弓背型抬高；②病理性 Q 波，在面向透壁心肌坏死区的导联上出现；③面向周围心肌缺血区的导联出现 T 波倒置。

2）NSTEMI：ST－T 波动态变化是 NSTEMI 最有诊断价值的心电图异常表现。症状发作时可记录到一过性 ST 段改变（常表现为 2 个或以上相邻导联 ST 段下移≥0.1 mV），症状缓解后 ST 段缺血性改变有改善，或者发作时倒置 T 波是"伪正常化"。

（4）实验室检查：心肌损伤标志物检查，AMI 时会出现心肌损伤标志物的升高，且其增高水平与心肌梗死范围及预后明显相关。①心肌肌钙蛋白 I（cardiac troponin I，cTnI）或心肌肌钙蛋白 T（cardiac troponin T，cTnT）起病 3～4 小时后升高。肌钙蛋白增高是诊断心肌梗死的敏感指标；②肌酸激酶同工酶（CK－MB）起病后 4 小时内增高。

（5）影像学检查：①超声心动图检查，AMI 及严重心肌缺血时可见室壁节段性运动异常，有助于诊断室壁瘤和乳头肌功能失调等；②放射性核素检查，MRI 等。

（五）急救措施

1. STEMI

（1）经皮冠状动脉介入治疗（PCI）：是 STEMI 的首选治疗方法，PCI 可快速有效地开通梗死相关动脉。

1）条件允许（球囊扩张时间＜90 分钟），症状发病 12 小时内的 STEMI 或伴有新出现或可能新出现左束支传导阻滞（left bundle branch block，LBBB）的患者直接行 PCI。

2）年龄＜75 岁，发病 36 小时内出现休克，病变适合血管重建，能在休克发生 18 小时内完成者，除非因为患者拒绝、有禁忌证和（或）不适合行有创治疗者直接行 PCI。

3）症状发作 12 小时、无症状、血流动力学和心电图稳定的患者不宜直接行 PCI 治疗。

（2）溶栓治疗：在不具备 PCI 条件时，发病 3 小时内行溶栓治疗，其临床疗效与直接 PCI 相当。发病 3～12 小时内行溶栓治疗，疗效不如直接 PCI，但仍能获益。发病 12～24 小时内，如果仍有持续或间断的缺血症状和持续 ST 段抬高，溶栓治疗仍然有效。常用的溶栓药物包括尿激酶、链激酶、重组组织型纤溶酶原激活剂、尿激酶原和瑞替普酶。

（3）抗血小板治疗。

1）阿司匹林：阻断血小板凝集，排除禁忌证患者，均应立即口服水溶性阿司匹林或嚼服肠溶阿司匹林 300 mg，继以每日 100 mg 长期维持。

2）氯吡格雷：不可耐受阿司匹林的患者可作为替代用药，在首次或再次 PCI 之前或当时应口服氯吡格雷初始负荷量 300 mg，目前临床上对无禁忌者，主张使用强化抗血小板治疗，即双联抗血小板治疗（阿司匹林＋氯吡格雷）。

3）替格瑞洛：起效过程无须肝脏代谢激活，作用较快，临床上常将其与阿司匹林联合使用（阿司匹林＋替格瑞洛）。

4）血小板膜糖蛋白 Ⅱb/Ⅲa 受体拮抗剂：强效抗血小板聚集药，对于高危患者/PCI 术前患者主张三联抗血小板治疗（阿司匹林＋氯吡格雷＋血小板膜糖蛋白 Ⅱb/Ⅲa 受体拮抗剂），目前临床上常用替罗非班。

（4）抗凝治疗。

1）普通肝素：通过激活抗凝血酶发挥抗凝作用。

2）低分子量肝素：目前临床常用的抗凝剂，皮下注射，操作方便，疗效佳。

3）磺达肝癸钠：抑制凝血酶的形成和血栓的增大。

4）直接凝血酶抑制剂：临床上常用比伐卢定，直接抑制凝血酶的活性，达到抗凝作用。

5）口服抗凝剂治疗：①STMI 急性期后，口服华法林 3～6 个月抗凝抗血栓；②合并心房颤动者、阿司匹林和氯吡格雷禁忌者,可长期服用华法林,维持国际标准化比值(international normalized ratio,INR)2.0~3.0。若需在阿司匹林和氯吡格雷的基础上加用华法林,严密监测INR,注意出血的风险。

(5)抗心肌缺血。

1)硝酸酯类药物:早期给予硝酸甘油静脉滴注,有利于血管扩张,减轻心脏负荷,增加心肌供血量,缓解心肌缺血,注意监测血压,若血压下降过快,低于正常值界限,立即减慢速度或暂停使用。

2)β受体阻滞剂:常用的有美托洛尔、阿替洛尔等,具有负性肌力和负性频率的作用,通过降低心肌需氧量从而缓解心肌缺血。

(6)血管紧张素转换酶抑制剂(angiotensin converting enzyme inhibitors,ACEI)和血管紧张素受体拮抗剂(angiotensin receptor blockers,ARB):减少充血性心力衰竭的发生,降低病死率。

(7)调节血脂:他汀类药物调节血脂,稳定斑块,改善内皮功能,起到对因治疗的作用。

2. NSTEMI　根据危险分层采取适当的治疗策略。使用全球急性冠状动脉事件注册评分系统(global registry of acute coronary events,GRACE)对非ST段抬高型急性冠脉综合征患者的缺血风险进行危险分层。

(1)抗血栓治疗:与STEMI相似。

(2)抗心肌缺血和其他治疗:与STEMI相似。

(3)溶栓治疗:由于发病机制与STEMI存在不同,非ST段抬高型急性冠脉综合征不建议使用溶栓治疗。

(4)PCI治疗。

1)高危患者:对高危非ST段抬高型急性冠脉综合征患者,包括有血清cTnT或心电图ST-T波变化,糖尿病、肾功能不全、梗死后早期心绞痛、最近行PCI术、以往冠状动脉旁路移植术(coronary artery bypass graft,CABG)史和中至高GRACE危险评分的患者主张于症状发生最初72小时内行诊断性冠状动脉造影术,然后根据病变情况作血运重建治疗。

2)早期稳定患者:对发生临床事件高风险的NSTEMI患者,如无严重合并症或血运重建禁忌证,应及早行冠状动脉造影术或血运重建。对最初稳定的高危NSTEMI患者,早期介入治疗(入院12~24小时内),对最初稳定且无严重合并症和血运重建禁忌证的NSTEMI患者,优先考虑保守治疗。

3)低至中危患者:对低至中危且无症状复发的非ST段抬高型急性冠脉综合征患者,行无创性心肌缺血评估。基于临床症状和冠状动脉病变严重性考虑心肌血运重建策略(PCI或CABG)。

(5)冠状动脉旁路移植术(CABG):对少数STEMI合并心源性休克不适宜PCI者,急诊CABG可降低病死率。当机械性并发症(如心室游离壁破裂、乳头肌断裂、室间隔穿孔)引起心源性休克时,应在急性期行CABG和相应心脏手术治疗。

（六）急救流程

急性冠脉综合征的急救流程如图4-3所示。

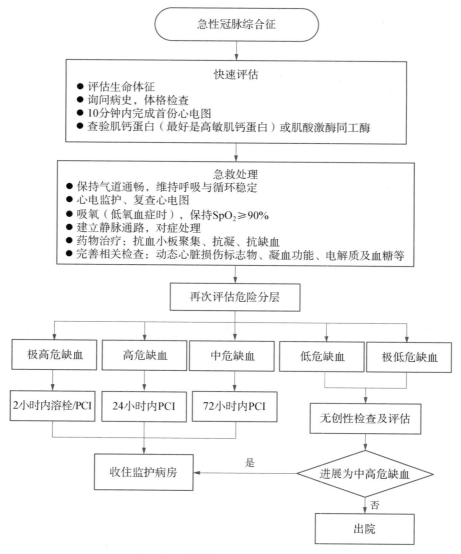

图4-3　急性冠脉综合征的急救流程

（七）急救护理

1. 一般护理

（1）休息：一旦发生胸痛，首先要使患者安静，平卧或端坐卧位，以减轻心肌耗氧量和心脏负担。立刻给予舌下含服硝酸甘油片0.5 mg，行床旁心电图检查。

（2）饮食：饮食宜清淡、易消化、产气少、富含维生素、优质蛋白质及纤维素的食物。心功能不全和高血压病患者应限制钠盐摄入，同时正确记录液体出入量。

（3）排便护理：保持大便通畅，如大便不易排出，可用缓泻剂，防止用力排便，引起腹内压升高,加重心脏负荷,导致冠状动脉痉挛加重心肌缺血,扩大心肌梗死面积而危及生命。

2. 吸氧　低氧血症时,给予低流量、低浓度吸氧(2～4 L/min)。

3. 建立静脉通路　必要时建立两路静脉通路。使用胺碘酮治疗室性心律失常,应选择上肢静脉给药,避免下肢静脉给药。

4. 对症护理

(1) 镇静、镇痛治疗:解除疼痛和焦虑,遵医嘱给予哌替啶 50～100 mg 肌内注射,必要时给予吗啡 5～10 mg 皮下注射。

(2) 溶栓护理:在急性心肌梗死发生 6 小时内,遵医嘱输注溶栓剂,用药后观察有无过敏反应、出血倾向、低血压、再灌注心律失常的发生。判断溶栓成功的指标:胸痛 2 小时内基本消失,心电图抬高的 ST 段于 2 小时内下降 50％,2 小时内发生再灌注心律失常,血清心肌酶峰值提前到发病 14 小时内或心肌酶峰值提前到 16 小时内。

5. 病情观察　持续心电监护,监测生命体征,精准识别各种心律失常(室性早搏、室性心动过速及房室传导阻滞等)。密切观察意识、面色,注意有无冷汗、恶心、呼吸困难、窒息感、心悸、气急及烦躁等症状。

6. 用药护理　遵医嘱给予硝酸甘油或单硝酸异山梨酯注射液持续滴注,严密观察心率和血压,避免短时间内心率和血压的急剧变化。给予溶栓、抗凝等治疗过程中,严格遵守各治疗规程,观察如低血压、发热、荨麻疹、皮肤潮红、关节痛及脉管炎等过敏反应,观察有无出血倾向,在溶栓治疗过程中常可合并其他部位出血,故 4 小时查一次血常规、血小板、出凝血时间、凝血酶原时间和纤维蛋白原等。观察血压状态,溶栓治疗出现低血压状态时,无论其原因如何都应暂停溶栓治疗,及时报告医生,给予相应的对症处理。

7. 介入治疗护理

(1) 术前准备:术前做好心理护理,介绍手术目的、方法及注意事项,消除患者的顾虑,稳定患者的情绪。行急诊 PCI,术前应口服 600 mg 氯吡格雷。术前训练患者床上排便,防止发生尿潴留。

(2) 术后护理:行经皮冠状动脉腔内血管成形术(percutaneous transluminal coronary angioplasty,PTCA)＋支架术的患者,持续监测生命体征及心电图,建立两路静脉通路,一路给予静脉滴注抗生素,一路持续静脉滴注血管扩张药(如硝酸甘油等)。股动脉穿刺的患者,卧床 24 小时,穿刺处沙袋压迫 8～12 小时,观察穿刺部位有无出血、渗血、足背动脉搏动情况和肢端皮肤温度。桡动脉穿刺的患者,穿刺肢体制动 6～8 小时,穿刺点压迫止血 6～8 小时,注意观察穿刺点有无渗血、血肿及肢端情况。严密观察患者生命体征、尿量及各类管路情况,鼓励患者多饮水,促进造影剂的排出。

8. 心理护理　持续的胸痛会加重患者的负性情绪,增加心肌氧耗和负荷,导致病情加重出现休克等。一旦发生胸痛,首先让患者安静平卧,安抚患者情绪,避免紧张、烦躁、不安、恐惧等负面情绪,告知疾病特点,积极配合治疗。

9. 健康指导　介绍心绞痛的预防方法,发作时立即停止活动,就地休息。舌下含服硝酸甘油、硝苯地平(心痛定)或速效救心丸,若频繁发作,应及时去医院就诊。

当有典型的缺血性胸痛症状或心电图动态改变而无心肌损伤标志物升高时，可诊断为心绞痛。存在下列任何一项时，可以诊断为心肌梗死。

(1) 心肌损伤标志物(最好是肌钙蛋白)增高或增高后降低，至少有 1 次数值超过正常上限，并有以下至少 1 项心肌缺血的证据：①心肌缺血临床症状；②心电图出现新的心肌缺血变化，即新的 ST 段改变或左束支传导阻滞(按心电图是否有 ST 段抬高，分为 STEMI 和 NSTEMI)；③心电图出现病理性 Q 波；④影像学证据显示新的心肌活力丧失或区域性室壁运动异常。

(2) 突发、未预料的心脏性死亡，涉及心搏骤停，常伴有提示心肌缺血的症状，推测为新的 ST 段抬高或左束支传导阻滞、冠状动脉造影或尸体检验显示新鲜血栓的证据，死亡发生在可取得血标本之前，或心肌损伤标志物在血中出现之前。

(3) 基线肌钙蛋白正常、接受 PCI 的患者，心肌损伤标志物升高超过正常上限，提示围手术期心肌坏死。心肌损伤标志物升高超过正常上限的 3 倍定为 PCI 相关的心肌梗死，其中包括 1 种已经证实的支架血栓形成相关的亚型。

(4) 基线肌钙蛋白值正常、行 CABG 患者，心肌损伤标志物升高超过正常上限，提示围手术期心肌坏死。将心肌损伤标志物升高超过正常上限的 5 倍，并发生新的病理性 Q 波或新的左束支传导阻滞，或冠状动脉造影证实新移植的或自身的冠状动脉闭塞，或有心肌活力丧失的影像学证据，定为与 CABG 相关的心肌梗死。

(5) 有 AMI 的病理学发现。

(赵洋洋　冯　丽)

三、急性心肌梗死的急救流程与护理

(一) 概述

急性心肌梗死(acute myocardial infarction，AMI)是指因冠状动脉出现急性阻塞，心肌因缺乏血液供应出现坏死，使得心脏功能受损的一种可能危及生命的急性病证，属于急性冠脉综合征范畴。

(二) 病因

1. 冠状动脉粥样硬化　是急性心肌梗死的最常见的病因，偶为冠状动脉栓塞、炎症、先天性畸形、痉挛和冠状动脉口阻塞。

2. 心肌供氧不足或心肌耗氧量增加　血流灌注不足、缓慢性心律失常、严重贫血等情况均可造成心肌供氧不足。若心肌缺氧严重，缺氧部位心肌可能因缺氧而受损。重体力活动、持续性快速性心律失常、严重高血压等情况、心肌耗氧超过供氧量，心肌可能因过劳而受损。

3. 诱因　如剧烈运动、过度疲劳及情绪激动等。

（三）分类

1. 1 型　自发性心肌梗死。在冠状动脉粥样斑块基础上，由于斑块破裂、糜烂、侵蚀等原因，继发单支或多支冠状动脉血栓形成而引发的心肌坏死。多数有严重的冠状动脉病变，少数轻度狭窄甚至正常。

2. 2 型　继发性心肌梗死。与冠状动脉血栓无关的心肌耗氧量和供氧量不平衡导致的心肌缺血。

3. 3 型　心源性猝死。未能取得血清标本的心源性猝死患者，伴随心肌缺血症状或新的缺血心电图改变或左束支传导阻滞或者血管造影或病理证实冠脉血栓，但在获得血样前已发生死亡。

4. 4 型　介入相关性心肌梗死。

（1）4a 型：经皮冠状动脉介入治疗相关的心肌梗死。

（2）4b 型：经皮冠状动脉介入治疗后，支架内出现血栓。

（3）4c 型：经皮冠状动脉介入治疗后，支架内再次出现狭窄。

5. 5 型　与冠状动脉搭桥术相关的心肌梗死。

（四）预警与识别

1. 预警　建立 AMI 的预警机制，预防相关事件的发生，AMI 发生前有效识别相关高危因素，如缺血引起的胸闷及进行性胸痛、心电图改变（ST 段改变、病理性 Q 波、R 波减低、超急性期 T 波改变）、新出现的完全性左束支传导阻滞、心搏骤停或心源性休克、急性心力衰竭等血流动力学不稳定的危急现象时，立即启动急救干预，有效做好急救措施。

2. 识别

（1）识别高危因素。

1）年龄＞70 岁。

2）前壁心肌梗死。

3）多部位心肌梗死（指 2 个部位以上）。

4）伴有血流动力学不稳定，如低血压、窦性心动过速、严重室性心律失常、快速心房颤动、肺水肿或心源性休克等。

5）左、右束支传导阻滞源于 AMI。

6）既往有心肌梗死病史。

7）合并糖尿病和未控制的高血压。

（2）临床表现。

1）典型症状：患者感心前区压榨性疼痛或憋闷感，常为突然发作、持续时间超过 30 分钟，常有濒死感。疼痛性质多为压迫感、挤压感、沉重感，部分患者无明显感觉，仅胸部以外其他部位有钝痛或不适感。无明显疼痛峰值，安静休息或含服硝酸甘油等药物并不能很快减轻症状。疼痛部位主要指胸骨后方，向左下方可延伸到左侧肋骨、上腹部，向上可到左侧肩、背甚至口腔、头部，部分可表现在左上肢。

2）伴随症状：常伴有体温、血压、心率、心律等不同程度的变化。①胃肠道症状，常伴有恶心、呕吐、上腹胀痛等;②心律失常,24 小时内最为多见,大部分为室性心律失常;③发热,一般在发病后 1～2 天出现发热,体温在 38℃ 左右,持续约 1 周;④心力衰竭,部分患者会伴有急性左心衰竭表现;⑤休克,约 20% 的患者在发病后数小时至数日内出现心源性休克表现。

(3)心电图检查:提示心脏缺血,了解心脏缺血的趋势、心肌梗死范围、病情演变和预后。

(4)实验室检查:心肌损伤标志物检查,反应心脏功能、心血管炎症、心脏组织损伤的血清学检查,能在一定程度上提示心肌梗死的程度。

(5)影像学检查。

1)冠状动脉造影检查:有助于指导治疗,评估预后。

2)超声心动图、放射性核素扫描、心脏灌注扫描等,用于评估心肌灌注、心肌的存活性及功能情况。

(五)急救措施

1. 紧急处理

(1)建立静脉通路:急诊科接诊后尽快为患者在左侧肢体建立静脉通路,以利于中心静脉压监测、心肺复苏、维持血压、补充血容量、调节电解质及随时静脉给药,预留右侧肢体,方便医生行 PCI 治疗。

(2)抗血小板治疗:常选用"胸痛一包药"(阿司匹林 300 mg 嚼服,氯吡格雷 600 mg/替格瑞洛 180 mg 口服),或遵医嘱予硝酸甘油或者硝酸异山梨酯扩张血管。

2. 溶栓治疗　适用于发病 12 小时以内,无条件进行急诊 PCI。患者若有凝血功能障碍、活动性出血、半年内脑血管病史,严重且有无法控制的高血压均不适合溶栓。溶栓剂包括:链激酶、复合纤溶酶链激酶、尿激酶、阿替普酶和瑞替普酶等,通过静脉给药。从患者进入急诊开始计时,应在 30 分钟内开始给予溶栓治疗。

3. 经皮冠状动脉介入治疗　PCI 主要包括冠状动脉球囊扩张术、支架植入术、血栓抽吸等,能开通闭塞的冠状动脉,是 AMI 患者的首选治疗方案,可立即恢复心肌供血和再灌注。根据中华医学会、美国心脏病学会、欧洲心脏病学会的推荐,急性 STEMI 患者首诊至急诊 PCI 的时间应争取在 90 分钟以内,STEMI 发病到冠状动脉血运重建的时间应在 120 分钟以内。

(六)急救流程

急性心肌梗死的急救流程如图 4-4 所示。

(七)急救护理

1. 一般护理

(1)休息:急性期卧床休息 1～3 天,保持环境安静,限制探视,并告知患者和家属,卧床休息及有效睡眠可以降低心肌耗氧量和交感神经兴奋性,有利于缓解疼痛,以取得合作。

(2)饮食:AMI 患者由于心肌供血不足和绝对卧床导致胃肠蠕动减弱,消化功能降低,护士应对患者进行详细的饮食指导,制定进食计划,合理配餐。一般 24 小时内进食流质饮食,24～72 小时进食清淡、易消化、富含纤维素及高热量的半流质饮食,3～7 天宜

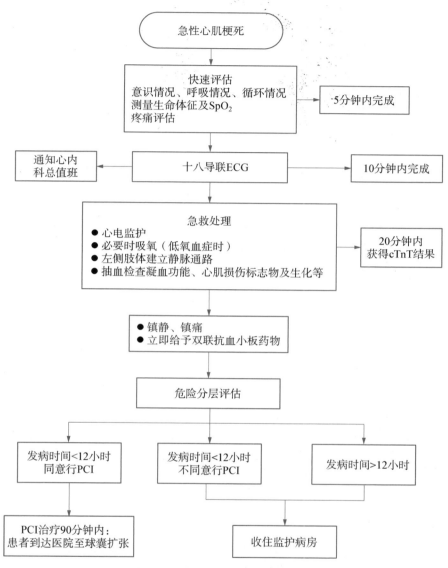

图 4-4　急性心肌梗死的急救流程

进软质饮食。同时注意低脂低盐、少食多餐、忌过饱、油腻、烟酒,以免增加心脏负担。

（3）排便护理:给予易消化饮食,少量多餐,保持大便通畅,防止患者用力排便而增加心脏负担,诱发心律失常、心绞痛、心源性休克、心力衰竭,甚至发生猝死。必要时适当给予缓泻剂,如开塞露等,配合腹部按摩,以解除便秘。

2. 吸氧　低氧血症时,给予低流量、低浓度吸氧(2~4 L/min),根据患者氧合情况和吸氧后缺氧能否得到改善,遵医嘱进一步采取面罩、呼吸机给氧,从而增加心肌氧供应,减轻缺氧和疼痛,合并左心衰竭时可在湿化瓶内加入 20%~30%酒精。

3. 疼痛管理　AMI 急性期大多数患者心前区疼痛不能忍耐,而情绪紧张、烦躁不安,影响休息可导致心律失常等并发症的发生。胸痛未缓解者,遵医嘱及早使用吗啡

（10 mg 皮下注射）或哌替啶（50～100 mg 肌内注射），烦躁者适当给予地西泮（安定）（10 mg 静脉注射或肌内注射）。同时注意药物的不良反应。

4. **病情观察**　持续心电监护，密切观察心率、心律、呼吸、血压、神志和周身情况，及时发现病情变化。由于 AMI 患者常因精神紧张、情绪激动等使交感神经兴奋，导致血压升高，心率增快，心肌耗氧量增加而使心肌梗死面积扩大，并发严重的心律失常、心力衰竭等症状。若患者出现面色苍白、四肢厥冷、多汗、表情淡漠、烦躁不安、皮肤湿冷、口渴及尿少等休克先兆表现，按休克处理。

5. **用药护理**　立即建立静脉通路，根据医嘱用药，用药时严密观察生命体征，观察药物不良反应发生。

6. **介入护理**

（1）术前准备。

1）患者准备：协助患者更换手术衣裤，避免过度用力、翻身，造成梗死面积扩大、栓塞等。脱卸金属饰品及物品、假牙、隐形眼镜等。择期手术的患者，术前 4 小时禁食，2 小时禁水，术晨测体温、脉搏、血压，术前一晚给予镇静剂，保证充分的睡眠。

2）仪器准备：转运前连接除颤仪，做好急救准备。导管室准备各种型号导管、氧气、除颤仪、监护仪、有创及无创血压检测仪、起搏器、气管插管，并备好抢救药物。

3）术前用药：遵医嘱给予"胸痛一包药"，控制输液速度，每分钟不宜超过 15～20 滴，严密观察用药效果及不良反应，及时通知医生。

（2）术后护理。

1）导管护理：经桡动脉行经皮经腔内冠状动脉成形术（PTCA）术后患者，需留置鞘管 4～6 小时，妥善固定，避免导管扭曲、折断、滑脱、移位等不良事件发生，并嘱患者平卧位，术侧肢体伸直并制动 24 小时。

2）血运观察：观察术侧肢体和肢端的血运情况，包括：皮肤色泽、温度、足背动脉搏动情况，若足背动脉搏动有力、皮肤色泽正常、温度正常，说明血运良好。相反，若摸不到足背动脉、皮肤苍白、皮表凉，说明血运差，应及时检查原因。如压迫过紧，应及时调整包扎的松紧度，若肢体肢端由红润转苍白，说明处于缺血状态，可能由于动脉痉挛或栓塞引起；若肢端温度升高，由红润转暗紫色，而后肢端温度下降，但仍有毛细血管回流充盈现象，说明肢体静脉回流障碍。因此，护士应综合判断，发现异常及时通知医生，进一步检查、对症处理。

3）拔管护理：桡动脉处鞘管拔出后，用止血带压迫止血。经股动脉行 PTCA 患者，4～6 小时后拔出鞘管，仍需沙袋加压包扎，绷带以"8"字形包扎的方法压迫止血。

4）预防血栓：术后卧床并制动 24 小时，观察肢体及肢端血运情况，按摩术侧下肢，预防血栓形成。

5）术后观察：术后观察患者手术部位有无出血，敷料有无渗血渗液，皮下有无出血点及瘀斑，牙龈、鼻腔有无出血倾向。对于有病史的患者，观察有无出血情况。对危重患者，严格记录 24 小时出入量，同时遵医嘱用药，观察药物的不良反应，及时通知医生，配合抢救。

7. 防治并发症

(1) 心律失常：AMI 患者发病的 3～7 天易发生严重心律失常，如各种逸搏、室性早搏、心室颤动、房室传导阻滞，其中完全性房室传导阻滞、心搏骤停均是主要猝死原因。密切监测心率、心律，准备好各种抗心律失常药物，及做好除颤起搏准备。

(2) 心力衰竭：早期患者夜间出现阵发性呼吸困难、突发性气促、发绀、心尖部奔马律，严重时发生急性左心衰竭。输液过快、过多，合并感染、心律失常、用力排便、精神紧张均是常见的诱因。应特别注意避免输液速度过快，输液量过多，情绪激动，需严密控制输液速度及输液量，做好心理护理及疾病宣教。当发生急性肺水肿时，应抬高床头，取坐位、半坐卧位，有利于治疗。

(3) 出血倾向：抗凝治疗注意观察有无出血倾向，如口腔、鼻腔、排便情况。

(4) 心源性休克：在病后 24～48 小时内，常因广泛性心肌坏死、缺血致心输出量降低，心肌收缩和减弱引起心源性休克。患者会出现血压下降、脉率增快、面色苍白、尿量减少至小于 20 ml/h，因此，观察时应密切注意血压、脉搏、末梢循环、尿量等变化，并详细做好记录。

8. 心理护理　多数患者发病后易激动、情绪波动大，表现为紧张、焦虑、恐惧、抑郁、悲观、烦躁易怒及被动依赖等。应向患者及家属介绍介入手术的目的、方法、临床意义和注意事项，以取得信任和急救配合。

9. 健康指导

(1) 自我观察：注意观察心肌梗死症状，表现为心前区绞痛、濒死感、心悸、心率加快、气短、烦躁不安、出冷汗，应引起警惕。

(2) 自救互救：避免紧张、恐惧等负面情绪，指导患者如遇心前区疼痛等突发症状，应立即舌下含服硝酸甘油，并口服阿司匹林 150～300 mg，注意含服硝酸甘油后应采取坐位或卧位，防止直立性低血压。紧急给药，一天最多给药 3 次，症状加重，应立即就诊。

(3) 自我预防：积极治疗高血压病、高脂血症、糖尿病等疾病，避免肥胖及运动缺乏等不良生活习惯，坚持服药、适度锻炼、注意劳逸结合。随身常备急救药，定期门诊随访，坚持治疗，注意保暖、戒烟酒、避免过度疲劳、激动、暴饮暴食、寒冷及低温等诱因。

知识链接

心肌梗死的心肌酶谱变化如表 4－1 所示。

表4－1　急性心肌梗死的血清心肌损伤标志物及其检测时间

	cTnI	cTnT	CK	CK－MB
出现时间(小时)	2～4	2～4	6	3～4
100%敏感时间(小时)	8～12	8～12	—	8～12
峰值时间(小时)	10～24	10～24	24	10～24
持续时间(天)	5～10	5～14	3～4	2～4

（施　辉　王　萍）

四、主动脉夹层的急救流程与护理

(一)概述

主动脉夹层(aortic dissection，AD)是指主动脉腔内的血液从主动脉内膜撕裂口进入主动脉中膜，使中膜分离，并沿主动脉长轴方向扩展，造成主动脉壁真假两腔分离的一种病理改变。最常见的症状是胸痛，占患者总数的 96%，由于此病发病突然，病情严重，危及生命，而且容易误诊，延误治疗，病死率高，如不及时治疗，病死率在发病后前 24 小时内高达每小时 1%～3%，48 小时为 30%，7 天达 40%，因此，急诊建立完善的急救流程至关重要。

(二)病因

夹层产生的原因是由于主动脉内压力过高，在一定的条件下将动脉内膜撕裂，或由于主动脉中膜病变，中膜胶原和弹性蛋白变性，承受不了动脉内压面被撕裂。如严重高血压、动脉粥样硬化、结缔组织遗传缺陷性疾病马方综合征、先天性主动脉缩窄、二叶主动脉瓣、复杂的侵及主动脉的动脉炎等。此外，还可由于外伤、主动脉插管或心脏手术造成，特别是巨细胞性动脉炎，还有不到 1%的主动脉夹层可见于可卡因吸毒者。

(三)分类

1. De Bakey 分型

(1) Ⅰ型：夹层起源于升主动脉，扩展超过主动脉弓到降主动脉，甚至腹主动脉，此型最多见。

(2) Ⅱ型：夹层起源仅限于升主动脉。

(3) Ⅲ型：病变起源于降主动脉左锁骨下动脉开口远端，并向远端扩展，可直至腹主动脉。

2. Stanford 分型

(1) A 型：不管起源于哪个部位，只要累及升主动脉，均为 A 型，相当于 De Bakey Ⅰ型和Ⅱ型。

(2) B 型：夹层起源于胸降主动脉，且未累积升主动脉，称为 B 型，相当于 De Bakey Ⅲ型。

(四)预警与识别

1. 预警 建立主动脉夹层的预警机制，有效识别主动脉夹层相关高危因素，如高血压病、先天性心脏病、或心脏手术史等，若伴有剧烈的胸痛、大汗、双侧肢体血压相差大时，应警惕主动脉夹层的发生，立即启动急救干预预案，有效做好急救措施。

2. 识别

(1) 问诊：有高血压病病史、马方综合征史、动脉粥样硬化及心脏手术史。

(2) 临床表现。

1) 胸痛发作：突然发作非常剧烈、难以忍受的胸痛，使患者极其痛苦，有濒死感，疼痛性质如同撕裂或劈开。

2) 疼痛持续时间：血压越高，疼痛越重，疼痛时间越久。主动脉夹层的剧烈胸痛，用硝酸酯类及镇痛剂不能缓解。

3）疼痛部位：①疼痛仅在前胸，则 90％病变在升主动脉；②疼痛仅在肩胛间区（或主要在肩胛间区），90％以上病变累及胸主动脉；③疼痛在颈部、咽部、下颌或面部，强烈提示升主动脉受累；④如疼痛在背部、腹部或下肢，则强烈提示病变累及降主动脉。

4）血压：血压升高，且双侧肢体血压相差大。

（3）实验室检查：目前，具有应用前景的新型标志物包括可溶性弹性蛋白片段、平滑肌肌球蛋白重链、钙调节蛋白、D-二聚体和 C 反应蛋白等。

（4）影像学检查。

1）X 线胸片检查：最常见的是升主动脉增宽延长及外形不规则，上纵隔增宽。

2）超声心动图检查：可初步发现主动脉壁呈两条分离的回声带，可发现主动脉内膜撕裂口的征象并可看到真假双腔征。

3）增强 CT 或 MRI 检查：可看到撕裂口或出口，可以直接显示主动脉夹层的存在，判定其范围，诊断此病的准确率达到 90％以上。

4）主动脉造影：如上述检查还难以确定，可考虑行主动脉造影，但应慎重选择。

3. 主动脉夹层筛查量表　主动脉夹层筛查量表如表 4-2 所示。

表4-2　主动脉夹层筛查量表

病史及体征	症状	评分
病史满足以下任 1 项	马方综合征；主动脉疾病家族史；主动脉瓣疾病；近期主动脉手术；胸主动脉瘤	1 分
胸痛特点满足以下任 1 项	骤然出现；剧烈疼痛；撕裂样疼痛	1 分
体征满足以下任 1 项	灌注不足表现（脉搏短绌、双侧收缩压不对称、局灶性神经功能缺损）；新发主动脉瓣关闭不全杂音；低血压或休克状态	1 分

注：评分 0 分为低度可疑，1 分为中度可疑，2～3 分为高度可疑。

（五）急救措施

1. 紧急处理

1）开通急救绿色通道，立即进入胸痛中心路径，及时安置抢救室。

2）保持呼吸道通畅，吸氧；立即建立静脉通路，纠正休克，补充血容量，先晶体后胶体补液，改善循环血量；同时完成采血检验。

2. 绝对卧床休息　协助给予舒适体位，避免过多活动及剧烈咳嗽。若患者出现躁动不安，则立即遵医嘱给药，给予止痛或镇静，并告知患者家属不可随意搬动患者。

3. 监测生命体征　严密监测心率、血压、呼吸等生命体征变化。同时测量双上肢甚至四肢血压，如测得血压不一、脉搏两侧不等，或明显异常时，及时报告医生，并给予相应处理。

4. 疼痛评估　严密观察疼痛部位、性质、时间、程度、使用强镇痛剂后，观察疼痛是否改善,并进行疼痛的连续性评估。

5. 术前准备 做好术前准备工作,通知相关科室做好抢救及手术准备。

(六) 急救流程

主动脉夹层的急救流程如图4-5所示。

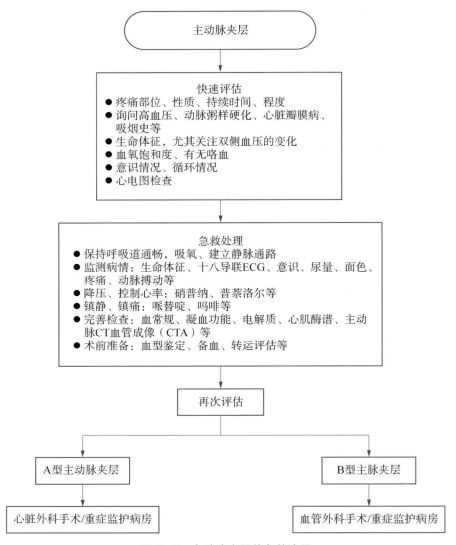

图4-5 主动脉夹层的急救流程

(七) 急救护理

1. 休息 嘱患者绝对卧床休息,保持患者情绪稳定,安静地度过急性期,避免床上剧烈活动、腰腹过度屈曲。避免打喷嚏、咳嗽、便秘,以免引起腹内压升高,诱发主动脉撕裂。

2. 吸氧 保持呼吸道通畅,吸氧。

3. 对症护理　突发剧烈疼痛为发病开始时最常见症状,往往为难以忍受的撕裂样疼痛。缓解疼痛常用吗啡或哌替啶,大部分患者出现胸腹部突发性剧烈疼痛,按医嘱给予对症镇痛剂治疗。若疼痛反复出现,应警惕夹层血肿扩展甚至有破裂的危险,一旦出现疼痛剧烈、面色苍白、出冷汗、脉搏加快及意识丧失等症状,应考虑有夹层血肿破裂可能,需立即抢救。

4. 病情观察

(1) 严密观察血压与心率的变化:迅速降低血压及减慢心率,减少对主动脉壁的冲击力是有效控制夹层破裂的关键措施。监测生命体征变化,每 15～30 分钟测量血压一次,根据血压遵医嘱给予硝普钠等血管扩张药物以控制血压。及时观察药物疗效及不良反应,理想收缩压值控制在 13.3～16.0 kPa(100～120 mmHg),舒张压值控制在 8.0～11.3 kPa(60～85 mmHg),给予 β 受体阻滞剂,使心室率控制在 60～70 次/分,以减低左室收缩力。降压过程中严密观察血压、心率、意识、尿量、疼痛及四肢动脉搏动等情况。

(2) 休克和疼痛的观察:患者易出现颜面苍白、大汗淋漓、皮肤湿冷、脉搏快弱及呼吸急促等休克现象,血压却表现为不下降,反而升高,血压和休克呈不平行关系。有效地止痛及补液是治疗疼痛性休克的关键。如果疼痛减轻后反复出现,提示夹层分离继续扩展;疼痛突然加重则提示血肿有破裂趋势;血肿溃入血管腔,疼痛可骤然减轻。因此,疼痛与休克的加重或缓解都是病情变化的重要指标之一,应严密观察疼痛的部位、性质、时间及程度。

5. 用药护理　立即建立静脉通路,遵医嘱予以控制血压、镇静止痛、补充血容量等治疗。及时评估镇痛效果,观察血压变化。

6. 术前准备　快速建立两路以上静脉通路,有条件时建立中心静脉通路。更换衣物,做好术前准备。

知识链接

主动脉夹层的分型

主动脉壁内出血、血肿、主动脉溃疡等可能是主动脉夹层的前期表现或主动脉夹层亚型,但在 Stanford 及 Debakey 分型中并未涉及。欧洲心脏病学会提出一个新的分类标准,将主动脉夹层分为 5 类。

(1) Ⅰ类:即典型的主动脉夹层,撕脱的内膜片将主动脉分为真假两腔。

(2) Ⅱ类:壁内血肿,即主动脉中膜变性,内膜下出血并继发血肿,该类病变约占主动脉夹层的 10%、30%。

(3) Ⅲ类:微夹层继发血栓形成,指微小的主动脉壁内膜破损且有附壁血栓形成。

(4) Ⅳ类:主动脉内膜溃疡,多为主动脉粥样硬化斑块破裂形成溃疡。

(5) Ⅴ类:医源性或创伤性主动脉夹层。

7. 安全转运　根据病情进行转运评估，严格执行分级转运制度，确保转运安全。

（雷　玮　赵洋洋　冯　丽）

五、急性心力衰竭的急救流程与护理

（一）概述

急性心力衰竭（acute heart failure，AHF）是指心力衰竭症状或体征急性发作或加重的一种临床综合征。以急性左心衰竭最为常见，可引起急性肺水肿，严重者可导致心源性休克或心搏骤停，是最常见的心脏病急危重症。

（二）病因

1. 急性心肌坏死和（或）损伤　如急性心肌梗死、重症心肌炎、抗肿瘤或毒物所致的心肌损伤与坏死等。

2. 急性血流动力学障碍

1) 二尖瓣和（或）主动脉瓣穿孔等引起的急性瓣膜反流和（或）原有瓣膜反流加重。

2) 中度主动脉瓣或二尖瓣狭窄。

3) 心脏压塞。

4) 高血压危象。

5) 高血压控制不良等。

3. 慢性心力衰竭急性加重　如感染、液体输入过多或过快、严重心律失常、重体力活动及情绪激动等诱因导致。

（三）分类

1. 临床分类

（1）急性左心衰竭：常见于急性广泛性前壁心肌梗死、急性重症心肌炎、大量快速静脉输液、感染性心内膜炎导致瓣膜穿孔及严重心律失常等。

（2）急性右心衰竭：常由大面积右心室心肌梗死、急性大面积肺栓塞、右心瓣膜病所致。

（3）非心源性急性衰竭：常由高心输出量综合征、严重肾脏疾病及肺动脉高压等所致。

2. 严重程度分类　Killip 分级法。

（1）Ⅰ级：无 AHF，没有心脏失代偿的临床表现。

（2）Ⅱ级：有 AHF，肺中下部可闻及湿啰音，心脏可闻及奔马律，胸片见肺淤血。

（3）Ⅲ级：严重 AHF，严重肺水肿，肺部 50% 以上可闻及湿啰音。

（4）Ⅳ级：心源性休克。

（四）预警与识别

1. 预警　建立 AHF 的预警机制，AHF 发生前应有效识别相关高危因素，如严重低氧血症、低血容量性休克、心脏压塞、张力性气胸、严重酸碱失衡及电解质紊乱、严重的心律失常（如频发室性早搏、短阵室性心动过速及多源性室性心动过速）等，并及时干预，有效避免 CA 的发生。

2. 识别

(1) 早期表现:疲乏、运动耐力明显减低、心率增加 15～20 次/分,继而出现劳力性呼吸困难、夜间阵发性呼吸困难等。检查可见左心室增大、舒张早期或中期奔马律、两肺底部有湿啰音、干啰音和哮鸣音。

(2) 继发症状。

1) 急性肺水肿:患者起病急,迅速发展至危重状态。突然感到极度呼吸困难、端坐呼吸、有窒息感、表情恐惧、烦躁不安、面色灰白、大汗淋漓、皮肤湿冷,严重时频繁咳嗽并咳出大量粉红色泡沫样痰。心尖部常可闻及舒张期奔马律,肺动脉瓣第二心音亢进,两肺满布湿啰音和哮鸣音。

2) 心源性休克:①意识障碍,常有烦躁不安、激动、焦虑、恐惧和濒死感;②皮肤湿冷、苍白和发绀;③心动过速,心率>110 次/分;④低血压持续 30 分钟以上,收缩压降至 12.0 kPa(90 mmHg)以下,或原有高血压的患者收缩压降低幅度≥8.0 kPa(60 mmHg);⑤尿量明显减少(<20 ml/h),甚至无尿。⑥肺动脉楔压≥2.4 kPa(18 mmHg),心排血指数≤36.7 ml/(s·m²)[≤2.2 L/(min·m²)]。

3) 代谢性酸中毒和低氧血症。

(3) 实验室检查。

1) 血常规检查、血凝分析、C 反应蛋白、肝(肾)功能、电解质、血糖及动脉血气分析的测定等。

2) 心力衰竭标志物检查:诊断心力衰竭公认的客观指标为 B 型利尿钠肽(B-type natriuretic peptide, BNP)及 N 末端 B 型利尿钠肽原(N-terminal pro brain natriuretic peptide, NT‑proBNP)。

3) 心肌特异性 cTnI 和 cTnT 检查:是心肌细胞损伤的标志物,可用于诊断是否存在心肌损伤及对急性心力衰竭患者行进一步的危险分层。

(4) 心电图检查:常可提示原发疾病,有助于了解心力衰竭病因和心脏负荷的状态。

(5) 影像学检查。

1) X 线检查:可显示肺淤血和肺水肿。如肺门血管影模糊、蝴蝶状肺门、重症者可见弥漫性肺内大片阴影。

2) 超声心动图检查:了解心脏的结构和功能、心瓣膜状况、是否存在心包病变、急性心肌梗死的机械并发症、室壁运动失调及左室射血分数等。

3) 冠状动脉造影术。

(6) 其他检查:肺动脉导管等。

(五) 急救措施

1. 评估血流动力学及外周组织灌注情况　根据急性心力衰竭临床分型确定治疗方案。

(1) "干暖"型:机体容量状态和外周组织灌注尚可,无肺淤血,患者皮肤是温暖的,下肢无水肿,只需调整口服药物即可。

(2) "干冷"型:机体处于低血容量状态,出现外周组织灌注不良,存在肺水肿,首先适当补充血容量,如低灌注仍无法纠正可给予正性肌力药物。

（3）"湿暖"型:分为血管型和心脏型两种。前者由液体血管内再分布引起,以高血压急性心力衰竭为主要表现,首选血管扩张剂,其次为利尿剂;后者由液体潴留引起,淤血为主要表现,首选利尿剂,其次为血管扩张剂。

（4）"湿冷"型:是最危重的状态,如血压正常,收缩压＞12.0 kPa(90 mmHg),给予血管扩张剂、利尿剂。若治疗效果欠佳可考虑使用正性肌力药物;如血压降低,收缩压＜12.0 kPa(90 mmHg),首选正性肌力药物;若无效可考虑使用血管收缩药,当低灌注纠正后再使用利尿剂。对药物治疗无反应的患者,可行机械循环支持治疗。

2. 药物治疗 遵嘱给予镇静、利尿、血管活性等药物。正性肌力药、血管扩张药和血管收缩药等,根据血压调整剂量。

（1）正性肌力药。

1）多巴胺:剂量＜2 μg/(kg·min)多巴胺具有扩张肾动脉、促进利尿的作用;剂量＞5 μg/(kg·min)多巴胺具有正性肌力和血管收缩作用。

2）多巴酚丁胺:增加心输出量,改善外周灌注。

3）磷酸二酯酶抑制剂:常用米力农,兼有降低外周血管阻力及正性肌力的作用。

（2）血管扩张药。

1）硝酸甘油:扩张小静脉,降低回心血量,使左心室舒张末压及肺血管压力降低,个体对本药的耐受量差异很大,宜从小剂量开始。

2）硝普钠:为动、静脉血管扩张剂,连续用药时间不宜超过 24 小时。

3）重组人脑钠肽:具有利尿、扩血管、抑制肾素-血管紧张素-醛固酮系统和交感活性作用。

（3）洋地黄类:常用毛花苷丙(西地兰),适用于快速型心房颤动。

（4）氨茶碱类:可解除支气管痉挛。

（5）糖皮质激素:常用地塞米松,可增强心肌收缩、扩张周围血管、解除支气管痉挛、利尿,降低肺毛细血管通透性。

（6）镇静剂:吗啡 3～5 mg 静脉注射,可有效使患者镇静,避免因躁动而引起的心脏负荷加重,同时舒张小血管,减轻心脏负荷。休克、血压过低、意识障碍伴呼吸抑制者禁用吗啡,使用时注意患者的呼吸情况。

（7）利尿剂:如速尿等强效利尿剂,作用于髓袢升支粗段,具有较强的利尿作用,能降低心脏容量负荷,缓解肺淤血,但需注意血钾变化,以防发生电解质紊乱。

3. 非药物治疗 病情严重、血压持续降低或＜12.0 kPa(90 mmHg)甚至心源性休克者,应监测血流动力学,并采用主动脉内球囊反搏、机械通气支持、血液净化、心室机械辅助装置及外科手术等各种非药物治疗方法。

（六）急救流程

急性心力衰竭的急救流程如图 4-6 所示。

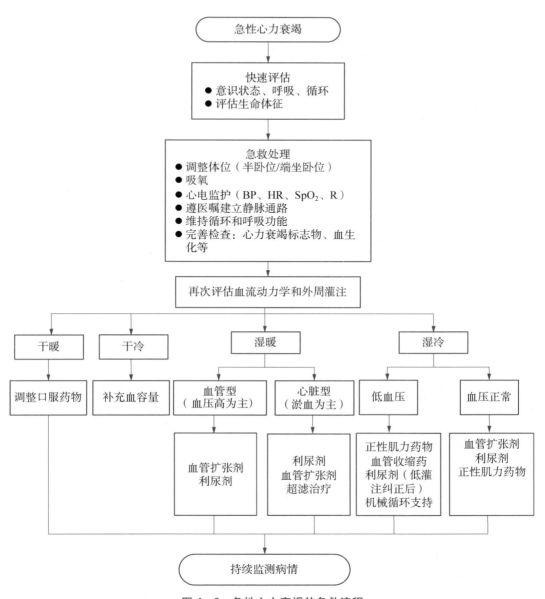

图 4-6　急性心力衰竭的急救流程

(七) 急救护理

1. 一般护理

(1) 休息：取坐位或半卧位，双腿下垂，也可用止血带四肢轮扎，以减少静脉回流。还可根据需要提供倚靠物，如枕头等，以节省患者体力，同时加床档防止患者坠床。

(2) 饮食：急性心力衰竭患者心输出量不足及胃肠淤血导致肠道吸收障碍，饮食上需遵循少食多餐原则，避免过饱加重心脏负荷。应用髓袢利尿剂的患者不要过分限制钠盐摄入量，以免造成低钠血症，导致低血压的发生。严重肺淤血的患者严格控制饮水量及静脉输液速度和补液量,以改善水、钠潴留。轻、中度心力衰竭患者不特别限制水的摄入,严重心力衰竭患者限制液体摄入,每天控制在 1.5～2.0 L,以减少心脏负荷。

2. 清理呼吸道分泌物　及时清理患者口腔、鼻腔、气道中分泌物,指导意识清醒的患者有效咳嗽、咳痰,帮助患者保持气道通畅。对于痰液黏稠、咳出困难的患者,选择雾化吸入促进排痰。以患者病情为依据进行体位引流,定时更换体位和叩背,促使痰液快速排出。

3. 吸氧　遵医嘱给予高流量(6～8 L/min)氧气吸入。

4. 防止潜在并发症　心律失常、心源性休克等。

(1) 生命体征监护:对患者进行心率、呼吸、血压等监测,并详细记录,观察咳嗽情况、痰液的量及颜色,定时翻身、叩背,协助排痰。观察患者皮肤颜色,并注意患者有无意识变化。

(2) 做好抢救准备:备好肾上腺素、异丙肾上腺素、阿托品、多巴胺、呋塞米、毛花苷丙等急救药物;除颤仪、简易呼吸器等抢救设备。一旦患者心电监护显示心律失常、意识丧失、大动脉搏动消失,立即呼叫医生,行心肺复苏和除颤术,配合抢救治疗。

(3) 心律失常的监测:严密监测心率、心律、心电图和生命体征,发现室性期前收缩呈频发性、多源性、成对的或 R-on-T 现象的室性期前收缩,室性心动过速及严重的房室传导阻滞时,立即通知医生。电解质紊乱或酸碱平衡失调时易并发心律失常,严密监测电解质和酸碱平衡状况。

5. 用药护理　抢救心力衰竭患者时要求分秒必争。为了提高抢救效率,应立即建立至少两路静脉通路,确保实现静脉快速给药,严格控制输液速度,输液滴数原则上应≤30 滴/分,休克抢救情况下除外。

(1) 洋地黄类药物:严格遵医嘱用药,做好相关抢救药品、除颤仪等准备工作。注意观察洋地黄中毒的表现,警惕各类心律失常的发生,洋地黄类药物可引起恶心、呕吐等胃肠道反应,视物模糊、定向力障碍、昏睡及精神错乱等中枢神经系统的症状。一旦发生洋地黄中毒,立即停用所有地高辛及排钾利尿药,遵医嘱给予纠正心律失常的药物。

(2) 利尿剂:密切观察尿量,精准记录 24 小时液体出入量,每日测体重,观察下肢是否水肿。大剂量利尿者监测血压、脉搏和电解质情况,观察有无利尿过度引起的脱水、低血容量和电解质紊乱的表现,尤其是应用排钾利尿剂后,有无乏力、恶心、呕吐、腹胀等低钾表现。对于利尿剂反应差者,及时找出利尿不佳的原因,了解肾功能情况,是否存在低血压、低血钾、低血镁,同时观察尿量、尿色,对缺钾者及时补钾。

(3) 扩血管药物:密切观察病情和用药前后血压、心率的变化,慎防血管扩张过度、心脏充盈不足、血压下降、心率加快等不良反应。血管扩张药注意从小剂量开始,用药前后对比心率、血压变化情况或床边监测血流动力学指标。用药后血压较用药前降低 1.33～2.67 kPa(10～20 mmHg),谨慎调整药物浓度或停用。

6. 控制感染　感染是急性心力衰竭发作的常见诱因,指导患者避免到人多的地方活动,避免所处环境温差大,指导患者多呼吸新鲜空气,以防止呼吸道感染。有条件者每年接种流感疫苗、定期接种肺炎疫苗。

7. 心理护理　急性心力衰竭起病急,常伴有濒死感,患者心理不适感增强,会产生焦虑、抑郁、恐惧等不良情绪。急救人员不仅要着眼于抢救,也要注意患者情绪和心理状况变化,给予心理支持,使患者保持积极乐观的心态。

8. 健康指导

(1) 疾病知识介绍:医护人员简要解释急性心力衰竭的疾病特点、诱因、治疗配合要点,以及并发症的诊治和管理。

(2) 休息与运动:充足的睡眠与休息可减少机体的耗氧量,适当的活动可调节机体的身心状况,提高患者的活动耐力。患者的运动计划要根据其心功能制定,尽量减轻心脏负荷。对于轻度心力衰竭患者,可进行散步、爬楼梯、打太极拳、骑自行车等有氧运动,每次运动不超过 30 分钟,每周 3～5 次,强度以不感到疲劳及心率明显加快为宜,较重的心力衰竭患者均应卧床休息。

(3) 监测体重、液体出入量:患者每天同一时间、同一条件下测量并记录体重,以早期发现液体潴留,教会患者记录 24 小时液体出入量的内容,以及具体的计算方法。

(4) 监测血压、心率:教会患者血压及心率的测量方法及正常值范围,注意血压和心率的变化,一旦发现异常及时就医。

(5) 监测生化检验项目:将血脂、血糖、肝功能、肾功能及血电解质控制在合适范围。

(6) 随访:向患者讲解随访时间安排及目的,提高患者随访依从性。根据病情制订随访计划、频率和内容,初次随访 2 周 1 次,病情稳定后改为 1～2 个月 1 次。监测血压、心率、心律、体重、肾功能和电解质,根据病情状态调整利尿剂的种类和剂量。评估治疗依从性和不良反应,必要时行 BNP、NT－proBNP、胸片、超声心动图、动态心电图等检查,根据随访结果及时给予相应的干预,且关注患者的心理状况,注意有无焦虑和抑郁等不利于病情好转的不良情绪。

(7) 用药指导。

1) 提高用药依从性:健康指导时应向患者说明各类药物的服用目的,强调药物治疗的必要性及自行停药的后果,指导患者遵医嘱服药。同时发放疾病用药指导手册,告知药物的用法、作用和不良反应表现,定期电话随访,及时发现用药方面的问题,提高患者用药依从性。

2) 药物的不良反应和应对:严格遵医嘱按时间、按剂量给药,注意观察药物效果及有无不良反应的发生,教会患者定时自测血压、心率及记录 24 小时出入量,告知患者自测和记录的重要性,指导患者用药期间出现任何不适及时就诊。

(8) 症状自我评估及处理:患者学会自我疾病状况的评估,尽早发现心力衰竭恶化的症状,如出现疲乏加重、呼吸困难加重、活动耐量下降、静息心率增加≥15 次/分、水肿(尤其下肢水肿再现或加重)、体重突然增加(3 天内突然增加 2 kg 以上)时,提示心力衰竭加重,应酌情增加利尿剂剂量并及时就诊。对于症状好转的情况,告知患者切勿自行停药。

知识链接

急性心力衰竭分型

对于急性心力衰竭有 3 种方法进行分级评估,除 Killip 分级法外,还有 Forrester 分级法及临床危重症分级方法。

(1) Forrester 分级法:是由急性心肌梗死患者发展而来,依据临床体征及血流动力学特征分级:分为正常、肺水肿、低血容量性休克及心源性休克 4 个等级。且该方法与治疗策略及预后密切相关。

(2) 临床危重症分级法:依据外周灌注情况及肺部听诊分级。

Ⅰ级:皮肤温暖,肺部干净。

Ⅱ级:皮肤温暖,肺部湿啰音。

Ⅲ级:皮肤干冷,肺部干净。

Ⅳ级:皮肤湿冷,肺部湿啰音。

以上 3 种方法中,Killip 分级方法及 Forrester 分级方法最适用于急性心肌梗死后发生的急性心力衰竭,以及首次发作的急性心力衰竭,而临床危重症分级方法主要依据临床表现,故适用于对心肌病的分级,也适用于慢性心力衰竭失代偿时发生急性心力衰竭患者的评估。

(施 辉 汤佳儁 丁盛梅)

六、心律失常的急救流程与护理

(一) 概述

心律失常(cardiac arrhythmia)是指心脏冲动的频率、节律、起源部位、传导速度或激动次序的异常。心律失常是心血管疾病中重要的一组疾病。它可单独发病,亦可与其他心血管病伴发。其预后与心律失常的病因、诱因、演变趋势、是否导致严重血流动力障碍有关,可突然发作而致猝死,亦可持续累及心脏而致心力衰竭。

(二) 病因

1. 遗传性心律失常 多为基因通道突变所致,如先天性长 Q-T 间期综合征、短 Q-T 综合征及 Brugada 综合征等。

2. 器质性心脏病 以冠状动脉粥样硬化性心脏病(简称冠心病)、心肌病、心肌炎和风湿性心脏病为多见,尤其是在发生心力衰竭或急性心肌梗死时。

3. 其他 自主神经功能失调、电解质或内分泌失调、麻醉、低温、胸腔或心脏手术、药物作用和中枢神经系统疾病等,部分原因不明。

(三) 分类

1. 快速性心律失常 房性心动过速、心房颤动、心房扑动、多形性室性期前收缩、室上性心动过速、室性心动过速及心室颤动。

2. 缓慢性心律失常　窦性缓慢性心律失常、逸搏或逸搏心律、房室或室内传导阻滞，临床上常见的有病态窦房结综合征。

（四）预警与识别

1. 预警　建立严重心律失常的预警机制，警惕动脉供血不足的临床表现，有效识别相关心律、心率、心电图及血液动力状态，发现高危因素或高危表现，及时采取急救干预措施。

2. 识别

（1）临床表现。

1）冠状动脉供血不足：主要表现为心悸、心绞痛、胸闷、气短及憋气等。

2）脑动脉供血不足：表现为头晕、乏力、视物模糊、暂时性全盲，甚至于失语、瘫痪、抽搐、昏迷等一过性或永久性的脑损害表现。

3）肾动脉供血不足：早期有尿频、尿急及多尿等，随疾病发展可出现少尿、蛋白尿及氮质血症等。

4）肠系膜动脉供血不足：引起肠系膜动脉痉挛可产生胃肠道缺血的临床表现，如腹胀、腹痛、腹泻，甚至发生出血、溃疡或麻痹。

5）心功能不全：主要为咳嗽、呼吸困难、倦怠、乏力及水肿等。

（2）体格检查。

1）听诊心音：了解心律失常的性质，为心律失常的初步鉴别诊断。

2）颈动脉窦按摩：有助于鉴别诊断心律失常的性质。操作时，给予心电监护，患者取平卧位，伸展颈部，头偏向对侧，按摩一侧颈动脉窦，一次按摩持续时间不超过 5 秒，可使心房扑动的心室率成倍下降，还可使室上性心动过速立即转为窦性心律。禁止同时按摩双侧颈动脉窦，老年人慎用，有脑血管病变者禁用。

（3）辅助检查。

1）心电图检查：心律失常发作时的心电图检查是确诊心律失常性质的重要依据。

2）动态心电图检查：也称 Holter 监测，通过 24 小时连续记录心电图，可记录到心律失常的发作、自主神经对心律失常的影响等，可弥补体表心电图只能做短暂记录的不足。

3）其他检查：超声心动图、心电图运动负荷试验、放射性核素显影、心血管造影等无创和有创性检查有助于确诊或排除器质性心脏病。

（五）急救措施

1. 非药物治疗方法　包括压迫眼球、按摩颈动脉窦、捏鼻用力呼气和屏气等反射性兴奋迷走神经的方法；电复律、电除颤、心脏起搏器植入和消融术等电学治疗方法及外科手术等。

（1）反射性兴奋迷走神经方法：可用于终止多数阵发性室上性心动过速，可在药物治疗前或同时采用。

（2）电复律和电除颤：分别用于终止异位快速心律失常发作和心室扑动、心室颤动。

1）复律和除颤：直流电复律和电除颤分别用于终止异位性快速心律失常发作和心室颤动。

2）同步直流电复律：利用患者心电图上的 R 波放电，避免易损期除极发生心室颤动的可能。适用于心房扑动、心房颤动及室性和室上性心动过速的复律。

3）非同步直流电除颤：可在任何时间内放电，治疗心室扑动和心室颤动等致命性心律失常时，使用电除颤和电复律疗效迅速、可靠而安全，但无预防发作的作用。

（3）心脏起搏器。

1）临时起搏器：严重缓慢性心律失常患者的应急抢救；心肌炎、心肌梗死患者房室传导阻滞的纠正；外科手术时的保护性应用。

2）永久心脏起搏：窦房结功能障碍、房室传导阻滞等严重缓慢性心律失常的患者。

（4）导管消融术：可以根治多种室上性心动过速，如预激综合征、房室折返性心动过速等。

（5）外科手术治疗：目前主要用于治疗心房颤动合并其他心脏病需要开胸手术者。

2. 常用抗心律失常药物　现临床应用的抗心律失常药物已近 50 余种，至今还没有统一的分类标准。大多数学者同意根据药物对心脏的不同作用原理，将抗心律失常药物分以下 4 类，以指导临床合理用药，其中Ⅰ类药又分为 A、B、C 3 个亚类。

（1）Ⅰ类：钠通道阻滞剂。

1）ⅠA 类：适度阻滞钠通道，有奎尼丁等。

2）ⅠB 类：轻度阻滞钠通道，有利多卡因等。

3）ⅠC 类：明显阻滞钠通道，有普罗帕酮等。

（2）Ⅱ类：为 β 肾上腺素受体阻断剂，因阻断 β 受体而有效，代表性药物为普萘洛尔。

（3）Ⅲ类：是阻断钾通道，选择性延长复极过程的药物，此类的代表性药物有胺碘酮。

（4）Ⅳ类：即钙通道阻滞剂，它们阻滞钙通道而抑制钙离子内流，代表性药物有维拉帕米和地尔硫䓬。

（六）急救流程

心律失常的急救流程如图 4 - 7 所示。

（七）急救护理

1. 基础生命支持　发现心搏骤停，应立即进行基础生命支持。开放气道，行胸外心脏按压及人工呼吸。如条件允许应立即气管插管，必要时使用呼吸机辅助通气。

2. 一般护理

（1）饮食：宜给予高维生素、易消化软食，少量多餐，避免刺激性食物。高血压病、冠心病、心功能不全患者应限制钠盐的摄入。

（2）排便护理：鼓励长期卧床患者多食蔬菜、水果及富含纤维素食物，养成每日排便习惯。对便秘患者可用手沿结肠行走方向轻揉，连续数日未解便者可给予缓泻剂或低压温水灌肠。对危重症患者记录 24 小时液体出入量，定时测量体重。

（3）生活护理：对心功能不全、急性心肌梗死、严重心律失常、急性心肌炎患者，协助其生活起居及个人卫生。重症患者绝对卧床休息，病情稳定者逐渐鼓励床上活动或下床活动，长期卧床者每 2 小时更换体位，心功能不全者半卧位或端坐卧位。

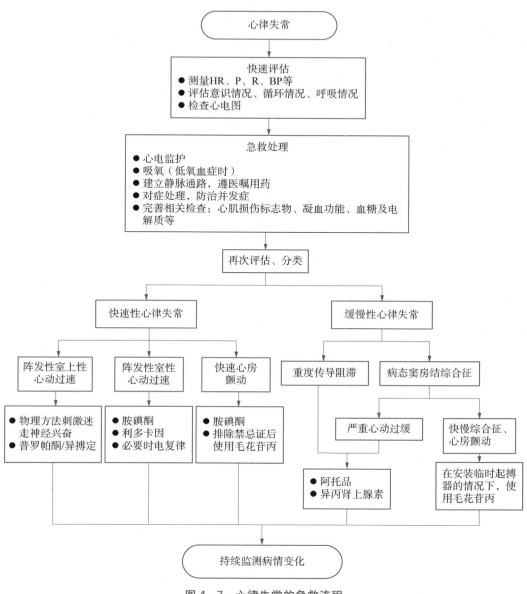

图 4-7　心律失常的急救流程

3. 吸氧　保持呼吸道通畅,遵医嘱予以吸氧。

4. 对症护理

(1) 心室颤动:发生心室颤动的患者,在基础生命支持基础上,给予快速非同步直流电除颤。心室颤动时,心脏丧失泵血能力,血流循环终止,通过电除颤,快速恢复窦性心律和有效循环。电除颤前检查导线,确保连接正常,除颤仪单相波能量选择为 360 J,双相波能量选择 200 J,放电后立即继续进行胸外按压及辅助呼吸,完成 5 个循环的心肺复苏术后(约 2 分钟),通过心电图观察心律、心率变化。若仍为心室颤动,可再进行电除颤。除颤间隙,可静脉推注"肾上腺素 1 mg",每 3～5 分钟 1 次,继续心肺复苏。遵医嘱给予抗心律失常药物,同时书写抢救记录,若电复律不成功,应间隔3～5分钟继续除颤,直到恢复为窦性心率。

(2)心悸:轻度心悸不受体位限制,一般情况下可卧床休息,采取半卧位。可通过刺激咽喉(诱发恶心呕吐)、屏气、压迫眼球及颈动脉窦按摩等兴奋迷走神经的方法缓解症状。

(3)心源性晕厥:一旦有头晕、黑蒙等先兆症状立即平卧,防止摔伤。反复发作者应卧床休息,加强生活护理,控制活动范围。尽量避免情绪激动、紧张及快速改变体位等诱因。

5. 病情观察 心电监护是发现早期心率和心律恶变的关键。给予患者心电监护,放置电极片时,应避开右侧锁骨下,同时将患者身上的金属物品及义齿取下。持续严密监测呼吸、血压、血氧饱和度及心电波形等各项指标。重视患者的主诉,当患者出现胸痛加剧、血压下降、气促、胸闷及血氧饱和度下降等症状时,及时通知医生。心电监护如出现频发室性期前收缩,多源多形,成双成对出现的情况时,应提高警觉,这有可能是恶性心律失常的前兆,应及早用药并做好必要的急救准备。电复律后仍要给予密切的心电监护,观察心功能恢复情况,并注意患者皮肤灼伤情况。

6. 用药护理 建立静脉通路,遵医嘱按时按量给予药物,应用抗心律失常药物时,严格掌握抢救用药的剂量、浓度、方法及不良反应。如应用洋地黄类药物时应精准掌握剂量,用药前后密切注意心率、心律变化;利尿剂应用时注意尿量及电解质变化;扩血管药物应用时应定期测量血压,精准控制和调节药物的浓度与滴速;抗凝药物使用时应注意患者有无出血现象。口服药需按时按量,静脉药应缓慢注射,同时监测用药过程中及用药后的心率、节律、脉搏、血压、呼吸和意识状态,判断疗效和药物的不良反应。

(1) Ⅰ类:如奎尼丁、利多卡因、普罗帕酮等。使用该类药物时需监测血压、心率及心律的变化,尤其应警惕发生奎尼丁晕厥及阿-斯综合征。应用利多卡因时,剂量过大,患者会出现头晕、视觉障碍、运动失调等不适,输注速度过快会出现嗜睡、谵妄等意识改变,同时出现血压下降、呼吸抑制等症状。

(2) Ⅱ类:如普萘洛尔等,可引起窦性心动过缓、房室传导阻滞、低血压、心力衰竭及诱发支气管哮喘等。

(3) Ⅲ类:如胺碘酮等,可导致心动过缓,大剂量时可致房室传导阻滞。同时应注意肝功能和甲状腺功能的变化。胺碘酮对血管刺激较大,常引起静脉炎,应密切观察静脉穿刺局部皮肤情况,出现静脉炎后可给予25％硫酸镁湿敷,类肝素外涂。胺碘酮最严重的不良反应是肺纤维化,还可发生转氨酶升高、胃肠道反应、心动过缓、房室传导阻滞或因Q-T间期过度延长而致尖端扭转型室速等,注意用药反应。

(4) Ⅳ类:如维拉帕米等,应注意有无低血压、心动过缓、房室传导阻滞、心搏骤停等。复律过程中或复律后,患者常常伴有其他心律失常,或者窦性心律不易维持,此时应及时精准遵医嘱给予患者抗心律失常药物治疗。

7. 预防脑水肿及肾功能损害 恶性心律失常发生时,由于心室射血减少,大脑缺血缺氧,一般表现为意识丧失、抽搐等。为了保护脑细胞,可用冰帽进行物理降温。应保持患者呼吸道通畅,头偏向一侧,床边备好呼吸机,发现呼吸停止,立即行气管插管。反复室颤引起循环中断,会使肾脏血流灌注不足,导致肾脏缺氧,引起肾功能损害。护士应观察患者尿量和电解质变化,必要时留置导尿管,进行尿标本及血清肝、肾功能和电解质的检测。

8. **心理护理**　心律失常的患者往往发病急、病程进展快、预后不良,同时要承担心理和经济上的双重压力。发病时伴有胸闷、胸痛、呼吸困难,严重时会出现极度恐慌和濒死感,家属也会因为患者病情变化而出现情绪波动。因此,急诊护士在急救的同时应做好心理疏导。

9. **自我防护**　注意劳逸结合,患者根据自身情况选择合适的体育锻炼,如散步、打太极拳、气功等,节制房事,预防感冒。注意气候变化,因为寒冷、闷热的天气,容易诱发或加重心律失常,提前做好防护,分别采取保暖、通风、降温等措施。

知识链接

各种心律失常识别要点

1. **快速性心律失常**

(1) 房性心动过速:心率 150～250 次/分,心电图特点是窄 QRS 波心动过速,在 QRS 波前可见形态不同于窦性 P 波的 P' 波,且 P'-R 间期>0.12 秒。

(2) 心房颤动:P 波消失,出现小而不规则的 f 波,心房率 350～600 次/分,心室率多在 100～180 次/分,少数患者的心室率可达 180～250 次/分。此种情况多见于预激综合征。QRS 波呈室上性,R-R 间期绝对不规则,心律绝对不齐,心音强弱不等,心率大于脉率。

(3) 心房扑动:P 波消失,出现 F 波,心率 250～350 次/分,心室律不规则或规则,取决于房室传导比例是否恒定,QRS 波群的形态和时限正常,心房扑动若呈 1∶1 房室传导时危险性高,需予紧急处理。

(4) 阵发性室上性心动过速:心率一般在 150～260 次/分,节律规整,P 波常因与在其前的 T 波融合而不易辨认,或呈逆性 P' 波,如果 P' 波位于 QRS 波之前,则 P'-R 间期<0.12 s,如果 P' 波位于 QRS 波之后,则 R-P' 间期<0.20 秒。QRS 波呈室上性,时间常小于 0.12 秒。如合并束支传导阻滞、预激综合征及心室内差异性传导,则表现为宽 QRS 波心动过速,需要与室性心动过速鉴别。

(5) 室性心动过速:宽大畸形 QRS 波,QRS 时限大于 0.12 秒,单形性室性心动过速 QRS 形态规则,多形性室性心动过速形态不规则,心率多为 100～250 次/分,P 波与 QRS 波群之间的关系有房室分离、心室夺获、室性融合波,伴有 Q-T 间期延长的多形性室性心动过速成为尖端扭转性心动过速,常常是室颤的先兆。

(6) 心室扑动和心室颤动:室扑的心电图特点是宽大畸形的正弦波,节律基本匀齐,频率在 150～300 次/分,P 波、QRS 波、T 波及等电位线消失;室颤的心电图特点是波形、振幅与频率极不规则的颤动波,心室率常>300 次/分,无法识别 QRS 波群和 T 波。

2. 缓慢性心律失常

(1) 病态窦房结综合征:心电图特点多为有自发的持续性窦性心动过缓、窦房阻滞和窦性停搏、窦房阻滞合并房室阻滞、规则或不规则的阵发性房性心动过速与缓慢心室率相交替。

(2) 房室传导阻滞:一度房室传导阻滞 P-R 间期>0.20 秒,每个 P 波后均有 QRS 波群。二度 I 型房室传导阻滞 P-R 间期逐渐延长,直至 P 波受阻与心室脱漏,R-R 间期逐渐缩短,直至 P 波受阻,包含受阻 P 波的 R-R 间期比两个 P-P 间期之和为短。二度 II 型房室传导阻滞 P-R 间期固定,可正常或延长,QRS 波群有间期性脱漏,阻滞程度可经常变化,下传的 QRS 波群多呈束支传导阻滞图形。完全性房室传导阻滞 P 波与 QRS 波群相互无关,心房率比心室率快。

(3) 心脏停搏:包括心室颤动、无脉性电活动及心室停搏。可归纳为心室颤动与非心室颤动心律(无脉性电活动、心室停搏)。心室颤动与无脉性电活动为"存活心律",心室停搏、心电机械分离是死亡的象征。无脉性电活动包括心电机械分离、室性自主心律、室性逸搏、除颤后室性自主心律。

(施　辉　汤佳儁　丁盛梅)

七、高血压危象的急救流程与护理

(一) 概述

高血压危象(hypertension crisis)是指在原发性或继发性高血压的基础上,在某些诱因的作用下,使血压急剧升高,病情急剧恶化,伴有重要器官功能障碍或不可逆的损害,无论有无严重症状,即为高血压危象。

高血压危象包括高血压急症及亚急症。高血压急症是指原发性或继发性高血压患者疾病发展过程中,在一些诱因的作用下血压突然显著升高,病情急剧恶化,同时伴有进行性心、脑、肾、视网膜等重要靶器官功能不全的表现。收缩压或舒张压急剧升高,无靶器官急性损伤者定义为高血压亚急症。需要强调的是,靶器官损害是区别高血压急症与高血压亚急症的关键。

(二) 病因

1. 原发性高血压　包括遗传因素、环境因素(如饮食、酗酒)及其他相关因素(如肥胖)等。

2. 继发性高血压　见于中枢神经系统病变、心血管系统病变、急性肾小球肾炎、慢性肾小球肾炎、肾盂肾炎、结缔组织病、肾血管病变和嗜铬细胞瘤等。

1) 脑血管病变:高血压脑病、粥样硬化血栓性脑梗死伴严重高血压、脑内出血、蛛网膜下腔出血及头部创伤。

2）心脏病变：急性主动脉夹层、急性左心衰竭、急性心肌梗死及 CABG 术后。

3）肾脏病变：急性肾小球肾炎、肾血管性高血压、胶原-血管病所致肾危象及肾移植后严重高血压。

4）循环儿茶酚胺过多：嗜铬细胞瘤、食物或药品与单胺氧化酶抑制剂发生相互作用、拟交感神经药物应用（如可卡因）、突然停用降压药后，出现血压反跳现象。

5）子痫。

6）严重烧伤。

7）严重鼻衄。

8）血栓性血小板减少性紫癜。

（三）分类

1. 根据高血压程度分类

1）高血压患者出现心血管疾病发作。

2）各种继发性高血压患者出现血压急剧升高。

3）急进性或恶性高血压、传统高血压危象及高血压脑病。若舒张压＞17.3 kPa（130 mmHg）和（或）收缩压＞26.7 kPa（200 mmHg），无论患者有无症状也视为高血压危象。

2. 根据靶器官损害程度和是否需要立即降压治疗分类

（1）高血压急症：包括高血压脑病、脑出血、急性脑梗死、急性心力衰竭及肺水肿等。

（2）高血压亚急症：包括无视神经盘水肿和急性靶器官损害的急进性高血压、围手术期高血压及妊娠期高血压等。

（四）预警与识别

1. 预警　建立高血压危象预警机制，一旦发现舒张压和（或）收缩压急剧升高，或伴有心血管系统、眼底和神经系统症状时，立即了解靶器官损害程度，并进行急救处理。

2. 识别

（1）高血压急症。

1）血压：血压突然升高，舒张压＞17.3 kPa（130 mmHg）。

2）眼底视网膜病变：出血、渗出或（和）视神经盘水肿。必要时可散瞳检查。新发的出血、渗出及视神经盘水肿情况存在，则提示高血压急症。

3）神经系统表现：伴有头痛、嗜睡，甚至出现抽搐、昏迷。评估时注意患者意识状态、有无脑膜刺激征、视野改变及局部病理性体征等。

4）心脏：心脏增大，可出现急性左心衰竭。患者出现呼吸困难，肺部听诊可发现有无肺水肿。心脏检查可发现心脏扩大、颈静脉怒张、双肺底湿啰音、病理性第三心音或奔马律。

5）肾脏：少尿、氮质血症、尿毒症的表现。腹部听诊可闻及肾动脉狭窄导致的杂音。

6）胃肠道：恶心，呕吐。

（2）急进型-恶性高血压：肾动脉狭窄是临床上急进型-恶性高血压的常见原因。急进型-恶性高血压临床上可出现多种症状和体征，舒张压通常＞18.7 kPa（140 mmHg）。

1）神经系统：头痛、视力模糊、意识障碍、局灶性症状、抽搐及木僵。

2）心脏：心悸、气促、心脏扩大及心功能不全。

3）肾脏：少尿、氮质血症、酸中毒及尿内出现红细胞或蛋白。

4）胃肠道：恶心、呕吐。

5）眼底：出血、渗出、视神经盘水肿。由于微小动脉溶血和弥散性血管内凝血，可有溶血性贫血和出血。

6）血生化：肾功能不全征象，约半数患者有低钾血症，可能由于肾缺血引起肾素分泌增加，导致继发性醛固酮增多所致，常见低钾、低钠血症。

7）其他：腹部动脉纤维素样坏死引起胃肠道梗死，出现急性腹膜炎，急性胰腺炎，进行性坏死性血管炎。可出现系统性红斑狼疮，或多发性结节性动脉炎。

（3）实验室检查：血常规、尿常规、肾功能、电解质、血糖、心肌损伤标志物等。

（4）心电图检查：寻找心肌缺血、心肌梗死、心室肥厚的证据，若存在 P-R 间期延长或其他传导异常，应慎用 β 受体阻滞剂。

（5）影像学检查。

1）X 线胸片检查：观察有无充血性心力衰竭、肺水肿的征象，注意心脏及主动脉形态。

2）必要时行头颅 CT 及 MRI 检查。

（6）其他检查：毒物分析(怀疑使用毒品或影响血压药物)，肾素、醛固酮、儿茶酚胺和尿香草苦杏仁酸水平测定(怀疑内分泌系统疾病)等。

（五）急救措施

1. 治疗原则 需要尽早准确评估病情风险。对于高血压亚急症，需要密切监测，调整口服降压药、逐渐控制血压。对于高血压急症，需要快速、平稳降压，减轻靶器官损害，积极查找病因。

2. 降压治疗的目标 病情危急的恶性高血压，舒张压＞20 kPa(150 mmHg)，需数小时内下降，而处在恶性高血压早期，病情尚不十分危急，血压可在数天内下降，可口服或间断静脉给药。

（1）第一目标：根据患者的具体情况而定，一般情况下在 30～60 分钟内将血压降低到一个安全水平，缺血性脑卒中、主动脉夹层特殊情况除外。第 1～2 小时内平均动脉血压迅速下降但不超过 25％。

（2）第二目标：达到第一目标后，放慢降压速度，减少静脉给药的剂量，加用口服降压药。

（3）第三目标：临床情况稳定，在 24～48 小时逐步降低血压达到正常水平。

3. 降压速度 降压速度宜快，迅速将血压降至安全范围，否则预后较差。待血压降至安全的范围后，应放慢滴速，尤其是老年患者。

4. 降压幅度 根据病情合理调整降压幅度，一般认为将血压控制在 21.3～23.9/13.3～14.6 kPa(160～180/100～110 mmHg)较安全。如果肾功能正常，无脑血管或冠状动脉疾病史，亦非急性主动脉瘤或嗜铬细胞瘤伴急性血压增高的患者，血压可降至正常水平。否则因降压幅度过大，可能会导致心、脑、肾的功能进一步恶化。

5. 降压药物　根据高血压危象不同类型选出疗效最佳、不良反应最小的降压药。遵循个体化、小剂量开始、优选长效制剂及联合用药等降压原则。

6. 积极治疗合并症/并发症

(1) 高血压脑病：加用脱水剂如甘露醇、呋塞米(速尿)等治疗；伴有惊厥患者给予镇静止惊，如肌内注射苯巴比妥钠、地西泮及水合氯醛灌肠等。

(2) 心力衰竭：予强心、利尿及扩血管治疗。

(3) 肾衰竭：必要时予以血液透析治疗。

(4) 嗜铬细胞瘤：高血压危象时由于瘤体分泌大量儿茶酚胺引起血压急剧升高，手术前可选用 α 受体阻滞剂酚妥拉明降低血压。

(5) 妊娠期高血压综合征：①早期通过限制活动和钠盐的摄入足以增加子宫、胎盘和肾的血流；②舒张压≥15.3 kPa(115 mmHg)者应积极降压治疗；③发生子痫，应给予硫酸镁、地西泮治疗，绝对卧床休息，避免激惹而再度发生子痫。

(六) 急救流程

高血压危象的急救流程如图 4-8 所示。

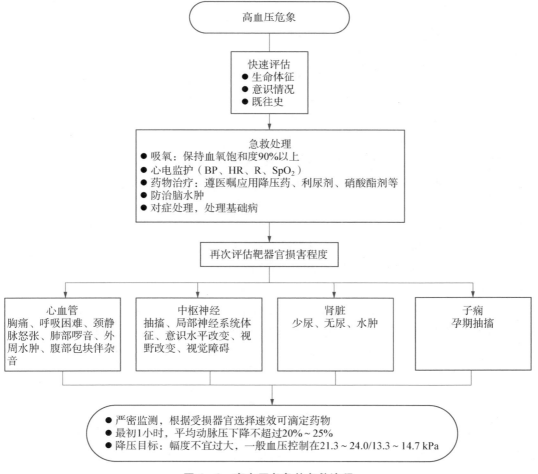

图 4-8　高血压危象的急救流程

（七）急救护理

1. 一般护理

（1）休息：立即将患者安置至监护床位，绝对卧床休息，安慰患者，保持情绪稳定。烦躁者给予地西泮镇静。将患者的头部抬高 30°，使颅内压降低，以达到所需的体位性降压作用。抽搐者应防坠床。

（2）环境：患者置于安静、避光的环境，减少对患者的精神刺激。

2. 吸氧　一般采用鼻导管吸氧，以减轻缺氧、呼吸困难的症状。已出现昏迷的患者若呼吸道分泌物较多应及时吸痰，需要时配合医生行气管插管或气管切开，保持呼吸道通畅。

3. 病情观察　监测血压、脉搏、呼吸、神志、瞳孔及心、肾功能变化，尤其血压监测。持续抽搐或神志改变的患者应严密观察，取出义齿并安放牙垫，以防舌咬伤或误吸；头晕、意识障碍者，应加用床栏以防坠床。如发现血压急剧升高或骤然过低、晕厥、剧烈头痛、肢体乏力、恶心、呕吐、视物模糊及神志改变等情况应立即报告医生。

4. 用药护理　建立静脉通路，遵医嘱尽早应用降压药物，保证降压药物的顺利输入，达到迅速、安全、有效降压的目的。用药过程注意监测血压变化，避免血压骤降，并做好抢救准备。

1）血压降到初步治疗目标后应维持 5～7 天，在以后 1～2 周内再酌情将血压逐步降至正常后，以口服降压药替代静脉用药。

2）使用利尿药，应观察尿量变化，注意对电解质的监测。

3）甘露醇应在 30 分钟内滴完，防止药液渗漏出血管外，观察用药后反应。

4）β 受体阻滞剂可引起心动过缓、支气管痉挛及心肌收缩力减弱。

5）钙通道阻滞剂可引起头晕、头痛及反射性心动过速。

6）血管紧张素转换酶抑制剂可引起干咳、头晕及乏力。

5. 并发症护理　严密观察患者病情变化，尤其注意意识、瞳孔、血压、心率、呼吸及尿量情况，有无肢体麻木、活动障碍、言语不清及嗜睡等。

1）当患者突然出现剧烈头痛、喷射状呕吐、躁动、谵妄，可能发生高血压脑病，应立即通知医生，遵医嘱给予脱水剂，如甘露醇。

2）伴烦躁、抽搐者给予地西泮、巴比妥类药物肌内注射或水合氯醛灌肠，要有专人在床旁守护，以防发生坠床、舌咬伤及其他意外等。

3）出现严重呼吸困难、心悸、面色苍白或发绀等，提示可能发生心血管系统损害，应立即让患者取半坐卧位，保持呼吸道通畅，立即给予 6～8 L/min 的高流量吸氧，必要时行气管插管或气管切开，伴有心力衰竭者在湿化瓶内加入 20％～30％的酒精湿化。

4）用药前测量血压，作为治疗前基础值，伴有急性冠脉综合征者血压控制目标是疼痛消失，舒张压＜13.3 kPa(100 mmHg)。

6. 心理护理　高血压病患者有病程长、见效慢、反复发作的特点。患者长期受疾病的折磨，情绪波动大，多数患者可有焦虑、紧张、恐惧、抑郁的心理。尤其是高血压危象时,起病急、病情重、特殊治疗环境下,患者易恐惧、焦虑及不安。因此,护理人员要做好心理疏导,以免因情绪激动导致血压上升。同时,主动与患者沟通,讲解疾病的相关知识、病情与转归,尊重患者的知情同意权,使患者积极主动配合治疗。

知识链接

鉴别诊断

(1) 颈椎病:在发现颈椎性高血压疾病之前,相当长时间内会出现低血压或者血压波动比较大,患者会出现头晕、头昏、记忆力减退及全身乏力等症状。颈椎性高血压患者对于降压药不敏感,但随着颈椎病病情的稳定,血压也会基本趋于稳定。在全天动态血压观察过程中,采取牵引手法治疗颈椎病时,患者的血压会下降 2.67~4.0 kPa(20~30 mmHg),但是治疗间歇阶段,血压又会有所回升。高血压与椎体不稳定及脱位程度有很大关系,椎体脱位越大,高血压的病情越严重,但与增生程度不完全一致。颈椎性高血压需要积极治疗,首先应该治好颈椎病,可以采取牵引和药物辅助治疗方法,同时还应该保持正确的坐姿和睡姿,当颈椎病病情得到稳定之后再进行高血压治疗。

(2) 肾动脉狭窄:可为单侧肾动脉狭窄或双侧肾动脉狭窄,病变性质可为先天性肾动脉狭窄、炎症性肾动脉狭窄和动脉粥样硬化性肾动脉狭窄等。动脉粥样硬化性主要见于老年人,前两者则主要见于青少年,其中炎症性患者尤多见于 30 岁以下女性,在我国常为多发性大动脉炎的一部分。因此,凡发生高血压突然加重或药物治疗效果差的高血压患者,都应高度怀疑本病。可在体检时着重听上腹部或背部肋脊角处高音调的收缩-舒张期或连续性杂音,或行静脉肾盂造影、核素肾图测定、腹部超声检查等辅助诊断。

(3) 慢性肾盂肾炎:患者常伴有高血压,有时临床表现如高血压病,甚至可伴心脏扩大和心力衰竭,如肾脏症状不明显,可误诊为高血压病。因此,对这类患者必须详询病史和详查尿常规、尿培养和肾功能等进行鉴别。

(4) 嗜铬细胞瘤:该类患者血压波动非常明显,即阵发性血压增高同时可伴有心动过速、头痛、出汗、面色苍白等症状,对一般降压药无反应。伴有高代谢表现和体重减轻、糖代谢异常等患者要考虑本病的可能。血浆或尿中儿茶酚胺的浓度增高可以确诊本病,经 CT、磁共振成像或血管造影检查,对肿瘤进行具体定位即可进一步治疗。

(5) 皮质醇增多症:本病除有高血压外,还有向心性肥胖、面色红润、皮肤紫纹、毛发增多及血糖增高等表现。

(施　辉　张　玲　冯　丽)

第二节　呼吸系统常见危重症的急救流程与护理

一、急性呼吸衰竭的急救流程与护理

（一）概述

急性呼吸衰竭（acute respiratory failure，ARF）指由于多种突发致病因素使肺通气或换气功能迅速出现严重障碍，在短时间内出现动脉血氧分压（PaO_2）＜8.0 kPa（60 mmHg），伴或不伴二氧化碳分压（$PaCO_2$）＞6.67 kPa（50 mmHg），并排除心内解剖分流和原发于心输出量降低等因素所致的呼吸功能严重障碍。因机体不能很快代偿，如不及时抢救，将危及患者生命。

（二）病因

任何导致缺氧和（或）二氧化碳潴留的环节均可演变为急性呼吸衰竭。

1. 气道阻塞性病变　常见于慢性阻塞性肺疾病、重症哮喘等。

2. 肺组织病变　常见于严重肺炎、肺气肿及肺水肿等。

3. 肺血管疾病　常见于肺栓塞引起的通气/血流比例失调。

4. 胸廓与胸膜病变　常见于胸外伤造成的连枷胸、胸廓畸形、广泛胸膜增厚及气胸等。

5. 神经肌肉病变　常见于脑血管疾病、脊髓颈段或高位胸段损伤、重症肌无力等疾病，累及呼吸肌造成呼吸肌无力或麻痹，导致呼吸衰竭。

（三）分类

1. Ⅰ型呼吸衰竭　PaO_2＜60 mmHg，$PaCO_2$ 降低或正常，多见于换气功能障碍的疾病。

2. Ⅱ型呼吸衰竭　PaO_2＜60 mmHg，$PaCO_2$＞50 mmHg，多见于通气功能不足的疾病。

（四）预警与识别

1. 预警　建立急性呼吸衰竭的早期预警机制，快速识别呼吸衰竭高危信号，如急性气道阻塞通气不足、重症哮喘发作、急性肺水肿、重症肺炎、多器官功能障碍等，及时采取有效干预措施，最大限度缓解缺氧和二氧化碳潴留，避免恶化和严重并发症。

2. 识别

（1）临床表现：主要表现为机体缺氧和（或）二氧化碳潴留引起的呼吸系统和全身性的功能障碍。

1）呼吸困难：除原发病的相应症状和体征外，呼吸困难是临床上最早出现的症状。早期主要表现为呼吸进行性加快，幅度加深，吸气和（或）呼气费力。晚期出现呼吸进一步加快，呼吸深度变浅，出现呼吸节律的紊乱，可出现临终样呼吸。患者鼻翼翕动，辅助呼吸肌参与呼吸，可出现"三凹征"。如果出现严重的二氧化碳麻醉，呼吸困难症状反而不明显，临床上容易忽视。

2)发绀:是缺氧的典型表现,可出现在口唇、甲床等组织,但合并贫血者发绀不明显或无发绀表现。

3)全身性功能障碍:由于肺部组织的急性缺氧,导致全身组织和细胞的缺氧,呈现出全身各系统的受损。①循环系统可见血压下降、心律失常、甚至心搏骤停;②消化系统可见应激性溃疡、上消化道出血及肝功能损害等;③泌尿系统可见肾功能损害。

4)精神神经症状:可表现为无力、困倦、易激惹、烦躁、心神不安、依从性差或暴力倾向。急性呼吸衰竭的终末阶段患者可出现意识不清、谵妄、昏迷及抽搐等症状。

(2)实验室检查:动脉血气分析,判断急性呼吸衰竭的严重程度和酸碱失衡。

(3)影像学检查:胸部 X 线、胸部 CT、肺血管造影、肺功能监测等检查可协助分析急性呼吸衰竭的原因。

(4)精准识别。

1)临床症状和体征识别:患者突发呼吸困难、呼吸费力、口唇和指甲发绀、心动过速、血压升高、烦躁、易激惹,严重缺氧和酸中毒时,可引起血压下降、呼吸麻痹、心肌损害、中枢兴奋或抑制等表现。

2)动脉血气:在海平面大气压下、静息状态呼吸空气时,$PaO_2 < 8.0$ kPa(60 mmHg),伴或不伴 $PaCO_2 > 6.7$ kPa(50 mmHg),pH 可正常或降低。

(五)急救措施

1. 紧急处理

1)立即通知相关医生,保证急救通道通畅。

2)保持呼吸道通畅:清除呼吸道分泌物,必要时建立人工气道。遵医嘱使用缓解支气管痉挛的药物。

3)吸氧:依据基础疾病、血氧饱和度、临床表现及呼吸衰竭类型,合理使用给氧浓度,快速纠正缺氧,改善机体氧合。

4)立即备齐相关抢救仪器(监护仪、吸引器、简易呼吸器及呼吸机)、物品及药品。

2. 药物治疗

(1)呼吸兴奋剂:常用尼可刹米注射液,可以兴奋呼吸中枢和外周化学感受器,增加呼吸频率和潮气量,以改善通气。但同时患者的耗氧量和二氧化碳的产生也相应增加。

(2)解除支气管痉挛:常用的药物有 β_2 受体激动剂、抗胆碱能药物、茶碱类及糖皮质激素等。

3. 纠正酸碱失衡

(1)呼吸性酸中毒:积极改善通气、增加肺泡通气量,促进二氧化碳排出,常选用碱性药,如 5% 碳酸氢钠。

(2)呼吸性酸中毒合并代谢性酸中毒:主要通过增加肺泡通气量,改善缺氧来纠正,若 pH<7.20~7.25,应给予碱性药物。

(3)呼吸性酸中毒合并代谢性碱中毒:在慢性呼吸性酸中毒的治疗过程中,常由于应用糖皮质激素、利尿药,以致排钾过多;或者因为纠正酸中毒,产生代谢性碱中毒,可给予精氨酸、补钾等治疗。

4. 纠正低钾、低氯及低钠等电解质紊乱　由于严重或持续缺氧,可使能量产生不足,导致钠泵功能障碍,使细胞内钾离子转移至血液,而钠离子进入细胞内,造成高钾血症。也可由于大量或长期应用利尿药、大量排汗等原因出现低钾血症、低钠血症。应积极寻找和去除引起电解质紊乱的原因,及时纠正电解质紊乱。

5. 对症治疗　并发脑水肿时给予脱水药物,并发水、钠潴留时给予利尿药,一般选用呋塞米等短效利尿剂。如并发感染,可根据经验和药敏试验结果来调整抗生素的使用方案。补充各类维生素和微量元素来平衡代谢。

6. 治疗原发病或控制诱因

(1) 控制感染:呼吸道感染是呼吸衰竭最常见的诱因,结合痰培养选择合适抗生素。

(2) 病因治疗:积极寻找并去除基础病。

(六) 急救流程

急性呼吸衰竭的急救流程如图 4-9 所示。

(七) 急救护理

1. 一般护理

(1) 体位与休息:卧床休息,采取正确的体位,将患者安置于坐位或半卧位。昏迷患者使其头部取侧卧位,颈部后仰,并将下颌抬起,防止舌根后坠阻塞气道。安置体位的原则:充分打开气道并保持呼吸道通畅,采用头部和颈部位于一直线的有效功能位解除部分上呼吸道的梗阻,颈部有损伤的患者要用颈托固定。

(2) 饮食:鼓励患者多进食高蛋白、高热量、高维生素食物,可选择润肺、化痰、利尿及补钾的蔬菜。必要时给予静脉高营养支持。

2. 保持呼吸道通畅　鼓励患者有效咳嗽,主动清理呼吸道分泌物;遵医嘱使用化痰药物,加强气道雾化吸入,有助于气道分泌物的排出。对咳嗽无力患者,必要时置入口咽通气管,建立人工气道、吸痰及纤维支气管镜深部吸引。

3. 氧疗

(1) 制定氧疗目标:Ⅰ型呼吸衰竭患者需要吸入较高浓度[氧浓度分数(FiO_2)>50%]氧气,使 PaO_2 迅速提高到 8.0 kPa(60 mmHg)或 SaO_2>90%。Ⅱ型呼吸衰竭患者一般在 PaO_2<8.0 kPa(60 mmHg)才开始氧疗,予低浓度(FiO_2<35%)持续氧疗,使 PaO_2 控制在 8.0 kPa(60 mmHg)或 SaO_2≥90%。

(2) 吸氧方式:保证患者 PaO_2>8.0 kPa(60 mmHg)。①常选用鼻导管或面罩给氧,经鼻高流量湿化给氧;②当普通氧疗措施无效,患者的低氧血症仍然无法纠正,缺氧症状无改善时,若 PaO_2<8.0 kPa(60 mmHg),pH≤7.3,可以选用机械通气改善氧合。无创机械通气适用于轻、中度呼吸衰竭的早期干预。必要时,使用有创机械通气给氧,进行机械通气前,也可先用简易呼吸器做辅助呼吸过渡。由于双水平气道正压(biphasic positive airway pressure,BiPAP)通气在自主呼吸和控制呼吸时均可应用,常协同呼气末正压(positive end-expiratory pressure,PEEP)通气或持续正压(continuous positive airway pressure,CPAP)通气,直接连接于鼻或鼻面罩上进行机械通气。

(3) 氧疗有效性:患者发绀症状好转,口唇、甲床转为红润,心肺体征明显好转,心率

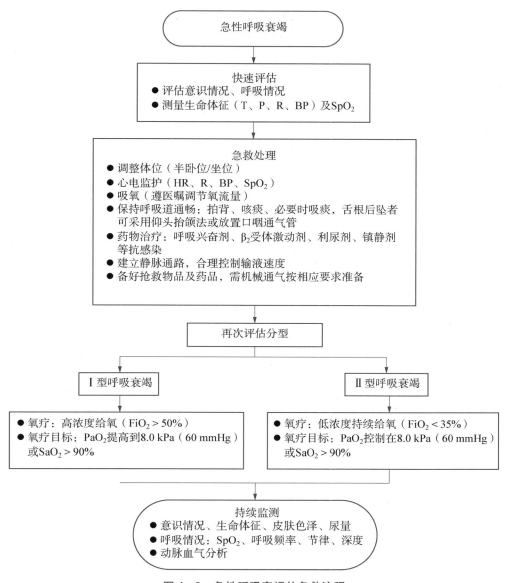

图4-9　急性呼吸衰竭的急救流程

减慢,呼吸困难好转,呼吸频率减慢,节律平稳,维持 $PaO_2 > 8.0\ kPa(60\ mmHg)$。动脉血气分析是判断患者是否缺氧最客观的依据,也是评价氧疗是否有效最客观的指标,一般在吸氧30分钟以上测定动脉血气。

4. 机械通气护理

(1) 无创机械通气:无创通气前,应设置合理的通气参数。选择合适的面罩,正确佩戴,精准连接面罩与呼吸机管路及供氧管,防止扭曲、受压及脱落等。指导患者配合机械通气的方法。严密监测呼吸、意识、生命体征、血氧饱和度等,如呼吸困难改善、呼吸频率减慢、辅助呼吸肌运动减少、反常呼吸消失、血氧饱和度增加、心率趋于平稳,血气分析提

示 $PaCO_2$ 下降，pH 和 PaO_2 上升，表示通气有效。

（2）有创机械通气：①选择合适的通气模式和呼吸参数；②做好患者和呼吸机管路的连接，保证通气管路的密闭性；③通常选用高容低压气囊固定套管，充气压力＜3.3 kPa（25 mmHg），防止压迫毛细血管导致黏膜坏死；④选用灭菌注射水湿化气道；⑤根据病情需要，及时清理呼吸道分泌物；⑥精准记录呼吸机参数，定时监测血气分析，评估通气效果；⑦密切观察病情，如出现一侧胸廓起伏减弱、呼吸音消失，可能为气管插管过深造成单侧肺通气，也可能是并发气胸。机械通气正压过大时，可导致血压下降、心率加快，甚至心律失常。患者病情一度好转后突然出现精神症状，如兴奋、多语甚至抽搐应警惕呼吸性碱中毒的发生。患者皮肤潮红、多汗、浅表静脉充盈，警惕存在二氧化碳潴留的可能。患侧胸部隆起，有捻发感，可能为皮下气肿。

5. 液体管理　在使用有创机械通气时选用 PEEP 防止小气道塌陷，同时 PEEP 的使用会影响患者血流动力学的稳定。血流动力学的监测可以指导液体管理，精准记录24 小时液体出入量，根据血流动力学指标和可能发生肺水肿的最少液体量来评估 24 小时的液体出入量。

6. 病情监测

（1）常规监测：包括患者意识状态、生命体征、疼痛、呼吸频率、节律、深浅度、有无辅助呼吸肌参与等；呼吸困难改善情况；咳嗽、咳痰情况；缺氧和二氧化碳潴留情况；血流动力学指标；血气分析指标等。

（2）用药监测：使用呼吸兴奋剂时要保持患者呼吸道通畅，静脉注射时，滴注速度要慢。观察患者的神志，呼吸频率、节律和幅度，有无过敏、皮肤瘙痒等不适。

7. 并发症防治

（1）应激性溃疡：胃肠道对机体缺氧、创伤、应激非常敏感，容易发生消化道出血。关键在于及时纠正缺氧和二氧化碳潴留，保护胃肠道正常的生理功能。急性呼吸衰竭患者给予早期低剂量肠内营养支持，有利于降低并发症发生率，且胃肠道耐受效果明显。

（2）呼吸机相关性肺炎：预防性使用抗生素不能降低呼吸机相关性肺炎的发生率。关键的预防措施要从多方面关注，包括抬高床头、手卫生、口腔护理、尽早拔管等综合性措施的实施。

（3）防治休克：引起休克的原因很多，如酸中毒、电解质紊乱、严重感染、血容量不足，以及机械通气气道压力过高等，应针对病因采取相应措施。经治疗未见好转，应给予血管活性药物如多巴胺、间羟胺（阿拉明）等维持血压。

（4）肺性脑病：①根据呼吸衰竭的类型，合理选择给氧方式和氧疗浓度，指导患者和家属勿自行调节氧流量，以免导致疾病加重；②根据肺性脑病的不同时期的临床表现，密切观察，精准评估。

8. 心理护理　急性呼吸衰竭患者对疾病的突然恶化容易产生焦虑、恐惧、无助及茫然的心理反应。应对患者疾病状态做简单、清楚地解释，实施有效缓解呼吸困难的措施，提供家庭或社会支持系统，适当使用镇静药物等方法均会使患者产生信任感，减轻患者的心理应激反应,提高治疗依从性,改善护理效果。

知识链接

经鼻腔高流量温湿化氧疗(NHF)

NHF 是一种成熟的氧气输送装置,最初主要应用于儿科,现在临床已经普遍应用。最近,在住院治疗环境中,它已成为成人急性严重呼吸衰竭标准氧气输送系统的替代品。与传统的氧气输送系统不同,NHF 以高达 40~60 L/min 的流速提供高达 100% 的 FiO_2 的加热氧气/空气混合物,同时在 37℃(每升空气 44 mg 的水蒸气)下达到 100% 的相对湿度。高流速下,在鼻腔呼吸的峰值吸气时,几乎没有室内空气的夹带,这使得在急性严重呼吸衰竭患者中能够提供更可靠的 FiO_2。NHF 接口是一个宽口径、松口的鼻导管,与面罩接口相比,更易于沟通和喂养。在严重Ⅰ型呼吸衰竭患者中,有几项系统回顾比较了 NHF 与传统的氧气输送系统,表明 NHF 在减少呼吸支持,二次插管率和病死率方面有明显优势。与无创机械通气相比,NHF 显示考虑到使用的方便性和舒适度,NHF 是治疗急性严重Ⅰ型呼吸衰竭的一种有效的方式。

(赵洋洋　陆金梅　王　萍)

二、重症哮喘的急救流程与护理

(一) 概述

重症哮喘(severe asthma)是指气急、咳嗽、胸闷、喘息、呼气时间延长等症状突然发生或原有症状加重,常表现为喘息持续、端坐呼吸、大汗淋漓、哮鸣音响亮而弥漫,呼吸>30 次/分,脉搏>120 次/分,常规支气管扩张剂无法控制,并发低氧血症等哮喘危急状态。

哮喘持续状态是指经过常规治疗无效的严重哮喘发作,持续时间一般在 12 小时以上。

哮喘是常见的慢性呼吸道疾病之一,如诊治不及时,随病程的延长可产生气道不可逆性缩窄和气道重塑。全球的哮喘患者至少有 3 亿例,我国约有哮喘患者 3 000 万例。哮喘患病率随国家和地区不同而异,我国五大城市的资料显示同龄儿童的哮喘患病率为 3%~5%。一般儿童患病率高于青壮年,老年人群的患病率有增高趋势。成年男女患病率相近,发达国家高于发展中国家,城市高于农村,约 40% 的患者有家族史。

(二) 病因

1. 变应原　尘螨、霉菌、花粉类、蟑螂、动物皮毛、海产品、水果、化妆品、染发剂、油漆等进入患者体内,产生 IgE 抗体,结合肥大细胞上的受体,形成复合物,当机体第 2 次接触变应原时,发生变态反应。

2. 感染　各种细菌、病毒等引起气管和支气管黏膜的炎症反应,增加气道高反应病变。

3. 有毒烟雾　烟草、酸性气溶胶、甲醛、燃料烟雾、涂料、二氧化氮、臭氧、二氧化硫等吸入气道后通过氧化应激、炎症反应、异常免疫反应及增强对过敏原的敏感性等机制,诱发和加重哮喘。

4. 工业化学物质　含邻苯二甲酸酐、甲苯二异氰酸甲脂的尘埃。

5. 剧烈运动　剧烈运动几分钟后,气道呈现高反应状态,出现过早或过强的收缩反应,诱发哮喘。

6. 治疗依从性差　是哮喘患者复发和加重的重要和常见因素之一。常由于未正确认知自身疾病、过度担心药物的不良反应、医疗条件差、经济问题等原因所致未遵医嘱用药。

7. 药物　非甾体抗炎药、β受体阻滞剂和血管紧张素转换酶抑制剂等药物可能诱发哮喘发作。

8. 精神因素　性格特征、生活喜好及情绪特点。

9. 合并症　鼻炎、鼻窦炎、上呼吸道感染及肥胖等共患疾病的影响。

(三) 分类

哮喘急性发作时,根据病情严重程度可分为轻度、中度、重度及危重4级(表4-3)。

表4-3　哮喘急性发作的分级

严重程度	临床表现	血气分析	血氧饱和度	支气管舒张剂
轻度	可有焦虑,步行、上楼时有气短,呼吸频率轻度增加,闻及散在哮鸣音,脉率可正常	正常	>95%	能被控制
中度	有焦虑和烦躁,稍事活动感气短,讲话常有中断,呼吸频率增加,可有三凹征,闻及弥漫的哮鸣音,脉率>100次/分	PaO_2 8~10.67 kPa $PaCO_2 \leq 6.0$ kPa	91%~95%	仅有部分缓解
重度	常有焦虑和烦躁,休息时感气短,只能单字讲话,端坐呼吸,大汗淋漓。呼吸频率>30次/分,常有三凹征,闻及响亮而弥漫的哮鸣音,脉率>120次/分	$PaO_2<8.0$ kPa $PaCO_2>6.0$ kPa pH可降低	≤90%	无效
危重	可出现嗜睡、意识模糊,不能讲话,胸腹矛盾运动,哮鸣音明显减弱或消失,脉率慢而不规则	$PaO_2<8.0$ kPa $PaCO_2>6.0$ kPa pH降低	<90%	无效

(四) 预警与识别

1. 预警　建立重症哮喘预警机制,快速识别重症哮喘的高危信号。当哮喘患者出现症状好转后自行停药或减量,有各种过敏史、吸烟、接触有毒气体的职业史时,要提高警惕,及时采取有效干预措施,最大限度避免诱发因素,防止病情的恶化和严重并发症的发生。

2. 识别

(1)临床表现:突然出现呼吸困难或原有呼吸困难加重(呼吸>30 次/分),干咳、大汗淋漓、疲劳、虚弱、强迫体位、神情异常焦虑。因呼气严重受阻,呼气时间延长,患者会有窒息感,如不及时处理可能加重患者缺氧,出现意识淡漠、嗜睡、昏睡甚至昏迷等中枢抑制现象。常在夜间或凌晨发作加重,持续数分钟至数小时,常规应用支气管舒张药物后症状不能缓解。

(2)体征及并发症:可见面色苍白、口唇发绀、血压下降、心率加快或变慢、呼吸音减弱、常有明显的三凹征,肺部布满哮鸣音。长期反复哮喘发作可并发张力性气胸、肺气肿、纵隔气肿、肺不张、间质性肺炎、肺纤维化及肺源性心脏病等疾病。

(3)辅助检查。

1)血气分析:PaO_2 < 8.0 kPa(60 mmHg), $PaCO_2$ > 6.0 kPa(45 mmHg), SaO_2 < 90%。

2)血液检查:发作时可有嗜酸性粒细胞增高,但多不明显,如并发感染可有白细胞计数增高,中性粒细胞比例增高。

3)心电图检查:可出现心动过速,肺性 P 波。

4)肺功能检查:重症哮喘发作时要监测呼气流速。1 秒用力呼气量、1 秒用力呼气量占用力肺活量的比值、最大呼气中期流速、25%与50%肺活量时的最大呼气流量及呼气流量峰值均减少。必要时经过 1 个疗程的治疗后再次复查肺功能。

(五)急救流程

重症哮喘的急救流程如图 4-10 所示。

(六)急救护理

1. 吸氧　重症哮喘患者都存在不同程度的低氧血症,可给予鼻导管吸氧 2～4 L/min,或面罩给氧 4～7 L/min。

2. 机械通气　如果病情恶化缺氧不能纠正时,可进行机械通气,有严重并发症如气胸、纵隔气肿时,在切开引流情况下仍可给予机械通气。

3. 对症护理

(1)纠正酸碱失衡和电解质紊乱:如果出现呼吸性酸中毒或代谢性酸中毒,可适当应用碳酸氢钠。此外,酸中毒时,钾离子从细胞内移出,使血钾升高,但当使用碳酸氢钠及机械通气后,血钾可明显下降而出现碱中毒及心律失常,故应注意监测电解质变化,及时调整血钾含量。

(2)控制感染:选用相应抗生素,并注意厌氧菌感染及二重感染。

4. 病情观察　注意观察呼吸频率、节律、深浅度和用力情况,患者常常出现喘鸣音减弱乃至消失、呼吸变浅、神志改变等情况,此时常提示病情危重,应及时处理;及时进行血气分析,如果合并Ⅱ型呼吸衰竭表明病情危重,应立即采取措施,挽救患者

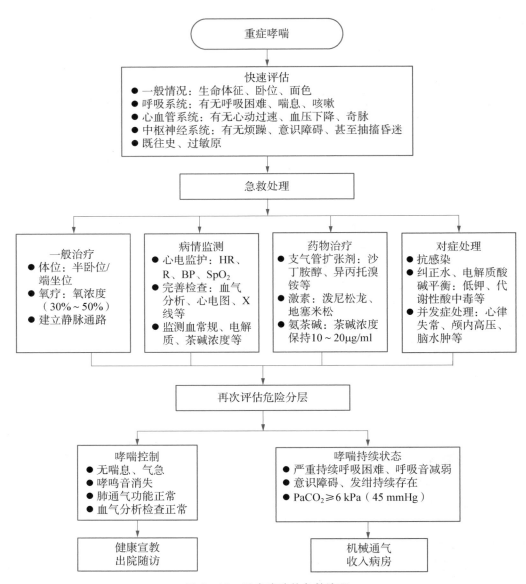

图 4 - 10　重症哮喘的急救流程

生命。

5. 用药护理　及时纠正脱水,如不能经口摄入,可由静脉给予补充,若有心力衰竭时补液量适当减少。在应用支气管解痉药物的同时,需静脉快速给予糖皮质激素。急诊护士在保证按时按量用药的基础上,不仅要对用药的效果进行评估,而且需要注意药物的配伍禁忌,并观察用药效果和不良反应。氨茶碱对解除支气管痉挛非常有效,但要注意滴注速度与浓度,观察恶心、呕吐、头晕等毒性反应,以及心律失常等严重并发症。大剂量的泼尼松(强的松)或氢化可的松是重症哮喘的常用药物,需要观察患者的精神症状及真菌感染的表现。

6. 重症哮喘控制后处理

（1）环境：有明确过敏原者应尽快脱离过敏原，提供安静、舒适、温、湿度适宜的环境，保持室内清洁、空气流通。病室不宜摆放花草，避免使用皮毛、羽绒或蚕丝织物等。

（2）卧位：根据病情选择舒适体位，协助患者取半卧位或端坐位，背后给予支撑物以减少体力消耗。

（3）饮食：大约 20％的成年患者和 50％的患儿可因不适当饮食而诱发或加重哮喘，应提供清淡、易消化、足够热量的饮食。避免进食硬、冷、油腻食物，以及食用与哮喘发作有关的食物。有烟、酒嗜好者戒烟、戒酒。

（4）皮肤护理：哮喘发作时，患者常会大量出汗，应每天进行温水擦洗、勤换衣服和床单，保持皮肤的清洁、干燥和舒适。

知识链接

哮喘控制的标准

哮喘控制的标准应按照全球哮喘防治倡议（Global Initiative for Asthma，GINA）的标准进行综合、全面的评估，以下几点为重症哮喘未控制的常见特征。

（1）症状控制差：哮喘控制问卷（asthma control questionnaire，ACQ）评分＞1.5 分，哮喘控制测试（asthma control test，ACT）评分＜20 分，或符合 GINA 定义的未控制。

（2）频繁急性发作：前一年需要 2 次或以上连续使用全身性激素（每次使用 3 天以上）。

（3）严重急性发作：前一年至少 1 次住院、进入 ICU 或需要机械通气。

（4）持续性气流受限：尽管给予充分的支气管舒张剂治疗，仍存在持续的气流受限。1 秒用力呼气容积（forced expiratory volume in one second，FEV_1）占预计值小于 80％，FEV_1/用力肺活量（forced vital capacity，FVC）小于正常值下限。

（5）高剂量吸入性糖皮质激素或全身性激素（或其他生物制剂）可以维持控制，但只要减量哮喘就会加重，需明确共存疾病和风险因素。在评估这些因素之前，首先应当评估患者的依从性和吸入技术。

（陆金梅　王　萍）

三、肺栓塞的急救流程与护理

（一）概述

肺栓塞（pulmonary embolism，PE）是由内源或外源性栓子（气体、羊水、脂肪等）阻塞肺动脉或肺动脉分支引起肺循环和呼吸功能障碍的临床综合征,是许多疾病的一种严重并发症,包括肺血栓栓塞、脂肪栓塞、羊水栓塞、空气栓塞及肿瘤栓塞等。

肺血栓栓塞症(pulmonary thromboembolism,PTE)是最常见的急性肺栓塞类型,由来自静脉系统或右心的血栓阻塞肺动脉或其分支所致,以肺循环和呼吸功能障碍为主要病理生理特征和临床表现,占急性肺栓塞的绝大多数,通常所称的急性肺栓塞即PTE。引起PTE的血栓主要来源于下肢的深静脉,而深静脉血栓形成(deep venous thrombosis,DVT)多发于下肢或骨盆深静脉,脱落后随血流循环进入肺动脉及其分支,PTE常为DVT的合并症。肺栓塞和深静脉血栓形成统称为静脉血栓栓塞症(venous thromboembolism,VTE),所以PTE和DVT可以看做是同一疾病谱不同表现阶段,其年发病率为 100～200/10 万人,为第三大常见心血管疾病,其中急性肺栓塞(acute pulmonary embolism,APE)是临床表现最为严重的,排除新发心律失常、血容量下降、脓毒血症后,出现休克或持续性低血压,收缩压<12.0 kPa(90 mmHg),或收缩压下降≥5.33 kPa(40 mmHg)并持续 15 分钟以上的血液动力学不稳定。具有高发病率、高病死率和高致残率的特点,是造成患者发病、住院甚至死亡的主要原因,仅次于冠心病和卒中。

(二) 病因

急性肺栓塞是患者自身因素(长期因素)及环境因素(临时因素)相互作用的结果,其诱发因素(表4-4),可分为高危因素、中危因素和低危因素,也可能发生在没有任何已知危险因素的情况下。

表4-4 急性肺栓塞诱发因素

高危因素	中危因素	低危因素
下肢骨折	膝关节镜手术、中心静脉置管	卧床休息>3 天
3 个月内因心力衰竭、心房颤动或心房扑动入院	输血、化疗、癌症(高危转移性疾病)	长时间坐位(如长时间的汽车或飞机旅行)
髋关节或膝关节置换术	感染(特别是呼吸系统、泌尿系统感染或艾滋病感染)	腹腔镜手术(如腹腔镜下胆囊切除术)
严重创伤	炎症性肠道疾病、卒中瘫痪	高血压病
3 个月内发生心肌梗死	充血性心力衰竭或呼吸衰竭	糖尿病
既往静脉血栓栓塞症	促红细胞生成素剂、激素替代治疗	年龄增长、吸烟
脊髓损伤	口服避孕药、体外受精、产后	肥胖、妊娠
	浅静脉血栓、血栓形成倾向	静脉曲张

(三) 分类

1. **急性广泛性肺栓塞** 血栓堵塞两支以上肺叶动脉或同等肺血管床,包含猝死型、急性心源性休克及急性肺源性心脏病。

2. **急性亚广泛性肺栓塞** 血栓堵塞一支以上肺段或两支以下肺叶动脉或相同范围的肺血管床。

3. 伴有肺动脉高压的慢性肺栓塞 以慢性、进行性肺动脉高压为主要表现,后期出现右心衰竭,影像学检查证实肺动脉阻塞。

(四)预警与识别

1. 预警 建立肺栓塞预警机制,有效识别相关高危因素,如下肢骨折、3 个月内因心力衰竭、心房颤动或心房扑动入院、严重创伤、既往静脉血栓栓塞症、充血性心力衰竭或呼吸衰竭、卧床休息>3 天等,应及时干预,有效避免肺栓塞的发生。

2. 识别

(1) 临床表现:急性肺栓塞的临床症状和体征特异性不强,易漏诊。多数患者因呼吸困难、胸痛、先兆晕厥、晕厥和(或)咯血而疑诊为急性肺栓塞。急性肺栓塞也可完全无症状,仅在诊断其他疾病或尸检时意外发现。具体表现如下。

1) 胸痛:急性肺栓塞的常见症状,多因远端肺栓塞引起的胸膜刺激所致。中央型急性肺栓塞胸痛表现可类似典型心绞痛,多因右心室缺血所致,需与急性冠脉综合征或主动脉夹层鉴别。

2) 呼吸困难:最常见,多在栓塞后即刻出现,尤其是在活动后更明显。既往存在心力衰竭或肺部疾病的患者,呼吸困难加重可能是急性肺栓塞的唯一症状。

3) 咯血:提示肺梗死,多在肺梗死后 24 小时内发生,呈鲜红色,数日内发生可为暗红色。

4) 晕厥:无论是否存在血液动力学障碍均可发生,有时是急性肺栓塞的唯一或首发症状。

5) 其他:可伴发热,多数为低热,少数患者有 38℃以上的发热。

(2) 体征:主要表现为呼吸系统和循环系统的体征,特别是呼吸频率增加(>20 次/分)、心率加快(>90 次/分)、血压下降及发绀。具体表现如下。

1) 呼吸系统:呼吸急促最常见,肺部听诊湿啰音及哮鸣音、胸腔积液等。

2) 循环系统:心动过速、发绀,出现颈静脉充盈或异常搏动提示右心负荷增加,严重者出现血压下降甚至休克;急性肺栓塞致急性右心负荷加重,可出现肝脏增大、肝颈静脉回流征和下肢水肿等右心衰竭的体征;肺动脉瓣区可出现第二心音亢进或分裂,三尖瓣区可闻及收缩期杂音。

3) 下肢深静脉血栓形成:检查发现一侧大腿或小腿周径较对侧大且超过 1 cm,行走后患肢易疲劳或肿胀加重,或下肢静脉曲张,应高度怀疑深静脉血栓形成。

(3) 临床上,常用急性肺栓塞临床可能性评分表(表 4 - 5)进行评估。

表 4 - 5　急性肺栓塞临床可能性评分表

简化 Wells 评分	计分(分)	修订版 Geneva 评分*	计分(分)
既往肺栓塞或 DVT 病史	1	既往肺栓塞或 DVT 病史	1
4 周制动或手术史	1	1 个月内手术或骨折史	1
活动性肿瘤	1	活动性肿瘤	1

（续表）

简化 Wells 评分	计分（分）	修订版 Geneva 评分*	计分（分）
心率≥100 次/分	1	心率 75～94 次/分	1
		心率＞95 次/分	2
咯血	1	咯血	1
DVT 症状或体征	1	单侧下肢疼痛	1
其他鉴别诊断的可能性低于肺栓塞	1	单侧下肢深静脉触痛伴下肢水肿	1
		年龄＞65 岁	1
临床可能性		临床可能性	
低度可能	0～1	低度可能	0～2
高度可能	≥2	高度可能	≥3

注：* 修订版 Geneva 评分三分类法：0～1 分为低度可能，2～4 分为中度可能，≥5 分为高度可能。

（4）实验室检查。

1）动脉血气分析：可表现为低氧血症、低碳酸血症、肺泡-动脉血氧梯度增大及呼吸性碱中毒，但多达 40% 的患者动脉血氧饱和度正常，20% 的患者肺泡-动脉血氧梯度正常。检测时应以患者就诊时卧位、未吸氧、首次动脉血气分析的测量值为准。

2）血浆 D-二聚体：测定血浆 D-二聚体的主要价值在于排除急性肺栓塞，尤其是低度可疑患者，但对确诊无益。急性血栓形成时，凝血和纤溶同时激活，可引起血浆 D-二聚体水平升高。D-二聚体检测的阴性预测价值很高，水平正常可排除急性肺栓塞和 DVT。但其他情况也会使 D-二聚体水平升高，如肿瘤、炎症、出血、创伤及外科手术等，所以 D-二聚体水平升高的阳性预测价值很低。

3）遗传性易栓症相关检查：抗凝蛋白缺陷是中国人群最常见的遗传性易栓症，建议筛查的检测项目包括抗凝血酶、蛋白 C 和蛋白 S 的活性。哈萨克、维吾尔等高加索血统的少数民族人群除了筛查上述抗凝蛋白，还应检测凝血因子 V $Leiden$ 突变和 $PTG20210A$ 突变。上述检测未发现缺陷的 VTE 患者，建议进一步检测血浆同型半胱氨酸（亚甲基四氢叶酸还原酶突变），血浆因子 VⅢ、Ⅸ、Ⅺ 和纤溶蛋白缺陷等。

（5）影像学检查。

1）超声心动图检查：可提供急性肺栓塞的直接和间接征象。

2）肺动脉造影检查：肺动脉造影是诊断急性肺栓塞的"金标准"。①直接征象有肺动脉内造影剂充盈缺损，伴或不伴"轨道征"的血流阻断；②间接征象有肺动脉造影剂流动缓慢，局部低灌注，静脉回流延迟。在其他检查难以确定诊断时，如无禁忌证，可行造影检查。对于疑诊 ACS 直接送往导管室的血液动力学不稳定的患者，排除 ACS 后，可考虑肺动脉造影，必要时可同时行 PCI。

3）螺旋 CT 检查：是诊断急性肺栓塞的重要无创检查技术，可直观判断肺动脉栓塞的程度和形态，以及累及的部位及范围。①急性肺栓塞的直接征象为肺动脉内低密度充盈缺损,部分或完全包围在不透光的血流之内的"轨道征",或者呈完全充盈缺损,远端血管不显影;②间接征象包括肺野楔形条带状的高密度区或盘状肺不张,中心肺动脉扩张及远端血管分布减少或消失等。同时可对右心室形态、室壁厚度进行分析。

4) 胸部 X 线平片检查:X 线平片检查可出现肺缺血征象,如肺纹理稀疏、纤细,肺动脉段突出或瘤样扩张,右下肺动脉干增宽或伴截断征,右心室扩大征。也可出现肺野局部浸润阴影、尖端指向肺门的楔形阴影、盘状肺不张、患侧膈肌抬高、少量胸腔积液、胸膜增厚粘连等。胸片虽缺乏特异性,但有助于排除其他原因导致的呼吸困难和胸痛。

3. 危险分层评估　危险分层具有重要的预后评估及临床治疗指导价值,是诊断策略中不可或缺的关键步骤。首先根据是否合并血流动力学障碍分为高危和非高危,对于血流动力学稳定的非高危组,需要综合右心室功能不全(right ventricular dysfunction,RVD)和心脏生物学标志物情况再分为中高、中低危及低危组(表 4 - 6)。

表 4 - 6　肺血栓栓塞症危险分层

危险分层	休克或低血压	影像学 (右心室功能不全)[a]	实验室指标 (心脏生物学标志物升高)[b]
高危	+	+	+/-
中高危	-	+	+
中低危	-	+/-[c]	-/+[c]
低危	-	-	-

注:a. 右心功能不全(RVD)的诊断标准:影像学证据包括超声心动图或 CT 检查提示 RVD,超声检查符合下述指标时可诊断 RVD:右心室扩张(右心室舒张末期内径/左心室舒张末期内径>1.0 或 0.9);右心室前壁运动幅度减低(<5 mm);吸气时下腔静脉不萎陷;三尖瓣反流速度增快;估测三尖瓣反流压>4.0 kPa(30 mmHg)。CT 肺动脉造影检查符合以下条件也可诊断 RVD:四腔心层面发现的右心室扩张(右心室舒张末期内径/左心室舒张末期内径>1.0 或 0.9)。b. 心脏生物学标志物包括心肌损伤标志物(心脏肌钙蛋白 T 或 I)和心力衰竭标志物(BNP、NT - proBNP)。c. 影像学和实验室指标两者之一阳性。

4. 肺栓塞排除标准　对于急诊室就诊的疑似肺栓塞低度可能的患者,如患者符合以下 8 种情况可完全排除肺栓塞,避免过度使用肺栓塞的诊断检查。即年龄<50 岁;脉搏<100 次/分;动脉血氧饱和度(SaO_2)>94%;无单侧下肢肿胀;无咯血;近期无外伤或手术史;既往无静脉血栓栓塞史;未使用口服激素。

(五) 急救措施

1. 紧急处理

(1) 维持呼吸、循环功能:右心功能不全但血压正常,予以小剂量多巴胺和多巴酚丁胺;出现血压下降,可增加多巴胺剂量,或加用去甲肾上腺素。

(2) 吸氧:纠正低氧血症。

(3) 休息:绝对卧床休息,保持大便通畅,避免用力。必要时,适当使用镇静、镇咳、止痛等治疗。

2. 抗凝治疗 急性肺栓塞患者抗凝治疗的目的是预防早期死亡和复发,或致命性VTE。标准的抗凝疗程至少为 3 个月。急性期前 5～10 天应用肠外抗凝(普通肝素、低分子量肝素、磺达肝葵钠)。随后可以选择维生素 K 拮抗剂维持治疗,该药起始治疗时需与注射用肝素进行重叠,也可以应用新型口服抗凝药物重叠治疗,如达比加群酯或依度沙班。还可以直接选用利伐沙班或阿哌沙班起始口服治疗,或者在应用普通肝素、低分子量肝素或磺达肝葵钠 1～2 天后换用上述药物。在后者的情况下,急性期治疗如果选用阿哌沙班应在初始 3 周内增加剂量,如果选用利伐沙班则在初始 7 天内增加剂量。

3. 溶栓治疗 相比单独应用普通肝素,急性肺栓塞溶栓治疗可以更快地恢复肺血流灌注。

(1) 常用溶栓药物:①重组组织型纤溶酶原激活剂:以 50 mg 的剂量持续静脉滴注 2 小时(半量溶栓方案);②尿激酶(urokinase, UK):以 2 万 IU/kg 的剂量,持续静脉滴注 2 小时(称 2 小时溶栓方案);③重组链激酶:负荷量 25 万 IU,静脉注射 30 分钟,随后以每小时 1 万 IU 持续静脉滴注 24 小时,或采用 150 万 IU 的剂量持续静脉滴注 2 小时(称递增方案)。

(2) 溶栓禁忌证。

1) 绝对禁忌证:①出血性或不明原因卒中;②缺血性卒中的 6 个月内;③中枢神经系统损伤或肿瘤;④严重创伤或手术头部外伤 3 周内;⑤过去 1 个月内胃肠道出血;⑥存在已知出血风险。以上绝对禁忌证在高危急性肺栓塞危及生命时可变为相对禁忌证。

2) 相对禁忌证:①短暂性脑缺血发作的 6 个月内;②口服抗凝治疗;③孕期或产后 1 周;④不能压迫止血部位的血管穿刺;⑤有创性复苏;⑥难治性高血压,收缩压 >24.0 kPa(180 mmHg);⑦严重肝功能不全;⑧感染性心内膜炎;⑨活动性消化性溃疡。

4. 介入及手术治疗

(1) 介入治疗:目的是通过清除阻塞主肺动脉的血栓,从而使右心室功能恢复,进而改善症状和生存率。对于有溶栓治疗绝对禁忌证的患者,介入治疗可以选择:①猪尾导管或漂浮导管碎栓术;②运用流体动力导管装置行流变血栓溶解术;③运用负压导管行导管血栓抽吸术;④血栓旋磨切除术。

(2) 手术治疗:肺动脉血栓切除术的常规指征为高危急性肺栓塞且存在溶栓治疗(全身性或置管)禁忌,或者作为溶栓失败的一种选择。术前溶栓会增加出血风险,但并不是手术取栓的绝对禁忌。

(六) 急救流程

急性肺栓塞的急救流程如图 4-11 所示。

(七) 急救护理

1. 一般护理

(1) 休息:绝对卧床休息,一般在充分抗凝的前提下卧床时间为 2～3 周。

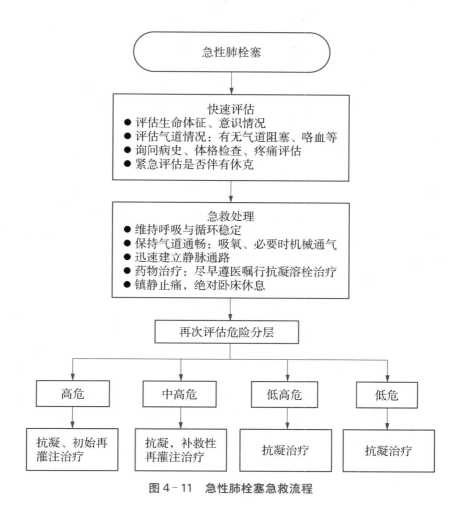

图 4-11　急性肺栓塞急救流程

（2）饮食：对于有咯血症状的患者，咯血量大者暂禁食，咯血量小者宜进少量温凉流质饮食。

（3）生活护理：保持病房周围环境的安静、整洁，温湿度适宜。做好防护措施，以防坠床，疼痛、汗多者要注意保持皮肤干燥。

（4）保持大便通畅：避免用力屏气，增加血栓脱落的风险。

2．吸氧　立即根据缺氧严重程度选择适当的吸氧方式，给予鼻导管或面罩吸氧，必要时进行机械通气。

3．对症护理

（1）镇静、止痛：对剧烈疼痛、烦躁患者，必要时可遵医嘱进行镇静、止痛等治疗，防止患者因躁动不安而增加血栓脱落的风险。

（2）防止窒息：对于有咯血症状的急性肺栓塞患者，床旁应备好负压吸引设备，一旦出现窒息征象，立即置患者头低足高（45°）俯卧位，头偏一侧，轻拍背部，迅速排出在气道和口咽部的血块，或直接刺激咽部以咳出血块。必要时用吸痰管进行负压吸引,给予高浓度吸氧。做好气管插管或气管切开的准备与配合工作,以解除呼吸道阻塞。

4. 病情观察 严密监测呼吸、血氧饱和度、心率、血压、心电图及动脉血气的变化;注意患者是否出现颈静脉充盈或心脏异常搏动等右心负荷增加的体征;是否有肝脏增大、肝颈静脉回流征和下肢水肿等右心衰竭的体征;是否出现烦躁不安、嗜睡、意识模糊等脑缺氧症状。若出现上述情况应尽快通知医生,遵医嘱迅速给予对症治疗。

5. 用药护理 建立静脉通路,病情严重者可行深静脉置管,并遵医嘱采集相应血标本,协助尽快完善各项检查,确定急性肺栓塞的危险分层,尽早遵医嘱进行抗凝或溶栓治疗。

1) 观察皮肤及黏膜有无出血情况,如皮肤瘀点、牙龈出血、鼻出血、伤口及溃疡处出血等,女性患者还应注意月经量。

2) 定期测量凝血时间、凝血酶原时间、血小板计数。

3) 服用抗凝药时,避免进食大量富含维生素 K 的食物,如蛋黄、大豆油、鱼肝油、海藻类和绿叶蔬菜等,以免干扰服用效果。

6. 溶栓治疗的护理 溶栓治疗最常见的并发症是出血,最常见的出血部位为血管穿刺处,最严重的出血为颅内出血。

1) 溶栓前宜留置外周静脉套管针,避免反复穿刺血管。静脉穿刺部位压迫止血,需加大力量并延长压迫时间。

2) 用药前充分评估出血的风险性,必要时配血,做好输血准备。

3) 溶栓期间密切观察出血征象,如皮肤青紫、穿刺部位出血过多、血尿、腹部或背部疼痛、严重头痛及神志改变等。

4) 严密监测血压,当血压过高时及时报告医生,遵医嘱进行适当的处理。

5) 用尿激酶或链激酶溶栓治疗后,应每 2～4 小时测定一次凝血酶原时间(prothrombin time,PT)或活化部分凝血活酶时间(activated partial thromboplastin time,APTT),当其水平降至正常值的 2 倍时,按医嘱开始应用肝素抗凝。

7. 健康指导

(1) 疾病知识:告知患者及家属应积极治疗高脂血症、糖尿病等可导致血液高凝固性的基础病;指导患者及家属适当增加液体入量,防止血液浓缩;指导患者及家属正确遵医嘱使用抗凝剂,教会其进行疾病自我监测。若突然出现胸痛、呼吸困难及咯血等表现应警惕发生急性肺栓塞的可能,及时告知医务人员或就诊。

(2) 休息与活动:告知患者及家属急性期卧床休息,下肢 DVT 患者患肢应避免活动,并严禁挤压、按摩,以防静脉血栓脱落而发生再次栓塞;恢复期如患者仍需卧床,为预防下肢血栓形成,可进行适当的下肢活动或被动关节活动。若不能活动,可将腿抬高至心脏以上水平,促进下肢静脉回流,亦可利用机械辅助作用,如穿抗栓袜或气压袜。

知识链接

诊断肺栓塞的相关影像学检查特点(表 4 - 7)。

表4-7　肺栓塞相关影像学检查特点

项目	优势	缺点/局限性	辐射问题
CTPA[a]	(1) 在大多数中心随时可做; (2) 精准度高; (3) 在前瞻性研究中得到很强的验证; (4) 不确定率低(3%～5%); (5) 可以提供排除 PE 诊断的依据; (6) 数据采集时间短	(1) 有辐射; (2) 碘过敏和甲亢患者受限; (3) 妊娠期和哺乳期妇女存在风险; (4) 严重肾衰竭禁用; (5) 由于容易获得,存在过度使用的倾向; (6) 诊断亚段 PE 的临床意义尚不清楚	辐射量 3～10 mSv 对年轻女性乳腺组织的辐射暴露是有意义的
平面通气/灌注扫描	(1) 几乎没有禁忌证; (2) 相对便宜; (3) 有强的前瞻性研究验证	(1) 并不是所有中心都有; (2) 解读者之间有差异; (3) 结果报告为 PE 可能性的概率 50% 的病例不确定; (4) 不能提供 PE 之外的其他诊断信息	辐射较 CTPA 低,有效当量<2 mSv
V/Q SPECT[b]	(1) 几乎没有禁忌证; (2) 非诊断性检查的最低比率(<3%); (3) 根据现有数据,准确度高; (4) 二进制解释	(1) 技术的可变性; (2) 诊断标准的可变性; (3) 如果排除 PE,无法提供可替代的诊断; (4) 没有前瞻性的研究验证其结果	辐射较 CTPA 低,有效当量<2 mSv
肺动脉造影	"金标准"	(1) 有创性检查; (2) 并非所有中心都能开展	辐射量最高 10～20 mSv

注:a.肺动脉CT血管造影术(computed tomographic pulmonary angiography, CTPA);b.单光子发射计算机断层成像术(single-photon emission computed tomography, SPECT)。

（吴燕华　周婉婷　冯　丽）

四、重症肺炎的急救流程与护理

(一) 概述

重症肺炎(severe pneumonia,SP)指由细菌、病毒或真菌等不同病原微生物导致的肺组织(细支气管、肺泡、肺间质)炎症,引起器官功能障碍的病理生理综合征,甚至危及生命。

细菌感染是成人肺炎最常见的原因。2012 年,我国肺炎的死亡率平均为 17.46/10 万,1 岁以下人群的死亡率为 32.07/10 万,25～39 岁人群的死亡率<1/10 万,65～69 岁人群的死亡率为 23.55/10 万,>85 岁人群的死亡率高达 864.17/10 万。多项研究结果表明,ICU 中重症肺炎患者的 30 天病死率达 23%～47%。

(二)病因

1. 感染性因素 肺炎支原体和肺炎链球菌是我国成人肺炎的重要致病菌。病毒有流感病毒、副流感病毒、腺病毒、呼吸道合胞病毒等。在高龄或存在基础病的患者中肺炎克雷伯菌及大肠埃希菌等革兰阴性菌更加常见。铜绿假单胞菌、鲍曼不动杆菌等较少见。

2. 非感染性因素 常见于原发肺部疾病、肺出血、支气管炎、肺血管炎及抗肿瘤药物等。

3. 其他 约有 45% 的重症肺炎原因不明。

(三)分类

SP 分为①社区获得性肺炎;②医院获得性肺炎;③健康护理(医疗)相关性肺炎;④呼吸机相关性肺炎 4 类。

(四)预警与识别

1. 预警 建立重症肺炎的早期预警机制,快速识别重症肺炎的高危信号,如高热不退,咳嗽、咳痰,原有呼吸道症状及呼吸困难加重,出现肺水肿、肺不张、器官功能障碍等并发症时要提高警惕。及时采取有效干预措施,最大限度纠正缺氧,避免发生急性呼吸衰竭和多器官功能衰竭(MODS)。同时,仔细询问流行病学史及发病原因,评估是否具有传染性,必要时采取相应的隔离及防护措施。

2. 识别

(1)重症肺炎的临床表现和体征。

1)新近出现的咳嗽、咳痰或原有呼吸道疾病症状加重,伴或不伴脓痰、胸痛、呼吸困难及咯血。

2)发热。

3)肺实变体征和(或)闻及湿啰音。

4)外周血白细胞计数$>10\times10^9$/L 或$<4\times10^9$/L,伴或不伴细胞核左移。

符合上述 4 项中任何 1 项,排除肺结核、肺部肿瘤、非感染性肺间质性疾病、肺水肿、肺不张、肺栓塞、肺嗜酸粒细胞浸润症及肺血管炎等疾病,可建立临床诊断。

(2)胸部影像学检查:显示新出现的斑片状浸润影、叶或段实变影、磨玻璃影或间质性改变,伴或不伴胸腔积液。

(3)精准识别。

1)需要气管插管行机械通气治疗。

2)脓毒血症休克经过积极液体复苏后,仍需要行血管活性药物治疗。

（五）急救措施

1. 隔离防护　初步询问流行病学史或相关检查结果,疑似具有传染性的患者给予佩戴口罩,医护人员做好防护措施。

2. 紧急处理　快速评估患者的呼吸、意识、尿量、氧合指数和生命体征情况,准备好急救物品、药品及仪器。

3. 抗感染

（1）治疗原则:根据临床表现、细菌培养和药物敏感试验,给予特异性的抗生素治疗,在药敏试验结果报告未出前可以选用经验性抗生素治疗。

（2）疗效观察:抗生素治疗 72 小时后,表现为体温下降、呼吸困难症状改善、实验室检查提示白细胞计数逐渐降低或恢复正常,若效果不佳则及时更换药物。

4. 糖皮质激素　必要时使用琥珀酸氢化可的松控制感染性休克,注意用药时长一般不超过 7 天。

5. 对症治疗

（1）高热:高热患者给予有效物理降温或退热药物。

（2）电解质酸碱失衡:及时补充水分和营养物质,维持水、电解质平衡,根据血气分析,纠正酸碱失衡。

（3）低血压:伴有低血压者,尽早实施液体复苏,保证循环血容量。

6. 器官功能支持　低氧血症者,行呼吸机辅助通气,纠正低氧血症。

（六）急救流程

重症肺炎的急救流程如图 4-12 所示。

（七）急救护理

1. 一般护理

（1）休息:卧床休息,取半卧位,并发休克的患者取中凹卧位,有利于静脉血液回流,增加回心血量。保持病室安静,温湿度适宜。

（2）饮食:患者机体常处于高代谢和高分解状态,需要及时供给足够热量、蛋白质和维生素。鼓励患者多饮水,建议尽早开始经口进食,无法经口进食的患者尽早给予肠内营养,保护和改善全身各器官的氧输送并使之氧消耗相平衡。营养不良可延长机械通气患者住院时间,增加病死率。急性应激期营养支持应掌握"允许性低热量原则 83.7～105 kJ(20～25 kcal)/(kg·d)"。

（3）口腔护理:做好口腔护理,鼓励患者经常漱口。

2. 保持呼吸道通畅　气道通畅是最基本、最重要的措施。能自主咳嗽的患者定时翻身拍背,协助有效咳嗽、咳痰;分泌物过多或咳嗽反射减弱者,可按需吸痰,清理气道分泌物;必要时建立人工气道。

3. 吸氧　给予中、高流量鼻导管或面罩吸氧,或经鼻导管加温湿化的高流量吸氧,改善缺氧状况。对于有高碳酸血症风险的患者,在获得血气分析结果前,血氧饱和度宜维持在 88%～92%,必要时选择无创机械通气(包括双水平正压通气或持续正压通气)。

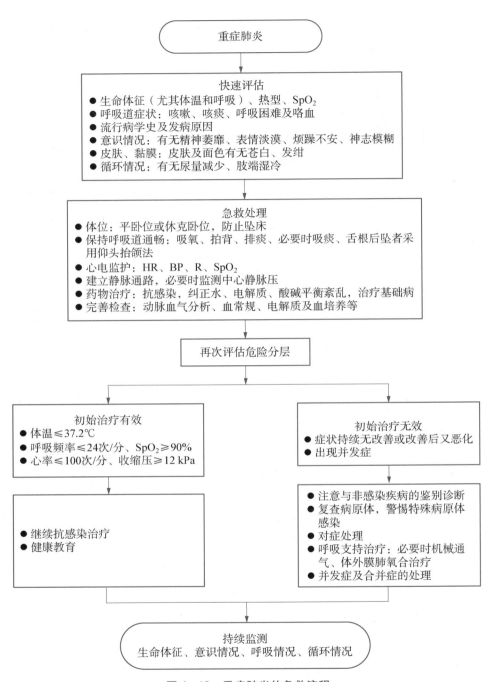

图 4 - 12　重症肺炎的急救流程

4. 对症护理

（1）高热：可采用冰袋、冰帽、温水擦浴、冰毯等进行物理降温，降温速度不宜过快，以防出现虚脱现象。降温较快时，出现大汗淋漓，应及时更换被浸湿的衣裤，避免受凉，增加舒适感。可口服或静脉补充水分和电解质,加快毒素排泄和热量散发。注意心功能不全或老年人应控制补液速度,不宜过快,避免发生急性肺水肿。对机械通气患者,可适当降低湿化器的温度,以增加呼吸道的散热作用。

(2) 咳嗽、咳痰:鼓励患者多饮水,尽量自主咳嗽、咳痰,有效清除呼吸道分泌物,保持呼吸道通畅。对痰液黏稠无法咳出者,遵医嘱使用化痰药物、雾化吸入,稀释痰液,促进痰液的引流,必要时给予人工吸痰。

(3) 呼吸困难:合理安置舒适体位,低氧血症者给予中高流量吸氧,必要时使用机械通气。

(4) 胸痛:因炎症累及壁层胸膜,常伴患侧胸痛,有时可放射至肩部。协助取患侧卧位,减轻疼痛。如疼痛剧烈,遵医嘱适当使用止痛药物。

5. 机械通气护理　详见急性呼吸衰竭章节的急救护理内容。

6. 病情观察

(1) 生命体征:严密监测生命体征和血氧饱和度变化,注意有无高热、寒战、脉搏细速、心率加快、血压下降及呼吸困难等危急征象。

(2) 精神和意识状态:观察有无精神萎靡、表情淡漠、烦躁不安、神志模糊等。

(3) 皮肤、淋巴结:注意有无面颊绯红、口唇、指甲发绀、四肢厥冷及淋巴结肿大等。

(4) 出入量:监测尿量,如尿量<25 ml/h,提示有休克的可能。

(5) 辅助检查:监测血气分析、肝功能、肾功能及电解质等指标的改变。

7. 用药护理

(1) 抗感染:应用抗生素前注意询问过敏史,使用过程中注意观察药物疗效和不良反应,一旦出现过敏性休克、严重肝(肾)衰竭等不良反应,立即通知医生,备好抢救物品和药品。

(2) 血管活性药物:根据血压变化,调整输注速度,收缩压宜控制在 12.0 kPa(90 mmHg)以上,以保证心、脑等重要器官的血液供应。输液过程中注意观察药液有无外渗,大剂量应用升压药时,宜选择中心静脉输注,如选用外周静脉输注,应定时更换输注部位,以免引起局部组织坏死。

8. 预防并发症

(1) 呼吸机相关性肺炎:预防呼吸机相关性肺炎(见急性呼吸衰竭章节的急救护理内容)。

(2) 感染性休克:①立即建立两条静脉通路,补充血容量,以维持有效血容量,合理使用抗生素治疗;②纠正酸中毒,正确使用血管活性药物和皮质类固醇,观察药物疗效和不良反应;③观察生命体征、意识状态、尿量,必要时监测中心静脉压。

9. 心理护理　患者因病情危重,易产生焦虑、恐惧等负性心理,尤其是机械通气患者,容易导致人机协调性降低,护士应主动与患者和家属沟通,告知治疗目的和注意事项,取得配合,可指导患者使用非语言交流的方式,提高治疗依从性,改善预后。

知识链接

重症肺炎风险评估

(1) 医院死亡率风险评估的 CURB - 65 评分:共 5 项指标,满足 1 项得 1 分。

1) 意识障碍(confusion,C):格拉斯哥昏迷量表评分≤8 分,或在个人、地点或时间出现新的定向障碍。

2) 血尿素氮(urea,U):>7 mmol/L

3) 呼吸频率(respiratory rate,R):≥30 次/分

4) 血压(blood pressure,B):舒张压≤8.0 kPa(60 mmHg),或收缩压<12.0 kPa(90 mmHg)

5) 年龄:≥65 岁

(2) 按死亡风险对患者进行分层。

1) 0~1 分:低风险,死亡率低于 3%。

2) 2 分:中风险,3%~15%死亡率风险。

3) 3~5 分:高风险,超过 15%的死亡率风险。

(陆金梅　王　萍)

第三节　消化系统常见危重症的急救流程与护理

一、上消化道出血的急救流程与护理

(一)概述

急性上消化道出血系指屈氏韧带以上的消化道,包括食管、胃、十二指肠、上段空肠、胆管和胰管等病变引起的出血。

成人急性上消化道出血每年发病率为(100~180)/10 万,大多数急性上消化道出血患者,尤其是大量出血患者首诊于急诊科。上消化道出血患者多以呕血、黑便为主要临床表现,也有以头晕、乏力、晕厥等不典型症状来急诊科就诊。如不及时诊治,有可能危及生命。因此,对上消化道出血患者必须进行正确、迅速、规范的诊断和治疗。

(二)病因

1. 急性消化性溃疡出血　是上消化道出血最常见的病因。当溃疡累及较大血管、血管硬度较高或并发凝血功能障碍时,可在短时间内大量出血。

2. 食管胃底静脉曲张破裂出血　是由曲张静脉壁张力超过一定限度后发生破裂造成的,是上消化道出血致死率最高的病因。

3. 恶性肿瘤出血　主要是上消化道肿瘤局部缺血坏死,或侵犯大血管所致。肿瘤性出血占全部上消化道出血的5%。79%肿瘤患者的首发症状表现为出血,其中75%在出血时已有转移病灶。

4. 合并凝血功能障碍的出血　是急性上消化道出血死亡的独立危险因素。

(1) 药物:抗凝药物、抗血小板药物、非甾体抗炎药等。

(2) 血液病:血友病、白血病、恶性组织细胞增多症、再生障碍性贫血、血小板减少性紫癜、弥散性血管内凝血(disseminated intravascular coagulation,DIC)等。

(3) 其他可导致凝血机制障碍的疾病:肝功能不全、肾功能不全、败血症及流行性出血热等。

5. 慢性肝病出血　慢性肝病患者肝脏合成凝血因子、肝功能异常致维生素 K 依赖相关因子缺乏和代谢纤溶酶原的能力减弱,导致凝血功能障碍,加重了出血治疗的难度。

(三) 分类

根据出血速度及病情轻重,临床上分为一般性急性上消化道出血和危险性急性上消化道出血2种。

1. 一般性急性上消化道出血　出血量少,生命体征平稳,预后良好。其治疗原则是密切观察病情变化,给予抑酸、止血等对症处理,择期进行病因诊断和治疗。

2. 危险性急性上消化道出血　在24小时内上消化道大量出血致血流动力学紊乱、器官功能障碍。这类危险性出血临床占有的比例为15%~20%。根据临床、实验室和内镜检查指标进行早期危险分层,将出血患者分为高危和低危。这种早期危险分层有助于对患者在最初72小时内实施早期干预和密切监测后获益,以及患者在内镜诊治后可安全出院。危险性上消化道出血的预测指标包括难以纠正的低血压、鼻胃管抽出物可见红色或咖啡样胃内容物、心动过速、血红蛋白进行性下降或<80 g/L。临床上,常见的危险性上消化道出血多为累及较大血管的出血,包括严重的消化性溃疡出血、食管胃底静脉曲张破裂出血和侵蚀大血管的恶性肿瘤出血,也见于严重基础病出血后对低血红蛋白耐受差的患者。此外,还见于并发慢性肝病及抗凝药物应用等其他原因所致凝血功能障碍的患者。凝血功能障碍(INR>1.5)是急性非静脉曲张性上消化道出血死亡的独立危险因素。

(四) 预警与识别

1. 预警　有效识别消化道出血相关高危因素,如急性消化性溃疡出血、食管胃底静脉曲张破裂出血、凝血功能障碍等。监测粪便及周围循环情况,若存在高危因素及临床表现,立即建立预警机制,及时干预,有效避免消化道大出血引起的严重并发症。

2. 识别

(1) 临床表现:大量呕血与黑便。呕血可为暗红色甚至鲜红色伴血块,如果出血量大,黑便可为暗红色甚至鲜红色。体温多在38.5℃以下,可能与分解产物吸收、体内蛋白质破坏、循环衰竭致体温调节中枢不稳定有关。

(2) 失血性周围循环衰竭症状:出血量>400 ml 时可出现头晕、心悸、出汗、乏力、口干等症状;出血量>700 ml 时上述症状显著,并出现晕厥、肢体厥冷、皮肤苍白及血压下降等;出血量＞1 000 ml 时可产生休克。

（3）氮质血症。

1）肠源性氮质血症:血红蛋白在肠道内分解吸收。

2）肾前性氮质血症:出血致使循环衰竭,肾血流量下降。

3）肾性氮质血症:持久和严重的休克造成急性肾衰竭。

（4）体征。

1）消化性溃疡:有慢性、节律性上腹部疼痛史,常提示消化性溃疡,尤其是出血前疼痛加剧,而出血后疼痛减轻或缓解者。

2）急性胃黏膜病变:继发于饮酒、过度紧张和劳累、严重创伤、大手术后、严重感染和服用解热镇痛药后的消化道出血,则最可能是急性胃黏膜病变。

3）食管胃底静脉曲张破裂:患有慢性肝炎、血吸虫病、慢性酒精中毒、肝硬化或肝癌,并且有肝、脾肿大者,应考虑是食管胃底静脉曲张破裂所致。

4）慢性隐匿性消化道出血:伴有慢性失血性贫血,食欲减退和体重减轻者,应考虑胃肠道肿瘤。

5）胆道出血:有胆道疾病史,出现右上腹绞痛伴呕血,可触及胆囊肿大和有压痛者要考虑胆道出血。

（5）实验室检查。

1）血常规检查:红细胞计数、血红蛋白、血细胞比容初期可无变化,数小时后可持续降低。

2）出凝血时间、粪便或呕吐物的隐血试验、肝功能及肾功能等检查。

（6）影像学检查。

1）选择性动脉造影:在某些特殊情况下,如患者处于上消化道持续严重大量出血紧急状态,以至于胃镜检查无法安全进行,或因积血影响视野而无法判断出血灶,此时行选择性肠系膜动脉造影可能发现出血部位。

2）X 线钡剂造影:因为一些肠道的解剖部位不能被一般的内镜窥见,有时会遗漏病变,这些都可通过 X 线钡剂检查得以补救。但在活动性出血后不宜过早进行钡剂造影,否则会因按压腹部而引起再出血或加重出血。一般主张在出血停止、病情稳定 3 天后谨慎操作。

3）放射性核素扫描:经内镜及 X 线检查阴性的病例,可做放射性核素扫描。其方法是采用核素(例如 Tc - 99 m)标记患者的红细胞后,再从静脉注入患者体内,当有活动性出血,而出血速度能达到 0.1 ml/min,核素便可以显示出血部位。

（7）内镜检查:胃镜直接观察即能确定,并可根据病灶情况作相应的止血治疗。做纤维胃镜检查注意事项有以下几点:胃镜检查的最好时机在出血后 24～48 小时内进行;处于失血性休克的患者,应首先补充血容量,待血压平稳后做胃镜较为安全。

3. 评估

（1）初始评估:对以典型的呕血、黑便或血便等为表现的患者,很容易做出急性上消化道出血的诊断,而对以头晕、乏力、晕厥等不典型症状就诊的患者,应保持高度警惕,特别是伴有血流动力学状态不稳定、面色苍白及有无法解释的急性血红蛋白降低的患者，应积极明确或排除上消化道出血的可能性。对意识丧失、呼吸停止及大动脉搏动不能触及的患者，立即开始心肺复苏。

1）意识判断：首先进行意识状态的判断。意识障碍既是急性失血程度严重的重要表现之一，也是患者呕吐误吸，导致窒息死亡和坠积性肺炎的重要原因。根据 GCS 对患者的意识情况作出判断。

2）气道评估：评估患者气道是否通畅，如存在任何原因的气道阻塞时，应当采取必要的措施，保持其开放。

3）呼吸评估：评估患者的呼吸频率、呼吸节律是否正常，是否有呼吸窘迫的表现（如三凹征），是否有氧合不良（末梢发绀或血氧饱和度下降）等。如患者出现呼吸频率加快、呼吸窘迫、血氧饱和度显著下降，特别是当使用高流量吸氧仍不能缓解时，应及时实施人工通气支持。对于伴有意识障碍的上消化道出血患者，因无创通气增加误吸的危险，不提倡应用。

4）血流动力学状态：及时测量脉搏、血压、毛细血管再充盈时间，估计失血量，判断患者的血流动力学状态是否稳定。出现下述情况表明患者血流动力学状态不稳定，应立即收入抢救室开始液体复苏：心率＞100 次/分，收缩压＜12.0 kPa（90 mmHg），或在未使用药物降压的情况下收缩压较平时水平下降超过 4.0 kPa（30 mmHg），四肢末梢冷，出现发作性晕厥或其他休克的表现，以及持续的呕血或便血。

（2）二次评估：大出血患者在解除危及生命的情况、液体复苏和初始经验治疗开始后，或初次评估患者病情较轻、生命体征稳定时，开始进行二次评估——全面评估。二次评估的内容主要包括：病史、全面查体和实验室检查等。通过此次评估，对患者病情严重程度、可能的疾病诊断、有无活动性出血及出血预后作出判断。

1）病史：详细询问病史有助于对出血病因的初步判断。在询问病史时，应注意以下情况：①既往消化道疾病及消化道出血病史；②此次发病时的消化道症状；③出血的特点；④既往治疗消化道疾病及此次发病后使用的药物；⑤使用对消化系统有影响的药物，如非甾体抗炎药；⑥抗凝药物的使用，如阿司匹林、氯吡格雷等。

2）全面查体：在进行全面查体时，应当重点注意下列情况。①血流动力学状态：心动过速、丝脉、低血压、低氧的表现，末梢湿冷及意识状态改变；②腹部：肠鸣音是否活跃，腹部是否有压痛、移动性浊音等；③慢性肝脏疾病或门脉高压的体征：肝大、脾大、肝掌、蜘蛛痣、水母头状脐周静脉突起、外周性水肿；④直肠指诊：是否有血便或黑便。

3）实验室检查：①血常规检查。通常急性大量出血后患者均有失血性贫血，但在出血早期，患者血红蛋白浓度、红细胞计数与血细胞比容可无明显变化。上消化道大量出血 2～5 小时，白细胞计数可升高达到(10～20)×10⁹/L，止血后 2～3 天可恢复正常。但伴有脾肿大的肝硬化患者，白细胞计数可不增高。②肝功能检查。能够帮助评估患者的病情和预后。③肾功能和电解质检查。上消化道大量出血后，由于大量血液分解产物被肠道吸收，引起血尿素氮浓度增高，称为肠源性氮质血症。血尿素氮常于出血后数小时开始上升,24～48 小时达高峰,3～4 天后降至正常。若活动性出血已停止,且血容量已基本纠正而尿量仍少,同时伴有尿素氮居高不下,则应考虑由于休克时间过长或原有肾脏病变基础而发生肾衰竭的可能。④凝血功能检查。判断是否存在原发性凝血功能障碍或继发性因素。

4)心电图检查:能够帮助排除心律失常和急性冠脉综合征引起的低血压,也可以帮助诊断由于低血红蛋白而诱发的急性冠脉综合征。

5)影像学检查:①胸部 X 线检查排除肺炎、肺水肿;②腹部超声检查明确肝、胆、脾等脏器情况。

6)病情严重程度的评估:急性上消化道出血患者的病情严重程度(表 4－8)。患者呕吐物中常常混有胃内容物,黑便中除了血液还有粪质,另外每个消化道出血的患者都会有部分血液潴留在胃肠道内未排,故难以根据呕血或黑便量准确判断真实的出血量。如根据血容量减少导致周围循环的改变来判断失血量,休克指数是判断失血量的重要指标之一。

表 4－8　上消化道出血病情严重程度分级

分级	失血量 (ml)	血压 (mmHg)	心率 (次/分)	血红蛋白 (g/L)	症状	休克 指数
轻度	＜500	基本正常	正常	无变化	头昏	0.5
中度	500～1 000	下降	＞100	70～100	晕厥、口渴、少尿	1.0
重度	＞1 500	收缩压＜80	＞120	＜70	肢冷、少尿、意识模糊	＞1.5

注:休克指数＝心率/收缩压;1 mmHg＝0.133 kPa。

(3)3 次评估。

1)判断有无活动性出血。

A. 呕血或黑便次数增多,呕吐物由咖啡色转为鲜红色或排出的粪便由黑色干便转为稀便或暗红血便,或伴有肠鸣音活跃。

B. 经快速输液输血,周围循环衰竭的表现未见明显改善,或虽暂时好转而又再恶化,中心静脉压仍有波动,稍稳定又再下降。

C. 红细胞计数、血红蛋白测定与血细胞比容继续下降,网织红细胞计数持续增高。

D. 补液与尿量足够的情况下,血尿素氮持续或再次增高。

E. 胃管抽出物有较多鲜血。

2)出血预后的评估。

A. Rockal 评分:临床上多采用 Rockal 评分系统来进行急性上消化道出血患者再出血和死亡危险性的评估(表 4－9)。该评分系统将患者分为高危、中危和低危人群,评分≥5 分为高危,3～4 分为中危,0～2 分为低危。但其变量中有内镜诊断内容,限制了在急诊诊疗中的早期应用。

表 4 - 9　Rockal 评分系统

项目	检测结果	评分(分)
年龄(岁)	<60	0
	60~79	1
	≥80	2
休克状况	无休克[a]	0
	心动过速[b]	1
	低血压[c]	2
伴随疾病	无	0
	心力衰竭、缺血性心脏病或其他重要伴随疾病	2
	肾衰竭、肝衰竭和癌肿扩散	3
内镜诊断	无病变,Mallory-Weiss 综合征	0
	溃疡等其他病变	1
	上消化道恶性疾病	2
内镜下出血征象	无或有黑斑	0
	上消化道血液潴留,黏附血凝块,血管显露或喷血	2

注:a. 收缩压>13.3 kPa(100 mmHg),心率<100 次/分;b. 收缩压>13.3 kPa(100 mmHg),心率>100 次/分;c. 收缩压<13.3 kPa(100 mmHg),心率>100 次/分;Mallory-Weiss 综合征为食管黏膜撕裂症;积分≥5 分为高危,3~4 分为中危,0~2 分为低危。

B. Blatchford 评分:该评分基于简单的临床与实验室检查变量,无需内镜检查且敏感性高,适合在急诊治疗中早期应用(表 4 - 10)。评分≥6 分为中高危,<6 分为低危。在预测治疗需求或死亡风险方面优于 Rockal 评分。

表 4 - 10　Blatchford 评分系统

项目		检测结果	评分(分)
收缩压(mmHg)		100~109	1
		90~99	2
		<90	3
血尿素氮(mmol/L)		6.5~7.9	2
		8.0~9.9	3
		10.0~24.9	4
		≥25.0	6
血红蛋白(g/L)	男性	120~129	1
		100~119	3
		<100	6
	女性	100~119	1
		<100	6

（续表）

项目	检测结果	评分（分）
其他表现	脉搏≥100 次/分	1
	黑便	1
	晕厥	2
	肝脏疾病	2
	心力衰竭	2

C. Child-Pugh 分级：是评价肝硬化门静脉高压症患者肝储备功能的最常用手段，有重要的预测预后价值，也是采用不同治疗手段的基本参照标准，≤3 分预后较好，≥8 分死亡率高（表 4 - 11）。

表 4 - 11　Child-Pugh 评分系统

项目	分数（分）		
	1	2	3
肝性脑病（级）	无	1～2 级	3～4 级
腹水	无	轻度～中度，对利尿药有反应	张力性腹水，对利尿药反应差
胆红素（μmol/L）	<34	34～51	>51
白蛋白（g/L）	>35	28～35	<28
凝血酶原时间延长（s）	<4	4～6	>6
国际标准化比值（INR）	<1.7	1.7～2.3	>2.3

3) 器官功能障碍评估：包括心血管功能障碍、呼吸功能障碍、中枢神经功能障碍、凝血系统功能障碍、肝脏系统功能障碍及胃肠功能障碍等评估。

4) 转诊专科病房治疗基础病或随访。

（五）急救措施

1. *治疗原则*　对紧急评估中发现意识障碍，或呼吸、循环障碍的患者，应常规采取"OMI"，即：吸氧（oxygen，O）、监护（monitoring，M）和建立静脉通路（intravenous，I）的处理。心电图、血压、血氧饱和度持续监测判断患者的循环状况。

2. *食管胃底静脉曲张破裂出血的治疗*

1) 限制性液体复苏策略。

2) 血红蛋白<70 g/L 是输注浓缩红细胞的阈值，但要结合患者的合并症、年龄、血流动力学情况和出血情况。

3) 食管胃底静脉曲张破裂出血患者应用血管活性药物，推荐使用抑酸药物［质子泵抑制剂（proton pump inhibitors，PPI）、H_2 受体拮抗剂］、生长抑素联合治疗。

4) 入院后尽早进行上消化道内镜检查。

5) 对治疗失败的高危患者，可考虑尽早行经颈静脉肝内门-体静脉支架分流术或使用自膨式支架。

6）预防性应用广谱抗生素。

3. 液体复苏

（1）液体的选择：常用的复苏液体包括生理盐水、平衡液、人工胶体和血液制品。无论是否可以立即得到血液制品或胶体液，通常主张先输入晶体液，合并感染的患者应禁用或慎用人工胶体。

（2）输血：大出血时，患者的血红蛋白大量丢失，血液携氧能力下降导致组织缺氧。这时单纯补充晶体液或人工胶体液不能代替血液。因此，在病情危重、危急时，及时输液、输血。对肝硬化或急性胃黏膜损伤的患者，尽可能采用新鲜血液。

（3）限制性液体复苏与液体控制：和创伤性失血性休克的液体复苏一样，对门静脉高压食管静脉曲张破裂出血的患者血容量的恢复要谨慎，过度输血或输液可能导致继续或再出血。在液体复苏过程中，要避免仅用生理盐水扩容，以免加重或加速腹水，或其他血管外液体的蓄积。必要时应及时补充新鲜冷冻血浆、血小板及冷沉淀（富含凝血因子）等。对高龄和伴心、肺、肾疾病的患者，应防止输液量过多，以免引起急性肺水肿。对于急性大量出血患者，应尽可能施行中心静脉压监测，以指导液体的输入量。

（4）血容量充足的判定及输血目标：进行液体复苏及输血治疗需要达到以下目标：收缩压 12.0～16.0 kPa（90～120 mmHg）；脉搏＜100 次/分；尿量＞40 ml/h；血钠＜140 mmol/L；神志清楚或好转；无明显脱水貌。大量失血的患者输血达到血红蛋白 80 g/L，血细胞比容 25％～30％为宜，不可过度，以免诱发再出血。血乳酸盐是反映组织缺氧高度敏感的指标之一，血乳酸恢复正常是良好的复苏终点指标。

（5）血管活性药物的使用：在积极补液的前提下如果患者的血压仍然不能提升到正常水平，为了保证重要脏器的血液灌注，可以适当地选用血管活性药物（如多巴胺），以改善重要脏器的血液灌注。

4. 药物治疗

（1）严重的急性上消化道出血联合用药方案：静脉应用生长抑素＋PPI。当高度怀疑静脉曲张出血时，在此基础上联用血管升压素＋抗生素，明确病因后，再根据具体情况调整治疗方案。

（2）常见药物。

1）生长抑素及其类似物：生长抑素是由 14 个氨基酸组成的环状活性多肽，能够减少内脏血流、降低门静脉压力、抑制胃酸和胃蛋白酶分泌、抑制胃肠道及胰腺肽类激素分泌等，是肝硬化急性食管胃底静脉曲张出血的首选药物之一，也被用于急性非静脉曲张出血的治疗。

2）抑酸药物：抑酸药物能提高胃内 pH 值，既可促进血小板聚集和纤维蛋白凝块的形成，避免血凝块过早溶解，有利于止血和预防再出血，又可治疗消化性溃疡。

3）血管升压素及其类似物：包括垂体后叶素、血管升压素、特利加压素等。静脉使用血管升压素可明显控制静脉曲张的出血，但不能降低病死率，且不良反应较多（心脏及外周器官缺血、心律不齐、高血压及肠缺血等）。

4）抗生素：肝硬化急性静脉曲张破裂出血者，活动性出血时常存在胃黏膜和食管黏膜炎性水肿，预防性使用抗生素有助于止血，并可减少早期再出血及感染，提高存活率。短期应用抗生素可使用喹诺酮类，对喹诺酮类耐药者也可使用头孢类。

5）止血药物：止血药物的疗效尚未证实，不推荐作为一线药物使用，对没有凝血功能障碍的患者，应避免滥用此类药物。对有凝血功能障碍者，可静脉注射维生素 K_1；为防止继发性纤溶，可使用氨甲苯酸（止血芳酸）等抗纤溶药；对留置胃管者可灌注硫糖铝混悬液。

5. 气囊压迫止血　可有效控制出血，但复发率高，吸入性肺炎、气管阻塞等严重并发症发生率高，严重者可致死亡。目前，气囊压迫止血已很少单独应用，是药物难以控制的大出血的急救措施，仅作为过渡性疗法，以获得内镜或介入手术止血的时机。进行气囊压迫时，根据病情 8～24 小时放气 1 次，拔管时机应在血止后 24 小时，一般先放气观察 24 小时，若仍无出血即可拔管。

6. 急诊内镜检查和治疗　内镜检查为上消化道出血病因诊断的关键检查，在上消化道出血的诊断、危险分层及治疗中有重要作用。内镜治疗时机：相对 12 小时内出现的静脉曲张破裂出血，成功复苏后 24 小时内早期内镜检查适合大多数上消化道出血患者。在出血 24 小时内，血流动力学情况稳定后，无严重合并症的患者应尽快行急诊内镜检查。对有高危征象的患者，应在 12 小时内进行急诊内镜检查。对怀疑肝硬化静脉曲张出血的患者，应在住院后 12 小时内行急诊内镜检查。

7. 介入治疗　急性大出血无法控制的患者应当尽早考虑行介入治疗。临床推荐等待介入治疗期间可采用药物止血，如持续静脉滴注生长抑素＋PPI 控制出血，提高介入治疗成功率，降低再出血发生率。在介入手术中选择性胃左动脉、胃十二指肠动脉、脾动脉或胰十二指肠动脉血管造影，观察造影剂外溢或病变部位，经血管导管滴注血管加压素或去甲肾上腺素，使小动脉和毛细血管收缩，进而使出血停止，无效者可用明胶海绵栓塞。在肝硬化患者中可选择经颈静脉肝内门－体静脉支架分流术（transjugular intrahepatic portosystem stent-shunt，TIPSS），其主要适用于出血保守治疗（药物、内镜治疗等）效果不佳、外科手术后再发静脉曲张破裂出血，或终末期肝病等待肝移植术期间静脉曲张破裂出血等待处理者。

8. 外科手术治疗　尽管有以上多种治疗措施，但是仍有约 20％的患者出血不能控制或出血停止 24 小时内再出血。临床推荐等待外科手术治疗期间应采用积极的药物止血治疗，如持续静脉滴注生长抑素＋PPI 以控制出血，提高手术治疗成功率，降低再出血发生率。肝静脉压力梯度（hepatic venous pressure gradient，HVPG）＞2.67 kPa（20 mmHg）（出血 24 小时内测量），Child-pugh A 级的患者行急诊分流手术有可能挽救生命；Child-pugh B 级患者多考虑实施急诊断流手术；Child-pugh C 级患者决定是否手术应极为慎重（病死率＞50％）。需注意的是，外科分流手术在降低再出血率方面非常有效，但可增加肝性脑病风险，且与内镜及药物治疗相比并不能改善生存率。

（六）急救流程

消化道出血的急救流程如图 4－13 所示。

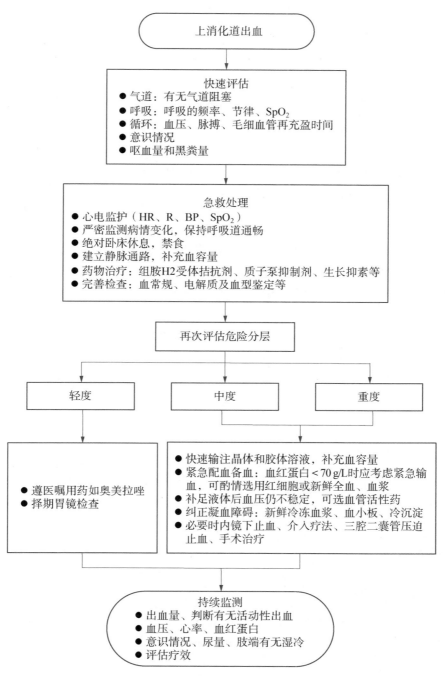

图 4-13　消化道出血的急救流程

（七）急救护理

1. 一般护理

（1）休息：所有急性上消化道大出血的患者均需绝对卧床，意识障碍的患者要将头偏向一侧，避免呕血误吸，保持呼吸道通畅，低氧血症时给予吸氧。

（2）饮食：对于大出血休克、呕血、便血者应禁食，少量便血或仅有少量黑便而无呕血的患者宜选择清淡无刺激性流质饮食，消化性溃疡无呕血者应少量多餐流质饮食，可以中和胃酸、促进蠕动、缓解疼痛，有利于溃疡愈合。呕血停止后 12～24 小时可进流质饮食。

（3）生活护理：患者长时间卧床，皮肤受压处要给予按摩，防止压力性损伤发生。给予必要的生活协助，每天做好口腔护理。

2. 对症护理

（1）补充血容量，纠正休克：迅速建立 2～3 路静脉通路，必要时备血、输血。

（2）防治并发症：对可能出现的并发症充分预见，密切监测患者心率、血压、血氧饱和度改变，嘱患者绝对禁食，防止再次出血。同时对患者的咽部异物感、恶心等出血先兆充分重视，并报告医生。

3. 病情观察　严密监测患者的生命体征，精准记录 24 小时出入量。观察呕吐物、粪便的颜色、性质和量，发现出血应及时通知医生。注意观察皮肤、黏膜有无色素沉着及肢端温度变化。密切记录患者呕血量、呕血时间、呕血频率及呕吐物性状，并及时清除患者口腔内容物，防止出现憋呛。

4. 用药护理　遵医嘱静脉补充液体，应用止血药、抑酸药物、生长抑素、血管升压素、促凝血及抗感染等治疗，并观察药物的疗效和不良反应。

5. 导管护理　做好三腔二囊管、导尿管等导管护理，妥善固定，无扭曲，严密观察引流液的颜色、性质和量。

6. 手术护理　对危重患者做好抢救的各项准备，及时执行抢救措施。止血效果不佳考虑手术者积极做好术前准备工作。

7. 心理护理　患者的不良心理可加重出血，严重影响病情转归。因此，护理人员应耐心向患者介绍疾病的相关知识、治疗状况、治疗措施及治疗过程，缓解患者紧张、焦虑、恐惧等不良情绪，使患者建立治疗的信心，增加治疗及护理依从性。

知识链接

肠内营养（enteral nutrition，EN）在消化道出血的应用

推荐意见：建议对活动性上消化道出血患者使用延迟肠内营养（delayed enteral nutrition，DEN），当出血已经停止且无再出血征象时开始 EN。

理由：EN 是预防消化道出血的独立保护因子，阻止上消化道出血患者进食或 EN 的主要原因是出于对再出血需要进一步内镜检查或治疗时干扰视野的担忧，但是长时间推迟 EN 又会增加应激性溃疡风险，因此建议在出血停止后的前 24～48 小时开始 EN。

（赵洋洋　汪　娇　施　辉）

二、重症急性胰腺炎的急救流程与护理

(一) 概述

急性胰腺炎(acute pancreatitis，AP)是一种起病急、病情变化快的临床急症，指多种病因引起胰酶非正常途径激活，继以胰腺局部炎症反应为主要特征。基本病理改变是胰腺有不同程度的水肿、充盈、出血和坏死。各种年龄均可发病，成人多见，近年来，AP 的发病率逐年上升，为 5/10 万～30/10 万，总体病死率为 5%～10%，重症患者病死率更高。

(二) 病因

1. 胆道疾病　胆道疾病是我国急性胰腺炎最常见的病因，以胆石症最常见。胆道结石、蛔虫等原因引起胆道梗阻，使得胆管压力升高，胆汁逆流入胰管，造成胰酶激活，继而产生急性胰腺炎。

2. 酗酒　在发达国家，酗酒为急性胰腺炎发病的主要病因，其发生率可占急性胰腺炎的 35%。随着我国经济的发展，饮食结构的改变，酒精性胰腺炎发病率有逐年增高趋势，有报道其发病率占急性胰腺炎的 12.07%，且极易发展成重症急性胰腺炎。大量饮酒可致胰液分泌增加，并刺激 Oddi 括约肌痉挛，十二指肠乳头水肿，胰液排出受阻，使胰管内压增加，引起急性胰腺炎。慢性嗜酒者常有胰液蛋白沉淀，形成蛋白栓堵塞胰管，致胰液排泄障碍。

3. 高脂血症　高脂血症及血液黏稠度增加可导致胰腺微循环发生障碍，胰腺组织出现缺血、缺氧，同时大量由血清三酰甘油水解而成的游离脂肪酸会造成血管内皮的损伤，最终导致急性胰腺炎的发生。

4. 高钙血症　在某些病理状态下可产生高钙血症，如甲状旁腺功能亢进使钙排泄降低，维生素 D 中毒使钙吸收增加，多发性骨髓瘤所致骨溶解使血钙增加，易形成微小结石阻塞胆管，继而诱发急性胰腺炎。高钙血症性急性重症胰腺炎在诊断时没有统一的血钙标准，血钙大于 2.85 mmol/L 或离子钙大于 1.5 mmol/L 时可作为治疗的指征。

5. Oddi 括约肌功能障碍　Oddi 括约肌是位于胆总管、主胰管和十二指肠结合部位的神经肌肉复合体，可促进胆管和胰腺管有效收缩和舒张，使胆汁和胰液正常排出且十二指肠液不会反流入胆道。Oddi 括约肌痉挛或胆管和胰管末端胆管收缩不同步时，可导致胆汁或十二指肠液进入胰腺继而诱发急性胰腺炎。

6. 创伤性　急性重症胰腺炎中约 1% 由直接创伤引起，胰体损伤最常见，其次为胰头和胰尾损伤。胰腺损伤常为直接损伤导致胰液外漏，胰酶激活，继发引起胰腺周围水肿、胰管受压梗阻或血供障碍，引起急性胰腺炎。单独的胰腺损伤较少见，大部分情况至少有一处合并伤，90% 至少合并一个腹部器官损伤，其中约 60% 为胰十二指肠损伤。

(三) 分类

1. 根据病情严重程度分类

(1) 轻症急性胰腺炎(mild acute pancreatitis，MAP)：具备 AP 的临床表现和生化

改变,不伴有器官功能衰竭及局部或全身并发症,通常在1~2周就可恢复。MAP占AP的60%~80%,病死率极低。

(2)中度重症急性胰腺炎(moderately severe acute pancreatitis,MSAP):具备AP的临床表现和生化改变,伴有一过性的器官衰竭(48小时内可以恢复),或伴有局部或全身并发症。MSAP占AP的10%~30%,早期病死率低,后期如坏死组织合并感染,病死率增高,病死率<5%。

(3)重症急性胰腺炎(severe acute pancreatitis,SAP):具备AP的临床表现和生化改变,必须伴有持续(>48小时)的器官功能衰竭。SAP占AP的5%~10%,病死率高达30%~50%。

2. 根据病理类型进行分类

(1)间质水肿型胰腺炎(interstitial edematous pancreatitis):大多数AP患者由于炎性水肿引起弥漫性或局限性胰腺肿大,CT表现为胰腺实质均匀强化,但胰周脂肪间隙模糊,可伴有胰周积液。

(2)坏死型胰腺炎(necrotizing pancreatitis):部分AP患者伴有胰腺实质和(或)胰周组织坏死。胰腺灌注损伤和胰周坏死的演变需要数天,早期增强CT检查有可能低估胰腺及胰周坏死的程度,起病1周之后的增强CT检查更有价值。

(四)预警与识别

1. 预警　有效识别急性胰腺炎相关高危因素,监测恶心、呕吐、腹痛及周围循环情况,若存在高危因素,立即建立预警机制,及时干预,有效避免急性胰腺炎引发的严重并发症。

2. 识别

(1)症状:主要症状多为急性发作的持续性上腹部剧烈疼痛,常向背部放射,常伴有恶心、呕吐、腹胀及发热等症状。严重者出现低血压及休克,可以并发一个或多个脏器功能障碍,也可伴有严重的代谢功能紊乱。

1)腹痛:为最早出现的症状,往往在暴饮暴食或极度疲劳之后发生,多为突然发作,位于上腹正中或偏左。疼痛为持续性进行性加重,似刀割样,疼痛向背部、肋部放射。若为出血坏死型胰腺炎,发病后短暂时间内即为全腹痛、急剧腹胀,同时很快出现轻重不等的休克。

2)恶心、呕吐及腹胀:多在起病后出现,可频繁发作,呕吐物常为胃内容物、胆汁或咖啡渣样液体,呕吐后腹胀无法缓解。

3)发热和黄疸:多有中度以上发热,持续3~5天,如超过1周不退,需要考虑有继发性感染。结石嵌顿或胰头肿大压迫胆总管可引起黄疸,一般程度较轻。

4)低血压及休克:常发生于重症急性胰腺炎者,患者表现为躁动不安、脉搏细速、口唇发白、皮肤湿冷,同时可伴有呼吸困难。

(2)体征。

1)腹膜刺激征:轻症者仅表现为轻压痛,重症者可出现腹膜刺激征(压痛、反跳痛和肌紧张)。

2)Grey-Turner征:重症胰腺炎患者的一种体征,表现为患者双侧或单侧腰部皮肤出现蓝-棕色瘀斑。

3）Cullen 征：重症胰腺炎患者的一种体征，表现为患者脐周蓝-棕色瘀斑。

4）其他：腹部因液体积聚或假性囊肿形成可触及肿块。

（3）实验室检查。

1）血清淀粉酶和脂肪酶检查：超过正常值 3 倍是 AP 的诊断指标，但不能反映 AP 的严重程度。血清淀粉酶在发病 2～12 小时开始升高，24 小时达高峰，血清脂肪酶于起病后 24～72 小时开始升高，持续 7～10 天。

2）肝、肾功能及血常规检查：肝功能检测可明确 AP 是否由胆源性因素引起，并判断是否存在肝功能损伤；血肌酐检测可以评估是否存在肾功能损伤；血常规中的白细胞计数和分类对于判断感染和全身炎症反应综合征有一定价值；血细胞比容可反映 AP 是否伴有血容量不足。

3）血糖、血脂和电解质检查：血糖水平可以反映胰腺坏死程度；血脂检测可明确 AP 是否由高脂血症引起；电解质检测（包括血钙）可以一定程度上反映 AP 的严重程度。

4）炎症指标：C 反应蛋白、白细胞介素 6 等可以反映全身炎症反应；血清降钙素原（procalcitonin，PCT）是反映 AP 是否合并全身感染的重要指标，PCT＞2.0 μg/L 常提示脓毒血症；血清乳酸水平对于判断 AP 合并感染也有一定价值。

5）动脉血气分析：可以反映血液 pH、动脉血氧分压、二氧化碳分压等指标，对于判断 AP 是否存在缺氧、急性呼吸窘迫综合征（acute respiratory distress syndrome，ARDS）或肺水肿有重要价值，从而有助于判断 AP 的严重程度。

（4）影像学检查：胰腺 CT 扫描是诊断 AP 并判断 AP 严重程度的首选影像学方法。建议在急诊患者就诊后 12 小时内完成 CT 平扫，可以评估胰腺炎症的渗出范围，同时亦可鉴别其他急腹症。发病 72 小时后完成增强 CT 检查，可有效区分胰周液体积聚和胰腺坏死范围。

3. 评估

（1）疾病诱发因素评估：暴饮暴食、进食油腻食物及过量饮酒等。

（2）症状评估。

1）腹痛：部位、性质、程度、持续时间。可借助数字评分法（numerical rating scale，NRS）、文字描述评定法（verbal descriptor scale，VDS）、视觉模拟评分法（visual analogue scale，VAS）对腹痛进行评估。

2）腹胀：根据腹围增加程度进行评估，腹围增加＜10％为轻度腹胀，腹围增加 10％～20％为中度腹胀，腹围增加＞20％为重度腹胀。

3）呕吐：量、性状、颜色及气味。

（3）严重程度评估：AP 可根据病情严重程度评估工具分为 MAP、MASP、SAP，常用评估工具有 Ranson 评分、急性生理功能和慢性健康状况评分Ⅱ（acute physiology and chronic health evaluation Ⅱ，APACHE Ⅱ）（预测 SAP 和死亡风险的准确性高）、AP 严重程度床边指数、急性胰腺炎修正后的 CT 严重指数（modifiled CT severity index，MCTSI）评分（表 4－12）。目前，指南是根据是否伴有器官功能障碍和 MCTSI 评分，评估病情严重程度。

表 4-12　急性胰腺炎修正后的 CT 严重指数(MCTSI)评分

特征	评分(分)
胰腺炎症反应	
正常胰腺	0
胰腺和(或)胰周炎性改变	2
单发或多个积液区或胰周脂肪坏死	4
胰腺坏死	
无胰腺坏死	0
坏死范围≤30%	2
坏死范围>30%	4
胰外并发症,包括胸腔积液、腹水、血管或胃肠道受累等	2

注:MCTSI 评分为炎症反应与坏死评分之和,≥4 分可考虑为 MASP 或 SAP。

1) MAP:AP 不伴有器官功能衰竭或局部并发症或全身并发症,通常在 1~2 周内恢复。

2) MASP:AP 伴有短暂器官功能衰竭(48 小时以内可恢复)或局部并发症或全身并发症。

3) SAP:AP 伴有持续器官功能衰竭(>48 小时),可累及一个或多个脏器。器官功能衰竭的诊断标准依据改良 Marshall 评分系统(表4-13)。任何器官评分≥2 分可定义存在器官功能衰竭。

表 4-13　急性胰腺炎改良 Marshall 评分系统

器官系统	评分(分)				
	0	1	2	3	4
呼吸(PaO₂/FiO₂)	>400	301~400	201~300	101~200	<101
肾脏					
(血肌酐,μmol/L)	≤134	134~169	170~310	311~439	>439
(血肌酐,mg/dl)	<1.4	1.4~1.8	1.9~3.6	3.6~4.9	>4.9
循环(收缩压,mmHg)	>90	<90,输液有反应	<90,输液无反应	<90, pH<7.3	<90, PH<7.2

注:FiO₂,空气≈21%、2 L/min≈25%、4 L/min≈30%、6~8 L/min≈40%、9~10 L/min≈50%。呼吸、肾和循环任一系统的 Marshall 评分≥2 分为器官功能衰竭,持续<48 小时为短暂器官功能衰竭,≥48 小时为持续性器官功能衰竭。

(五) 急救措施

1. 紧急处理

(1) 禁食与胃肠减压:减少胰液对胰腺及周围组织的刺激。

(2) 液体复苏及重症监护治疗:液体复苏、维持水电解质平衡和加强监护治疗是早期治疗的重点,复苏液首选乳酸林格氏液。在发病 12～24 小时最为有效,超过 24 小时补液可能作用有限。积极补液的定义为每小时输入 250～500 ml[或 5～10 ml/(kg・h)]的等渗晶体溶液。患者存在慢性心功能不全或肾衰竭时应限液、限速,注意观察输液引起的肺水肿,对于需要快速复苏的患者可适量选用代血浆制剂。扩容治疗需避免液体复苏不足或过度,可通过动态监测中心静脉压(CVP)、肺毛细血管契压(pulmonary capillary wedge pressure,PCWP)、血液流变学、血压、尿量、血细胞比容及混合静脉血氧饱和度等作为指导。

2. 病因治疗

(1)胆源性 AP:胆道结石梗阻者及时经内镜或手术治疗解除梗阻;有胆囊结石的轻症急性胰腺炎患者,应在病情控制后尽早行胆囊切除术;而坏死性胰腺炎患者可在后期行坏死组织清除术。

(2)高血脂性 AP:短时间内降低甘油三酯水平,尽量降至 5.65 mmol/L 以下,这类患者要限用脂肪乳剂,避免应用可能升高血脂的药物。治疗上可以采用小剂量低分子肝素和胰岛素,或血脂吸附和血浆置换快速降脂。

(3)其他病因:高血钙性胰腺炎多与甲状旁腺功能亢进有关,需要进行降钙治疗。胰腺解剖和生理异常、药物、胰腺肿瘤等原因引起者予以对应处理。

3. 非手术治疗

(1)一般治疗:药物治疗包括解痉、止痛、抑酸和胰酶抑制治疗,如生长抑素及其类似物(奥曲肽)或蛋白酶抑制剂等。

(2)器官功能的维护治疗。

1)呼吸衰竭:给予鼻导管或面罩吸氧,维持血氧饱和度在 95% 以上,动态监测血气分析结果,必要时应用机械通气。

2)急性肾衰竭:早期预防急性肾衰竭主要是容量复苏等支持治疗,稳定血流动力学;治疗急性肾衰竭主要是连续肾脏替代疗法(continuous renal replacement therapy,CRRT)。

3)其他器官功能支持:如出现肝功能异常时可予以保肝药物,急性胃黏膜损伤需应用质子泵抑制剂或 H2 受体拮抗剂。

(3)营养支持:肠功能恢复前,可酌情选用肠外营养,一旦肠功能恢复,就要尽早进行肠内营养。采用鼻空肠管或鼻胃管输注法,注意营养制剂的配方、温度、浓度和输注速度,并依据耐受情况进行调整。

(4)抗生素应用:AP 患者不推荐静脉使用抗生素预防感染。针对部分易感人群(如胆源性、高龄、免疫低下等)可能发生肠源性革兰阴性杆菌易位,可选择的抗生素包括:喹诺酮类、头孢菌素、碳青霉烯类及甲硝唑等行预防感染治疗。

(5)中药治疗:可以使用中药促进胃肠功能恢复及胰腺炎症的吸收,包括中药内服、外敷或灌肠等。

4. 腹腔间隔室综合征的治疗　SAP 患者常合并腹腔间隔室综合征(abdominal compartment syndrome,ACS),当腹内压(intra-abdominal pressure,IAP)>2.67 kPa

(20 mmHg)时常伴有新发器官功能衰竭,因而成为 SAP 死亡的重要原因之一。ACS 的治疗原则是及时采用有效的措施缓解腹内压,包括胃肠道减压及导泻、镇痛镇静、使用肌松剂和床边血滤减轻组织水肿,B 超或 CT 引导下腹腔内与腹膜后引流减轻腹腔压力。

5. **手术治疗** 主要针对胰腺局部并发症继发感染或产生压迫症状,如消化道梗阻、胆道梗阻等,以及胰瘘、消化道瘘、假性动脉瘤破裂出血等其他并发症,胰腺及胰周无菌性坏死积液无症状者无须手术治疗。

(六) 急救流程

重症急性胰腺炎的急救流程如图 4 - 14 所示。

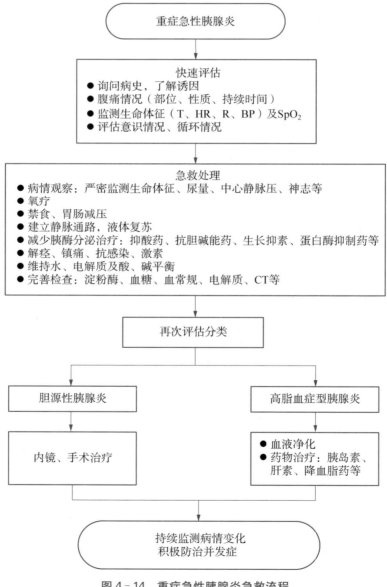

图 4 - 14 重症急性胰腺炎急救流程

（七）急救护理

1. 一般护理

（1）休息：绝对卧床休息，保证充足睡眠以增加脏器血流量，降低代谢率及胰腺、胃肠分泌，促进体力恢复，改善病情。腹痛时协助患者取屈膝卧位或前倾卧位，以缓解疼痛。

（2）饮食：急性胰腺炎发作期间，应禁食以减少胰酶的分泌，禁食期间应加强营养支持，及时补充水及电解质，保证有效血容量。当轻症急性胰腺炎经过 3～5 天禁食和胃肠减压，急性胰腺炎症状消退，白细胞计数和血淀粉酶、尿淀粉酶降至正常后，即可先给予少量无脂、低蛋白流质食物，如果汁、藕粉、米汤、面汤等；病情进一步好转，进低脂流质饮食，如鸡汤、豆浆、蛋汤等，以后逐渐进低脂半流食，每日 5～6 餐；痊愈后，还应严禁暴饮暴食，禁烟酒，忌辛辣食物，脂肪不超过 50 g/d，以免复发。

（3）生活护理：保持病床周围环境的安静、整洁，温湿度适宜。做好防护措施，以防坠床。因疼痛汗多者要注意保持皮肤干燥。

2. 疼痛管理　疼痛剧烈者可在严密观察病情下遵医嘱给予注射盐酸布桂嗪（强痛定）或盐酸哌替啶（杜冷丁），不推荐应用吗啡或胆碱能受体拮抗剂，如阿托品、山莨菪碱（654-2）等，因阿托品会引起 Oddi 括约肌痉挛，山莨菪碱则会诱发或加重肠麻痹。注意监测用药前后患者疼痛有无减轻，疼痛的性质和特点有无改变。若疼痛持续存在且伴高热，应考虑可能并发胰腺脓肿；如疼痛剧烈，腹肌紧张，压痛和反跳痛明显，提示并发腹膜炎，应报告医生及时处理。

3. 病情观察　严密监测生命体征，注意尿量、神志的变化；注意有无脉搏细速、呼吸急促、尿量减少等低血容量表现；注意观察呕吐物的量及性质；注意观察患者皮肤黏膜的色泽与弹性有无变化，判断失水程度；精准记录 24 小时液体出入量，作为补液的依据；定时留取标本，监测血、尿淀粉酶，血糖，电解质的变化，做好动脉血气分析的测定。

4. 用药护理

1）迅速建立静脉通路：病情严重者可行深静脉置管，并遵医嘱采集相应血标本、尿标本，尽快完善检查，给予早期液体复苏、维持水、电解质平衡。

2）应用抗生素者，治疗期间注意有无真菌感染。

3）反复应用阿托品时，注意有无心动过速、肠麻痹加重等不良反应。

5. 胃肠减压的护理

1）观察和记录引流液的量、颜色及性质，急性胰腺炎患者胃液一般呈黄绿色，如合并有应激性溃疡，则呈红色或咖啡色；如果每日引出的胃液量少于 100 ml，且患者呕吐、腹痛或腹胀症状不缓解，应怀疑胃管是否堵塞、插入是否太浅等；如果胃液量多，应注意患者电解质变化，过多的胃酸被吸出，可能会出现代谢性碱中毒。

2）保持负压吸引的有效状态，负压一般为 $-1.2\sim-1.5$ kPa（$-12\sim-15$ cm H_2O）。

3）保持各连接部位的密闭性，不能有漏气。

4）妥善固定，防止胃管意外脱出。

5）保持胃管通畅，每天用生理盐水冲洗胃管，每次 30～50 ml。

6）做好口腔护理，禁食期间有口渴时可含漱或湿润口唇。

6. 健康指导

1）饮食：指导患者规律进食，戒烟酒，避免暴饮暴食、刺激性强、高脂及高蛋白饮食。

2）积极治疗胆道疾病，出现腹痛、腹胀等症状，及时就诊。

知识链接

急性胰腺炎的鉴别诊断

（1）急性胆囊炎、胆石症：可有右上腹胀痛，向右胸背及右肩部放射，血尿淀粉酶正常或稍高，不超过正常值的 2 倍，伴有寒战、发热及黄疸，B 超检查可鉴别。

（2）胆道蛔虫症：多为儿童及青年。突发剑突下偏右的剧烈阵发性绞痛，向上钻顶样痛，患者辗转不安，出冷汗，痛后如常人，一般症状较重而体征轻，粪常规可查见虫卵。

（3）胃十二指肠穿孔：多有消化性溃疡病史，突发上腹部剧烈刀绞样痛，很快扩散到全腹部，腹壁呈板状强直，肠鸣音消失，腹部 X 线见膈下游离气体可明确诊断。血淀粉酶可以升高，但是不超过 500 U/L。

（4）急性肾绞痛：阵发性腰部肾区绞痛，向腹股间区放射，间歇期有胀痛，常伴血尿。

（5）冠心病、心肌梗死：常有冠心病史。胸前区有压迫感，腹部体征不明显。注意 ECG 改变（与以前对比）。

（6）肠梗阻：有腹部手术史或腹壁疝病史。有腹部胀痛、呕吐、停止排气、排便、高音调肠鸣及气过水声，腹部透视见肠腔胀气并有液气平面。血清淀粉酶可以轻度升高，但是不超过 500 U/L。

（吴燕华　周婉婷　王单松）

第四节　内分泌系统常见危重症的急救流程与护理

一、糖尿病酮症酸中毒的急救流程与护理

（一）概述

糖尿病酮症酸中毒（diabetic ketoacidosis，DKA）是指糖尿病患者在应激状态下，由于体内胰岛素缺乏，胰岛素拮抗激素增加，引起糖代谢和脂肪代谢紊乱，以高血糖、高酮

血症和代谢性酸中毒为主要改变的一系列临床综合征。常见于 1 型和严重阶段的 2 型糖尿病患者,是糖尿病的急性并发症之一。

(二)病因

DKA 的发生与糖尿病类型有关,与病程无关。有的糖尿病患者 DKA 为首发表现。1 型糖尿病有发生 DKA 的倾向,2 型糖尿病在某些诱因下也可发生。常见的诱因是急性感染,其他诱因包括胰岛素治疗突然中断或不适当减量、饮食不当(过量或不足、食品过甜、酗酒等)、胃肠疾病(呕吐、腹泻等)、脑卒中、心肌梗死、创伤、手术、妊娠、分娩及精神刺激等,有时可无明显诱因。

(三)分类

1. 糖尿病酮症　轻度 DKA,仅有酮症,无酸中毒。

2. 糖尿病酮症酸中毒　中度 DKA,除酮症外,有轻至中度酸中毒。

3. 糖尿病酮症酸中毒昏迷　重度 DKA,指酸中毒伴意识障碍,或虽无意识障碍,但二氧化碳结合力(CO_2CP)低于 10 mmol/L 者。

(四)预警与识别

1. 预警　评估患者有无糖尿病病史或家族史、常见诱发因素等。糖尿病患者伴有诱因(感染、胰岛素治疗中断或不适当减量、饮食不当、创伤、手术、妊娠和分娩)、合并尿毒症、脑血管意外等疾病时出现酸中毒和(或)意识障碍、神志异常、消化道、呼吸系统症状等表现,应考虑 DKA,立即建立预警机制,及时予以急救处理。

2. 识别

(1)症状。

1)烦渴、尿量增多,疲倦乏力等,但无明显多食。

2)消化系统会出现食欲不振、恶心、呕吐,饮水后也可出现呕吐。

3)脱水量超过体重 5% 时,尿量减少,皮肤、黏膜干燥,眼球下陷等。如脱水量达到体重 15% 以上,由于血容量减少,出现循环衰竭、心率快、血压下降、四肢厥冷,即使合并感染,体温多无明显升高。

4)神志状态有明显个体差异,早期感到头晕、头痛、精神萎靡,逐渐出现嗜睡、烦躁、迟钝、各种反射消失,甚至昏迷,经常出现病理反射。

(2)体征。

1)库斯莫氏(Kussmonl)呼吸:呼吸深而快,动脉血 pH<7.0 时,由于呼吸中枢麻痹和肌无力,呼吸渐浅而缓慢,呼出气体中可能有丙酮味(烂苹果味)。

2)其他:广泛剧烈的腹痛、腹肌紧张,偶有反跳痛,常被误诊为急腹症。另外,还可因脱水而出现屈光不正。

(3)实验室检查。

1)尿液检查:尿糖、尿酮体呈强阳性。

2)血液检查:①未经治疗者,血糖多中度升高,在 16.7~33.3 mmol/L(300~600 mg/dl)之间。如血糖超过 33.3 mmol/L(600 mg/dl)则提示有肾功能障碍;②经不正确治疗(如大剂量胰岛素注射)者可能出现低血糖,而酮症并未能纠正,血酮体升高,可达 2.8 mmol/L（50 mg/dl）以上；③二氧化碳结合力（CO_2CP）降低，动脉血气分析 $PaCO_2$ 降低，pH<7.35；④电解质，血钾浓度多在正常范围或偏低，尿量减少后血钾可以升高，治疗后可出现低钾血症。血钠、血氯降低，血尿素氮和肌肝常偏高；⑤其他，即使无感染，白细胞计数及粒细胞数量也可明显增高。

（4）影像学检查：胸部 X 线检查有助于寻找诱因或伴发疾病。

（5）心电图检查：可发现无痛性心肌梗死，监测是否有心血管并发症。

（五）急救措施

1. 紧急处理

（1）补液：是抢救 DKA 首要的、极其关键的措施。DKA 患者常有重度脱水，失水可达体重的 10% 以上。因此，诊断明确后应尽早有效地纠正脱水，改善循环血容量与肾功能。先快后慢，第 1 小时补足失水量的 1/3～1/2。开始用生理盐水，血糖不高或治疗后血糖降至 13.9 mmol/L（250 mg/dl）后，改用 5% 葡萄糖氯化钠溶液。补液时注意心功能情况，若能口服补液，则鼓励口服。

（2）消酮：给予胰岛素，降低血糖。每日应给足能量，尽早恢复饮食，并使用皮下胰岛素。小剂量胰岛素疗法 0.1 U/(kg·h)；血糖<13.9 mmol/L（250 mg/dl），按胰岛素：葡萄糖=1：3～6 给药；停止输液后及时皮下给药。治疗中监测血糖、钾、钠，尿糖，尿酮的变化，根据监测结果调整胰岛素的用量和用法。

（3）纠正电解质紊乱：主要是补钾，血钾低或正常者见尿补钾，血钾高可暂不补钾，应及时监测血钾情况，根据血钾变化决定补钾计划，24 小时补氯化钾 3～6 g；可辅以口服 10% 枸橼酸钾。

（4）纠正酸中毒：轻度 DKA 患者经补液和胰岛素治疗后，酸中毒可逐渐得到纠正。重度患者需补碱，常用 5% 碳酸氢钠溶液 100～200 ml（2～4 ml/kg）。禁用乳酸钠溶液，以免加重乳酸性酸中毒。

2. 对症处理

（1）休克：如休克严重且经快速输液后仍不能纠正，应考虑合并感染性休克或急性心肌梗死的可能，给予相应处理。

（2）感染：常为 DKA 的诱因，也可是其并发症，呼吸道及泌尿系统感染最常见，应积极治疗。

（3）心力衰竭、心律失常：年老或合并冠状动脉疾病尤其是急性心肌梗死、输液过多等可导致心力衰竭和肺水肿，应注意预防，一旦出现，应予相应治疗。血钾过低、过高均可引起严重心律失常，应在心电监护下，尽早发现，及时治疗。

（4）肾衰竭：DKA 时失水、休克、或原来已有肾病变及治疗延误等均可引起急性肾衰竭，强调预防，一旦发生，及时处理。

（5）脑水肿：是 DKA 最严重的并发症，可能与脑缺氧，补碱过早、过多、过快、血糖下降过快、补液过多等因素有关。DKA 经治疗后，血糖已下降，酸中毒改善，但昏迷反而加重，应警惕脑水肿的可能，可用脱水剂、呋塞米和地塞米松等积极治疗。

（6）急性胃扩张：酸中毒可引起急性胃扩张，用 5% 碳酸氢钠溶液洗胃，清除残留食物,以减轻呕吐等消化道症状,预防吸入性肺炎及窒息。

（7）鼻脑毛霉菌病:虽罕见,但十分严重,应积极治疗。

（六）急救流程

糖尿病酮症酸中毒的急救流程如图 4 - 15 所示。

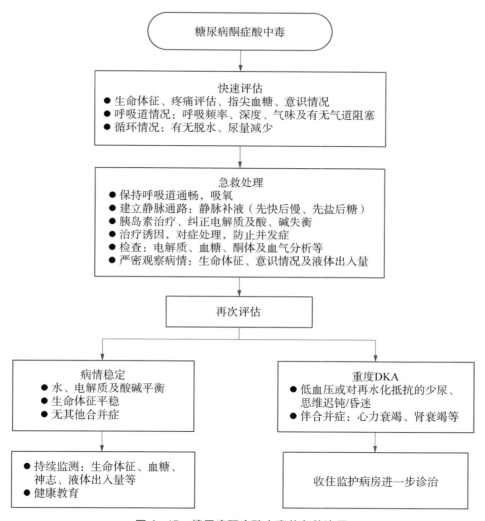

图 4 - 15　糖尿病酮症酸中毒的急救流程

（七）急救护理

1. 一般护理

（1）休息:患者血糖水平超过 13.9 mmol/L(250 mg/dl)时,应卧床休息,严格限制运动。

（2）基础护理:昏迷患者做好口腔和会阴护理,定时翻身,防止压力性损伤和继发性感染的发生。

2. 保持呼吸道通畅　防止误吸,必要时建立人工气道。如有低氧血症伴呼吸困难,给予吸氧(3～4 L/min)。

3. 昏迷护理　对昏迷患者给予吸氧,并根据病情需要给予吸痰,以保持呼吸道通畅。注意保暖,定时翻身拍背,防止压力性损伤和坠积性肺炎的发生。胃扩张者留置胃管,尿潴留者留置导尿管。

4. 对症护理　纠正电解质及酸、碱平衡失调,血 pH≤7.1 的严重酸中毒影响心血管、呼吸和神经系统功能,应给予相应治疗,但补碱不宜过多、过快,以防诱发或加重脑水肿、血钾下降和反跳性碱中毒等。可采用小剂量等渗碳酸氢钠(1.25%～1.4%)溶液静脉输注,补碱的同时应监测动脉血气情况。

5. 病情观察

(1) 生命体征:严重酸中毒可使外周血管扩张,导致低体温和低血压,并降低机体对胰岛素的敏感性,故严密监测患者体温、血压的变化,及时采取措施。

(2) 尿量:密切观察患者尿量的变化,准确记录 24 小时液体出入量。DKA 时失水、休克,或原来已有肾脏病变等均可引起急性肾衰竭。肾衰竭是本症主要死亡原因之一,要注意预防。尿量是衡量患者失水状态和肾功能的简明指标,如尿量<30 ml/h 时,应及时通知医生,给予积极处理。

(3) 潜在并发症。

1) 心律失常、心力衰竭:血钾过低、过高均可引起严重心律失常,应密切观察患者心电监护情况,尽早发现,及时治疗。年老或合并冠状动脉疾病(尤其是心肌梗死)、补液过多可导致心力衰竭和肺水肿,应注意预防。一旦患者出现咳嗽、呼吸困难、烦躁不安、脉搏加快,特别是在昏迷好转时出现上述表现,提示可能输液过量,应立即减慢输液速度,通知医生,遵医嘱给予及时处理。

2) 脑水肿:脑水肿是 DKA 最严重的并发症,病死率高,可能与补碱不当、长期脑缺氧和血糖下降过快、补液过多等因素有关,需密切观察患者意识状态、瞳孔大小及对光反射。如 DKA 患者经治疗后血糖下降、酸中毒改善,但昏迷反而加重,或患者虽然一度清醒,但出现烦躁、心率快等,要警惕脑水肿的可能。

6. 用药护理

1) 胰岛素治疗:通常将短效胰岛素加入生理盐水中持续静脉滴注,患者尿酮体消失后,可根据其血糖、进食情况等调节胰岛素剂量或改为每 4～6 小时皮下注射一次胰岛素,使血糖水平稳定在较安全的范围内。病情稳定后过渡到胰岛素常规皮下注射。

2) 补液:如患者无心衰,开始时可在 2 小时内输入 0.9%氯化钠 1 000～2 000 ml,以尽快补充血容量,改善周围循环和肾功能。以后根据血压、心率、每小时尿量、周围循环情况及有无发热、呕吐、腹泻等决定补液量和速度,有心、肾疾病和年老的患者,必要时监测中心静脉压,以便调节输液速度和量。第 2～6 小时输液 1 000～2 000 ml,第一个 24 小时输液总量一般为 4 000～6 000 ml,严重失水者则需 6 000～8 000 ml。如治疗前已有低血压或休克,快速输液不能有效升高血压,应遵医嘱输入胶体溶液并采取其他抗休克治疗措施。

3）积极处理诱因，预防感染，遵医嘱应用抗生素。

7. 健康指导

1）指导患者识别诱发血糖升高的因素和阻止血糖升高的方法。

2）鼓励患者自我监测血糖，包括学习血糖检测的方法，血糖值变化的意义。

3）指导患者掌握尿糖和酮体的检测方法及临床意义。

4）指导患者学习在疾病、手术、创伤等应激状态下对糖尿病的管理，包括胰岛素和口服降糖药的调整，饮食和运动的调节。

知识链接

DKA 的诊断标准如表 4-14 所示。

表 4-14　DKA 的诊断标准

	轻度	中度	重度
血糖(mmol/L)	>13.9	>13.9	>13.9
动脉血 pH	7.25～7.30	7.00～7.24	<7.00
血清 HCO_3^- (mmol/L)	15～18	10～15	<10
尿酮体	阳性	阳性	阳性
血清酮体	阳性	阳性	阳性
血浆有效渗透压(mmol/L)	不定,常<320	不定,常<320	不定,常<320
阴离子间隙(mmol/L)	>10	>12	>12
神志	清醒	清醒/嗜睡	嗜睡/昏迷

（蒋琰　周瑛　冯丽）

二、糖尿病低血糖昏迷的急救流程与护理

(一) 概述

糖尿病低血糖昏迷(diabetic hypoglycemia coma)是指糖尿病患者在治疗过程中，因各种因素导致血糖降到正常水平以下，因而出现交感神经兴奋、中枢神经功能异常而产生的昏迷。持续严重的低血糖，将导致患者昏迷，可造成永久性的脑损伤，甚至死亡。低血糖昏迷是糖尿病治疗过程中最常见、也是最重要的并发症。

(二) 病因

糖尿病低血糖昏迷患者的原因主要包括年龄、体质指数、糖尿病病史年限、联合使用降糖药及肝、肾功能异常等。

1. 年龄　老年人常合并慢性疾病，且餐后胰岛 β 细胞分泌胰岛素过多，易造成低血糖，尤其是夜间。

2. 糖尿病病史年限　年限越长，胰岛素的敏感性则越强，血糖降低较快，易发生低血糖。

3. 降糖药　可降低血糖，多种降糖药联合应用的降糖效果虽显著，但易出现服药过量，或饮食时间与用药时间配合不恰当。

4. 肝、肾功能异常　患者因为葡萄糖及丙氨酸的转换均被阻滞，丙氨酸经葡萄糖异生而产生葡萄糖的过程受抑制，再加上肾糖原分解及肾糖异生减少，易出现低血糖。

5. 危重症患者　严重应激反应使得胰岛素受体对胰岛素亲和力下降，控制应激性高血糖使用的胰岛素剂量相应增加，若继续使用外源性胰岛素，可能会打破这种平衡而出现严重低血糖，极易导致医源性低血糖。

（三）分类

1）根据血糖水平，低血糖症可分为轻、中、重度。血糖＜2.8 mmol/L 为轻度低血糖，血糖＜2.2 mmol/L 为中度低血糖，血糖＜1.11 mmol/L 为重度低血糖。

2）根据糖尿病低血糖的特殊性，美国糖尿病协会（American Diabetes Association，ADA）提出以下分类。

A. 可疑症状性低血糖症：有低血糖症状，但未检测血糖。

B. 相对性低血糖症：有低血糖症状，但血糖≥3.9 mmol/L。

C. 无症状性低血糖症：血糖≤3.9 mmol/L，但无典型低血糖症状，也应该及时处理。

D. 严重低血糖症：发生低血糖症后，患者不能自救，常有意识障碍，需要旁人帮助才能恢复神志，低血糖纠正后神经系统症状可明显改善或消失。

E. 症状性低血糖症：血糖≤3.9 mmol/L，低血糖症状典型而明显。

（四）预警与识别

1. 预警　评估患者有无糖尿病病史或家族史，常见诱发因素等。糖尿病患者伴有诱因（感染、胰岛素治疗中断或不适当减量、饮食不当、创伤、手术、妊娠和分娩）、合并尿毒症、脑血管意外等疾病时出现酸中毒和（或）意识障碍，出现心悸、面色苍白、出汗、颤抖、流涎、四肢湿冷及震颤等表现，应考虑糖尿病低血糖昏迷，立即建立预警机制，及时急救处理。

2. 识别

（1）交感神经过度兴奋症状：表现为心悸、面色苍白、出汗、颤抖、饥饿、焦虑、紧张、软弱无力、流涎、四肢冰凉、震颤、血压轻度升高等。糖尿病患者由于血糖快速下降，即使血糖高于 2.8 mmol/L，也可出现明显的交感神经兴奋症状，称为低血糖反应。

（2）中枢神经系统症状：主要为脑功能障碍症状，是大脑缺乏足量葡萄糖供应时功能失调的一系列表现。表现为注意力不集中、思维和语言迟钝、头晕、视物不清等。大脑皮层受抑制时可出现骚动不安，甚至强直性惊厥、锥体束征阳性，累及延髓时进入昏迷状态，各种反射消失。如果低血糖持续得不到纠正，常不易逆转甚至死亡。部分患者虽然低血糖，但无明显症状，往往不被觉察，极易进展成严重低血糖症，陷于昏迷或惊厥称为未察觉低血糖症。

（3）实验室检查：参照 2017 年 ADA 及欧洲药品管理局对低血糖最新的诊断标准，正常人的血糖≤2.8 mmol/L 即可诊断为低血糖，但对于糖尿病患者而言，血糖≤3.9 mmol/L 即可确诊。

（4）评估。

1）健康史：有无糖尿病病史及诱发低血糖的病因，如进食和应用降糖药等。

2）Whipple 三联征特征：①低血糖症状；②发作时血糖＜2.8 mmol/L；③口服或静脉注射葡萄糖后，低血糖症状迅速缓解。

（五）急救措施

1. 紧急处理

1）保持呼吸道通畅，立即进行血糖测定。

2）升高血糖：予静脉注射 50％葡萄糖溶液直至患者意识恢复。

2. 一般治疗　意识清醒后，进食含糖食物，如糖果、糖水、果汁等，必要时给予葡萄糖口服或静脉输注葡萄糖溶液。给予葡萄糖 15 分钟后仍有低血糖，应再次进食葡萄糖15～20 g。血糖正常后，应追加一次正常饮食或点心，以预防低血糖复发。

3. 防治脑水肿　对于低血糖昏迷的患者，一旦血糖上升维持正常水平 10 分钟后，昏迷症状即可缓解，若 30 分钟后昏迷仍存在，则警惕脑水肿的发生，给予脱水剂 20％甘露醇静脉滴注，以降低颅内压。

4. 积极治疗基础病　高胰岛素血症、胰岛素瘤等空腹低血糖，以及倾倒综合征，半乳糖血症等引起的餐后（反应性）低血糖。

5. 严密监测生命体征及血糖　对伴抽搐的患者遵医嘱给予镇静剂，及时放置床档。

（六）急救流程

糖尿病低血糖的急救流程如图 4 - 16 所示。

（七）急救护理

1. 保持呼吸道通畅　给予低流量氧气吸入。

2. 病情观察

1）严密观察生命体征、神志变化、心电图及尿量等。

2）血糖监测：意识恢复后，继续监测血糖至少 24～48 小时，同时注意低血糖症诱发的心、脑血管意外事件，要注意观察是否有出汗、嗜睡、意识模糊等再度低血糖状态，以便及时处理。加强餐前及夜间血糖的监测，发现有下降趋势及时调整胰岛素用量。

3. 用药护理

1）建立静脉通路，遵医嘱予以补液、升高血糖及抗感染等治疗。

2）伴有脑水肿或昏迷，给予相应的药物治疗，常用药物包括脑细胞保护剂、甘露醇及糖皮质激素等。

3）抢救过程中加强观察生命体征，监测血糖，视患者血糖水平进行治疗方案的调整，直至患者苏醒。

4）结合病情监测情况，祛除相关病因或诱因。空腹血糖控制在 8.3～11.1 mmol/L之间，餐后 2 小时血糖控制在 11.1～16.5 mmol/L 之间则较为安全。

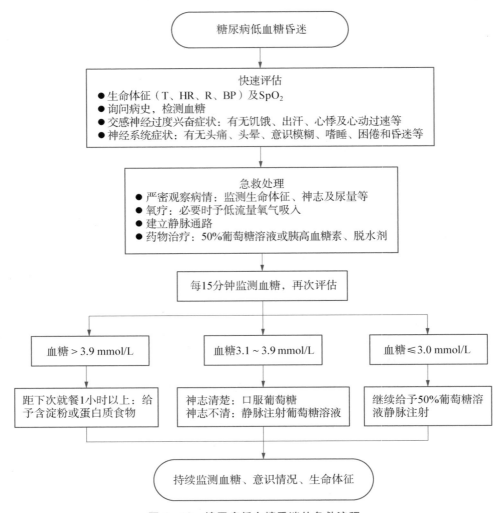

图4-16 糖尿病低血糖昏迷的急救流程

4. 安全护理

(1) 意识模糊:按昏迷护理常规。抽搐者除补充葡萄糖外,可酌情遵医嘱使用镇静剂。

(2) 外出检查:患者行各类检查时,带好食物,检查完毕及时进餐。检查时专人陪伴,陪检人员必须掌握低血糖预防、识别及规范处理的方法,以便及时处理。

5. 心理护理 采用疏导、支持、安慰和鼓励等方式帮助糖尿病患者缓解焦虑和抑郁情绪,减轻心理负担,取得患者的进一步配合。

6. 健康指导

1) 低血糖症纠正后,及时落实糖尿病健康宣教,指导患者合理饮食和糖尿病的自我管理,让患者知晓在胰岛素和口服降糖药治疗过程中可能会发生低血糖。

2) 指导患者携带糖尿病急救卡。

3) 饮食指导:指导患者合理饮食,少量多餐,在食材的选择上遵循低脂、低热量、易消化的原则，多食蔬菜、水果，注意饮食多样化，适量补充微量元素及优质蛋白质。

知识链接

糖尿病急性并发症临床表现及辅助检查如表 4-15 所示。

表 4-15　糖尿病急性并发症临床表现及辅助检查

	DKA	高渗性高血糖状态	低血糖症
病史	多发生于青少年、多有糖尿病病史，常有感染、胰岛素治疗中断等病史	多发生于老年人，常无糖尿病病史，常有感染、呕吐、腹泻等病史	有糖尿病病史，有注射胰岛素、口服降糖药、进食过少、剧烈体力活动等病史
起病及症状	起病慢（2～3 天），有厌食、恶心、呕吐、口渴、多尿、昏睡等	起病慢（数日），有嗜睡、幻觉、震颤、抽搐等	起病急，有饥饿感、多汗、心悸、颤抖等交感神经兴奋表现
体征			
皮肤	失水、燥红	严重失水	潮湿、多汗
呼吸	深、快	加快	正常
脉搏	细速	细速	快速而饱满
血压	下降或正常	下降	正常或稍高
实验室检查			
尿糖	阳性++++	阳性++++	阴性或＋
尿酮	＋～+++	阴性或＋	阴性
血糖	显著升高，多为 16.7～33.3 mmol/L	显著升高，一般 >33.3 mmol/L	<2.8 mmol/L
血酮	显著升高	正常或稍高	正常
血钠	降低或正常	正常或显著升高	正常
pH 值	降低	正常或降低	正常
CO_2 结合力	降低	正常或降低	正常
乳酸	稍高	正常	正常
血浆渗透压	正常或升高	显著升高，常 >350 mmol/L	正常

（蒋　琰　周　瑛　冯　丽）

三、高渗性非酮症糖尿病昏迷的急救流程与护理

（一）概述

高渗性非酮症糖尿病昏迷（hyperosmolar non-ketotic diabetic coma，HNDC）简称糖尿病高渗性昏迷，是糖尿病的严重急性并发症之一，以严重高血糖而无明显酮症酸中毒、血浆渗透压升高、失水和意识障碍（不是所有患者均发生昏迷）为特征。HNDC 发

生率低于 DKA，多见于老年人，好发年龄为 50～70 岁，男女发病率大致相同，约 2/3 患者于发病前无糖尿病病史或仅有轻症糖尿病病史。HNDC 的预后不良，死亡率为 DKA 的 10 倍以上，抢救失败的主要原因是高龄、严重的慢性心（肾）衰竭、急性心肌梗死和脑梗死。HNDC 病情危重，病死率高达 40% 以上，故特别强调预防、早期诊断和治疗。

（二）病因

1. 药物因素　口服噻嗪类利尿剂、糖皮质激素及苯妥英钠。

2. 水分补充不足及失水过多　腹膜透析或血液透析、尿崩症、甲状腺功能亢进症、严重灼伤、颅内压增高脱水治疗、低温疗法、急性胰腺炎、各种严重呕吐、腹泻等疾患引起严重失水。

3. 摄糖过多　高浓度葡萄糖治疗引起失水过多、血糖过高。

4. 应激状态　严重感染、外伤、手术、急性心梗、脑卒中及消化道出血等。有时上述诱因可以同时存在。

（三）预警与识别

1. 预警　HNDC 起病多隐匿，从开始发病到出现意识障碍一般为 1～2 周，偶尔急性起病。监测患者症状，若有烦渴、多尿和乏力等糖尿病症状的出现或加重、甚至食欲减退、反应迟钝、表情淡漠等表现时，警惕出现严重的失水和神经系统 HNDC 症状和体征。中老年患者有以下情况时，无论有无糖尿病病史，均要警惕 HNDC 的可能。

1）进行性意识障碍伴明显脱水。

2）在合并感染、心肌梗死及手术等应激下出现多尿。

3）在大量摄糖、静脉输糖或应用糖皮质激素、苯妥英钠、普萘洛尔等可致血糖升高药物时出现多尿和意识障碍。

4）无其他原因可以解释的中枢神经系统症状和体征，如癫痫样抽搐和出现病理反射等。

5）液体摄入量不足，失水或应用利尿剂，脱水治疗及透析治疗者。

应立即建立预警机制，做相应实验室检查，包括血糖、血电解质、血尿素氮和肌酐、血气分析、尿糖、尿酮体及心电图等。

2. 识别

（1）症状：全部患者有明显失水表现，唇舌干裂；大部分患者血压下降，心率加速；少数患者呈休克状态，严重失水可少尿或无尿。

（2）体征：中枢神经系统的损害明显，表现为不同程度的意识障碍，当血浆渗透压＞350 mmol/L 时，可有定向力障碍、幻觉、上肢扑翼样震颤、癫痫样抽搐、失语、偏盲、肢体瘫痪、昏迷及锥体束征阳性等表现。病情严重者可并发脑血管意外或遗留永久性脑功能障碍。

（3）危象期表现：患者可出现高渗透压、低血容量表现，患者出现严重脱水症状、显著烦渴、声音嘶哑、皮肤黏膜干燥、弹性差、眼窝凹陷、尿少甚至尿闭。患者常伴有呼吸增快，但没有酮味。如果出现心动过速、血压下降、脉搏细弱即表示患者已进入休克状态。

（4）实验室检查。

1）尿液检查：尿糖强阳性，肾损害可使肾糖阈升高，但尿糖阴性者罕见；尿酮阴性或弱阳性；可有蛋白尿和管型尿。

2）血糖、血酮检查：血糖明显增高，多为 33.3～66.6 mmol/L；血酮正常或略高，半定量测定多不超过 4.8 mmol/L。

3）电解质检查：血钠多升高，可达 155 mmol/L 或更高。未经治疗的 HNDC 血钠及血钾水平高低不一。

4）血浆渗透压：显著增高，是 HNDC 的重要特征和诊断依据，可高达 330～460 mmol/L，一般在 350 mmol/L 以上。

5）肾功能：血尿素氮和血肌酐常增高，多为肾前性失水，也可为肾脏病变所致；如不随 HNDC 治疗好转而下降或显著升高，提示预后不良。

（四）急救措施

1. 紧急处理

1）保持呼吸道通畅，监测生命体征。

2）降低血糖：尽快补液以恢复血容量、纠正失水状态及高渗状态，降低血糖，同时积极寻找和消除诱因，防治并发症，降低病死率。

2. 积极补液　脑细胞失水是威胁患者生命的主要矛盾，故积极补液治疗至关重要。

1）一般先补等渗溶液，如治疗前已有休克，可先补充生理盐水和适量胶体溶液，以尽快纠正休克。如无休克，经输注生理盐水 1 000～2 000 ml 后，有效血浆渗透压仍＞350 mmol/L、血钠＞155 mmol/L，可给一定量的低渗溶液（0.45％氯化钠溶液），并在中心静脉压及血浆渗透压监测下调整补液量和速度；当渗透压降至 330 mmol/L 时，再改为等渗溶液。

2）5％葡萄糖溶液的渗透压为 278 mmol/L，虽为等渗，但糖浓度约为正常血糖的 50 倍，5％葡萄糖氯化钠溶液的渗透压为 586 mmol/L。因此，在治疗早期两者均不适用。生理盐水的渗透压为 308 mmol/L，当为首选。当血糖降至 16.7 mmol/L（300 mg/dl）时，可开始输入 5％葡萄糖溶液并加入胰岛素（每 3～4 g 葡萄糖加 1 IU 短效胰岛素）。

3）输液总量一般按患者原体重的 10％～12％估算，开始 2 小时内输 1 000～2 000 ml，第一个 12 小时给予输液总量的 1/2，再加上当日尿量的液体量，其余在 24 小时内输入。输液中要监测尿量和心功能变化，必要时进行中心静脉压监测。

3. 胰岛素治疗　治疗原则与 DKA 相同，但所需剂量较小。当血糖降至 16.7 mmol/L、血浆渗透压＜330 mmol/L 时，即转为第二阶段治疗。若此时血钠低于正常，宜用 5％葡萄糖氯化钠溶液。大剂量胰岛素传统治疗方案可使血浆浓度下降过快，超过脑细胞内血糖下降速度，使脑细胞处于相对高渗状态，导致水分向脑组织迅速回流而引起脑水肿、低血糖及低血钾等并发症，4～6 IU/h 小剂量胰岛素持续静脉滴注可以避免上述并发症。

4. 补钾　HNDC 时体内钾丢失可达 5～10 mmol/kg（总量 400～1 000 mmol），但因

失水和高渗状态,血钾可正常甚至升高,在输注生理盐水过程中可出现严重低钾血症,应及时补充,方法及用量参考 DKA 的治疗。

5. 其他　如合并 DKA,应按 DKA 治疗原则纠正酸中毒。有时可伴发乳酸性酸中毒,应注意识别,随着失水的纠正和胰岛素的应用,多可自行恢复。注意纠正电解质紊乱,积极祛除诱因。

(五) 急救流程

高渗性非酮症糖尿病昏迷的急救流程如图 4 - 17 所示。

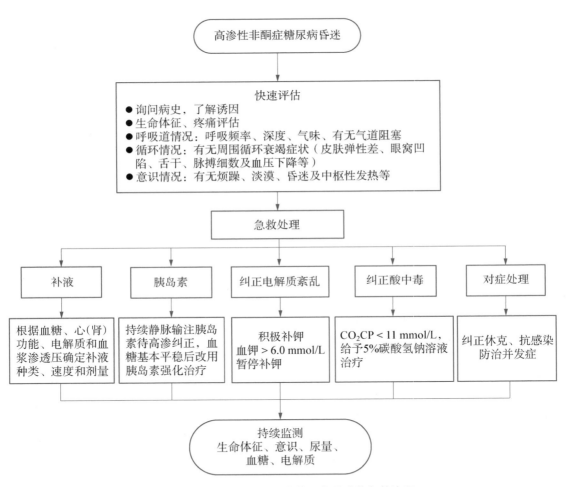

图 4 - 17　高渗性非酮症糖尿病昏迷的急救流程

(六) 急救护理

1. 一般护理

(1) 休息:患者绝对卧床休息,注意保暖。

(2) 皮肤护理:保持皮肤清洁,预防压力性损伤和继发性感染。

2. 保持呼吸道通畅　遵医嘱给予低流量氧气吸入。

3. 对症处理

1）出现感染症状，遵医嘱应用有效的抗生素，并积极寻找感染源。

2）出现心力衰竭、心律失常、肾衰竭、脑水肿等症状的患者，给予相应治疗。

3）血液高凝状态、昏迷时间较长或者血栓形成时，可考虑进行抗凝治疗。

4. 病情观察　与 DKA 的病情观察基本相同。此外，仍需注意以下情况。

1）补液量过多、过快，迅速大量输液时，可引起肺水肿等并发症；补充大量低渗溶液，有发生溶血、脑水肿及低血容量休克的危险。如发现呼吸困难、咳嗽、烦躁不安、脉搏加快，特别是在昏迷好转过程中出现上述表现，要及时通知医生。

2）补充大量低渗溶液，有发生溶血、脑水肿及低血容量休克的危险，应随时注意观察患者的呼吸、脉搏、血压、神志、尿量和尿色情况。一旦发现尿液呈粉红色，可能发生溶血，立即停止输入低渗液体，报告医生，遵医嘱给予对症处理。

5. 用药护理

（1）补液治疗：建立 2～3 路静脉通路予以补液，积极谨慎补液，以恢复血容量，纠正高渗和脱水状态。目前，多主张先静脉输入等渗盐水，以便较快扩张微循环而补充血容量，迅速纠正低血压。若血容量恢复，血压上升而渗透压和血钠仍不下降时，按医嘱改用低渗氯化钠溶液（0.45％氯化钠溶液）。补液的速度宜先快后慢，最初 12 小时补液量为失液总量的 1/2，其余在 24～36 小时内输入，并加上当日的尿量。视病情可给予经胃肠道补液。

（2）纠正电解质紊乱和酸中毒：补钾应根据血钾及尿量来决定，如血钾正常或较低，要在治疗开始时给予，可在 1 000 ml 液体中加入氯化钾 3 g，于 4～6 小时内滴完。尿量＞40 ml/h 才可以静脉补钾，一般 24 小时内静脉给予氯化钾 4～6 g。如果患者病情允许，应尽量口服氯化钾。随着血容量增加，肾功能得到改善，尿量增多，钾排出增多，如果补充不足，则可发生严重的低钾血症，使患者病情进一步恶化。部分患者可有酸中毒，轻度酸中毒在胰岛素治疗和补钾后，可自行纠正而无须补碱。当 $CO_2CP<11.0$ mmol/L 时，可遵医嘱输注碳酸氢钠溶液，切忌使用高渗溶液或乳酸溶液，以免加剧血浆高渗状态或造成乳酸性酸中毒。

（3）胰岛素治疗：宜应用小剂量短效胰岛素。大剂量胰岛素会使血糖降低过快而易产生低血糖、低血钾和促发脑水肿，故不宜使用。高血糖是维持血容量的重要因素，因此监测血糖尤为重要，当血糖降至 16.7 mmol/L 时开始输入 5％葡萄糖溶液并在每 3～4 g 糖中加入 1 IU 胰岛素，当血糖降至 13.9 mmol/L，血浆渗透压≤330 mmol/L 时，应及时报告医生，按医嘱停用或减少胰岛素。

6. 健康指导

1）加强自我保健意识，有效治疗糖尿病，严格控制血糖。如果有口渴、多饮、多尿加重，或出现消化道症状如恶心、呕吐等，须立即就诊。

2）注意饮水，每日保证足够的水分摄入，防止脱水和血液浓缩。限制进食含糖饮料。

3）不用或慎用脱水和升高血糖的药物，进行脱水治疗如肾脏透析治疗时应严密监测血糖、血渗透压和尿量。

4）防止各种感染、应激，如发生感冒、尿路感染、小疖肿、外伤等要及时就诊治疗。

知识链接

鼻饲补液在 HHS 中的应用

既往对于高晶体-高胶体渗透压混合液（hypertonic-hyperoncotic solution，HHS）抢救的主要原则是静脉大量、快速地输入生理盐水或低渗盐水，快速补充血容量。短时间内补充大量液体，患者容易发生急性左心衰竭、脑水肿等，此外，单纯大量静脉补液也不利于纠正高血钠、高血糖和血浆渗透压的调节。在传统静脉补液、胰岛素泵持续降糖、补钾纠正电解质代谢紊乱等治疗的基础上联合鼻饲补液，可避免单纯静脉补液导致的并发症，有效降低患者血糖，调节血钾、血钠、血尿素氮、血浆胶体渗透压维持正常稳态水平。

鼻饲补液法的临床特点：①鼻饲补液吸收安全，刺激性小，符合胃肠道生理的状态，肠道排泄，符合人体生理功能；②鼻饲补液可以显著减少静脉补液量，避免因短时、迅速大量静脉补液诱发或加重心力衰竭、脑水肿等；③避免电解质紊乱，短时大量补充生理盐水可以影响机体血钠水平，引起或加重高氯血症；④通过鼻饲胃管可以为机体补充一定的能量和营养物质，有助于临床疾病的恢复。

（蒋 琰 周 瑛 冯 丽）

第五节　神经系统常见危重症的急救流程与护理

一、急性脑卒中的急救流程与护理

（一）概述

脑卒中（stroke）又称急性脑血管意外事件，是指由于急性脑循环障碍所致的局限或全面脑功能缺损综合征，包括缺血性脑卒中（ischemic stroke）和出血性脑卒中（hemorrhagic stroke）2 种类型。脑卒中是急性脑血管疾病的主要临床类型，是神经系统常见的危重症之一。近年来，我国脑卒中发病率呈上升趋势，据统计我国脑卒中现患人数约 1 300 万，每年 196 万人因脑卒中死亡。脑卒中成为我国成人致死和致残的首位原因，给社会和家庭造成巨大负担。"时间就是大脑"，脑卒中患者的救治，关键在于急性期的治疗和管理。

（二）病因

1. 缺血性脑卒中　脑动脉粥样硬化、动脉炎等血管本身出现病变的疾病；房颤或心脏瓣膜病等容易引起心脏附壁血栓的心脏病，当心脏中有血栓形成时，容易脱落下来，随着血液循环流到身体各处，若堵住脑血管部位，就可能形成脑缺血；各种容易进入体内动、静脉血管里面的栓子，如空气栓子、癌栓、脂肪栓子等。此外，高血压病、糖尿病、高脂血症、运动缺乏、肥胖或超重，有脑卒中家族史者都易诱发脑卒中。

2. 出血性脑卒中　高血压病、脑血管淀粉样变性、脑血管畸形、脑动脉瘤及血液病等。

（三）分类

1. 缺血性脑卒中　又称脑梗死，占所有脑卒中的60%～80%，是指由于各种原因引起的脑部血液供应障碍，缺血、缺氧引起局限性脑组织的坏死或软化。临床表现取决于梗死灶的大小和部位，主要为局限性神经功能缺损症状和体征，如偏瘫、偏身感觉障碍、失语、共济失调等，部分患者可有头痛、呕吐及昏迷等症状。依据局部脑组织发生缺血坏死的机制可分为血栓形成性脑梗死、栓塞性脑梗死和腔隙性脑梗死等类型。

2. 出血性脑卒中　占全部脑卒中的30%～40%，其根据出血部位的不同又分为脑出血（intracerebral hemorrhage，ICH）和蛛网膜下腔出血。脑出血是指原发性非外伤性脑实质内出血，主要表现为头痛、呕吐、偏瘫、失语、意识障碍及大小便失禁等，常伴有血压升高。蛛网膜下腔出血通常为脑底部或脑表面的病变血管破裂，血液直接流入下腔静脉引起的一种临床综合征，表现为突发剧烈头痛、频繁呕吐，颈项强直及屈髋伸膝试验阳性，甚至意识障碍或昏迷。

（四）预警与识别

1. 预警　建立脑卒中的预警机制，预防相关事件的发生，发生前有效识别相关高危因素及症状，如缺血引起的局限性神经功能缺损症状（三偏征）、脑组织坏死症状（头痛、呕吐、意识障碍）等危急现象时，立即启动急救干预，有效做好急救措施。

2. 识别

（1）卒中筛查：推荐采用卒中快速筛查工具，如辛辛那提院前卒中筛查量表（CPSS）进行微笑测试、举手测试和言语测试，快速筛查缺血性脑卒中。

（2）采集病史：问诊脑卒中5个主要警示症状和体征。

1）身体一侧或双侧，上肢、下肢或面部出现无力、麻木或瘫痪。

2）单眼或双眼突发视物模糊，或视力下降、视物成双。

3）言语表达困难或理解困难。

4）头晕目眩、失去平衡，任何意外摔倒，步态不稳。

5）头痛（通常是严重且突然发作）或头痛方式改变。询问症状出现的时间，若于睡眠中起病，应以最后表现正常的时间作为起病时间。

6）其他：神经症状发生及进展特征；血管及心脏疾病危险因素；用药史、药物滥用、偏头痛、痫性发作、感染、创伤及生育史等。

（3）体格检查：评估疑似脑卒中患者生命体征，尤其是血压情况。在评估气道、呼吸和循环功能后,立即进行一般体格检查和神经系统检查。

（4）评估病情严重程度常用量表。

1）美国国立卫生研究院卒中量表（National Institutes of Health Stroke Scale，NIHSS）。

2）改良早期预警评分量表（modified early warning score，MEWS）。

3）格拉斯哥昏迷评分量表（glasgow coma scale，GCS）。

（5）影像学检查。

1）脑病变检查:CT平扫、多模CT、MRI检查。

2）血管病变检查:颈动脉超声、经颅多普勒（transcranial doppler，TCD）、磁共振脑血管造影（magnetic resonance angiography，MRA）、高分辨磁共振成像（high resolution magnetic resonance imaging，HRMRI）、CT血管造影（CT angiography，CTA）和数字减影血管造影（digital subtraction angiography，DSA）等。

（6）实验室检查:血糖、肝功能、肾功能、电解质、心肌损伤标志物、血常规、凝血功能及脑脊液等。

（7）心电图检查。

（8）明确诊断:经急诊护士及脑卒中团队医生评估判断为可疑脑卒中后,立即启动绿色通道,快速完成指端血糖监测、开通静脉通路、采血及CT等操作,明确诊断。

1）急性出血性脑卒中根据病史、临床表现及头颅CT的出血病灶可明确诊断。

2）急性缺血性脑卒中诊断标准：①急性起病；②局灶神经功能缺损（一侧面部或肢体无力或麻木,语言障碍等）,少数为全面神经功能缺损；③影像学出现责任病灶或症状体征持续24小时以上；④排除非血管性病因；⑤脑CT/MRI检查排除脑出血。

（五）急救措施

1. **紧急处理** 急诊护士接诊后,迅速评估患者生命体征,启动卒中预案流程,溶栓团队提前到位,启动绿色通道,尽快完成头颅影像检查、实验室相关检查及心电图检查,确保急救路径通畅。

2. **急性缺血性脑卒中**

（1）溶栓:溶栓治疗是目前最重要的恢复血流措施,重组组织型纤溶酶原激活剂（recombinant tissue plasminogen activator，rt-PA)和尿激酶是我国目前使用的主要溶栓药,现有指南推荐在时间窗内开展溶栓治疗。

1）静脉溶栓:缺血性脑卒中最重要的治疗是静脉溶栓治疗。AHA/美国卒中协会指南倡导从急诊就诊到开始溶栓应争取60分钟内完成,包括应用rt-PA和尿激酶。目前,指南推荐rt-PA静脉溶栓治疗前循环缺血性梗死的时间为发病后3~4.5小时（≤4.5小时）,尿激酶为6小时内（≤6小时）。溶栓治疗适应证：①年龄≥18岁；②发病在6小时以内；③脑功能损害的体征持续存在超过1小时,且比较严重（NIHSS评分≤25分）；④脑CT检查已排除颅内出血,且无早期脑梗死低密度改变及其他明显早期脑梗死改变；⑤患者或家属签署知情同意书。

2）动脉溶栓:目前,尚缺乏动脉溶栓治疗急性缺血性卒中有效性的循证研究结果,动脉溶栓可提高再通率和改善结局,但增加颅内出血发生率,并不减少死亡率。溶栓 24 小时后,给予抗凝药或抗血小板药物前应复查颅脑 CT/MRI。

(2)取栓。

1)血管内取栓治疗:符合以下标准患者可选择血管内治疗。①本次卒中前改良 Rankin 量表(modified Rankin scale,mRS)为 0~1 分;②4.5 小时内接受了静脉溶栓治疗;③怀疑颈内动脉和大脑中动脉 M1 段闭塞;④年龄≥18 岁;⑤NIHSS≥6 分,Alberta 卒中操作早期急性卒中分级 CT 评分≥6 分,起病 6 小时内可以开始治疗(股动脉穿刺)。

2)血管成形术及支架置入术:外段颈动脉或椎动脉血管成形术和(或)支架置入术可用于急性缺血性脑卒中的血流重建。

(3)抗血小板治疗:不符合溶栓适应证且无禁忌证的缺血性脑卒中患者应在发病后尽早给予口服阿司匹林或氯吡格雷等。

(4)抗凝治疗:大多数急性缺血性脑卒中患者,不推荐无选择地早期进行抗凝治疗。关于少数特殊患者的抗凝治疗,可在谨慎评估风险/效益比后慎重选择。

(5)其他改善脑血管循环药物和神经保护剂:丁基苯酞、依达拉奉、胞二磷胆碱等治疗。

3. 急性出血性脑卒中

(1)脱水降颅压:脑出血后易引起脑水肿,脑水肿可导致颅内压增高,致脑疝形成,积极控制脑水肿,选用 20%甘露醇快速静脉滴注,呋塞米静脉注射。

(2)调控血压:应用钙通道拮抗剂如尼莫地平预防血管痉挛,使用时严格控制速度,严密观察血压下降、头痛、面色潮红等不良反应。

(3)止血:对于并发消化道出血患者,常用对羟基苄氨、氨甲环酸等止血治疗,同时注意联合保胃药物使用。

(4)亚低温治疗:采用降温仪、降温头盔等进行全身和头部降温,以降低颅内压,减轻脑水肿,改善患者预后。

(5)血管介入治疗和外科手术治疗:对于脑出血伴有颅内压明显增高患者,可考虑行开颅血肿清除、脑室穿刺引流等手术治疗,必要时行介入动脉栓塞或外科手术夹闭动脉瘤治疗。

(六)急救流程

急性脑卒中的急救流程如图 4-18 所示。

(七)急救护理

1. 急性缺血性脑卒中

(1)维持气道与呼吸功能:应维持血氧饱和度>94%。气道功能严重障碍者应给予气道支持(气管插管或切开)及辅助呼吸。

(2)监测心脏:进行心电图检查,根据病情,必要时进行持续心电监护 24 小时或以上,以便早期发现阵发性心房纤颤或严重心律失常等心脏病变;避免或慎用增加心脏负担的药物。

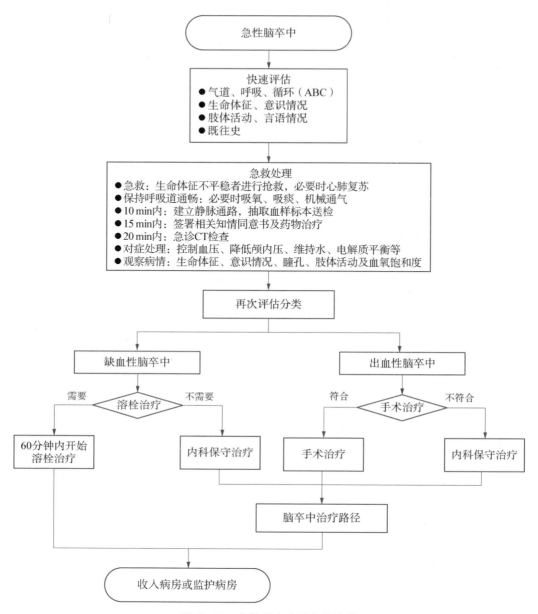

图 4-18　急性脑卒中的急救流程

（3）控制体温：对体温升高的患者应寻找和处理发热原因，如存在感染应给予抗生素治疗。对体温＞38℃的患者应给予退热措施。

（4）血压管理：遵循专家指南，卒中急性期24小时内血压升高应谨慎处理，对收缩压≥29.3 kPa(220 mmHg)或舒张压≥16.0 kPa(120 mmHg)，或伴有严重心功能不全、主动脉夹层、高血压脑病的患者可予降压治疗。严密监测血压变化，避免血压急剧下降。对有低血压(指血压显著低于病前状态或收缩压＜16.0 kPa)的疑似卒中患者，保持头部平放和使用等渗盐水增加脑灌注。

（5）血糖管理：血糖＞10 mmol/L 时可给予胰岛素治疗。加强血糖监测，血糖值可控制在 7.7～10 mmol/L。血糖＜3.3 mmol/L 时，可给予 10％～20％葡萄糖溶液口服或静脉注射，目标是达到正常血糖。

（6）营养支持：对患者进行定期营养风险评估，有呛咳、吞咽困难者，行饮水试验以评估吞咽功能，吞咽困难短期内不能恢复者早期留置鼻胃管管饲。

（7）用药监测：溶栓过程中及结束后密切监测患者生命体征和神经功能评估，对于收缩压≥24.0 kPa(180 mmHg)或舒张压≥14.0 kPa(105 mmHg)，应增加血压监测次数，并给予降压治疗。如出现严重头痛、高血压、恶心、呕吐或神经症状体征，并加重恶化，应停止溶栓并行脑 CT 检查。

（8）并发症的急救与护理。

1）脑水肿和颅内压升高：脑水肿出现在缺血性脑卒中最初 24～48 小时内，3～5 天达到高峰。护理时应注意观察患者有无颅内压升高表现，密切观察呼吸、心率、血压、神志及瞳孔变化。如发生颅内压增高，应抬高床头 30°，避免和处理引起颅内压增高的因素，并进行脱水降颅压治疗。

2）梗死后出血：颅内出血是缺血性脑卒中静脉溶栓最凶险的并发症。溶栓治疗后 24 小时内患者需卧床休息，密切观察患者意识、瞳孔及生命体征变化，定期评估其神经功能状况，监测凝血功能，观察有无其他出血倾向。对于颅内出血应暂缓或停用抗血小板治疗，并积极控制血压，必要时行手术治疗。

2. 急性出血性脑卒中

（1）体位管理、心电监护、气道管理、体温管理等均同急性缺血性脑卒中的护理。

（2）血压管理：脑出血后高血压与血肿扩大、神经功能恶化、残疾和死亡均有相关性。根据我国指南建议：急性期收缩压降至 18.67 kPa(140 mmHg)是安全的（Ⅰ类，A级证据），且能有效改善功能结局（Ⅱa类，B级证据）。

（3）血糖管理：目前，脑出血患者的最佳血糖值还未确定，应将血糖控制在正常范围内。

（4）脱水、降颅内压：积极控制脑水肿、降低颅内压是脑出血急性期治疗的重要环节。有条件的应对患者进行颅内压监测。常用降颅压药物有甘露醇、甘油果糖、人血白蛋白、利尿剂等，尤以甘露醇应用广泛。应用甘露醇时应注意脑灌注和基础肾功能情况。

（5）癫痫防治：目前，尚无足够证据支持预防性抗癫痫治疗，对于脑出血后 2～3 个月再次发生的痫样发作，建议按癫痫的常规治疗进行长期药物治疗，烦躁患者可适当予以镇静。

（6）止血：对于口服抗凝药物（华法林）相关脑出血，静脉应用维生素 K_1、新鲜冻干血浆和（或）凝血酶原复合物；对普通肝素相关脑出血，推荐使用硫酸鱼精蛋白治疗；对溶栓药物相关性脑出血，可选择输注凝血因子和血小板治疗。

（7）必要时手术治疗：脑出血患者可选择去骨瓣减压术和（或）脑室引流术。

（8）并发症的护理。

1）脑疝：注意观察评估患者有无脑疝的先兆表现，如剧烈头痛、喷射性呕吐、烦躁不安、血压升高、双侧瞳孔不等大及意识障碍加重等。一旦出现脑疝，立即配合进行抢救。

如保持呼吸道通畅,备好气管插管或气管切开包、脑室引流包,予以脱水降颅压等治疗。

2)消化道出血:高血压脑出血患者易发生消化道出血。防治手段包括常规应用组织胺 H2 受体拮抗剂或 PPI,避免或少用糖皮质激素,尽早进食或鼻饲营养。注意观察患者病情,及时发现消化道出血和休克征兆。对于消化道出血量大者,应及时输血、补液,纠正休克,必要时采用胃镜下或手术止血。

3)深静脉血栓(DVT)形成和肺栓塞(PE):①鼓励患者尽早活动、抬高下肢,尽量避免下肢(尤其是瘫痪侧)静脉输液;②对于发生 DVT 及 PE 高风险且无抗凝禁忌者,可给予低分子肝素或普通肝素,有抗凝禁忌者给予阿司匹林;③可联合加压治疗(长筒袜或交替式压迫装置)和药物预防 DVT;④对于无抗凝和溶栓禁忌的 DVT 或 PE 患者,首先建议肝素抗凝治疗,症状无缓解的近端 DVT 或 PE 患者可给予溶栓治疗。

知识链接 1

卒中生存链

卒中治疗的目标是为了尽量减少脑损伤,并最大化实现患者康复。AHA 和美国卒中协会所述的卒中生存链与心搏骤停生存链相似。将患者、家属和医务人员联系在一起,以最大化实现卒中康复。其环节包括:快速识别并应对卒中警示体征;快速进行 EMS 调度;快速进行 EMS 系统运送并在到达医院前通知接诊医院;快速进行院内诊治(图 4-19)。

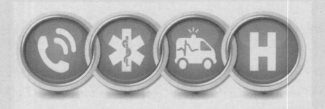

图 4-19 卒中生存链

知识链接 2

卒中院内救治关键时间节点

美国神经病及卒中研究所(National Institute of Neurological Disorders and Stroke,NINDS)制定了疑似卒中患者的院内治疗各环节的时间目标。

1)卒中团队、急诊医生或其他专家在患者到院的 10 分钟内立即进行综合评估,并下医嘱进行紧急非增强 CT 扫描。

2）患者到院的 25 分钟内,卒中团队或指定人员进行神经系统评估和 CT 扫描。

3）患者到达急诊科的 45 分钟内解读 CT 扫描结果。

4）患者到院的 1 小时内和距离症状发作的 3 小时内,对合适患者(无禁忌证的患者)开始溶栓治疗。

5）患者到达医院至入病房或 ICU 时间为 3 小时。

（曾梦容　胡　敏　蔡　吉）

二、癫痫大发作的急救流程与护理

（一）概述

癫痫(epilepsy)是指由脑部神经元的过度放电引起的一种急性、反复发作、阵发性的大脑功能紊乱,表现为意识、运动、自主神经和精神障碍。癫痫大发作是指癫痫患者突然出现意识丧失和全身抽搐为主的临床表现,又称全面性强直-阵挛发作(generalized tonic-clonic seizure,GTCS)。

癫痫大发作患者发作前大多无任何先兆症状,少数患者先感到短暂不适、头痛、头晕等。典型的发作开始即意识丧失、大叫一声跌倒,接着四肢及躯干出现伸性强直或角弓反张,持续 10～20 秒后转成间隙的痉挛,1～2 分钟后突然停止,患者由发作中的呼吸暂停、面色苍白转为发绀、瞳孔散大、对光反射消失,伴有大小便失禁。发作后患者意识和呼吸逐渐恢复,但仍感乏力、全身酸痛和昏睡。

（二）病因

1. 危险因素

1）不规范抗痫药治疗:多见于新近发病患者开始规范药物治疗后突然停药、减量、不及时或未遵医嘱服药、多次漏服药物、自行停药、改用"偏方"和随意变更药物剂量或种类等,导致不能达到有效血药浓度,可使 21％的癫痫患儿和 34％的成年患者发生癫痫。

2）脑器质性病变:脑外伤、脑肿瘤、脑出血、脑梗死、脑炎、代谢性脑病、围产期损伤和药物中毒患者,无癫痫病史以癫痫状态为首发症状占 50％～60％,有癫痫病史出现癫痫状态占 30％～40％。

3）急性代谢性疾病:如血糖异常、低钠、低钙、低钾、低镁、脱水、尿毒症及肝功能衰竭等是成人癫痫病持续状态的常见病因。

4）自身因素:癫痫患者在发热、全身感染、外科手术、精神高度紧张及过度疲劳时,即使维持有效血药浓度也可诱发大发作。

5）遗传性因素。

6）不明原因。

2. 诱发因素　发热、感染、劳累、饮酒、酒精戒断、妊娠及分娩等,停用镇静剂,服用异烟肼、三环或四环类抗抑郁药亦可诱发。

（三）预警与识别

1. 预警　建立癫痫的预警机制，预防相关事件的发生，发生前有效识别相关高危因素及症状，如缺血引起的局限性神经功能缺损症状（三偏征）、脑组织坏死症状（头痛、呕吐及意识障碍）等危急现象时，立即启动急救干预，有效做好急救措施。

2. 识别

（1）临床表现。

1）先兆期：部分性发作，部分患者无先兆表现。

A. 感觉、运动功能异常：身体发麻、疼痛，有蚁行感，面部或四肢肌肉有时发生抽动。视觉异常，眼前发黑，出现色彩等；嗅觉异常，闻及异常气味；听觉异常，听到异常声音。

B. 植物神经症状：胃气上升感；恶心、呕吐，腹痛；有的患者出现似曾相识感；有的患者出现惊恐感；患儿发作前有投向亲人怀抱或抓住实物的表现。

C. 精神异常：烦躁或欣快、精神恍惚、多动不安，甚至打人、咬人、毁物，完全不听劝说。有的患者对感觉的症状无法描述。

2）强直期：骨骼肌呈持续性收缩。上睑抬起，眼球上窜，喉部痉挛，发出叫声。口部先强张而后紧闭，可能咬破舌尖。颈部和躯干先屈曲而后反张。上肢自上抬、后旋转为内收、前旋。下肢自屈曲转为强烈伸直。强直期持续 10～20 秒后，在肢端出现细微的震颤。

3）阵挛期：再次痉挛都伴有短促的肌张力松弛，阵挛频率逐渐减慢，松弛期逐渐延长。本期持续约 0.5～1 分钟；最后一次强烈痉挛后，抽搐突然终止。在以上两期中，同时出现心率增快，血压升高，汗液、唾液增多，瞳孔扩大，呼吸暂时中断，皮肤由苍白转为发绀。

4）发作后期：此期尚有短暂的强直痉挛，造成牙关紧闭和大小便失禁。呼吸先恢复，口鼻喷出泡沫或血沫。心率、血压、瞳孔等后恢复正常。肌张力松弛，意识逐渐恢复。

自发作开始至意识恢复历时 5～10 分钟。醒后感到头痛、全身酸痛和疲乏，对抽搐全无记忆。不少患者在意识障碍减轻后进入昏睡。个别患者在完全清醒前有情感变化，如暴怒、惊恐等，清醒后对发病情况不能回应。

（2）脑电图检查：是最常用的辅助检查，典型表现是棘波、尖波、棘-慢或尖-慢复合波。常规头皮脑电图仅能记录到 49.5% 的患者痫性放电，重复 3 次可提高阳性率至 52%。

（3）实验室检查：血常规、血糖、血寄生虫等检查，了解有无贫血、低血糖、寄生虫病等。

（4）影像学检查：CT 和 MRI 检查可发现脑部器质性改变、占位性病变。

（四）急救措施

1. 紧急处理

（1）呼吸道管理：清除口鼻腔分泌物，保持呼吸道通畅。

（2）安全管理：防止舌咬伤及坠床意外发生。

2. 控制癫痫发作

（1）地西泮：又称安定，为首选药物。地西泮（成人首次计量）10 mg 加入 5% 葡萄糖溶液 10 ml，以 2 ml/min 缓慢静脉注射。复发者，20 分钟后可重复应用。然后将地西泮

100 mg 加入 5％葡萄糖溶液 500 ml 中缓慢静脉滴注，视发作情况控制滴注速度和剂量，24 小时总剂量不超过 200 mg。

（2）劳拉西泮：抗惊厥效果较地西泮强，其作用时间亦是地西泮的 3～4 倍，用量为 0.1 mg/kg，以 1～2 mg/min 的速度静脉注射。一般注射后 2～3 分钟可控制发作。

（3）咪达唑仑：水溶性明显高于地西泮，不仅可以用于静脉，肌内注射亦可迅速起效，因此在患者抽搐难以开放静脉通路时，是非常好的选择。以 0.25 mg/kg 肌内注射或 0.1～0.3 mg/kg 静脉推注，后予 0.1～0.6 mg/（kg·h）静脉维持。

（4）丙戊酸钠：成人首次剂量 400～800 mg，3～5 分钟静脉缓慢推注。根据病情首次剂量可至 15 mg/kg，以后按每小时 0.5～1.0 mg/kg 持续静脉滴注。它具有广谱、耐受性好、无呼吸抑制及血压下降等特点。

3. 防治脑水肿　可用 20％甘露醇、呋塞米等利尿脱水，也可用地塞米松 10～20 mg 静脉注射；伴有高热患者可物理降温，稳定体温。

4. 积极治疗基础病　针对患者基础病，予相应治疗，如抗感染、补充水电解质、纠正酸碱失衡、保护其他脏器功能。

（五）急救流程

癫痫大发作的急救流程如图 4-20 所示。

（六）急救护理

1. 一般护理　保持病室安静，避免强光刺激。

2. 保持呼吸道通畅　立即将患者头偏向一侧，检查患者口腔，有义齿者取出义齿，清理口鼻腔内分泌物，防止窒息及吸入性肺炎的发生。

3. 给氧　给予鼻导管或面罩吸氧，必要时准备气管插管或气管切开。

4. 防止损伤　将牙垫或厚纱布块塞在患者上、下臼齿之间，避免舌咬伤。安置床栏，防止坠床，同时避免强力按压和制动，以防关节脱臼或骨折。

5. 病情观察　密切观察发作的类型、频率和持续时间；监测生命体征及意识状态的变化；注意发作过程中有无心率增快、血压升高、呼吸减慢、瞳孔改变及大小便失禁等情况发生。

6. 用药护理　遵医嘱予以地西泮、咪达唑仑等药物控制癫痫发作，注意观察患者呼吸情况、有无血压降低及呼吸道分泌物增加等情况。

7. 并发症的护理

（1）脑水肿：癫痫大发作常伴有感染发热或中枢性发热，使机体基础代谢率增高，脑组织耗氧量增加，以致脑水肿加重。密切监测患者神志、瞳孔、生命体征及血氧饱和度变化，在控制抽搐的同时予以降温治疗。

（2）水、电解质紊乱：精准记录 24 小时液体出入量，随时监测电解质、血气分析、血尿素氮，及时纠正水、电解质失衡。

（3）酸中毒：癫痫大发作由于肌肉持续性收缩和呼吸暂停，脑部糖代谢由有氧代谢变成无氧酵解，引起乳酸堆积，导致酸中毒发生。随着大发作的停止，酸中毒可自行缓解，所以，除重症患者需要用碳酸氢钠外，不宜过早使用碱性液体。

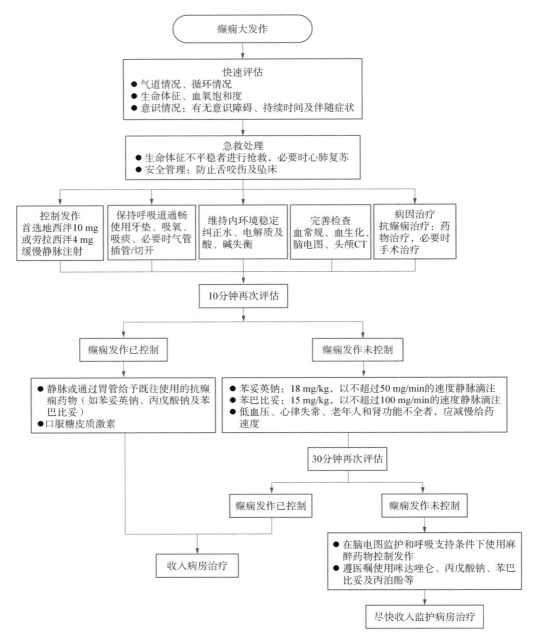

图 4 - 20　癫痫大发作的急救流程

8. 心理护理　对患者进行心理疏导,鼓励患者坚持治疗,增强患者克服困难、战胜疾病的动力和勇气,出院后尽快适应新的生活和工作。家庭的情感支持会鼓励患者采取更多的自理行为或改变应激的应对方式,家庭成员要关心、爱护患者。

9. 健康指导

(1)疾病知识:向患者及家属宣传有关预防癫痫诱发因素方面的基本知识。需注意避免引起突然发作的因素:如突发精神刺激、强音、强光刺激、受凉、上呼吸道感染、淋雨、过度换气、过量饮水、过度劳累、饥饿或过饱等。嘱患者随身携带疾病卡(注明姓名、诊断、地址、联系电话等)以便疾病发作时取得联系,便于抢救。

(2)药物:在医生指导下坚持长期服药,勿自行停药或换药。

(3)活动:嘱患者勿从事高空作业、潜水、驾驶或有危险的机械操作工作等,保持乐观情绪,生活工作应有规律,如发现病情变化,应随时复诊。

> ### 知识链接
>
> #### 癫痫相关概念
>
> (1)癫痫发作:是指具备突发突止、短暂性、一过性特点的临床痫性发作,脑电图上可发现过度的异常同步化放电。
>
> (2)癫痫综合征:指结合癫痫发作类型、影像学和脑电图特征的一组电生理临床疾病。
>
> (3)癫痫持续状态:包括以下3种情况。
>
> 1)全面性惊厥发作超过5分钟。
>
> 2)部分性发作或非警觉性发作持续超过15分钟。
>
> 3)5~30分钟内出现2次发作,而且发作间歇期内意识未完全恢复者。
>
> (4)难治性癫痫:国际抗癫痫联盟发表共识中指出:癫痫患者若接受过2种以上可耐受的、选择合适且应用合理的抗癫痫治疗方案后仍无效,无论是单药交替使用或联合药物治疗,均可视为难治性癫痫。我国学者认同难治性癫痫的定义为:经过2种及2种以上的一线抗癫痫药物正规治疗至少2年后仍然不能控制癫痫发作,每月发作4次以上,并且排除进行性中枢神经系统疾病或用药依从性差等因素,严重影响患者日常生活状态。
>
> (5)癫痫猝死:癫痫患者突然或事前无预兆、有或无目击者、非外伤或溺水情况下突然发作的无法解释的死亡,伴或不伴有癫痫发作,除外癫痫持续状态及尸检无可致死的毒理及解剖因素。

(曾梦容　胡　敏　蔡　吉)

第六节　妇产科常见危重症的急救流程与护理

一、危重孕产妇的急救流程与护理

(一)概述

危重孕产妇(maternal near miss,MNM)是指罹患严重疾病的孕产妇,即妊娠期、分娩期或产后 42 天内濒临死亡,但是被成功抢救或由于偶然因素而继续存活的孕产妇。孕产妇急危重症发病率高,病情复杂多变,具有起病急、变化快、病死率高的特点,是危害广大妇女及胎儿生命安全的重要因素,患者主诉多是阴道大出血、剧烈的突发腹痛,甚至可引起休克,严重者可能引起死亡,能否及时诊断和正确处理对其预后有着重要意义。

(二)病因

1. 妊娠期高血压疾病　严重原发性或妊娠期高血压、高血压脑病、重度子痫前期及子痫等。

2. 出血性疾病　胎盘早剥、胎盘植入、子宫收缩乏力、异位妊娠及产后出血等。

3. 栓塞　羊水栓塞、静脉血栓形成及 PE 等。

4. 胎膜早破　胎膜早破可致母婴感染、胎儿窘迫败血症等严重并发症。

5. 妊娠合并症　妊娠合并心力衰竭、妊娠合并糖尿病、妊娠合并甲状腺危象等。

6. 全身性疾病　肝功能损害、严重感染、血小板减少性紫癜、再生障碍性贫血、弥漫性血管内凝血、白血病及尿毒症等。

(三)分类

1. 危重孕妇　妊娠小于 16 周罹患严重疾病、可能危及孕妇/胎儿生命的孕妇。

2. 危重产妇　妊娠 16 周以后及产后 42 天内,并伴有基础疾病可能危及产妇和(或)胎儿生命的孕(产)妇。

(四)预警与识别

1. 预警　快速进行评估,评估其妊娠是否有合并其他疾病史、是否有腹痛、阴道大出血等指征,使用产科早期预警系统进行血压、体温、呼吸、疼痛、心律、动脉血氧饱和度等指标的早期预警识别,根据应急抢救预案及时进行急救干预处理。若危重孕产妇合并严重传染病,立即建立紫色预警,必要时可初步进行急救处理,及时转至相应的传染病医院救治。

2. 识别

(1)临床表现。

1)急性下腹痛:急性下腹痛是妇产科急症常见的症状之一,应根据下腹痛的性质和特点,与其他内外科疾病相鉴别,及时正确地做出诊断和鉴别。

2)阴道大出血。

3)呼吸:喘息症状,呼吸>40 次/分,或<6 次/分。

4)意识:意识丧失持续时间≥12 小时,意识丧失伴脉搏和(或)心跳停止。

5)无法控制的痉挛或全身瘫痪,子痫前期伴黄疸症状。

6)产科休克:失血性休克占产科休克首位,常因血液循环总量不足,使组织灌注量急剧减少,引起细胞缺氧和代谢障碍,导致重要脏器如心、肾、肺、脑等受到严重损害。

(2)体格检查。

1)全身检查:观察血压、脉搏、体温、呼吸等生命体征,皮肤及牙龈有无出血倾向,甲状腺情况,淋巴结及肝、脾是否肿大。

2)妇科检查:检查外阴、阴道及子宫颈情况,判断病因来源,双合诊或三合诊检查子宫大小、硬度,有无包块及举痛,宫旁有无包块及压痛。

（3）实验室检查:血常规、肝功能、肾功能等检查,必要时做凝血功能检查,了解全身情况。

（4）影像学检查:盆腔 B 超检查可了解子宫和胎儿的大小、形态及内部结构,对诊断病因及目前症状具有指导意义。

（五）急救措施

1. 紧急处理　先进行急症处理,抢救患者的生命,包括保持呼吸道通畅(如清除呼吸道分泌物、吸氧等),维持有效血液循环(如输血、补液及抗休克药的应用)。

2. 病因治疗

（1）流产:对黄体功能不足者使用黄体酮等药物行保胎治疗,人绒毛膜促性腺激素(human chorionic gonadotropin,HCG)辅助治疗。经治疗若阴道出血停止,超声检查提示胚胎存活,可继续妊娠。若临床症状加重,超声检查发现胚胎发育不良,血 HCG 不升或下降,表明流产不可避免,应终止妊娠。难免流产一旦确诊,尽早行刮宫术使胚胎及胎盘组织完全排出。

（2）前置胎盘:处理原则是抑制宫缩、止血、纠正贫血和预防感染。根据阴道流血量、妊娠周数、胎儿是否存活、前置胎盘的类型、产次、胎位,以及是否临产等综合判断制订治疗方案。如患者阴道出血量多,甚至出现休克表现,应立即在积极抗休克的同时行剖宫产结束妊娠。对于出现胎心异常的患者,也应立即行剖宫产分娩。

（3）胎盘早剥:胎盘早剥处理不及时,严重危及母儿生命,应及时诊断,积极治疗。

1）纠正休克:对处于休克状态的危重患者,积极建立静脉通路,迅速补充血容量,改善血液循环。

2）及时终止妊娠:胎盘早剥危及母儿生命,其预后与处理的及时性密切相关。胎儿娩出前胎盘剥离可能继续加重,难以控制出血,时间越长,病情越重。因此,一旦确诊重型胎盘早剥,必须及时终止妊娠。

（4）产后出血:处理原则为针对出血原因,迅速止血,补充血容量,纠正失血性休克,防止感染。经积极抢救无效、危及产妇生命时,应尽早行子宫次全切除或子宫全切除术,以挽救产妇生命。

（5）胎膜早破。

1）足月胎膜早破处理原则:①测体温及脉搏,急查血常规及 CRP,了解有无感染征象,若可疑感染,则应用静脉抗生素治疗;②诊断胎膜早破后,若无规律宫缩,则即刻引产以减少宫内感染的发生机会;③若胎儿头浮未入盆,则应注意脐带脱垂征象,卧床,适当抬高臀部;④若为胎位异常或可疑胎儿窘迫者,宜及时行剖宫产终止妊娠。

2）早产胎膜早破处理原则:①孕周大于 36 周者,处理同足月胎膜早破;②孕周为 35～36 周、无感染征象者,顺其自然,期待疗法,不保胎治疗;③孕周为 35～36 周伴有感染征象者,行引产术;④孕周为 33～35 周,无感染征象者,促胎肺成熟,期待疗法,不保胎治疗;⑤孕周为 33～35 周伴有感染征象者,及时终止妊娠;⑥孕周为 28～33 周,住院、卧床休息,抬高臀部,垫无菌会阴垫,保持外阴部清洁。注意羊水情况(性状和气味)、体温、血常规、CRP 的动态变化情况,若出现宫内感染征象,则应及时终止妊娠。若 B 超监测残余羊水量明显减少、最大羊水深度≤2 cm,胎儿生长迟滞,应考虑胎儿宫内生长受限,宜及时终止妊娠。

(6)急产:迅速建立静脉通路,产妇取平卧位,双腿屈曲并外展,会阴部消毒,铺消毒巾于臀下,带好无菌手套接生。进行新生儿处理:① 呼吸道处理。置复温床、擦干羊水、摆好体位,及时清除新生儿口腔、鼻腔中黏液及羊水,必要时用吸管抽吸。进行触觉刺激,当无哭声时可拍打足底。②评估呼吸、心率、肤色、反射及肌张力,必要时进行治疗。③脐带处理。脐带断面用 75% 酒精消毒,用无菌纱布包围,再用长绷带包扎。④将新生儿包裹保暖,最后处置胎盘。

(7)合并症:患者如合并心力衰竭、糖尿病、甲状腺危象及严重感染等疾病,必须积极处理合并症。

(六) 急救流程

危重孕产妇的急救流程如图 4-21 所示。

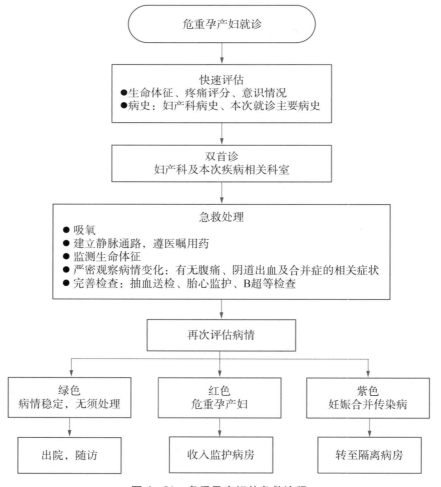

图 4-21 危重孕产妇的急救流程

(七) 急救护理

1. 一般护理

(1) 休息:保持环境安静,嘱患者卧床休息,避免剧烈活动,注意保暖。

(2) 饮食:遵医嘱给予全面、合理的营养饮食,避免辛辣刺激食物,以增强机体抵抗力。

2. 吸氧　遵医嘱给予鼻导管吸氧 3～5 L/min,必要时可采用面罩吸氧。

3. 病情观察　密切监测体温、脉搏、呼吸、血压;观察意识、面色情况;观察有无腹痛、阴道流血及相应合并症的临床症状;监测胎心音、胎动的变化。

4. 用药护理　建立静脉通路,遵医嘱给予对症、病因治疗,观察用药疗效和不良反应。

5. 手术护理　需要终止妊娠/顺产/剖宫产的患者,做好术前准备。术后注意观察阴道出血量及子宫收缩情况,做好生命体征的监测。流产合并感染或出血时间长、量多者,应给予抗生素预防感染。

6. 心理护理　危重孕产妇患者多伴有恐惧、焦虑、紧张等情绪,应鼓励患者诉说内心感受,向患者及家属讲述疾病的相关知识,与孕产妇共同制订护理、康复计划,减少不良情绪。

知识链接

胎盘早剥与前置胎盘的鉴别如表 4-16 所示。

表 4-16　胎盘早剥与前置胎盘的鉴别

	胎盘早剥	前置胎盘
阴道出血	有内出血、外出血,出血量与全身失血症状不成正比	外出血与全身失血症状成正比
腹痛	剧烈	无
子宫	子宫硬如板,压痛,胎心不清或消失	子宫软、无压痛,先露高浮,胎位异常
超声检查	胎盘后血肿,胎盘增厚	胎盘位于子宫下段或覆盖子宫颈口

（赵洋洋　潘慧蓉　蔡　吉）

二、异位妊娠的急救流程与护理

(一) 概述

异位妊娠(ectopic pregnancy)是指受精卵在子宫腔以外着床,发病率约 2%,为妇产科常见的急腹症和早孕期孕产妇死亡率第一的疾病,也称为宫外孕(extrauterine pregnancy)。异位妊娠按受精卵在子宫腔外种植部位不同分为：输卵管妊娠（tubal pregnancy）、卵巢妊娠（ovarian pregnancy）、腹腔妊娠（abdominal pregnancy）、阔韧带妊娠（intraligamentary pregnancy）及子宫颈妊娠（cervical pregnancy）。其中，输卵管妊娠占异位妊娠的95%左右。输卵管妊娠以壶腹部妊娠最多见，约占78%，其次为峡部、伞部、间质部妊娠。输卵管同侧或双侧多胎妊娠，或宫内与宫外合并妊娠多见于辅助生殖技术和促排卵受孕者。输卵管妊娠破裂是导致失血相关性死亡的首要原因。异位妊娠的早发现、早诊断及早治疗能够降低病死率。

（二）病因

任何影响受精卵进入子宫腔的因素都可造成输卵管妊娠。

1）输卵管炎症：是输卵管妊娠的主要病因。

2）既往输卵管妊娠史或手术后的输卵管损伤。

3）输卵管发育不良或功能异常。

4）辅助生殖技术、带环妊娠等。

5）风险因素：感染及吸烟等。

（三）分类

1. **输卵管妊娠破裂**　多见于妊娠6周左右输卵管峡部妊娠。输卵管妊娠破裂绝大多数为自发性，也可发生于性交或盆腔双合诊后。

2. **卵巢妊娠**　受精卵在卵巢着床和发育，较为罕见。

3. **腹腔妊娠**　无论输卵管流产或破裂，胚胎从输卵管排入腹腔内或阔韧带内。若存活胚胎的绒毛组织附着于原位或排至腹腔后重新种植而获得营养，可继续生长发育，形成继发性腹腔妊娠。

4. **阔韧带妊娠**　妊娠在阔韧带两叶之间生长发育，即妊娠在腹膜后生长发育。

5. **子宫颈妊娠**　受精卵着床和发育在子宫颈管内。

（四）预警与识别

1. **预警**　询问患者既往史，及早发现异位妊娠的风险因素。快速标准地进行评估，是否有停经、腹痛、阴道大出血等指征，进行早期预警识别，及时进行急救干预措施。

2. **识别**

（1）临床表现：输卵管妊娠的临床表现与受精卵着床的部位、有无流产或破裂及出血量多少和时间长短等有关。若尚未发生流产或破裂，临床表现与早孕或先兆流产相似，缺乏特异性。

1）停经：多有6～8周停经史，20%～30%患者自认为无停经史，把异位妊娠的不规则阴道流血误认为月经。输卵管间质部妊娠停经时间较长。

2）腹痛：是输卵管妊娠患者急诊就诊的主要症状。输卵管妊娠发生流产或破裂之前，胚囊在输卵管内逐渐增大，常表现为一侧下腹部隐痛或酸胀感。当发生输卵管妊娠流产或破裂时，突感一侧下腹部撕裂样疼痛，常伴有恶心、呕吐等胃肠道症状。若血液局限于病变区，主要表现为下腹部疼痛，当血液积聚于直肠子宫陷凹时，可出现肛门坠胀感。随着血液由下腹部流向全腹，疼痛可由下腹部向全腹扩散，血液刺激膈肌，可引起肩胛部放射性疼痛及胸部疼痛。

3）阴道流血：占60％～80％。胚胎死亡后，常有不规则阴道流血，色暗红或深褐，量少呈点滴状，一般不超过月经量，少数患者阴道流血量较多，类似月经。阴道流血可伴有蜕膜管型或蜕膜碎片排出，是子宫蜕膜剥离所致。阴道流血常常在病灶去除后才能停止。

4）晕厥与休克：由于腹腔内出血及剧烈腹痛，轻者出现晕厥，严重者出现失血性休克。出现症状的程度与出血量呈正相关，但腹腔内出血量与阴道流血量不成正比。

5）腹部包块：输卵管妊娠流产或破裂所形成血肿时间较久者，由于血液凝固并与周围组织或器官（如子宫、输卵管、卵巢、肠管或大网膜等）发生粘连形成包块，包块较大或位置较高者，腹部可扪及。

（2）体征。

1）一般情况：腹腔出血不多时，有直立性低血压或血压可代偿性轻度升高；腹腔出血较多时，可出现面色苍白、皮肤湿冷、脉搏快而细弱、心动过速和低血压等休克表现。通常体温正常，休克时体温略低，腹腔内血液吸收时体温略升高。

2）腹部检查：轻微腹肌紧张，下腹有明显压痛，患侧明显。出血较多时，叩诊有移动性浊音。有些患者下腹可触及包块，若反复出血并积聚，包块可不断增大、变硬。

3）盆腔检查：阴道内常有来自子宫腔的少许血液。输卵管妊娠未发生流产或破裂者，除子宫略大、较软外，可触及胀大的输卵管，相应位置有轻度压痛。输卵管妊娠流产或破裂者，阴道后穹隆饱满，有触痛。将子宫颈轻轻上抬或左右摆动时引起剧烈疼痛，称为宫颈举痛或摇摆痛，此为输卵管妊娠的主要体征之一。内出血多时，检查子宫有漂浮感，子宫一侧或其后方有可触及肿块，其大小、形状、质地常有变化，边界多不清楚，触痛明显。

（3）实验室检查。

1）HCG测定：尿或血清HCG测定对早期诊断异位妊娠至关重要。异位妊娠时，患者体内HCG水平较宫内妊娠低。单一的血清HCG浓度测定无法判断妊娠部位与活性，连续的血清HCG测定能较好地预测胚胎的活力，但无法确定妊娠部位，应结合患者的病史、临床表现和超声检查以协助诊断。

2）孕酮测定：血清孕酮的测定对判断正常妊娠胚胎的发育情况有帮助。输卵管妊娠时，血清孕酮水平偏低，多数在10～25 ng/ml。如果血清孕酮＞25 ng/ml，异位妊娠概率＜1.5％；如果＜5 ng/ml，应考虑宫内妊娠流产或异位妊娠。

（4）影像学检查：腹部B超检查、阴道超声检查，经阴道超声检查是诊断输卵管妊娠的首选方法。如果超声显示与卵巢分离且可活动的附件肿块，则输卵管妊娠可以被明确识别。

（5）其他检查。

1）腹腔镜检查：是一种创伤性的操作，不再推荐作为异位妊娠诊断的"金标准"。

2）阴道后穹隆穿刺：适用于疑有腹腔内出血的患者，是一种简单可靠的诊断方法。直肠子宫陷凹是站立位或仰卧位时盆腔内最低位且与阴道后穹隆平行，是腹腔内出血或积液最容易积聚的部位。即使血量不多，抽出暗红色不凝血，说明有腹腔内出血存在。

（五）急救措施

1. 紧急处理

1）维持生命体征稳定，积极纠正休克。

2）生命体征不稳定或有腹腔内出血征象的患者，在抗休克的同时做好术前准备。

2. 治疗方案　异位妊娠的治疗包括期待疗法、药物治疗和手术治疗，方法选择主要根据患者生命体征、囊胚种植部位及破裂与否等。

（1）期待疗法：适用于无腹痛或轻微腹痛的病情稳定患者，超声检查未提示有明显的腹腔内出血，输卵管妊娠肿块平均直径小于 30 mm 且没有原始心管搏动，血清 HCG 水平＜2 000 IU/L，处于平台期或逐日下降。患者知情同意，如观察期间出现内出血症状或血 HCG 水平持续不降，则需改为手术治疗或药物治疗。

（2）药物治疗：甲氨蝶呤（methotrexate，MTX）是治疗输卵管妊娠最常用的药物。主要适用于早期输卵管妊娠、要求保存生育能力的年轻患者。

（3）手术治疗：分保守手术和根治手术。腹腔镜手术是治疗异位妊娠的主要方法。与经腹手术相比，腹腔镜手术的手术时间、住院日更短，术后康复更快。

1）保守手术：为保留患侧输卵管，适用于希望保留生育功能的患者，分输卵管造口与切开缝合术、输卵管端端吻合术和伞端排除术。输卵管妊娠行保守手术后，残余滋养细胞有可能继续生长，再次发生出血，引起腹痛等，称为持续性异位妊娠。

2）根治手术：为切除患侧输卵管，适用于无生育要求的输卵管妊娠、内出血并发休克的急诊患者。

（六）急救流程

异位妊娠的急救流程如图 4 - 22 所示。

（七）急救护理

1. 休息　嘱患者卧床休息，注意保暖，避免剧烈活动。

2. 心电监护、吸氧　遵医嘱必要时给予心电监护、鼻导管吸氧。

3. 病情观察　严密观察患者的一般情况、生命体征、尿量，重视患者的主诉，尤其应注意阴道出血量与腹腔内出血量不成正比的情况。如患者突然出现剧烈腹痛、心慌、出冷汗等症状，应及时报告医生；如阴道内流出组织或血块，不要随意丢弃，及时送检，以明确诊断。

4. 用药护理

1）积极配血、输血等对症支持治疗，补充血容量，纠正休克。

2）应用 MTX 治疗期间，注意补充维生素、水分，以缓解药物对皮肤、黏膜的不良反应，指导患者做好口腔护理，预防口腔溃疡，也可以饮用菊花茶等。

5. 手术护理

（1）心理护理：从确定手术开始，几乎所有患者都伴有担心手术的过程、术后的疼痛和自然生育率的降低或丧失带来的失落感。安慰患者，给予正向的引导，缓解患者紧张、焦虑及恐惧情绪。

（2）术前准备：严重内出血合并休克的患者，立即开通绿色通道，置患者于休克体

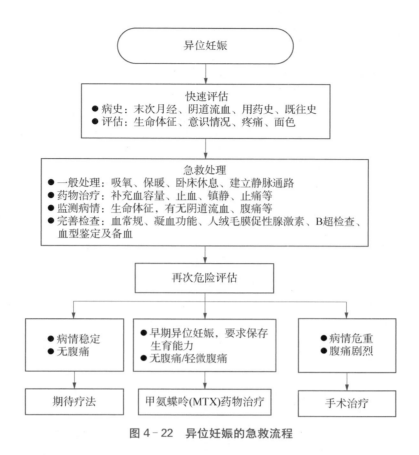

图4-22　异位妊娠的急救流程

位、建立静脉通路,补充血容量、留取血(尿)标本、交叉配血备血、吸氧、保暖,做好急诊手术术前准备及安全转运。

(3)术后护理。

1)卧位:术后6小时低枕平卧,肢体恢复感觉后可多翻身。第2天尽早下床活动,防止肠粘连及下肢静脉血栓形成,促进肛门排气和血液循环,有利于引流物排出。第一次下床行走需有家属或护理人员搀扶,防止头晕跌倒。

2)饮食:术后应遵医嘱逐步恢复饮食。建议多饮水,防止尿路感染、降低血黏度、促进血液循环。

3)疼痛:手术后麻醉作用逐渐消失会感觉疼痛,可使用定时镇痛泵或遵医嘱给予止痛药解除痛苦。腹腔镜手术后可能会出现肋骨、胃部及肩膀疼痛,或感到腹部有气体,鼓励患者多活动、深呼吸。

4)腹胀:鼓励早翻身、早下床活动,可饮用陈皮茶促进排气,有利恢复,增加患者的舒适感。

5)发热:术后3天会有体温升高,为外科吸收热,一般不超过38.5℃不予特殊处理。

6)导管护理:术后患者常带有各种导管,如腹腔引流管、导尿管、镇痛泵及吸氧管等,做好导管标识、妥善固定,防止导管牵拉和脱落;观察引流液的颜色、性质和量。

6. 心理护理　帮助患者增强信心,以正确的心态面对事实,增加自我保健知识。

知识链接

异位妊娠的鉴别诊断如表 4-17 所示。

表 4-17 异位妊娠的鉴别诊断

	输卵管妊娠	流产	急性输卵管炎	急性阑尾炎	黄体破裂	卵巢囊肿蒂扭转
停经	多有	有	无	无	多无	无
腹痛	突然撕裂样剧痛,自下腹一侧开始向全腹扩散	下腹中央阵发性疼痛	两侧下腹持续性疼痛	持续性疼痛,从上腹开始经脐周转至右下腹	下腹一侧突发性疼痛	下腹一侧突发性疼痛
阴道流血	量少,暗红色,可有蜕膜管型排出	开始量少,后增多,鲜红色,有小血块或绒毛排出	无	无	无或有如月经量	无
休克	程度与阴道出血不成正比	程度与阴道出血成正比	无	无	无或有轻度休克	无
体温	正常,有时低热	正常	升高	升高	正常	稍高
盆腔检查	子宫颈举痛,直肠子宫陷凹有肿块	无子宫颈举痛,宫口稍开,子宫增大变软	举子宫颈时两侧下腹疼痛	无肿块触及,直肠指检右侧高位压痛	无肿块触及,一侧附件压痛	子宫颈举痛,卵巢肿块边缘清晰,蒂部触痛明显
白细胞计数	正常或稍高	正常	升高	升高	正常或稍高	稍高
血红蛋白	下降	正常或稍低	正常	正常	下降	正常
阴道后穹隆穿刺	可抽出不凝血液	阴性	可抽出渗出液或脓液	阴性	可抽出血液	阴性
HCG检测	多为阳性	多为阳性	阴性	阴性	阴性	阴性
B超检查	一侧附件低回声区,其内有妊娠囊	宫内可见妊娠囊	两侧附件低回声区	子宫、附件区无异常回声	一侧附件低回声区	一侧附件低回声区,边缘清晰,有条索状蒂

(赵洋洋　潘慧蓉　蔡　吉)

三、阴道出血的急救流程与护理

（一）概述

阴道出血（vaginal bleeding）主要指女性除正常月经以外的生殖系统出血，可表现为血性白带、出血量增加及经期延长等。可由多种病因引起，出血的部位可在阴道、子宫颈、子宫体和输卵管，但以子宫出血最为常见。大量出血患者可有低血压症状，表现为头晕、面色苍白、出现烦躁、皮肤湿冷、脉搏细速等。严重者出现失血性休克、严重贫血等相应症状。

（二）病因

1. *流产*　妊娠未达到 28 周、胎儿体重不足 1 000 g 而终止者，称为流产（abortion）。

（1）遗传因素：50％～60％的自然流产胚胎有染色体异常。

（2）母体因素。

1）全身性疾病：如母体患有严重感染中毒性疾病、病毒感染等疾病，病毒可通过胎盘传染胚胎及胎儿。

2）生殖器官疾病：孕妇可因纵隔子宫及子宫发育不良等子宫畸形、多发性子宫肌瘤影响胎儿的生长发育，导致流产。子宫颈内口松弛或损伤可导致妊娠时胎膜破裂发生晚期流产。

3）母体内分泌功能失调：黄体功能不足、甲状腺功能低下者往往影响蜕膜、胎盘，或引起胚胎发育不良而流产。

4）创伤：妊娠期外伤或行卵巢肿瘤和阑尾手术等，特别是在妊娠早期，可刺激子宫收缩而引起流产。

5）不良习惯：过量吸烟、酗酒，过量饮用咖啡或海洛因等毒品亦可致胎儿先天性畸形或流产。

（3）胎盘内分泌功能不足：胎儿在母体内生长发育，主要通过胎盘将母体的营养物质和氧输送给胎儿，当胎盘内分泌功能不足时，妊娠将难以继续。

（4）免疫因素：母体及胎儿免疫系统相互影响，若互不适应，则可引起排斥而致流产。母体有抗精抗体，则多为早期流产；如母体及胎儿 Rh 血型不合、ABO 血型不合，可引起死胎，多为晚期流产。

（5）环境因素：某些有害的化学物质和物理因素可直接或间接对胚胎或胎儿造成损害而致流产。

（6）男性因素：据临床观察，男性菌精症可削弱受孕妇女的孕育能力，而致胚胎流产。

2. *前置胎盘*　正常情况下，胎盘附着于子宫体的后壁、前壁或侧壁，妊娠 28 周后，若胎盘附着于子宫下段，甚至胎盘下缘达到或覆盖宫颈内口，其位置低于胎儿的先露部，称为前置胎盘（placenta previa）。前置胎盘是妊娠晚期出血的常见原因，如处理不当可威胁孕妇及胎儿安全。

（1）子宫内膜病变或损伤：多次流产及清宫、产褥感染、剖宫产、子宫手术史及盆腔炎等为子宫内膜损伤引发前置胎盘的常见因素。

（2）胎盘异常：胎盘大小和形态异常均可发生前置胎盘。胎盘面积过大而延伸至子宫下段。

（3）受精卵滋养层发育迟缓：受精卵到达子宫腔后，滋养层尚未发育到可以着床的阶段，继续向下移，着床于子宫下段而发育成前置胎盘。

3. 胎盘早剥　胎盘早剥是指妊娠 20 周后或分娩期，正常位置的胎盘在胎儿娩出前，部分或全部从子宫壁剥离。

4. 产后出血　产后出血（postpartum hemorrhage，PPH）指胎儿娩出后 24 小时内，阴道分娩者出血量≥500 ml，剖宫产者≥1 000 ml，是分娩严重并发症，是我国孕产妇死亡的首要原因。产后出血的主要原因有子宫收缩乏力、胎盘因素、软产道裂伤及凝血功能障碍，这些原因可共存、相互影响或互为因果。

（三）分类

1. 与妊娠相关的出血

（1）妊娠早期出血。

1）早期妊娠流产：患者有停经、早孕反应，然后出现阴道流血。出血系因绒毛与蜕膜分离，血管破裂所致。根据疾病发展过程，分为先兆流产、难免流产、不全流产及完全流产等类型。先兆流产阴道流血少，淡红或淡褐色，往往不伴腹痛；难免流产阴道流血增多，同时伴有阵发性腹痛；随病情进一步发展，部分组织物排出，为不全流产；如子宫腔内容物完全排出，阴道流血明显减少直至停止，为完全流产。

2）异位妊娠：95％为输卵管妊娠。当输卵管妊娠流产或破裂时，患者可出现腹痛及不规则阴道流血，呈暗红或深褐色，量少呈点滴状，一般不超过月经量。少数患者阴道流血较多，类似月经，有时可从阴道排出蜕膜管型。患者阴道流血与失血症状往往不成正比，重者可因严重内出血迅速陷入休克，危及生命。

3）葡萄胎：患者在短期停经后出现不规则阴道流血，有时可从阴道排出水泡状组织，同时伴有子宫异常增大，双卵巢黄素囊肿，严重妊娠反应，典型的超声图像及血、尿HCG 异常增高等，可与流产鉴别。

（2）妊娠中晚期出血。

1）前置胎盘：发生突然，具有无诱因、无痛性及反复发作的特点。出血是因妊娠后期子宫下段逐渐伸展，附着于子宫下段及子宫颈内口的胎盘不能相应地伸展，使其与子宫壁发生错位、剥离，血窦破裂而引起。患者贫血程度与出血量成正比。出血发生的早迟、反复出血次数及出血量的多少与前置胎盘的类型有关。中央型前置胎盘出血发生早，反复出血次数多，且出血量大；边缘型前置胎盘出血多发生在妊娠晚期或临产后，出血量较少；部分型前置胎盘出血情况介于两者之间。

2）胎盘早剥：常因血管病变或外伤引起底蜕膜出血、血肿形成，导致在胎儿娩出前发生胎盘剥离。根据胎盘剥离后阴道有无血液流出，分显性出血、隐性出血和混合性出血。隐性出血症状最重，患者常有突然发生的持续性腹痛、休克表现。轻型胎盘早剥主要症状为阴道流血，出血量一般较多，色暗红，可伴有轻度腹痛或腹痛不明显，贫血体征不显著。重型胎盘早剥主要症状为突然发生的持续性腹痛和(或)腰酸、腰痛,其程度因剥离面大小及胎盘后积血多少而不同,积血越多疼痛越剧烈,若处理不当,可危及母儿生命。

3)其他:可见于胎盘边缘血窦破裂、脐带帆状附着的前置血管破裂及宫颈息肉、宫颈糜烂、宫颈癌等。可以结合病史、阴道检查、B超及产后胎盘检查等确诊。

(3)产后出血:主要原因有子宫收缩乏力、胎盘因素、软产道裂伤及凝血功能障碍,这些原因可共存、相互影响或互为因果。

2. 与妊娠无关的出血

(1)体内激素水平改变:如卵巢内分泌功能失调可致子宫出血,月经期卵泡破裂致雌激素水平短暂下降,外源性激素如雌激素、孕激素药物可引起"突破性出血"或"撤退性出血"等。

(2)生殖器肿瘤:如子宫内膜癌、子宫颈癌、子宫肌瘤、卵巢肿瘤及滋养细胞肿瘤等。

(3)生殖道损伤:如阴道裂伤出血、阴道异物等。

(4)生殖器感染:如急性或慢性子宫内膜炎、子宫肌炎等。

(5)全身性疾病:如血小板量和质的异常,凝血功能障碍包括血小板减少性紫癜、再生障碍性贫血及肝功能损害等,均可引起阴道出血。

(四)预警与识别

1. 预警　询问患者既往史,及早发现阴道出血的危险因素。快速标准地进行出血评估,出血的量、性质、颜色、患者的表现,是否有腹痛及疼痛的部位等,使用早期预警评分系统进行早期预警识别(血压、呼吸、意识),及时进行急救处理。

2. 识别

(1)临床表现:主要为停经后阴道流血和腹痛。

1)阴道流血:发生在妊娠12周以内流产者,开始时绒毛与蜕膜分离,血窦开放,即开始出血。当胚胎完全分离排出后,由于子宫收缩,出血停止。早期流产的全过程均伴有阴道流血,而且出血量往往较多。晚期流产者,胎盘已形成,流产过程与早产相似,胎盘继胎儿分娩后排出,一般出血量不多。

2)腹痛:早期流产开始阴道流血后子宫腔内存有血液,特别是血块,刺激子宫收缩,呈阵发性下腹痛,特点是阴道流血往往出现在腹痛之前。晚期流产则先有阵发性的子宫收缩,然后胎儿胎盘排出,特点是往往先有腹痛,然后出现阴道流血。

3)低血压症状:表现为头晕、面色苍白、烦躁、皮肤湿冷及脉搏细速等。严重者出现失血性休克、严重贫血等相应症状。

(2)阴道出血量的评估:对出血量应有正确的测量和估计,错误地低估出血量将会丧失抢救时机。根据出血量明确诊断并判断原因,及早处理。估测失血量有以下几种方法。

1)称重法:失血量(ml)=[接血敷料湿重(g)-接血前敷料干重(g)]/1.05(血液比重 g/ml)。

2)容积法:用接血容器收集血液后,放入量杯测量失血量。

3）面积法：可按纱布血湿面积估计失血量。

4）休克指数法(SI）：休克指数＝脉率/收缩压（mmHg），当 $SI=0.5$，血容量正常；$SI=1.0$，失血量为 $10\%\sim30\%$（$500\sim1\,500$ ml）；$SI=1.5$，失血量为 $30\%\sim50\%$（$1\,500\sim2\,500$ ml）；$SI=2.0$，失血量为 $50\%\sim70\%$（$2\,500\sim3\,500$ ml）。

5）血红蛋白测定：血红蛋白每下降 10 g/L，失血量为 $400\sim500$ ml，但是在出血的早期，由于血液浓缩，血红蛋白常无法精准反映实际出血量。

（3）实验室检查。

1）尿或血清 HCG 测定对早期诊断妊娠至关重要。

2）血常规、凝血功能、肝功能、肾功能等检查，评估出血量及全身情况。

3）雌激素、孕激素等检查，以排除阴道出血与体内激素水平改变有关。

4）糖类抗原 CA125 检查：识别卵巢癌、子宫内膜癌等疾病。

（4）影像学检查。

1）B 超检查：是诊断妊娠的首选方法，也可以精准识别有无生殖器肿瘤和损伤。

2）CT 检查：临床排除妊娠可能，必要时进行 CT 检查，以明确出血病因。

（五）急救措施

1. 紧急处理　迅速止血，纠正休克，维持正常的循环血量。

（1）纠正休克：对处于休克状态的危重患者，迅速建立静脉通路，迅速补充血容量，改善血液循环。根据血红蛋白的含量，输注红细胞、血浆、血小板及冷沉淀等，最好选择新鲜血，补充血容量的同时补充凝血因子，严密监测血常规及尿量，使血细胞比容提高到 0.3 以上，尿量>30 ml/h。

（2）及时止血：必要时使用止血药。

2. 病因治疗

（1）与妊娠相关的出血：如异位妊娠：根据病情选择期待疗法、药物治疗和手术治疗等方案；胎盘早剥：危及产妇及胎儿生命的患者，其预后与处理的及时性密切相关。胎儿娩出前胎盘剥离可能继续加重，难以控制出血，时间越长，病情越重。因此，一旦确诊重型胎盘早剥，及时终止妊娠。

（2）与妊娠无关的出血：如生殖器肿瘤患者，在止血、抗休克的同时进行手术治疗；全身性疾病引起的阴道出血，在止血的同时积极治疗基础病。

（六）急救流程

阴道出血的急救流程如图 4-23 所示。

（七）急救护理

1. 休息　保持环境安静，卧床休息，根据基础病选择卧位，避免剧烈运动。

2. 吸氧　遵医嘱必要时给予鼻导管吸氧。

3. 病情观察　密切监测体温、脉搏、呼吸、血压情况；观察意识、面色、皮肤及有无腹痛情况；注意阴道出血颜色、性质和量，正确评估失血量；做好抢救准备。

4. 用药护理　建立静脉通路，遵医嘱及时给予止血、抗感染、补充血容量等治疗。

5. 基础病护理　针对基础病，给予相应的护理。

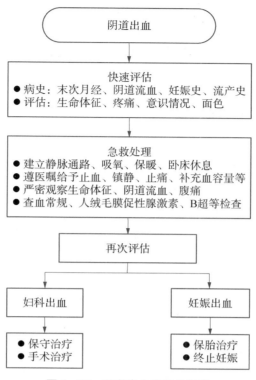

图 4-23　阴道出血的急救流程

6. 手术护理　需要手术治疗的患者,立即做好术前准备。术后注意观察阴道出血量及子宫收缩情况,监测生命体征,组织物送病理学检查。流产合并感染或出血时间长、量多者,应给予抗生素预防感染。

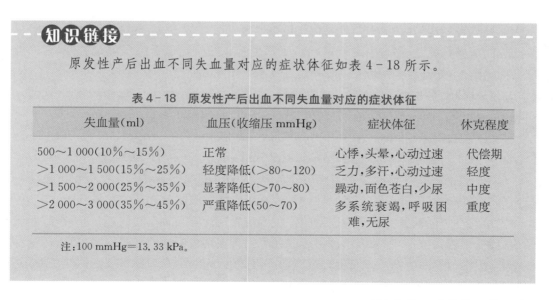

知识链接

原发性产后出血不同失血量对应的症状体征如表 4-18 所示。

表 4-18　原发性产后出血不同失血量对应的症状体征

失血量(ml)	血压(收缩压 mmHg)	症状体征	休克程度
500~1 000(10%~15%)	正常	心悸,头晕,心动过速	代偿期
>1 000~1 500(15%~25%)	轻度降低(>80~120)	乏力,多汗,心动过速	轻度
>1 500~2 000(25%~35%)	显著降低(>70~80)	躁动,面色苍白,少尿	中度
>2 000~3 000(35%~45%)	严重降低(50~70)	多系统衰竭,呼吸困难,无尿	重度

注:100 mmHg=13.33 kPa。

（赵洋洋　潘慧蓉　蔡　吉）

第七节 意外伤害的急救流程与护理

一、多发性创伤的急救流程与护理

(一) 概述

多发性创伤(multiple injuries)简称多发伤,是指同一致伤因子引起的两处或两处以上的解剖部位或脏器的创伤,且至少有一处损伤是危及生命的严重创伤。

与多发伤概念相区别的有复合伤、多处伤及联合伤。复合伤是指两个以上的致伤因子引起的创伤,如原子弹爆炸产生物理、化学、高温及放射等因素所引起的创伤是典型的复合伤。多处伤是指同一解剖部位或脏器的两处以上的创伤。联合伤是指创伤造成膈肌破裂,既有胸部伤,又有腹部伤,又称胸腹联合伤。

多发伤具有伤情变化快、休克和严重低氧血症,发生率高、容易漏诊和误诊、并发症多且严重、后期感染发生率高、急诊处理矛盾多等临床特点。

(二) 病因

车祸、烧伤、高空坠落、挤压伤及交通事故等。

(三) 预警与识别

1. 预警 判断有无威胁生命的征象,面对重症患者,在进行彻底检查前,应先进行快速、全面的检查。观察和记录患者神志、瞳孔、呼吸、脉搏和血压,判断有无呼吸困难、出血、休克的征象,并在评估的过程中做好颈椎保护。

2. 识别

(1) 病史采集:对多发伤患者,在采集病史时应了解受伤时间、受伤原因、受伤部位及人体姿势等受伤当时的情况,伤后出现的症状及演变过程,受伤后处理和处理时间,以及既往的健康状况,这些均有助于诊治。了解患者在入院前是否经过急诊处理,有的处理会掩盖病情,如升压药的应用可影响医生对循环功能的判断。

(2) ABCDE评估法:即 A——气道通畅与颈椎保护(airway maintenance with cervical spine protection);B——呼吸:通气与氧合(breathing ventilation and oxygenation);C——循环:控制出血(circulation with hemorrhage control);D——残疾:神经功能评估(disability);E——暴露与环境控制(exposure and environmental control)。

1) 呼吸困难:多发伤时呼吸困难往往是由胸部外伤、血气胸、张力性气胸、严重颅脑损伤、休克、异物误吸等引起。多发性肋骨骨折所致的呼吸困难表现为反常呼吸,胸壁可见异常运动;血气胸、张力性气胸所致的呼吸困难表现为呼吸频率较快,双肺听诊呼吸音轻或消失,气管移位;上呼吸道阻塞引起的呼吸困难表现为吸气性呼吸困难,有三凹征存在;颅脑损伤引起的中枢性呼吸困难表现为呼吸减慢,有时可有节律不规则;急性肺损伤引起的呼吸困难表现为呼吸窘迫、顽固性低氧血症,单纯吸氧治疗无效。

2) 休克:多发伤的休克一般为大出血所致,如严重的外出血,肝、脾或大血管损伤,严重的骨盆骨折或并发腹膜后血肿、多发性长骨骨折。单纯的颅内血肿一般不会引起休克,除非脑疝后期,但这种情况下同时具有意识与瞳孔的改变。休克早期有以下表现:①意识恍惚或清醒;②脉搏>100 次/分或异常缓慢;③脉压差<2.67 kPa(20 mmHg);④轻度过度换气;⑤毛细血管充盈时间>2 秒;⑥尿量<30 ml/h;⑦直肠与皮肤温度相差>3℃。临床上有 2 项以上表现即可诊断为早期休克。失血性休克最突出的临床表现有"5P",即:皮肤苍白(pallor)、冷汗(perspiration),虚脱(prostration)、脉搏细弱(pulselessness)及呼吸困难(pulmonary deficiency)。多发伤时估计失血量对诊断失血性休克有帮助,可通过以下方法估计:①成人一侧股骨骨折出血为 800~1 500 ml,如为开放性骨折可大于 1 500 ml;②成人一侧胫骨骨折出血为 400~1 000 ml;③成人骨盆骨折合并腹膜后血肿失血量为 2 000~4 000 ml。另外,还可通过休克指数来估计失血量。

3) 意识障碍:意识障碍多见于颅脑损伤,严重创伤性休克亦可有意识障碍。如发现存在意识障碍,要注意双侧瞳孔变化、双眼活动度、有无定位体征及病理征、有无耳鼻脑脊液漏等,同时行昏迷指数评分。颅脑损伤的最严重表现为脑疝形成,其特点是进行性意识障碍加重,早期出现脉搏减慢、呼吸减慢及血压升高(早期典型的"二慢一高"症状),后期可出现心率增快、血压下降及相应的颅脑损伤症状。

(3) 系统检查:在了解病史后,应立即对患者进行系统检查,避免漏诊。可参考 Freeland 建议的二字指导"CRASH PLAN"对患者进行检查。C 为心血管循环(circulation);R 为呼吸(respiration);A 为腹部器官(abdomen);S 为脊柱脊髓(spine);H 为颅脑(head);P 为骨盆(pelvis);L 为四肢(1imbs);A 为动脉(artery);N 为神经(nerve)。在病情允许的情况下,可进行包括 X 线、超声、腰椎穿刺和腹腔穿刺在内的检查,必要时可做血管造影及腹腔镜等检查。也可以采取"从头到脚"的顺序对患者进行全身的检查和评估。

(4) 创伤严重程度评估:严重程度的评定对判断多发伤患者的预后和评估救治水平等有重要意义。目前,临床上采用的评估方法很多,如创伤评分(trauma score,TS)、CRAMS 评分法、创伤指数(trauma index,TI)及重度创伤标准等。

1) TS:根据呼吸频率、呼吸状态、收缩压、毛细血管充盈度和昏迷指数评分,5 个指标分别记分,将 5 项分值相加得出 TS 值。TS 值越小,创伤反应越大,创伤程度越严重,预后越差。

2) CRAMS 评分法:CRAMS 代表 5 个项目。C 表示循环(circulation)、R 表示呼吸(respiration)、A 表示腹部(abdomen)、M 表示运动(motor)、S 表示语言(speech)。把这 5 项分值相加得出总分。正常总分为 10 分,>7 分属轻伤,<6 分属重伤。

3) TI:TI 的计算方法是根据创伤部位、类型、循环状态、中枢神经系统状态和呼吸情况评分,将以上 5 项的得分相加得出总分。得分越高,伤情越重。

(5) 实验室检查:血常规、肝功能、肾功能、凝血功能等检查,判断全身情况。

(6) 影像学检查:根据临床表现,针对性的选 X 线、CT 等检查,明确诊断。

(四) 急救措施

1. 紧急处理　遵循"先救命,后救伤"的原则,保障气道、呼吸、循环的安全。

（1）生命支持：首先对患者进行迅速全面的粗略检查，迅速判断有无威胁生命的征象，注意是否有呼吸道梗阻、休克、大出血等致命征象。心搏、呼吸骤停者，应立即进行心肺复苏；昏迷者，应保持呼吸道通畅。

（2）抗休克：建立静脉通路，补充血容量。

2. 救治原则　多发伤患者的救治原则是"抢救生命第一，保护功能第二，先重后轻，先急后缓"。面对创伤患者的处理需要遵循时间原则，分秒必争。

（1）基本治疗措施：包括控制出血、液体复苏、止痛、包扎、骨折固定、手术及其他对症治疗。

（2）损伤控制复苏策略：重视救治过程中的损伤控制复苏策略，如损伤控制外科、限制性液体复苏、可允许性低血压、输血等策略。

3. 进一步处理　伤情初步控制后有致命的征象，如窒息、休克及大出血得到初步控制后，必须进一步检查与处理，重点查明腹膜后脏器损伤，是否继发颅内、胸内、腹内出血等。当伤员生命体征稳定或基本稳定后，应进一步处理各系统脏器的损伤。

（五）急救流程

多发性创伤的急救流程如图4-24所示。

（六）急救护理

1. 体位　根据伤情选择合理卧位，注意保持肢体功能位，如有循环血量严重不足时，采取去枕平卧位；如有颈椎损伤，妥善固定头颈部位。

2. 保持呼吸道通畅　将患者头偏向一侧，及时清除口鼻腔分泌物、血液、污物等，有舌后坠放置口咽通气管，建立人工气道。

3. 吸氧　鼻导管或面罩给氧，根据血氧饱和度及血气分析指标调整氧浓度、给氧方式及给氧时间，以保证患者重要脏器的供氧。必要时予气管插管或气管切开机械辅助呼吸。

4. 建立静脉通路

1）立即建立2～3路静脉通路，穿刺静脉时应选择上肢静脉、锁骨静脉、颈内/外静脉，保证补液速度，及时补充血容量。骨折等肢体损伤部位不可进行静脉穿刺，骨盆骨折时选择上肢静脉输液，测量血压的肢体不可进行静脉输液。

2）必要时留置中心静脉导管。

3）建立骨髓腔内通路是伤情危重的重要选项。

5. 对症护理

（1）体温管理：为了预防死亡三联征的出现，应密切监测患者体温，对于低体温患者，应尽早采取多项措施予以纠正，如：提高室温、关闭门窗、减少患者体表暴露、及时更换血、湿、污的敷料和衣物等，使用加热毯保温，条件允许者可输注温热液体。

（2）预防感染：创伤后免疫功能受到抑制，伤口污染严重，肠道细菌异位。操作时应严格无菌操作，早期、足量应用抗生素。

（3）脊髓休克：伴有脊柱损伤的患者要注意休克的特点：如皮肤颜色、血压、体温、心率及神志的变化。

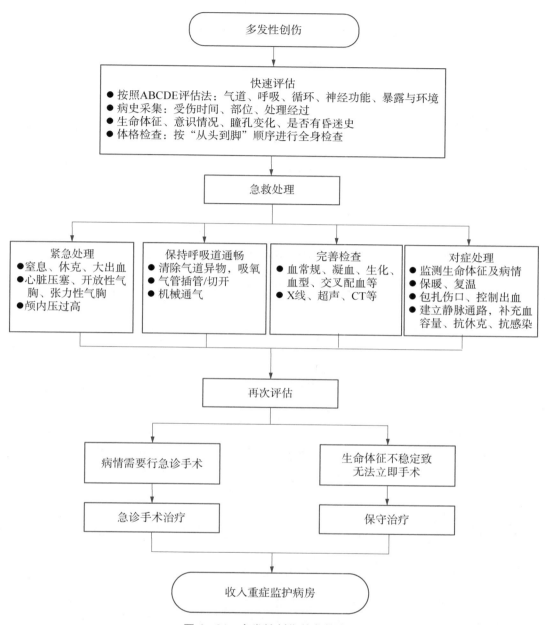

图 4-24　多发性创伤的急救流程

6. 导管护理　抢救过程中及时留置导尿管,了解患者有无泌尿系统损伤、肾功能、有效循环血量及抗休克效果。疑有空腔脏器损伤的患者应及时予以胃肠减压。疑有胸腔脏器损伤的患者应及时留置胸腔闭式引流管,改善肺通气状况。留置导管者均应观察引流液的颜色、性质及量,并做好记录。

7. 病情观察　监测生命体征,评估气道及呼吸情况,观察疼痛、意识、瞳孔的变化;注意伤口有无渗血、渗液、肢体肿胀,功能活动等情况。

8. 用药护理

(1) 抗生素：创伤严重或伤口污染者，应合理使用。

(2) 血管活性药物：小剂量多巴胺具有扩血管、利尿等作用；大剂量多巴胺具有缩血管、升压作用，应根据病情调节好合适的剂量。

(3) 碱性药物：慎用，遵循"宁酸勿碱"的原则。长时间休克者，可遵嘱少量使用。

(4) 补充血容量：休克患者给予止血、补充血容量等治疗措施。但是对于尚未控制的活动性出血患者，采取限制性液体复苏，根据患者血压，调整补液速度。

9. 术前准备　在第一时间为患者留取血标本，以便做交叉配血试验及其他血液检查，及时做好术前准备。

10. 防治并发症　在多发伤的整个护理过程中，既要考虑到多发伤对每个创伤部位的影响，也要考虑到创伤部位对整个机体的影响，对可能发生的并发症，如 ARDS、肾衰竭、心力衰竭、多器官功能障碍综合征等，应采取积极有效的护理措施。

知识链接 1

骨髓腔内血管通路

美国心脏协会（AHA）在《2005 年心肺复苏指南》中明确提出："病情危重需紧急抢救者，反复静脉穿刺 3 次失败者或 90 秒内未能成功穿刺者，推荐使用骨髓腔输液"，此方法适用于所有人。骨髓腔内血管通路具有操作快速、安全、简单的特点。该技术尤其适用于创伤，休克，心搏、呼吸骤停等危重症患者抢救时，外周血管塌陷，无法快速建立外周静脉的情况。目前，AHA、欧洲复苏委员会、国际复苏联合委员会均在指南中更新推荐骨髓腔输液技术。

知识链接 2

限制性液体复苏

限制性液体复苏即低压复苏，指在出血控制前，通过限制液体输注速度和输液量，使血压维持在相对较低的水平（即允许性低血压），直至彻底止血。其目的在于通过液体复苏，适当地恢复组织器官的血流灌注，又不至于过多地扰乱机体的代偿机制和内环境，以利于改善休克期组织的灌注和氧供，促进早期康复，减少创伤后期的并发症。对于有活动性出血的失血性休克患者，彻底止血前给予限制性液体复苏，可减少出血量，减轻酸中毒，避免过分扰乱机体的代偿机制和内环境，在一定程度上改善休克期组织器官的灌注和氧供，提高早期存活率。国际推荐的限制性液体复苏的目标血压是 10.67～12.0 kPa（80～90 mmHg）。

知识链接 3

死亡三联征

死亡三联征是指创伤早期所发生的低体温、酸中毒及凝血功能障碍，三者相互促进，形成恶性循环，致使患者生理潜能耗竭的一种状态，又称为"死亡三角"。诊断标准为：体温<35℃，pH<7.2，活化部分凝血酶时间、凝血酶原时间大于正常值的1.5倍以上，纤维蛋白原<1.0 g/L，凝血因子减少25%，血栓弹力图表现为 R 和 K 值延长、α和两侧曲线的最宽距离值降低。

（曾梦容　胡　敏　王单松）

二、颅脑损伤的急救流程与护理

（一）概述

颅脑损伤（craniocerebral injury）是指脑膜、脑组织、脑血管及脑神经在受到直接或间接外力作用后所发生的损伤。

颅脑损伤可分为颅和脑两部分损伤，颅部包括头皮和颅骨，脑部泛指颅腔内容物，即脑组织、脑血管及脑脊液。颅脑损伤的发生、发展过程主要取决于两个基本条件，即致伤因素和损伤性质。前者指机械性致伤因素，如暴力作用方式，力的大小、速度、方向及次数等；后者则为各不同组织和结构在接受暴力之后，所造成的病理损伤及病理生理变化，故致伤因素不同，所致损伤的程度和性质也各异。

（二）病因

高空坠落、挤压伤及交通事故等。

（三）分类

1. 按照损伤类型

（1）原发性损伤：原发性脑损伤发生于外部暴力作用的瞬间，是颅脑损伤病理生理改变的基础，其特点和严重程度由致伤因素和机制决定，仅能采取相应措施预防和后续治疗。

（2）继发性损伤：继发性脑损伤是在原发性损伤的基础上，继发出现的神经病理改变。导致继发性脑损伤的主要原因可归结为局灶性因素（如血液刺激、脑挫裂组织水肿及颅内压增高等）和系统性因素（如休克、低氧血症等）。

2. 按照损伤部位分类　硬膜下血肿、硬膜外血肿、脑内血肿、头皮挫裂伤、脑挫裂伤及脑干损伤。

（四）预警与识别

1. 预警　使用早期预警评分系统（MEWS）进行早期预警识别，主要内容包括呼吸、循环、收缩压、意识等内容。颅脑损伤常常表现为意识障碍、头痛、恶心、呕吐、癫痫发作及感觉障碍等。应快速进行创伤评估,及早发现严重威胁生命的急症,及时采取干预措施。

2. 识别 意识和瞳孔改变是颅脑损伤患者重要的临床症状和体征,应给予高度重视。受伤史是判断伤情的重要依据,询问受伤史应包括:受伤时间、受伤原因、外力大小、着力部位与方式、受伤当时和伤后的表现、处理过程与既往病史。

1) 按照 ABCDE 评估法,评估患者的伤情。

A. 气道(airway,A):评估患者气道通畅情况,清除阻塞患者呼吸道的分泌物、异物(如脱落的义齿等)、胃内容物及血块。意识障碍严重的患者(GCS≤8 分),应尽早进行气管内插管或气管切开,并进行机械通气辅助呼吸。操作过程中应确保颈椎中立位,以防可能的颈椎损伤。

B. 呼吸(breathing,B):评估患者呼吸功能,观察双侧胸廓是否对称,呼吸活动度是否一致,双肺呼吸音是否存在。若患者出现连枷胸、气胸、血气胸表现,应立即予以吸氧及其他专科处置,并纠正低氧血症及高碳酸血症。

C. 循环(circulation,C):评估患者循环功能,立即检查并记录血压、心率,必要时可予以持续动脉压监测。若患者存在活动性出血(如头皮挫裂伤),应立即采取加压包扎、缝合等措施止血。

D. 神经功能障碍(disability,D):评估患者神经系统功能,患者生命体征平稳后,应迅速开始神经系统检查,包括 GCS 评分、脑神经、感觉和运动功能检查。

E. 暴露(exposure,E):评估患者复合伤情况,对于神志不清、受伤机制不明的颅脑损伤患者,为了全面评估受伤状况,需充分暴露患者全身,以免体格检查疏漏。在暴露检查中应注意保暖,避免体温过低。

2) 根据损伤程度评估:病情急缓、意识状态和配合情况进行。重点观察意识、瞳孔变化,头部损伤情况,眼、耳、鼻有无出血和脑脊液漏,有无其他神经功能改变,是否合并其他创伤。

3) 影像学检查:CT 平扫检查是诊断颅脑损伤的最迅速、精准的检查方法。脑血管造影能提高颅内血肿的诊断正确率,但其为有创检查,受不同医疗机构条件限制。

(五)急救措施

1) 紧急处理。

A. 保持呼吸道通畅,必要时建立人工气道。

B. 监测心泵功能,监测心率、血压,出现心搏骤停,立即给予心肺复苏,维持生命体征稳定。

2) 优先处理危及生命的合并伤:有颅内血肿者,需紧急开颅清除血肿。应争取在30 分钟内完成备皮、配血及导尿等术前准备。

3) 降低颅内压,防止脑水肿。

4) 控制出血与纠正休克。

5) 有手术指征者,立即行手术治疗。

（六）急救流程

颅脑损伤的急救流程如图 4 - 25 所示。

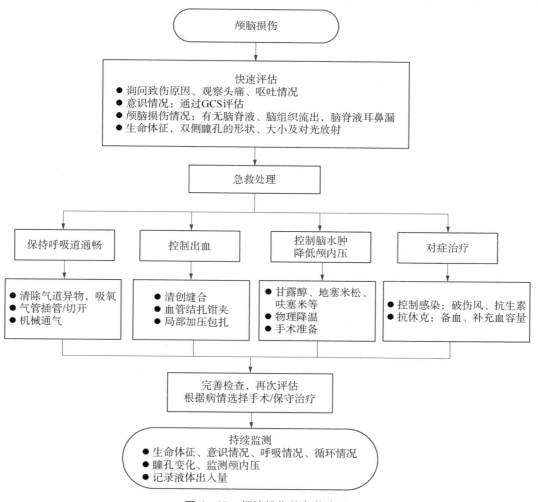

图 4 - 25 颅脑损伤的急救流程

（七）急救护理

1. **体位** 头部抬高 15°～30°，身体自然前倾，避免颈部扭曲，以利于颅内静脉回流，从而减轻脑水肿，降低颅内压。

2. **保持呼吸道通畅** 急性颅脑损伤的患者多因出现意识障碍而失去主动清除口鼻腔分泌物的能力，可因呕吐物、血液、脑脊液吸入气管造成呼吸困难，甚至窒息。故应立即清除口鼻腔的分泌物，调整头位为侧卧位或后仰，予以气管插管或气管切开，以保持呼吸道的通畅；若呼吸停止或通气不足，应用简易呼吸器或呼吸机辅助呼吸。

3. **对症护理** 开放性颅脑损伤可累及头皮的大小动脉，颅骨骨折可伤及颅内静脉窦，同时颅脑损伤往往合并其他部位的复合伤，均可造成大出血，引起失血性休克，导致循环功能衰竭。因此,须使用血管结扎钳夹、局部加压包扎等方式制止活动性外出血,维持循环功能。有脑组织膨出者,须用消毒药碗覆盖后包扎。

4. 病情观察 严密监测患者生命体征、意识;比较两侧瞳孔的形状、大小及对光反射等;观察有无呕吐及呕吐的性质、有无脑脊液漏,头痛或烦躁不安的临床表现。

5. 用药护理 遵医嘱应用止血、利尿、脱水剂、镇静及抗生素等药物治疗,密切观察用药后的疗效和不良反应。

(1) 降低颅内压:严重颅脑损伤,伴有头痛、呕吐等颅内压升高情况,予以脱水治疗,常用药物为甘露醇、白蛋白、呋塞米等。

(2) 维持循环功能:建立静脉通路,及时使用止血药物,快速补液或输血,必要时使用血管活性药物,避免低血压。

(3) 抗感染:遵医嘱应用抗生素,预防感染发生。

6. 手术治疗 严重颅脑损伤合并脑水肿引起颅内压增高和脑疝,或颅内血肿引起局灶性损害,应考虑外科手术,如开颅血肿清除术、去骨瓣减压术、钻孔探查术及脑室引流术等。

7. 安全转运 按照分级转运标准,落实转运流程。转运前评估病情,转运中密切观察患者生命体征,安全转运至手术室或重症监护室。

知识链接

Norton 压疮评估量表于颅脑外伤的应用

患者入院 2 小时内,采用 Norton 压疮评估量表完成压疮风险的评估。该量表的内容包括身体状况、精神状态、运动情况、活动情况及大小便情况 5 个条目,评分 15～19 分为轻度风险;13～14 分为中度风险;＜12 分为高度风险。护理人员可通过询问患者及其家属日常饮食、日常排便情况,观察双侧瞳孔及对疼痛刺激的反应,采用 GCS 评分评估患者的意识。观察患者四肢肌力及活动能力,仔细检查患者受压部位皮肤状况。

(曾梦容 胡 敏 王单松)

三、气道异物的急救流程与护理

(一) 概述

气道异物是指各种异物造成口、鼻、咽、喉、气管甚至支气管的阻塞,导致通气功能障碍,甚至死亡。

异物吸入下呼吸道后,即刻出现剧烈呛咳、口唇发绀,然后根据异物停留部位产生不同症状,如在喉部常有声嘶、呼吸困难等;若停留于气管、支气管,为阵发性咳嗽和呼吸不畅;若异物嵌顿在小支气管,继发感染可出现肺炎症状。气道异物首先多见于学龄前儿童,以婴幼儿最多见,5岁以下者占80％～90％。其次为重症或昏迷患者,尤其是脑血管疾病患者,由于吞咽反射减弱或消失,也常将呕吐物、血液、食物及义齿等呛入气管。

（二）病因及分类

1. 内源性异物　患者自身的组织器官或者呼吸道分泌物,如:义齿、血液、呕吐物、黏稠痰液、脓液或局部的息肉等。个别老年人因咳嗽、吞咽功能差、脱落的义齿误咽至呼吸道。昏迷患者,因舌根后坠、呕吐物及咯出的血液等反流误吸入呼吸道。

2. 外源性异物　较多见,由体外进入。常见的异物有瓜子、豆类、花生、药片、鱼刺、枣核及装饰品等。依据异物进入机体的情形分为以下几种。

（1）饮食误入:多由于进餐中咳嗽、发笑所致,幼儿多因磨牙尚未发育,咀嚼不细,咳嗽反射不健全所致。

（2）酒精刺激:酒精刺激咽喉部肌肉麻痹、松弛,此时食物残渣更易进入呼吸道。

（3）年龄因素:老年人的咽喉肌萎缩,吞咽时反应能力差,食物误送入气道引起梗阻。婴幼儿容易出现吸吮或口含异物的习惯,加上婴幼儿咽喉肌发育不全、缺乏协调能力、反射功能差等特点,容易发生气道异物。

（4）疾病的影响:呼吸道、消化道、咽喉局部疾病的刺激影响作用。

（5）特殊人群:如自杀或精神障碍患者,有意将异物送入口腔或挤进呼吸道。

（三）预警与识别

1. 预警　建立气道异物预警机制,及时识别相关危险因素。如患者出现呼吸困难、剧烈呛咳、咳嗽、反射性的恶心呕吐、发音困难或声音嘶哑及严重缺氧等临床表现时,询问是否有误咽异物、呕吐、咯血、外伤及昏迷等病史,及时干预处理。

2. 识别

（1）问诊:对于清醒患者,采用封闭式的提问方式询问,如"有东西卡住喉咙了吗"。

（2）呼吸道梗阻的特殊表现:当气道异物发生后,患者多立即出现呼吸困难、剧烈呛咳、咳嗽、反射性的恶心、呕吐、喉头发紧、发音困难或声音嘶哑等,幼儿可同时大哭大闹。

1) 呼吸道不完全性梗阻的表现:咳嗽、喘憋、咳嗽无力、呼吸急促,吸气时可出现高调哮鸣音,由于气道异物多梗阻于喉腔的声门裂处,刺激局部引起极度不适,患者多有情不自禁地将手的示指和拇指张开呈"V"字形紧贴喉部的特殊体征。

2) 呼吸道完全性梗阻的表现:患者说话困难、无法咳嗽、呼吸极度困难、颜面灰暗,甚至全身发绀。随着呼吸困难的发生,体内严重缺氧,短时间内可引起脑部缺氧,使患者快速发生意识障碍,甚至昏迷。

（3）影像学检查:若诊断困难且患者病情允许时,可行胸部X线、CT等检查。

（4）其他检查:喉镜、支气管镜检查。

（四）急救措施

1. 紧急处理　患者如出现心搏骤停、窒息等危及生命的征象,立即处理,维持生命体征稳定。

2. Heimlich手法　是由美国著名医学家亨利·海姆立克教授于1974年首创,经过动物实验和对人的救治,证实是一种有效的急救方法。原理:抢救者徒手突然用力冲击腹部、膈肌软组织,压力使局部产生一股向上的气流,挤压两肺下部,使肺内气体形成一股气流,气流的力量进入气管将堵塞气道、喉部的异物冲出,迅速畅通气道。

(1)腹部冲击法:适用于成人或儿童气道异物阻塞者。

1)互救立位腹部冲击法:最为常用,适用于意识清醒的异物阻塞气道的患者。施救者站在患者的背后,令患者弯腰,头部前倾,以双臂环绕其腰,一手握空心拳,拳眼顶住其腹部正中线脐上二横指处;另一手紧握此拳,快速有力向内、向上冲击5次。患者应低头张口,以便异物排出。

2)互救仰卧位腹部冲击法:适用于意识不清的异物阻塞气道的患者。将患者置于仰卧位,头部偏向一侧。救护员骑跨在患者髋部两侧,以一手掌根平放在脐上二横指处,另一只手直接放到第一只手背上,两手重叠,两手合力,向内向上冲击5次,重复操作若干次,直至异物排出,取出异物。检查心搏和呼吸,对心搏、呼吸骤停的患者,应立即进行心肺复苏。

3)自救腹部冲击法:如果孤身一人,自救就显得尤为重要。自己的一手握空心拳,拳眼顶住腹部脐上二横指处;另一手紧握此拳,双手同时向内、向上冲击5次,重复操作若干次,直至异物排出。还可以将上腹部压在任何坚硬物面上,如桌边、椅背、栏杆等处,连续向内、向内上冲击5次,重复操作若干次,直至异物排出。

(2)胸部冲击法。

1)立位胸部冲击法:适用于意识清醒的妊娠后期或肥胖患者。施救者站在患者的背后,两臂从患者腋下环绕其胸部,一手握空心拳,拳眼置于患者胸骨中部,注意避开肋骨缘及剑突;另一只手紧握此拳向内、向上有节奏地冲击5次,重复操作若干次,直至异物排出。

2)仰卧位胸部冲击法:适用于意识不清的妊娠晚期或肥胖患者,冲击的部位与胸外心脏按压的部位相同。

(3)婴儿救治法。

1)背部叩击法:将婴儿仰卧位骑跨在施救者的前臂上,使其头低脚高,一手掌将婴儿的后颈部固定,头部轻度后仰,固定其双侧下颌角,打开气道。将婴儿翻转成俯卧位,使其头低于躯干,同时用手握住双下颌以托住头,并将前臂放到自己的大腿上。用另一只手的掌根向内、向上叩击婴儿两肩胛骨之间4~6次,至异物排出。

2)胸部冲击法:将婴幼儿俯卧位平躺在施救者的前臂上,使其头低脚高,一手掌将婴儿的前颈部固定,翻转成仰卧位,并将前臂放到自己的大腿上,婴儿头部向下。施救者用一手手掌支撑婴儿的头部及颈部,用另一只手的中指和示指向下冲击婴儿的胸骨下部。

3. **手指异物清除法**　适用于可见异物的昏迷患者。施救者先用拇指和其余四指紧握患者的下颌,并向前下方牵拉。然后用另一只手的示指沿其颊部内侧插入,在咽喉部或舌根部轻轻勾异物。动作要轻柔,切勿粗暴过猛,以免将异物推向深处。此方法对于婴幼儿慎用。

（五）急救流程

气道异物的急救流程如图 4 - 26 所示。

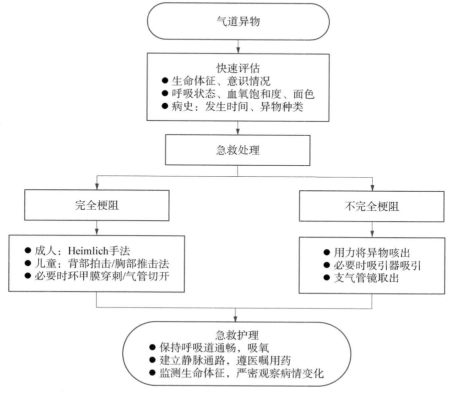

图 4 - 26　气道异物的急救流程

（六）急救护理

1. 一般护理　安抚患者及家属,稳定其情绪,对于婴幼儿做好基本生活护理,使患儿保持安静,避免哭闹。

2. 解除气道异物梗阻,保持呼吸道通畅

1)使用 Heimlich 手法,去除气道内异物。

2)内镜下异物取出。

A. 直接喉镜异物取出术:适用于气管内活动的异物。

B. 支气管镜异物取出术:直接喉镜下不能取出的气管异物及绝大多数支气管异物需经支气管镜取出。最好在全身麻醉下进行。

C. 纤维支气管镜或电子支气管镜异物取出术:位于支气管深部的细小异物,由于硬质支气管镜不能窥视,可在纤维支气管镜或电子支气管镜下钳取。

3)气管插管:对于液状或颗粒等进入气管,可予以气管插管,将气管导管通过口腔或鼻腔,经声门置入气管,通过人工气道进行深部吸引,解除气道异物梗阻,保证呼吸道通畅。

4)环甲膜穿刺:完全性窒息状态下,可紧急行环甲膜穿刺术,保障通气。适应证有:

各种原因导致的急性上呼吸道完全或不完全梗阻,尤其是声门区阻塞、严重呼吸困难,需立即通气急救者;喉头水肿或颌面外伤所致气道阻塞需立即通气急救者;气管插管有禁忌或病情紧急需快速开放气道者。

5)外科手术:难以取出的较大、嵌顿支气管异物,必要时可考虑开胸术取出。

3. 吸氧 有呼吸困难、缺氧症状者,予以吸氧。

4. 病情观察 密切观察患者生命体征变化,有无阵发性呛咳、呼吸困难等情况,根据呼吸、咳嗽、双肺呼吸音、精神及全身状况,精准判断和推测异物在气管内的活动度。

5. 健康指导

(1)预防:婴幼儿、儿童勿将细小物件放入口中玩耍;5岁以下儿童不宜接触及食用花生、瓜子、核果、豆类等硬性食物;儿童进食时勿让其嬉笑打闹,勿恐吓打骂孩子;若儿童口内含食物玩耍,家长不要强行抠挖,应设法诱其自行吐出,以免深吸气时,异物进入气管。

(2)处理:如果出现儿童进食时呛咳、气促等情况,家长应及时带其到医院诊治,以减少危险性和并发症的发生,掌握 Heimlich 手法,紧急情况下抢救生命。

知识链接

小儿气道异物的鉴别诊断

(1)呼吸道感染性疾病:常见呼吸道感染性疾病如急性喉炎、肺炎等。有咳嗽、气促、声嘶、喉鸣甚至呼吸困难等表现,需与气管支气管异物鉴别,但此类疾病多有呼吸道感染病史,无明显异物吸入史,积极抗感染治疗多可获得满意疗效。胸部影像学检查(如CT)、支气管镜检查有助于鉴别。

(2)喘息性疾病:罹患哮喘等喘息性疾病的患儿,以反复发作的喘息、咳嗽为主要临床表现,肺部查体可闻及哮鸣音,呼吸音减低,影像学表现可有纵隔心影反常大小、肺气肿,常易与气管异物混淆。需注意喘息诱因,若经平喘治疗有效,可以进行鉴别。

(3)呼吸道占位性病变:如喉乳头状瘤、气管及支气管肿瘤。呼吸道占位性病变可引起声音嘶哑、喉鸣、气促、吸气性呼吸困难等临床表现,进行鉴别时需注意有无明确异物吸入病史,是否症状逐渐加重。通过纤维支气管镜和胸部CT等影像学检查可予鉴别。

(4)喉部、气管及支气管结构性畸形:喉蹼、气管及支气管狭窄等先天性畸形;喉、气管、支气管继发瘢痕狭窄。可导致患儿出现声音嘶哑、喉鸣、气促及呼吸困难等,需与气管、支气管异物进行鉴别,相应的病史是鉴别要点之一。喉镜、支气管镜及影像学检查可助鉴别。

(曾梦容 胡 敏 冯 丽)

四、电击伤的急救流程与护理

（一）概述

电击伤(electrical injury)是指一定量的电流通过人体时，造成机体损害或功能障碍，甚至死亡。电击时间越长，电压越高，人体所受的电损伤越严重。

电流对人体的损害包括电流本身及电流转换为电能后的热或光效应两个方面的作用。电击对人死亡的致命性作用主要为：①引起心室颤动，导致心搏骤停，此常为低电压电击伤死亡的原因；②对延髓呼吸中枢的损害，引起呼吸中枢的抑制、麻痹，导致呼吸停止，常为高压电击伤死亡的原因。电流转换为热和光效应则多见于高压电流对人的损害，造成人体的电烧伤，轻者仅烧伤局部皮肤和浅层肌肉，重者则烧伤肌肉深层，甚至骨髓。电流对机体的伤害和引起的病理改变极为复杂，主要机制是组织缺氧。

（二）病因

1. 人为因素　违规使用电器，电路老化等。
2. 意外事故　如暴雨、暴雪、火灾、地震等使电线漏电接触人体。
3. 天气因素　雷雨天气被闪电击中。
4. 医源性因素　使用起搏器、内镜检查治疗时，仪器漏电，使微电流直接通过心脏。

（三）分类

1. 轻型　电击伤处疼痛，全身症状可有心悸、头晕、面色苍白、恶心等，但神志清楚，生命体征无明显异常。
2. 重型　神志发生改变，生命体征出现异常，呼吸不规则、心律不齐，有时伴有抽搐、休克。有些患者可出现"假死状态"，心跳、呼吸十分微弱或暂时停止，心电图呈心室颤动。
3. 危重型　多见于高压电击伤或低电压通电时间过长。患者昏迷，呼吸、心跳停止及瞳孔扩大。

（四）预警与识别

1. 预警　详细询问患者病史，了解触电原因、方式、部位、电流及电压的性质及高处坠落史、着地部位、昏迷史等，早期进行危重情况预警，及时采取干预措施。
2. 识别

(1) 全身表现：面色苍白、恶心、呕吐、头痛、头晕、心悸等。高压电击，特别是雷击时，常发生意识丧失、心搏骤停，如复苏不及时可致死亡，幸存者可有定向力丧失和癫痫发作。部分病例有心肌和心脏传导系统损害，心电图检查提示心房颤动、心肌梗死和非特异性 ST 段降低。组织损伤区或体表烧伤处丢失大量液体，继而出现低血容量性休克。肾脏直接损伤和坏死肌肉组织产生肌球蛋白，溶血后血红蛋白损伤肾小管，可发生急性肾衰竭、脱水和血容量不足，加速急性肾衰竭的发生。

(2) 局部表现。

1) 低压电烧伤：创口小，有焦黄、灰白色创面，与正常皮肤边界清楚，中心部位低限，无痛感,无炎性反应,创面干燥,偶可见水疱。

2) 高压电烧伤:面积不大,但可深达血管、神经、肌肉、骨骼,一处进口,多处出口,肌肉夹心性坏死,组织继发性坏死、出血,截肢率高。

(3) 实验室检查:心肌酶谱、全血细胞计数,尿液分析、特别是肌球蛋白测定。

(4) 影像学检查:若出现意识状态恶化,则应做 CT 或 MRI 检查,以排除颅内出血。

(5) 其他检查:心电图检查,若有任何心肌受损的征象、心律不齐或胸痛则应进行 24 小时心电监护。

(五)急救措施

1. 现场处理 现场救治应争分夺秒,首要任务是切断电源,迅速脱离电源。根据触电现场的环境和条件,采取最安全而又最迅速的办法切断电源或使触电者脱离电源。

(1) 关闭电源:若触电发生在家中或开关附近,迅速关闭电源开关,关闭电源总闸是最简单、安全而有效的方法。

(2) 挑开电线:用干燥木棒、竹杆等将电线从触电者身上挑开,并将此电线固定好,避免他人触电。

(3) 斩断电路:若在野外或远离电源开关的地方,尤其是雨天,不便接近触电者以挑开电源线时,可在现场 20 米以外用绝缘钳子或干燥木柄的铁锹、斧头及刀等将电线斩断。

(4) "拉开"触电者:若触电者不幸全身趴在铁壳机器上,施救者可在自己脚下垫一块干燥木板或塑料板,用干燥绝缘的布条、绳子或用衣服绕成绳条状套在触电者身上将其拉离电源。

2. 紧急处理

(1) 维持有效呼吸:有缺氧指征者给予吸氧,维持有效呼吸。对呼吸微弱或不规则甚至停止,而心搏尚存在者,应立即口对口人工呼吸或仰卧压胸、俯卧压背式人工呼吸,有条件者可行气管插管或呼吸机辅助呼吸。

(2) 纠正心律失常:电击伤最严重的心律失常是心室颤动。常用除颤方法有电除颤和药物除颤。心跳、呼吸骤停者即刻予以心肺复苏。

3. 保护体表电灼伤创面 体表电灼伤创面周围皮肤用聚维酮碘处理后,加盖无菌敷料包扎,以减少污染。局部坏死组织与周围健康组织分界清楚,应在伤后及时切除焦痂。若皮肤缺损较大,则需要植皮治疗。必要时应用抗生素和破伤风抗毒素预防感染发生。

4. 对症处理

1) 积极防治脑水肿、急性肾衰竭等并发症。

2) 纠正水、电解质及酸、碱平衡失调。

3) 注意有无其他合并伤存在,因患者触电后弹离电源或自高空跌倒,常伴有颅脑损害、血气胸、内脏破裂及骨折等,配合做好相应处理。

(六) 急救流程

电击伤的急救流程如图 4 - 27 所示。

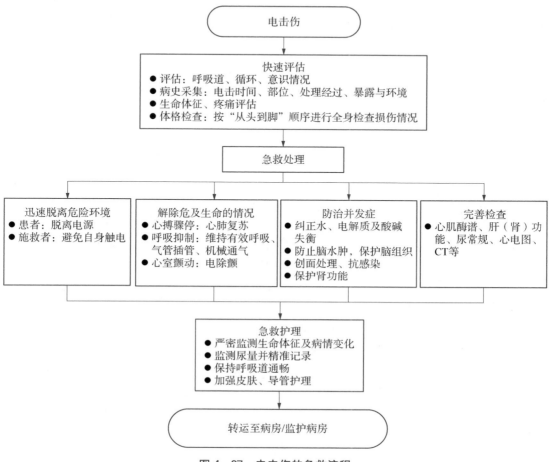

图 4-27 电击伤的急救流程

(七) 急救护理

1. 维持生命体征稳定 出现心搏骤停、心律失常等危及生命的征象,立即给予基础生命支持。

2. 吸氧 给予鼻导管吸氧。观察患者呼吸频率、节律,及时发现并纠正呼吸抑制和窒息。在进行人工呼吸时,准备气管插管用物和呼吸机,配合医生气管插管,接好呼吸机维持正常通气,必要时遵医嘱使用呼吸兴奋剂。

3. 对症护理 床旁备止血带、备好静脉切开包及无菌手套,防治继发性出血。加强巡视,特别是在患者用力、哭叫、屏气时容易出血。受伤肢体必须制动,搬动患者时要平行移动,防止因外力引起的出血。如出现大出血,立即通知医生,根据出血部位及时给予紧急止血。

4. 病情观察

1) 监测生命体征,观察意识、瞳孔、受伤部位皮肤血运及肢体活动度等情况。

2）尿量：留置导尿管，观察尿液的颜色、性质和量的变化，对于严重肾功能损害或脑水肿损害使用利尿剂或脱水剂者，精准记录 24 小时液体出入量。

3）肢端血液循环：抬高患肢，如肢端发冷、发绀、充盈差及肿胀严重时，应立即通知医生尽早行截肢或筋膜切开术，恢复肢体的血液供应。

5. 用药护理

1）液体管理：建立静脉通路，电击伤的早期补液量，不仅取决于皮肤烧伤面积，更取决于肌肉烧毁的范围和深度。由于电击伤较深，渗出较多，因此输液量往往比相同面积的热力烧伤多。由于创面水分蒸发，大量热量丧失，患者大多畏寒，必须做好保暖工作，维持室温 30～32℃。

2）抗感染：遵医嘱使用抗生素，预防感染。

3）维持水、电解质及酸、碱平衡。

> **知识链接**
>
> ### 电击伤的并发症和后遗症
>
> 严重电烧伤患者，有时血管壁损伤可继发大出血而引起死亡，电烧伤后愈合的瘢痕一般较原创面大 2～3 倍。大量组织的损伤和溶血可引起高钾血症。肌肉强烈收缩和抽搐可使四肢关节脱位和骨折，脊柱旁肌肉强烈收缩，甚至引起脊椎压缩性骨折。神经系统后遗症有失明、耳聋、周围神经病变、上升性或横断性脊髓病变和侧索硬化症，亦可发生肢体单瘫或偏瘫。肢体灼伤引起远端供血不足和发生组织坏死。少数高压电损伤患者可发生胃肠功能紊乱、肠穿孔、胆囊局部坏死、胰腺局灶性坏死、肝脏损害伴凝血机制障碍、白内障和性格改变。

（曾梦容　胡　敏　王单松）

五、急性中毒的急救流程与护理

（一）概述

中毒（poisoning）是某些化学物质进入人体，在效应部位积蓄到一定剂量而引起损害的全身性疾病。

不洁的饮食、过量的药物、大量的农药均可造成急性中毒，所以凡是能引起中毒的物质统称为毒物。接触毒物后，在短时间内发病称为急性中毒，急性中毒在日常生活中是经常发生的意外伤害。毒物可以由许多途径进入人体，有的进入心脏和血管，使血液循环发生障碍；有的侵入中枢神经系统，影响人的大脑和呼吸；有的毒物取代氧气，使人缺氧窒息；腐蚀性毒物严重灼伤口腔、食道、胃、肠，发生剧痛、溃烂出血或穿孔。急性中毒发病急骤，病情变化迅速，发展快。群体中毒，伤害人群多。据有关部门统计，急性中毒是我国全部疾病死因的第 5 位。

（二）病因及分类

1. 职业性中毒　在生产过程中，某些有毒原料、中间产物和成品，如果不注意劳动保护，与毒物密切接触可发生中毒。在保管、使用、运输方面，如不遵守安全防护制度，也可能发生中毒。

2. 环境性中毒　工业性废料、废气污染空气、水、土壤，长期接触容易造成中毒。水质、地质污染可造成某些地方性中毒病。

3. 生活性中毒　误食、意外接触有毒物质，或用药过量，自杀或谋害使用过量毒物进入人体，都可引起中毒。

（三）预警与评估

1. 预警　一般情况下，若患者突然出现昏迷、呼吸困难、发绀、呕吐、抽搐、休克而原因不明时，都要预警是否为急性中毒。询问是否有毒物接触史（口服、吸入、皮肤及黏膜接触），进行体格检查、辅助检查，明确是急性中毒，启动预警机制，采取干预措施。

2. 识别

（1）消化系统：几乎所有急性中毒都会出现急性胃肠炎的表现，毒物进到人体内半小时、数小时、大多不超过 24 小时，出现以急性胃肠炎症状为主的恶心、呕吐、腹痛，时间较长者出现腹泻。呕吐物为食物残渣，只是不同的中毒表现有所侧重，有反应快的，强烈的，有反应慢的，数小时之后发生反射性呕吐。由于解毒的器官主要是肝脏，急性中毒可导致中毒性肝病，患者出现严重的黄疸和肝性脑病。

（2）神经系统：毒物直接损害神经系统，引起中毒性脑病，大脑皮质和皮质下中枢受到抑制。轻者表现为头晕、嗜睡、昏睡、意识朦胧、知觉迟钝或丧失；重者表现为瞳孔缩小、对外界刺激无反应，甚至昏迷不醒，呼吸浅慢或不规则、脉搏极弱或触摸不清、四肢厥冷、血压下降；有的患者还表现为抽搐、发狂及呼吸衰竭；少数患者可有痴呆等后遗症。

（3）呼吸系统：刺激性气体或有毒有害气体被吸入呼吸系统后，可引起咳嗽、声嘶、胸痛、呼吸困难甚至窒息等症状，严重者发生中毒性肺水肿。如吗啡和镇静催眠药中毒对中枢神经系统有先兴奋后抑制的作用。轻者表现为头痛、头晕、恶心、呕吐、兴奋或抑制呼吸中枢，患者出现轻度意识障碍、血压下降、体温降低、肌肉松弛，也可能出现角弓反张等症状。重者表现有昏迷、瞳孔改变、直接抑制呼吸中枢引起呼吸停止等症状。

（4）其他系统：如心血管系统表现为心肌损害和休克；造血系统引起贫血、出血，血小板和白细胞异常；泌尿系统可出现急性肾衰竭，造成血尿、尿少、尿闭。同时毒物种类的不同可使皮肤呈现不同的颜色，中毒后引起缺氧，表现为面、唇色发绀；一氧化碳中毒后口唇为樱桃红色；强酸、强碱中毒损伤皮肤可呈黑色、白色、灰棕色。急性中毒时瞳孔常出现明显变化，瞳孔扩大常见于阿托品中毒；瞳孔针尖样提示有吗啡或有机磷农药中毒的可能。

（5）实验室检查：为了明确中毒性质、程度，注意采集剩余的毒物、药物、食物或其他含毒标本，如呕吐物、洗出的胃液、血液、尿液及粪便等标本送检。

（四）急救措施

1. **紧急处理**　基本生命支持，建立有效循环，维持呼吸、循环功能。

2. **清除未吸收接触毒物**

1）迅速撤离有毒环境，脱去被污染的衣物，用肥皂水或清水清洗染毒的皮肤、指甲、头发，禁用热水或酒精进行擦洗；如有毒物侵入眼部，可用生理盐水冲洗。

2）口服中毒。

A. 催吐：神志清醒，有意识的，胃内尚存留毒物者，遵医嘱口服清水或温盐水 200～300 ml，以压舌板刺激咽后壁催吐。腐蚀性毒物（强酸、强碱）、惊厥、昏迷、肺水肿、严重心血管疾病及肝病禁催吐。孕妇慎用。

B. 洗胃：遵医嘱选用相应的洗胃液，服毒 4～6 小时内及时予以洗胃，饱腹、中毒量大或减慢胃排空的毒物，超过 6 小时仍可选择洗胃；应及早、彻底、反复洗胃，保留胃管 24 小时以上，并重新负压引流。腐蚀性毒物中毒者、正在抽搐者、大量呕血者、原有食管静脉曲张或上消化道大出血病史者禁忌洗胃。洗胃全程对患者实行生命体征监护，如患者感觉腹痛、吸引出血性灌洗液或出现休克、呼吸困难等现象，应立即停止洗胃。

C. 吸附剂：活性炭是一种安全、有效、能够减少毒物从胃肠道吸收入血的清除剂，肠梗阻是活性炭治疗的禁忌证，建议当患者在短时间内吞服了有潜在毒性、过量的药物或毒物后，立即活性炭口服（成人 50 g，儿童 1 g/kg）。对于腐蚀性毒物及部分重金属，可口服鸡蛋清保护胃黏膜，减少或延缓毒物吸收。

D. 导泻：常用导泻药有甘露醇、山梨醇、硫酸镁及复方聚乙二醇电解质散等。适应证：口服中毒患者；在洗胃和（或）灌入吸附剂后，使用导泻药物。禁忌证：小肠梗阻或穿孔；近期肠道手术；低血容量性低血压；腐蚀性物质中毒。

E. 灌肠：全肠灌洗是一种相对较新的胃肠道毒物清除方法，尤其用于口服重金属中毒、缓释药物、肠溶药物中毒及消化道藏毒品携带者。经口或胃管快速注入大量聚乙二醇溶液，从而产生液性粪便。可多次注入直至大便流出物变清为止。经全肠灌洗仍无排便，可以灌肠。视患者病情和排便情况，可予多次灌肠。

3. **促进已吸收毒物的排出**

（1）利尿。

1）补液：大剂量快速补液，如果患者无脑水肿、肺水肿、肾功能不全等情况，可快速输入葡萄糖或其他晶体溶液，使尿量增加，然后遵医嘱使用利尿剂，如静脉注射呋塞米 20 mg，促进毒物随尿液排出。

2）碱化尿液：如砷中毒时可遵医嘱静脉滴注 5% 碳酸氢钠溶液，改变尿液 pH 值，促进尿砷排出。

（2）氧疗：急性中毒常因毒物的毒理作用而抑制呼吸及气体交换，有的抑制组织细胞呼吸造成组织缺氧。各种情况导致血氧饱和度下降，均可成为氧疗指征，但个别毒物中毒除外，如百草枯中毒常规吸氧会加重病情，除非出现严重呼吸衰竭或 ARDS。

（3）高压氧舱治疗：将患者置于高压氧环境中（高压氧舱内）吸氧，是一氧化碳中毒的特殊疗法。

（4）血液净化。

1）血液透析：用于中毒量大、血中浓度高、常规治疗无效，且伴有肾功能不全及呼吸抑制者。如砷化氢中毒致急性肾衰竭等。

2）血液灌流：此方法能吸附脂溶性或与蛋白质结合的化合物，清除毒物。如镇静安眠药中毒、有机磷农药中毒、百草枯中毒等。

3）血浆置换：清除血浆中的毒物，如蛇毒、砷中毒等溶血性毒物中毒。

4. **特效解毒剂的应用**　当毒物进入人体后，除尽快排出毒物外，尽早使用特异性的解毒药可取得显著疗效。常用的特效解毒药有纳络酮（适用于阿片类麻醉性镇痛剂中毒）、氟马西尼（适用于苯二氮䓬类药物中毒）、依地酸钙钠（适应于铅中毒）、亚硝酸盐-硫代硫酸钠（适应于氰化物中毒）、解磷定/阿托品（适用于有机磷农药中毒）。

对于急性有机磷农药中毒必须早期、足量、联合及重复使用特效解毒药，阿托品与胆碱酯酶复能剂应同时应用，注意区别阿托品化与阿托品中毒（表4-19）。

表4-19　阿托品化与阿托品中毒的区别

表现	阿托品化	阿托品中毒
神经系统	意识清楚或模糊	谵妄,躁动,幻觉,抽搐,昏迷
皮肤	颜面潮红,干燥	紫红,干燥
瞳孔	由小变大	极度散大
体温	37.3～37.5℃	高热＞40℃
心率	≤120次/分,脉搏快而有力	心动过速

（五）急救流程

急性中毒的急救流程如图4-28所示。

（六）急救护理

1. 一般护理

（1）休息：急性中毒者应卧床休息、保暖。

（2）饮食：病情许可，尽量鼓励患者进食，急性中毒患者饮食应为高蛋白、高碳水化合物、高维生素的无渣饮食，腐蚀性毒物中毒患者应早期给予乳类等流质饮食。

（3）口腔护理：吞服腐蚀性毒物者应注意口腔护理，密切观察口腔黏膜的变化。

2. 氧疗　清理呼吸道，开放气道，必要时建立人工气道，气管插管，予以呼吸机辅助通气。根据中毒性质给予有效氧疗（百草枯中毒除外）。

3. 对症护理

1）昏迷者应注意保持呼吸道通畅，维持呼吸、循环功能，定时翻身。

2）惊厥者应做好保护性措施，应用抗惊厥药物。

3）高热患者给予降温等。

4）中毒性脑病：主要由亲神经性毒物中毒引起，如一氧化碳、麻醉药、镇静药等，表现为惊厥、抽搐、谵妄、不同程度的意识障碍及颅内压增高症状。救治重点是早发现、早

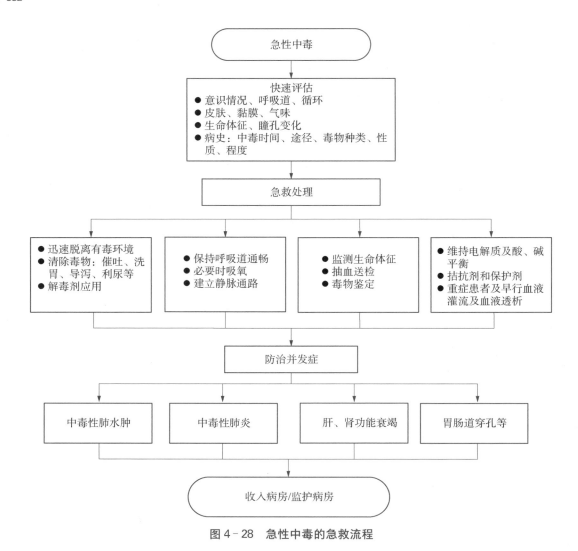

图 4-28　急性中毒的急救流程

期防治脑水肿、保护脑细胞。惊厥、抽搐常应用巴比妥类、地西泮等药物;谵妄、意识障碍和颅内压增高症状,常给予甘露醇、呋塞米和糖皮质激素脱水等治疗,同时辅以腺苷三磷酸、辅酶 A、胞二磷胆碱等治疗。高压氧舱治疗也是重要的救治手段。

(5)低血压与休克:常见于镇静药、催吐药、抗精神病药物中毒,其作用机制是综合性的。在补充血容量的基础上,重视血管活性药物的使用。

(6)吸入性肺炎:常见于昏迷、洗胃的患者及吸入有毒气体(如碳氢化合物或其他液态化合物)者。可使用糖皮质激素治疗并选用合理的抗生素控制感染,但不主张预防性抗生素治疗。

(7)中毒性肺损伤:毒物抑制呼吸中枢而导致肺换气不足及二氧化碳潴留,也可因中毒后呼吸肌麻痹或肺水肿而引起急性呼吸衰竭。中毒性肺水肿多由于肺毛细血管内皮细胞与肺泡上皮细胞受刺激性气体损伤引起。抢救中毒性肺水肿,应积极氧疗,配合机械通气及大剂量糖皮质激素。

（8）中毒性肝损伤：多种毒物及其代谢产物均会对肝细胞造成损伤，可使用乙酰半胱氨酸等药物治疗。

（9）中毒性肾损伤：维持有效血液循环，纠正休克与缺氧，避免使用对肾脏有损害的药物，合理使用利尿剂。

（10）中毒性心肌损伤与心律失常：有些毒物直接影响心肌纤维的电生理作用，另外，由于中毒造成心肌细胞缺氧或代谢紊乱而发生心律失常。救治中早期应用含镁极化液稳定心肌电生理，有助于预防心肌损伤。根据心律失常的类型选择相应的抗心律失常药物。

（11）水、电解质与酸、碱失衡：急性中毒常因毒物本身的作用和患者呕吐、腹泻、出汗、洗胃及利尿等，造成内环境的紊乱。因此，在救治过程中要密切监测并维持水、电解质与酸、碱平衡。

4. 洗胃护理

（1）方法的选择：神志清醒且可以合作的患者，口服催吐洗胃；昏迷患者采用洗胃管洗胃；如服毒量大、胃管堵塞、反复插管失败而且必须迅速彻底清除毒物者，可行切开洗胃术。

（2）胃管的选择：应选择大口径且有一定硬度的胃管，可在头端多剪几个侧孔，以免堵塞或负压回洗导致管壁塌陷，引流不畅。

（3）胃管置入注意点：插入长度为从鼻尖到耳垂到剑突的距离（45～55 cm）。插入太深容易打结或插入十二指肠，达不到洗胃的效果。插入胃管后，使用 3 种方法确定胃管在胃内后方可开始洗胃，方法同普通留置胃管。

（4）洗胃液的温度：控制在 35～38℃，不可过热或过冷。过热可促进局部血液循环，加快毒物吸收；过冷可能加速胃蠕动，促进毒物排入肠道。

（5）严格掌握洗胃原则：先出后入、快进快出、出入基本平衡。每次灌洗量为 300～500 ml，反复灌洗，直至洗出液澄清、无异味为止。量少不易抽吸干净，过多则可能引起急性胃扩张，促使毒物进入肠道，甚至引起胃穿孔。

（6）严密观察：洗胃时应严密观察患者情况，一旦发现有误吸、出血、窒息、抽搐及胃管堵塞时应立即停止洗胃，并查找原因。

（7）留取标本：首次抽吸物应留取标本做毒物鉴定。

（8）电动洗胃机洗胃注意要点如下。

1）掌握适当的抽吸和注入压力，小于 40.0 kPa（300 mmHg）为宜，抽吸平衡，一次量不可太大。

2）防止空洗、空吸，及时添加洗胃液。

3）饱餐后服毒者可先催吐，以防食物残渣形成。

4）老人或儿童胃壁薄弱，且呕吐反射不敏感，应加强观察。

5. 病情观察　密切观察患者神志、呼吸、心率、脉搏、血压、血氧饱和度等。注意观察呕吐物及排泄物的性状，必要时留标本送检。昏迷患者要预防压力性损伤、肌肉僵直及静脉血栓形成,及时处理皮肤溃疡及破损。加强心脏监测,及早发现心脏损害,及时进行处理,监测 24 小时液体出入量。

6. 用药护理 遵医嘱给予补液、利尿剂、特效解毒剂等药物,注意观察利尿剂应用后的水、电解质及酸、碱平衡情况,对于肾功能不全、低钾者禁用利尿剂。

7. 心理护理 尤其对于服毒自杀者,要做好患者的心理护理,防范再次自杀。

知识链接

中毒的分级与评估

1998 年,欧洲中毒中心和临床毒理学家协会(European Association of Poisons Centres and Clinical Toxicologists,EAPCCT)联合国际化学安全计划和欧盟委员会推荐了中毒严重度评分表(poisoning severity score,PSS)。中毒严重程度评分标准分 5 级。无症状(0 分):没有中毒的症状体征;轻度(1 分):一过性、自限性症状或体征;中度(2 分):明显、持续性症状或体征,出现器官功能障碍;重度(3 分):严重的威胁生命的症状或体征,出现器官功能严重障碍;死亡(4 分):死亡。在目前已知的所有急性中毒种类中,除非已有明确针对该种中毒的严重程度分级标准,其余急性中毒均推荐参考 PSS,实行急性中毒病情分级并动态评估。

(曾梦容 胡 敏 冯 丽)

第八节 休克的急救流程与护理

急性循环衰竭(acute circulatory failure,ACF)是指由于失血、细菌感染等多种原因引起的急性循环系统功能障碍,以致氧输送不能保证机体代谢需要,从而引起细胞缺氧的病理生理状况。休克是急性循环衰竭的临床表现,常常导致多器官功能衰竭,具有较高的死亡率。研究显示,急性循环衰竭(休克)中,分布性休克占 66%(其中感染性休克占 62%),低血容量性休克占 16%,心源性休克占 17%,梗阻性休克占 2%。

一、分布性休克的急救流程与护理

(一)概述

分布性休克是由于血液流向内脏的重新分布而得名的。基本病理机制为血管收缩和舒张等生理功能出现明显异常,一部分表现为体循环阻力正常或增高,常见诱发原因是神经性损伤或麻醉药物使用过量;另一部分则以体循环阻力降低为主要表现,导致机体内的血液出现重新分布现象,主要由感染性休克引起。

（二）病因

1. 严重感染　有感染病史、发热及寒战等。

2. 过敏原接触　有过敏原接触史、皮疹及低血压等。

3. 神经源性　有强烈的神经刺激（如创伤、剧烈疼痛）、头晕、面色苍白、胸闷、心悸、呼吸困难及肌力下降等。

4. 中毒　毒物接触史、瞳孔改变及呼吸有特殊气味等。

5. 酮症酸中毒　糖尿病症状加重和胃肠道症状，酸中毒、深大呼吸和酮臭味。

6. 甲状腺功能减退危象　甲状腺功能减退病史、黏液性水肿、昏迷及低体温。

（三）分类

常见的分布性休克包括感染性休克、过敏性休克及神经源性休克。

1. 感染性休克　以往亦称败血症性休克、脓毒性休克和中毒性休克等，是指由微生物及其毒素等产物所引起的全身炎症反应综合征伴休克。感染性休克（septic shock）多发生在严重的局部或全身感染的基础上，是临床常见的休克类型之一。

2. 过敏性休克　是指由于外界抗原物质（过敏原）进入已致敏的人体后，通过免疫机制在短时间内发生的，以急性周围循环灌注不足为主的全身速发性变态反应，常伴有喉头水肿、气管痉挛及肺水肿等。过敏性休克（anaphylactic shock）的表现与程度依机体反应性、抗原进入量及途径等不同而有很大差别。通常突然发生且很剧烈，如不及时处理，常导致死亡。

3. 神经源性休克　由脊髓损伤、区域阻滞麻醉或自主神经阻滞药物所致的，外周血管舒缩调节功能丧失所导致的低血压休克。神经源性休克（neurogenic shock）常发生于深度麻醉或强烈疼痛刺激后，或在脊髓高位麻醉或损伤时，其病理生理变化和发生机制比较简单，微循环的灌流没有急剧地减少，而且预后好，有时不经治疗即可自愈，或应用缩血管药物后迅速好转。有学者建议将这种情况归为低血压状态，而不算真正的休克。

（四）预警与识别

1. 预警　监测患者生命体征，发现以下症状时，建立预警机制，采取相应急救措施。

（1）意识和精神状态：经初期的躁动后转为抑郁淡漠，甚至昏迷。

（2）皮肤色泽，温度和湿度：皮肤苍白，发绀伴斑状收缩，微循环灌注不足。

（3）颈静脉和外周静脉充盈情况：静脉萎陷提示血容量不足，充盈过度提示心功能不全或输液过多。

（4）脉搏：在休克早期血压尚未下降之前，脉搏多已见细速，难以扪及，随着休克好转，脉搏强度往往较血压先恢复。

（5）尿量：通常血压在 10.6 kPa（80 mmHg）上下时，平均尿量为 20～30 ml/h；尿量＞50 ml/h 表示肾脏血液灌注已足。

2. 识别

（1）感染性休克的临床表现：感染性休克的诊断必须具备感染和休克这两个条件。

感染患者如肺炎、暴发性流脑、中毒性菌痢及重症肝病并发原发性腹膜炎等。对有感染依据的患者,出现下列症状,提示有发生感染性休克的可能。

1）体温骤升或骤降,突然寒战、高热、唇指发绀,或大汗淋漓、体温不升者。

2）皮肤、甲襞瘀斑、瘀点,肢端与躯干皮肤温差增大,甲襞毛细血管袢减少,血流迟缓失去均匀性。

3）表情淡漠、迟钝或嗜睡。

4）血压低于 10.67/6.67 kPa(80/50 mmHg)。

5）感染性休克的临床特点:①血压下降的同时心输出量增加;②外周氧耗减少;③系统血管阻力下降;④心室射血分数下降;⑤相关多器官功能衰竭。

（2）过敏性休克的临床表现:本病大都猝然发生;半数以上患者在接触过敏原 5 分钟内出现症状,仅 10%患者症状起于半小时以后,极少数患者可达 24 小时以上。多见于连续服药过敏、食物或接触物过敏,此类病情相对较轻,预后亦较好。

1）皮肤黏膜表现:是过敏性休克最早且最常出现的征兆,包括皮肤瘙痒、潮红,继以广泛的荨麻疹和(或)血管神经性水肿;可出现刺激性咳嗽、喷嚏、水样鼻涕、音哑,以及结膜充血、泪腺过度分泌等。

2）呼吸道阻塞症状:是最多见的表现,也是最主要的死因。由于气道水肿、分泌物增加,加上喉和(或)支气管痉挛所致,首先出现咽部异物感和喉头堵塞感,随即出现呼吸困难和肺水肿,表现为胸闷、气急、喘鸣、憋气、发绀,可因窒息而死亡。

3）循环衰竭表现:多先有心悸、出汗、面色苍白、脉速而弱,然后发展为肢冷、发绀,血压迅速下降,甚至测不到血压,脉搏消失,最终发生心搏骤停。少数原有冠状动脉硬化的患者可并发心肌梗死。

4）意识改变:多有恐惧、烦躁不安和头晕等症状。随着脑缺氧和脑水肿加剧,可发生意识障碍或完全丧失,部分出现抽搐、肢体强直及大小便失禁等表现。

5）消化系统:腹痛或腹胀,甚至腹部绞痛,可进展至呕吐、腹泻、间断呕血和便血。

（3）神经源性休克。

1）头晕、面色苍白、出汗。

2）疼痛、恶心、呕吐。

3）胸闷、心悸、呼吸困难。

4）脉搏增快、血压下降。

（4）实验室检查:血常规、CRP 异常等提示严重感染可能;毒理检测结果,有助于明确中毒原因;血糖大幅度升高,血尿酮体阳性,pH<7.35,HCO_3^-<22 mmol/L,提示酮症酸中毒的可能;血清 T_3、T_4 降低及(或)TSH 明显增高,提示有甲减危象的可能。

（五）急救措施

1. 补充血容量　扩容所用液体应包括胶体和晶体,各种液体的合理组合才能维持机体内环境的恒定。胶体液有低分子右旋糖酐、血浆、白蛋白和全血等,晶体液中碳酸氢钠、复方氯化钠溶液较好。

扩容一般先输低分子右旋糖酐（或平衡盐溶液），有明显酸中毒者可先输 5％碳酸氢钠溶液，在特殊情况下可输白蛋白或血浆。滴速宜先快后慢，用量应视患者具体情况和原心、肾功能状况而定。对有明显脱水、肠梗阻、麻痹性肠梗阻及化脓性腹膜炎等患者，补液量应加大；而对心脏病患者则应减慢滴速并酌减输液量。在输液过程中应密切观察有无气促和肺底湿啰音出现。必要时可在 CVP 或肺动脉楔压（pulmonary artery wedge pressure，PAWP）监护下输液，如能同时监测血浆胶体渗透压和 PAWP 的梯度，对防止肺水肿的产生有重要参考价值。若两者的压差＞1.07 kPa（8 mmHg），则发生肺水肿的危险性较小。扩容治疗要求达到以下结果，①组织灌注良好：患者神志清晰、脉搏有力、口唇红润、肢端温暖、发绀消失。②收缩压＞12 kPa（90 mmHg）、脉压＞4.0 kPa（30 mmHg）。③脉率＜100 次/分。④尿量＞30 ml/h。⑤血红蛋白恢复基础水平，血液浓缩现象消失。

2. 纠正酸中毒　根本措施在于改善组织的低灌注状态。纠正酸中毒可增强心肌收缩力，恢复机体对血管活性药物的反应性，并防止 DIC 的发生。首选的缓冲液为 5％碳酸氢钠溶液，其次为 11.2％乳酸钠溶液（肝功能损害者不宜用）。

3. 血管活性药物的应用　感染性休克在补充血容量和纠正酸中毒未见好转时，应采用血管活性药物纠正休克。

（1）去甲肾上腺素：作为首选药物，去甲肾上腺素通过收缩血管而升高平均动脉压（mean arterial pressure，MAP），与多巴胺相比，去甲肾上腺素对心率和心脏每搏输出量（stroke volume，SV）的影响较小，却能更有效地改善感染性休克的低血压状态，而且并发室性或室上性心律失常的概率明显低于多巴胺。

（2）肾上腺素：当需要使用更多的缩血管药物来维持足够的血压时，可加用或替代去甲肾上腺素。肾上腺素和去甲肾上腺素，在使 MAP 及其他血流动力学指标达标和病死率上都无差别。因此，建议肾上腺素作为去甲肾上腺素的首选替代药物。

（3）血管加压素：脓毒性休克早期，血管加压素水平升高，随着休克的进展，血管加压素在 24～48 小时内会降至正常水平，称之为血管加压素相对缺乏。因为血压降低时，机体内血管加压素水平应该升高。所以，血管加压素（极量 0.03 U/min）可以用于其他升压药物治疗无效的脓毒性休克患者，以提高 MAP 或减少去甲肾上腺素的用量。根据血流动力学监测情况合理调节剂量。

（4）多巴胺：多巴胺通过提高脓毒性休克患者的 SV 和心率，从而提高 MAP 和心输出量，可能对心功能低下的患者更有效。但与去甲肾上腺素相比有更高的心律失常发生率。因此，多巴胺仅对快速性心律失常风险发生低或心动过缓的患者，可以作为去甲肾上腺素的替代品，用于血管升压。

4. 维护重要脏器的功能

（1）维持呼吸功能、防治 ARDS：肺为休克的主要靶器官之一，顽固性休克常并发肺功能衰竭。此外，脑缺氧、脑水肿等亦可导致呼吸衰竭，休克患者均应给氧，经鼻导管（4～6 L/min）或面罩间歇加压输入。在容量补足后，如患者有神志欠清、痰液不易清除、气道阻塞现象时，应及早考虑做气管插管或切开，并行机械辅助通气（间歇正压），及时清除呼吸道分泌物,防止继发感染。

（2）肾功能的维护:休克患者出现少尿、无尿、氮质血症等时,应注意鉴别其为肾前性还是急性肾功能不全所致。在有效心输出量和血压恢复之后,如患者仍持续少尿,可行液体负荷与利尿试验:快速静脉滴注甘露醇 100~300 ml,或静脉注射呋塞米 40 mg。如尿量无明显增加,而心脏功能良好,则可重复一次;若仍无尿,提示可能已发生急性肾功能不全,应给予相应处理。

5. **病因治疗**　针对休克的不同病因给予相应的对因治疗,如清除感染灶、祛除过敏原、清除未吸收毒物、甲状腺激素替代治疗等。

（六）急救流程

分布性休克的急救流程如图 4 - 29 所示。

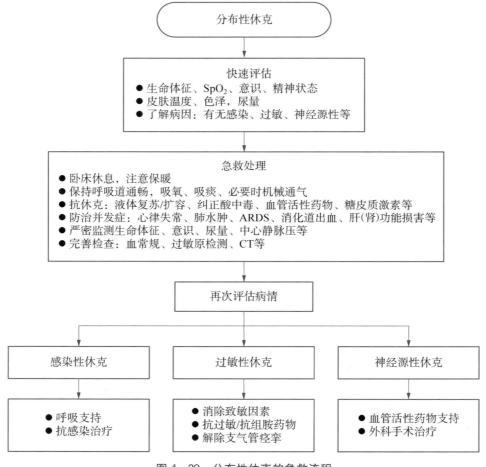

图 4 - 29　分布性休克的急救流程

（七）急救护理

1. **休息**　患者去枕平卧,下肢抬高 15°~30°,呈头低脚高的体位,保证脑组织血液供应。

2. 吸氧 保持患者呼吸道通畅,意识不清者,应保持气道开放,给予持续性氧气吸入。

3. 对症处理 做好皮肤、口腔护理,防止新的感染;有创面的部位按时换药,促进愈合。

4. 病情观察

(1) 监测生命体征:密切观察体温、脉搏、呼吸及血液。脉搏快而弱,血压不稳定,脉压差小为休克早期。若血压下降,甚至测不到,脉搏细弱均为病情恶化的表现。

(2) 意识状态:意识和表情反映中枢神经系统血液灌注量,若原来烦躁的患者,突然嗜睡,或已经清醒的患者又突然沉闷,表示病情恶化;反之,由昏睡转为清醒,烦躁转为安稳,表示病情好转。护士应了解其特点,密切观察,及早发现变化。

(3) 皮肤色泽及肢端温度:面色苍白、甲襞发绀、肢端发凉、出冷汗,都是微循环障碍、休克严重的表现。若全身皮肤出现花纹、瘀斑则提示弥散性血管内凝血。

(4) 尿量:尿量是作为休克演变和扩容治疗等的重要参考依据,密切观察每小时尿量变化。

5. 用药护理

1) 立即建立静脉通路,病情严重者可行深静脉置管,给予早期液体复苏、维持水、电解质及酸碱平衡。

2) 病因治疗:根据医嘱给予抗感染、抗过敏、激素等治疗,密切观察药物疗效及不良反应。

6. 心理护理 劳逸结合,保持良好心情,避免疲劳和情绪激动。

知识链接

急性循环衰竭(休克)急诊救治最新观点

推荐意见1:需综合病因、组织灌注不足临床表现、血压及血乳酸情况,早期识别急性循环衰竭(休克)。

推荐意见2:急性循环衰竭(休克)典型的组织灌注不足表现包括意识改变(烦躁、淡漠、谵妄及昏迷),充分补液后尿量仍然$<0.5\,ml/(kg \cdot h)$,皮肤湿冷、发绀、花斑及毛细血管充盈时间>2秒。

推荐意见3:血压不是诊断急性循环衰竭(休克)的必要条件,血压正常不能排除急性循环衰竭(休克)。

推荐意见4:乳酸水平反映组织灌注情况,是诊断急性循环衰竭(休克)的重要依据。

推荐意见5:APACHE Ⅱ评分、SOFA评分及乳酸有助于评估患者预后。

推荐意见6:急性循环衰竭(休克)治疗最终是为了改善氧利用障碍及微循环,恢复内环境稳定。

推荐意见7：对急性循环衰竭（休克）患者应立即进行血流动力学监测，有条件的医院应尽早将急性循环衰竭（休克）患者收入重症/加强监护病房。

推荐意见8：急性循环衰竭（休克）治疗过程中应动态观察组织器官低灌注的临床表现并监测血乳酸水平。

推荐意见9：急性循环衰竭（休克）患者应第一时间给予氧疗，改善通气，建立有效的静脉通道，进行液体复苏，复苏液体首选晶体液。

推荐意见10：血管活性药物的应用一般应建立在充分液体复苏治疗的基础上，首选去甲肾上腺素。

推荐意见11：前负荷良好而心输出量仍不足时给予正性肌力药物。

推荐意见12：调控全身性炎症反应可以作为急性循环衰竭患者的治疗措施之一。

推荐意见13：即使急性循环衰竭（休克）患者血流动力学参数稳定时，仍应关注组织灌注，保护器官功能。

【治疗目标】

急性循环衰竭（休克）治疗的总目标是采取个体化措施，改善氧利用障碍及微循环，恢复内环境稳定。而不同阶段治疗目标应有所不同，并监测相应指标。

2013年，《新英格兰医学杂志》上发表的综述阐明，急性循环衰竭（休克）治疗可分为4期。第1期急救阶段（salvage）：治疗目标为最大限度地维持生命体征的稳定，保证血压、心率及心输出量在正常或安全范围，以抢救患者生命；第2期优化调整阶段（optimization）：治疗目标为增加细胞氧供；第3期稳定阶段（stabilization）：治疗目标为防治器官功能障碍，即使在血流动力学稳定后仍应保持高度注意；第4期降阶治疗阶段（de-escalation）：治疗目标为撤离血管活性药物，应用利尿剂或肾脏替代疗法（continuous renal replacement therapy，CRRT）调整容量，达到液体负平衡，恢复内环境稳定，这个分期方法对临床治疗有指导意义。

（冯　霞　席淑华）

二、心源性休克的急救流程与护理

（一）概述

心源性休克（cardiogenic shock，CS）指心脏泵血功能衰竭而引起的休克，是由于心脏排血功能障碍，不能维持其最低限度的心输出量，导致血压下降，重要脏器和组织供血严重不足，引起全身性微循环功能障碍，从而出现以缺血、缺氧、代谢障碍及重要脏器损害为特征的病理生理过程。

心源性休克可以是严重的心律失常及任何心脏病的末期表现,其中急性心肌梗死是引起心源性休克最常见的病因,约占所有心源性休克的80%。但在急性心肌梗死中,心源性休克的发生率仅5%～10%,由于再灌注治疗的进步,心源性休克的发生率有所下降。心源性休克一旦发生,呈进行性进展,若不及时治疗,病死率达80%以上。

(二)病因

1. **心肌病变**　包括大面积心肌梗死、急性暴发性心肌炎、原发性心肌病及继发性心肌病、药物性和毒性过敏性反应、心肌抑制因素、心瓣膜病晚期、严重心律失常及各种心脏病的终末期表现。

2. **心室射血障碍**　包括大块或多发性大面积肺梗死、乳头肌或腱索断裂、瓣膜穿孔所致严重的心瓣膜关闭不全、严重的主动脉瓣或肺动脉瓣狭窄等。

3. **心室充盈障碍**　包括急性心包填塞,严重的二尖瓣、三尖瓣狭窄,心房肿瘤或球形血栓嵌顿在房室口,心室内占位性病变,限制型心肌病等。

(三)分类

根据心源性休克发生、发展过程,可分为早、中、晚三期。

1. **休克早期**　患者常表现为烦躁不安、恐惧和精神紧张,但神志清醒、面色或皮肤稍苍白或轻度发绀、肢端湿冷、大汗、心率增快,可有恶心、呕吐,血压正常甚至可轻度增高或稍低,但脉压变小、尿量稍减。

2. **休克中期**　患者表情淡漠,反应迟钝,意识模糊,全身软弱无力,脉搏细速无力或不能扪及,心率常超过120次/分,收缩压<10.67 kPa(80 mmHg),甚至测不出,脉压<2.67 kPa(20 mmHg),面色苍白、发绀,皮肤湿冷发绀或出现大理石样改变,尿量更少(<17 ml/h)或无尿。

3. **休克晚期**　可出现弥散性血管内凝血和多器官功能衰竭的症状。前者可引起皮肤黏膜和内脏广泛出血;后者可表现为急性肾、肝和脑等重要脏器功能障碍或衰竭的相应症状。

(四)预警与识别

1. **预警**　患者出现发绀、肢端湿冷、大汗、心率增快、恶心、呕吐等临床表现时,注意监测血压及意识状态,早期建立休克的预警机制,及时进行急救干预及护理。

2. **识别**

(1)典型症状。

1)血压明显降低:收缩压常在12.0 kPa(90 mmHg)以下。

2)全身低灌注:由于心输出量持续降低,组织器官有效血量减少,可出现轻者烦躁或淡漠,重者意识模糊甚至昏迷,心悸、呼吸困难;周围血管灌注不足及血管收缩可见皮肤苍白甚至花斑、湿冷,面色苍白,尿量明显减少(<20 ml/h)。

3)肺瘀血和肺水肿表现:呼吸困难,端坐呼吸,咯粉红色泡沫样痰。

(2)实验室检查。

1)电解质和血气分析检查:血清钠可偏低,血清钾高低不一,少尿时血清钾可明显增高,休克早期可有代谢性酸中毒和呼吸性碱中毒。由于组织细胞缺氧,出现代谢性酸中毒。碱剩余（bases excess，BE）可以很好地反映组织代谢情况及全身酸中毒程度。血乳酸水平＞6.5 mmol/L 是 CS 患者住院期间死亡率增高的显著独立预测因素。

2）尿常规和肾功能检查：尿量减少，可出现蛋白尿，尿中可见红细胞、白细胞和管型。

3）血清酶学检查：急性心肌梗死并发心源性休克时，血清天门冬氨酸氨基转移酶（谷草转氨酶）AST、乳酸脱氢酶及其同工酶、磷酸肌酸激酶及其同工酶均明显增高，尤其后者敏感性和特异性均极高，分别达 100％和 99％，其升高幅度和持续时间有助于判断梗死范围和严重程度。休克晚期若并发肝功能损害可使丙氨酸氨基转移酶（谷丙转氨酶，ALT）升高及相应的肝功能试验异常。

4）心肌酶谱检查：急性心肌梗死（AMI）及急性心肌炎患者有血清心肌损伤标志物异常，如血清肌钙蛋白、肌酸激酶及其同工酶增高。

5）血常规和凝血功能检查：有关弥散性血管内凝血（DIC）的检查，休克晚期常并发DIC，除血小板计数呈进行性下降及有关血小板功能异常（如血小板黏附能力和聚集能力障碍，血块回缩缺陷等）外，可有以下改变：凝血酶原时间延长，纤维蛋白原常降低，凝血酶凝固时间与正常对照血浆比较相差＞3 秒，全血凝固时间超过 10 分钟以上，凝血因子Ⅰ、Ⅱ、Ⅴ、Ⅷ、Ⅹ、Ⅻ均减少。

6）血液流变学检查：休克时血流速度缓慢，有效血容量减少，毛细血管内血液瘀滞，加上血浆外渗，血液浓缩和黏滞性增高，故测定全血和（或）血浆比黏度常增高。当合并DIC 时，初期呈高凝状态，其后纤溶亢进时可转为低凝。

（3）影像学检查。

1）超声心动图和多普勒超声检查：无论 M 型或二维超声心动图，常能发现急性心肌梗死受累的心室壁运动幅度降低或呈矛盾运动，而未梗死区域的心肌常有代偿性运动增强。

2）X 线检查：特别是 X 线计波摄影和选择性心室造影，对心肌梗死的病情估计有一定帮助。近年来通过其他显像技术，如电子计算机 X 线、CT、超高速 CT、MRI 和数字式减影心血管造影技术等，对急性心肌梗死的并发症及与其他原因所致心源性休克的鉴别颇有帮助。

（4）心电图检查：急性心肌梗死、恶性心律失常、心肌病变及瓣膜病等有特异性改变。

（五）急救措施

1. 病因治疗

1）尽快完善心电图、血生化和超声心动图等检查，以明确病因。

2）对急性冠脉综合征所致 CS，应该尽快启动血运重建治疗。

3）对于急性冠脉综合征合并多支血管病变的 CS 患者，常规不建议同台完全血运重建。

4）及时诊断，积极纠正导致 CS 的其他原因。

2. 药物治疗　补足血容量后，若休克仍未解除，应考虑使用血管活性药物。常用药物包括多巴胺、多巴酚丁胺、间羟胺、去甲肾上腺素、硝酸甘油和硝普钠等。

3. 循环辅助装置

1）血流动力学不稳定 CS 患者应考虑尽快置入机械辅助装置。

2）无体外膜肺氧合（extracorporeal membrane oxygenation，ECMO）和经皮左心室辅助装置（left ventricular assist devices，LVAD）条件，应尽快置入有主动脉内球囊反搏（intra-aortic balloon counterpulsation，IABP），强调早期置入和使用足够的时间。

3）鉴于 ECMO 增加心输出量优于 IABP，有条件的医院应考虑置入静脉-动脉模式 ECMO，或与 IABP 合用。

4）有条件的医院可以考虑置入 LVAD。

4. 防治并发症　电解质和酸碱平衡失调均应作相应处理。若继发感染，临床上以呼吸道感染和泌尿道感染最常见，应根据细菌药物敏感试验选择合适抗生素予以治疗。

（六）急救流程

心源性休克的急救流程如图 4-30 所示。

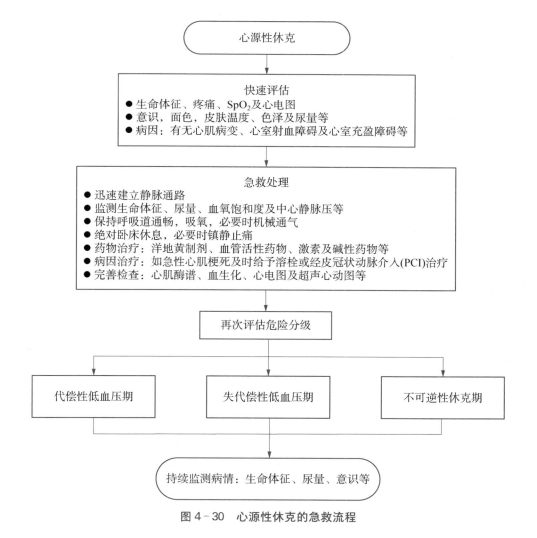

图 4-30　心源性休克的急救流程

(七) 急救护理

1. 一般护理

(1) 休息：绝对卧床休息，头和躯干抬高 20°～30°，双下肢轻度抬高 15°～20°，便于下肢静脉回流，减少腹腔器官对心肺的压迫，增加肺活量，严重心力衰竭患者取半卧位或者端坐位。

(2) 饮食：保证患者足够的能量供应，防止过度消耗，饮食以丰富维生素、优质蛋白质、低脂肪为主，同时注意维持电解质平衡。

(3) 生活护理：防止压力性损伤形成，进行口腔、皮肤、会阴护理清洁。病室安静、温度适宜，注意空气流通，避免过多探视，防止发生呼吸道感染。

2. 吸氧　遵医嘱给予吸氧。心源性休克患者由于心肌收缩减弱造成心输出量减少，微循环血流缓慢，供血减少，出现缺血、缺氧的现象。需要及时解除患者脑、肝、肾等重要器官缺氧状态，为治疗工作提供有效护理支持。观察用氧情况，及时评估患者气道及呼吸情况。

3. 病情观察　及时观察患者血压及血液动力学监测状况。

(1) 血压：心肌梗死患者在休克早期，血压往往不降反而有轻度升高，严重休克时血压可能测不到。高血压患者发生休克时，血压虽然有显著下降，但收缩压有可能仍高于 10.67 kPa(80 mmHg)。因此，早期应至少每 10 分钟测量一次血压，待血压、病情稳定后再延长间隔时间，这样有利于发现血压变化，如有异常，应立即报告医生及时处理。

(2) 心率及心律：心率及心律的改变是心源性休克的主要指标之一，发生心源性休克时，心率多在 100～120 次/分，尤其是老年人对心率的突然变化适应较差，会加重全身组织及器官灌注不足的程度，故对心率及节律变化的监测尤为重要。持续心电监测时注意心率及心律的改变，发现异常波形应及时报告并记录。对心律失常患者及时给予有效处理，做好电除颤准备。有关研究表明，每延迟除颤 1 分钟，复苏成功率下降 7%～10%。一旦心室颤动发生，果断除颤，以赢得最佳抢救时机。

(3) 意识瞳孔的观察：休克期，患者意识障碍加重，由躁动转为昏迷，注意保持呼吸道通畅，密切观察瞳孔的大小、对光反射。压迫眶上神经观察昏迷程度，及时精准记录。

(4) 心前区不适：常有典型的心肌梗死症状，如压榨性胸痛、背痛伴反射性疼痛等，由于个体及各种原因，有的患者症状不典型，要细心观察、认真倾听患者的自觉症状。对于持续频繁的胸闷憋气，原因不明的上腹部不适、恶心、腹痛、血压下降及意识障碍等，应考虑该病的前兆，及时报告医生进行处理。

(5) 尿量。

1) 观察患者休克时肾小动脉痉挛状况，在肾血流量减少的状态下，促进肾素增加，而且在肾实质细胞损伤状态下，会增加患者肾小管上皮组织变性及坏死。因此，在护理过程中，需要留置导尿管，以便观察患者每小时尿量，如果发现患者 6 小时无尿或尿量＜20～30 ml/h，提示患者肾小球过滤量不足。

2) 留置导尿管过程中，应注意无菌操作原则，定时观察尿液的颜色、性质和量，保证导尿管引流通畅,无扭曲、受压,精准记录患者 24 小时液体出入量。如有异常,及时通知医生,给予相应处理。

4. **用药护理**　建立静脉通路,如有低血容量状态,先扩充血容量。若合并代谢性酸中毒,应及时给予 5% 碳酸氢钠,纠正水、电解质紊乱。根据心功能状态和血流动力学监测资料,估计输液量和输液速度。一般情况下,每天补液总量宜控制在 1 500～2 000 ml。

知识链接

心源性休克的鉴别诊断

(1) 低血容量性休克:急性血容量降低所致的休克要鉴别下列情况:①出血。胃肠道、呼吸道、泌尿道、生殖道的出血。脾破裂、肝破裂、宫外孕、主动脉瘤破裂、肿瘤破裂等,出血在腹腔或胸腔,不易被发现。此时除休克的临床表现外,患者明显贫血,有胸、腹痛和胸、腹腔积液的体征,胸、腹腔或阴道后穹隆穿刺有助于诊断。②外科创伤。有创伤和外科手术史,诊断一般不难。③糖尿病酮症酸中毒或高渗性非酮症糖尿病昏迷。④急性出血性胰腺炎。

(2) 感染性休克:感染性休克与其他休克不同,在早期可表现为末梢循环温暖即"暖休克",直到休克的晚期出现末梢不良,即所谓的"冷休克"。各种严重的感染都有可能出现休克,常见的为:①中毒性细菌性痢疾;②肺炎链球菌肺炎;③流行性出血热;④暴发型脑膜炎;⑤双球菌败血症;⑥中毒性休克综合征。

(3) 过敏性休克:常因机体对某些药物(如青霉素等)或生物制品发生过敏反应所致。

(4) 神经源性休克:由外伤、剧痛、脑脊髓损伤、麻醉意外等引起,因神经作用使外周血管扩张、有效血容量相对减少所致。

(5) 梗阻性休克:其基本机制为心脏以外的原因导致血流的主要通道受阻,回心血量降低,相对血容量不足而引起的休克症状,根据梗阻部位不同分为心内梗阻因素和心外梗阻因素。

（刘　冬　席淑华）

三、低血容量性休克的急救流程与护理

(一) 概述

低血容量性休克(hypovolemic shock)是指各种原因引起的循环血容量丢失而导致的有效循环血量与心输出量减少、组织灌注不足、细胞代谢紊乱和功能受损的病理生理过程。主要死因是组织低灌注及大出血、感染和再灌注损伤等原因导致的多器官功能障碍综合征(MODS)。

（二）病因

1. 出血性病因

1）消化道出血：胃、十二指肠溃疡出血，肝硬化食管胃底静脉破裂出血，应激性溃疡，急性糜烂性胃炎，胆管出血，急性出血坏死性肠炎，血管畸形和肿瘤等。

2）脾破裂出血：外伤、自发性脾破裂等。

3）肝破裂出血：肝外伤、肝癌破裂等。

4）大血管破裂出血：腹及胸主动脉瘤破裂、夹层动脉瘤破裂、手术及外伤等。

5）支气管、肺大出血：支气管扩张及空洞型肺结核等。

6）泌尿、生殖系统出血：肾损伤、肿瘤、卵巢囊肿破裂、宫外孕及产后大出血等。

7）各种严重外伤或手术损伤大血管。

2. 非出血性病因

（1）经胃肠道丢失：严重呕吐、腹泻等。

（2）经皮肤丢失：主要见于烧伤、大面积剥脱性皮炎等。

（3）经肾脏丢失：过度利尿、糖尿病等引起的渗透性利尿、尿崩症和失盐性肾病等引起的多尿。

（4）容量转移至第三间隙：各类原因引起的大量胸腔积液及腹水，出血坏死性胰腺炎、过敏和肾病综合征等引起的严重水肿。

（三）分类

1. 失血性休克　由大血管破裂或脏器出血引起。

2. 创伤性休克　由各种创伤或大手术引起的同时具有血浆和血细胞的丢失。

（四）预警与识别

1. 预警　患者出现大血管破裂或脏器出血、各种创伤或大手术等危险因素存在时，密切监测生命体征，出现发绀、肢端湿冷、大汗及心率增快等临床表现时，尽早建立预警机制，采取急救护理措施。

2. 识别　有效的监测可以对低血容量性休克患者的病情和治疗反应做出正确、及时的评估和判断，以利于指导和调整治疗计划，改善休克患者的预后。

（1）一般临床监测：包括皮温与色泽、心率、血压、尿量和精神状态等监测指标。皮温下降、皮肤苍白、皮下静脉塌陷的严重程度取决于休克的严重程度。休克初期由于代偿性血管收缩，血压可能保持或接近正常。目前一些研究认为，维持平均动脉压（MAP）在 $7.98\sim10.67$ kPa（$60\sim80$ mmHg）比较恰当。尿量是反映肾灌注较好的指标，可以间接反映循环状态。当尿量$\leqslant0.5$ ml/（kg·h）时，应继续进行液体复苏。

（2）有创血流动力学监测。

1）平均动脉压（MAP）监测：有创血压（invasive blood pressure，IBP）较无创血压（non-invasive blood pressure，NIBP）高 $0.67\sim2.67$ kPa（$5\sim20$ mmHg）。持续低血压状态时，NIBP 测压难以精准反映实际大动脉压力，而 IBP 测压较为可靠，可保证连续观察血压和即时变化。此外，IBP 还可提供动脉采血通道。

2）中心静脉压（CVP）和 PAWP 监测：CVP 是最常用的、易于获得的监测指标，与

PAWP 意义相近,可用于监测前负荷容量状态和指导补液输注。

(3) 氧代谢监测:氧代谢的监测进展改变了对休克的评估方式,同时使休克的治疗由以往狭义的血流动力学指标调整转向氧代谢状态的调控。

1) 动脉血气分析:根据动脉血气分析结果,可鉴别体液酸碱紊乱性质,及时纠正酸碱失衡,调节呼吸机参数。碱缺失与血乳酸结合是判断休克组织灌注较好的方法。

2) 动脉血乳酸监测:动脉血乳酸浓度是反映组织缺氧的高度敏感指标之一,动脉血乳酸增高常较其他休克征象先出现。持续动态的动脉血乳酸及乳酸清除率监测对休克的早期诊断、组织缺氧情况的判定、液体复苏的指导及预后的评估具有重要意义。

(4) 临床表现。

1) 轻度休克:血容量减少 20% 以下,失血量为 800~1 000 ml。四肢发冷、面色苍白、皮肤和甲床血液再灌注延迟、口干、出汗、脉率加快、脉压差偏小、皮下静脉萎陷及中心静脉压(CVP)开始下降。大多数患者平卧位血压仍可在正常低限。

2) 中度休克:血容量减少 20%~40%,失血量为 1 200~1 700 ml。四肢发冷,肢端发绀,烦躁不安或淡漠,脉搏细速,收缩压明显下降 8.0~10.0 kPa(60~75 mmHg)。脉压差显著缩小,CVP 显著下降,尿量减少。

3) 重度休克:血容量减少超过 40%,失血量超过 1 700 ml。面色极度苍白、口唇及肢端明显发绀、四肢冰冷、呼吸急促或不规则、表情淡漠或意识障碍、尿量显著下降或无尿。收缩压小于 8.0 kPa(60 mmHg),CVP 极度下降或为 0,心电图出现心肌缺血的改变,如病理性 Q 波和 ST – T 段改变。

(5) 实验室检查。

1) 血常规监测:动态观察红细胞计数(red blood cell count,RBC)、血红蛋白(hemoglobin,Hb)及血细胞比容(hematocrit,Hct)的数值变化,可了解血液有无浓缩或稀释。有研究表明,Hct 在 4 小时内下降 10% 提示有活动性出血。

2) 凝血功能监测:常规凝血功能监测包括血小板计数、凝血酶原时间(PT)、活化部分凝血活酶时间、国际标准化比值(INR)和 D –二聚体等。

(6) 影像学检查。

1) 超声检查:创伤引起的低血容量性休克,可通过超声检查胸腹部,查看有无胸腔、腹腔或心包积液,以及预测积液量,从而估计失血量。同时,可以查看损伤脏器,如有无肝脾破裂、肠系膜动静脉破裂等。

2) X 线检查:对怀疑有创伤性骨折者,通过 X 线检查可明确骨折部位及骨折类型和程度,结合临床表现也可估计其出血量。

3) 胸腹部增强 CT 扫描:对诊断性腹腔穿刺和超声检查均不能查出病因者,可以做胸腹部增强 CT 扫描,查找受损脏器或部位及损伤程度。

(7) 诊断性腹腔穿刺:对怀疑有腹腔脏器出血者,腹腔穿刺是最直接的辅助诊断方法,可抽出不凝血。一旦腹腔抽出不凝血,应积极准备剖腹探查手术。

(五) 急救措施

1. 治疗原则　早期、快速和足量的扩容是低血容量性休克抢救成功的关键,组织氧供的维持则是抢救成功的重要保证。

2. 对症治疗　基础病的有效治疗是抢救成功的基础。对于出血性休克,主要根据出血原因予以处理。外出血可采用局部压迫止血、手术止血;内出血患者,在内科保守治疗不能有效纠正低血压时,应尽早手术止血。

3. 充分容量复苏

(1) 容量复苏策略:近年来,主张限制性容量复苏,也称延迟复苏。容量复苏的方案是小容量高晶体-高胶体渗透压混合液(HHS),其输液量较少,仅需 2~4 ml/kg。其对创伤失血性休克早期复苏具有作用早、速度快、维持血压平稳且用量少的优点。

(2) 容量复苏液体:包括晶体液和胶体液,两者合理使用。

1) 晶体液:晶体液可补充细胞外液及组织间液,在较快时间内提升血压,但在血管内维持时间短、留存量少,仅有 25% 留存于血管内,其扩容效果没有胶体液好。因此,不作为单一的容量复苏液体。常用的晶体液有林格氏液、乳酸钠林格注射液及 0.9% 氯化钠溶液、复方电解质注射液。

2) 胶体液:由于胶体液在体内不再重新分布,因此,其比晶体液扩容效果更快、更持久,维持或扩充血容量、增加心输出量的效果和持续时间较晶体液更好。胶体液包括人工胶体液和天然胶体液。人工胶体液有右旋糖酐、明胶制品和氟碳代血浆等。天然胶体溶液包括全血、血浆、新鲜冰冻血浆及白蛋白等。现在主张成分输血。一般情况下,维持血红蛋白浓度在 100 g/L、Hct 在 30% 为宜。如果血红蛋白大于 100 g/L 不必输血,低于 70 g/L 可输入浓缩红细胞,在 70~100 g/L 时,根据患者一般情况、机体代偿能力来决定是否输入红细胞。如果急性失血量超过总量的 30% 可输入全血。

3) 高晶体-高胶体渗透压混合液:7.5% 的氯化钠＋10% 羟乙基淀粉或右旋糖 2~4 ml/kg 输入,可迅速提高血浆渗透压,使有效循环血容量迅速增加,有效预防血栓脱落和再出血,从而降低患者后期的病死率。

4. 输血治疗　输血及输注血制品在低血容量性休克中应用广泛。失血性休克时,丧失的主要是血液。但是在补充血液制品时,并非需要全部补充血细胞成分,也应考虑到凝血因子的补充。同时,应该认识到输血也可能带来的一些不良反应甚至严重并发症。

5. 血管活性药与正性肌力药　低血容量性休克的患者一般不常规使用血管活性药。临床通常仅对于足够的液体复苏后仍存在低血压,或者输液还未开始的严重低血压患者,才考虑应用血管活性药与正性肌力药。如多巴胺、多巴酚丁胺、去甲肾上腺素及肾上腺素等。

6. 预防感染　休克时机体处于应激状态,免疫功能下降,抵抗力减弱,容易继发感染。

1) 严格按照无菌技术原则执行各项护理操作。

2) 避免误吸所致肺部感染。必要时遵医嘱每日进行雾化吸入,以利痰液稀释和排出。

3) 做好留置导尿管的护理,预防泌尿系统感染。

4) 有创面或伤口者,注意观察、评估,及时更换敷料,保持创面清洁干燥。

5) 遵医嘱合理应用抗生素。

（六）急救流程

低血容量性休克的急救流程如图 4-31 所示。

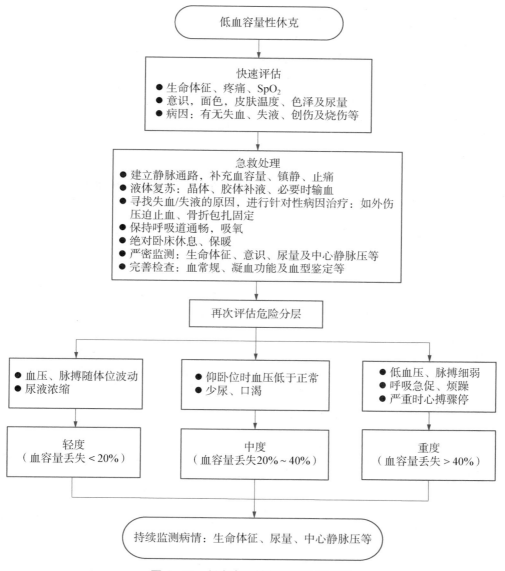

图 4-31　低血容量性休克的急救流程

（七）急救护理

1. **体位**　头和躯干抬高 20°～30°、下肢抬高 15°～20°，以增加回心血量。

2. **保持呼吸道通畅**　神志淡漠或昏迷患者，头偏向一侧或置入口咽通气管，以防舌后坠或呕吐物、气道分泌物等引起误吸。在病情允许的情况下，鼓励患者定时做深呼吸，协助叩背并鼓励有效咳嗽、排痰；气管插管或气管切开者及时吸痰；定时观察患者呼吸音变化，若发现肺部湿啰音或喉头痰鸣音，及时清除呼吸道分泌物，保持通畅。

3. 吸氧　给予吸氧,协助患者定时做双上肢运动,促进肺扩张,改善缺氧状况。

4. 用药护理

1）立即建立两路以上静脉通路,充分容量复苏。

2）遵医嘱给予止血、抗感染等治疗,用药过程中加强病情观察。

5. 输血　失血性休克患者常需快速大量输血,但若输入低温保存的库存血易使其体温降低。故输血前(尤其是在冬季)应将库存血置于常温下复温后再输入。

6. 对症护理

(1) 创伤性低血容量性休克。

1）外在伤口出血:给予加压包扎止血,对开放性四肢损伤存在威胁生命的大出血,在外科手术前推荐辅助使用止血带。

2）疼痛:对创伤、烧伤后疼痛刺激严重者需适当给予镇痛、镇静,可给予曲马多注射液 50～100 mg 或哌替啶(杜冷丁)注射液 50～100 mg 肌内注射。因剧烈的疼痛刺激通过神经反射引起周围血管扩张,血压下降,有效循环血量减少而加重休克。

3）抽血,备血(根据估算出血量):血常规、凝血、肝(肾)功能、电解质及交叉配血等。

(2) 体温改变。

1）监测体温:每 4 小时 1 次,密切观察其变化。

2）保暖:中重度休克患者,有发冷或四肢厥冷表现,应注意保暖,尤其是在冬季和外出转运时。采用加盖棉被、毛毯和调节室温等措施进行保暖。切忌用热水袋、电热毯等方法提升患者体表温度,以免烫伤。

3）降温:高热患者予以物理降温,必要时遵医嘱用药物降温。病室定时通风,保持空气流通;及时更换被汗液浸湿的衣裤和床单等,做好患者的皮肤护理,保持干燥。

7. 病情观察

(1) 症状:严密观察患者神志、皮肤色泽及温度、体表血管充盈度、口渴情况,每 30～60 分钟记录一次。如果患者神志清楚,对外界刺激反应正常,表示患者循环血容量基本足够,反之,如果患者表情淡漠、甚至出现昏迷,则休克加重。患者四肢温暖、皮肤干燥、轻压指甲时局部暂时呈苍白,但松压后色泽迅速转为正常,表明末梢循环已经恢复,休克好转,反之,休克仍存在或加重。

(2) 生命体征:监测患者血压、心率及脉搏情况,每 15～30 分钟监测一次并记录。血压逐渐上升恢复正常,心率由快减慢,低于 100 次/分,脉搏搏动细弱有力,表明休克好转,反之,休克仍存在或加重。

(3) 尿量:对于休克患者,建议最好予以留置导尿管,每小时观察记录一次。尿量是反映肾血流灌注情况的有效指标。尿量<25 ml/h,比重增加者表明仍存在肾供血不足,休克未纠正。尿量>30 ml/h,表明休克已得到纠正。

8. 转运护理　转运前需精准评估患者病情,把握转运指征,合理准备转运物资、药物及设备,合理安排转运医务人员,保障转运途中安全,转运至目的地做好交接工作。

9. 健康指导

(1) 疾病预防:指导患者及家属加强自我保护,避免损伤或意外伤害。

（2）疾病知识：向患者及家属讲解各项治疗护理的必要性及疾病的转归过程；了解意外损伤后的初步处理和自救知识。

（3）疾病康复：指导患者康复期应加强营养。若发生高热或感染应及时就诊。

知识链接

高渗晶体液在休克复苏中的应用

20世纪80年代开始，高渗晶体液应用于休克复苏治疗中并取得了良好效果。目前常用的制剂有7.5%高渗盐水及高渗盐右旋糖酐注射液（7.5%高渗盐水＋6%右旋糖酐）。其作用机制是：①使红细胞、内皮细胞、组织细胞及间隙内的液体转入循环，迅速恢复血容量；②有助于组织脱水，减轻脑水肿，对合并创伤性脑损伤患者有良好的应用前景；③阻止中性粒细胞的激活，减轻因炎性反应而导致的细胞损伤。其中主要不良反应有高氯性酸中毒、血压升高致再出血、血容量扩张致稀释性低血钾，重者可出现脑神经危象、肝、肾功能损伤。因此，应用时需注意控制其浓度及用量。

（吕　君　王单松）

四、梗阻性休克的急救流程与护理

（一）概述

梗阻性休克（obstructive shock）是1975年Weil等根据血流动力学特点提出的休克四分类之一。其基本机制为心脏以外的原因导致血流的主要通道受阻，回心血量减少，相对血容量不足而引起的休克症状。其氧代谢特征为心输出量减少导致氧供下降，结果是组织缺血、缺氧。

（二）病因

1. 急性心脏压塞　急性心脏压塞是由于感染、出血、肿瘤等原因引起的心包腔内液体积聚较多，腔内压力骤然升高，显著妨碍心脏舒张期的血液充盈和心脏搏动，降低了心肌的顺应性，引起急性循环衰竭的一系列综合征的统称。心包积液可由多种疾病引起，包括心肌梗死、外伤、结缔组织疾病、炎症、肿瘤、代谢性疾病、放射及药物等。恶性心包积液多由心包转移癌所致，人体任何系统的恶性肿瘤都有可能转移到心包，以肺癌、乳腺癌、白血病、恶性淋巴瘤及黑色素瘤者为常见。

2. 急性肺栓塞　肺栓塞是由各种栓子阻塞肺动脉系统的一组疾病或临床综合征的总称，包括肺血栓栓塞症、脂肪栓塞综合征、羊水栓塞、空气栓塞等。其中肺血栓栓塞是肺栓塞的最常见类型，占肺栓塞中的绝大多数，其栓子多来自静脉系统或右心的血栓阻塞肺动脉或其分支，以肺循环和呼吸功能障碍为其主要临床和病理生理特征。

3. 张力性气胸　正常人体胸膜腔是由脏胸膜和壁胸膜构成的密闭腔隙，其内的压力为负压,低于大气压 $0.3 \sim 0.5$ kPa($3 \sim 5$ cm H_2O),以保证肺脏呈膨胀状态,参与正常的通气与换气。气胸就是胸膜腔进入一定的气体,使肺组织受压萎陷而引起,从而产生一系列临床表现,需要及时诊断和处理,否则将引起肺功能损害,甚至危及生命。根据胸膜破裂情况及胸腔压力变化将气胸分为 3 种类型:闭合性气胸(单纯性气胸)、开放性气胸(交通性气胸)及张力性气胸。由于张力性气胸可在短时间内造成肺脏大面积受压、纵隔移动,产生严重的循环障碍,可诱发梗阻性休克,需要紧急处理。

(三)分类

梗阻性休克根据梗阻部位不同分为心内梗阻性休克和心外梗阻性休克。

1. 心内梗阻性休克 常见于瓣膜和结构异常、左心房黏液瘤或血栓、乳头肌功能不全或断裂和室间隔穿孔、心室流出道梗阻等。

2. 心外梗阻性休克 包括主干内肺栓塞、心包缩窄或填塞、腔静脉梗阻、肺动脉栓塞/非栓塞性急性肺动脉高压、主动脉夹层、张力性气胸等。

(四)预警与识别

1. 预警 早期建立预警机制,如患者伴有感染、出血、肿瘤、羊水栓塞、空气栓塞等诱发因素,伴有胸闷、烦躁不安、面色苍白、皮肤湿冷、呼吸困难、大汗、四肢厥冷、脉细而快等缺氧征象,血压降低,甚至意识丧失、心搏骤停等循环功能障碍等临床表现时,立即采取急救措施。

2. 识别

(1)急性心脏压塞。

1)症状:胸闷、烦躁不安、面色苍白、皮肤湿冷、呼吸困难甚至意识丧失。呼吸浅表、急速,严重时患者取坐位,心包积液量极大时可有压迫气管及食管的症状,如干咳、声音嘶哑、吞咽困难等。

2)体征:呼吸急促,可有发绀。颈静脉怒张、脉快而弱、血压下降、脉压变小、中心静脉压增高、外伤患者心前区可有伤口(随呼吸或心跳有血液外溢)、心尖搏动减弱或消失、心音远弱、可有奇脉、也可出现库斯莫氏呼吸。心包渗液积聚加快时,静脉压不断上升,动脉压持续下降,严重者可发生休克,典型体征为血压突然下降,颈静脉怒张,心音低弱。如渗液积聚较慢可出现颈静脉增高、肝大、下肢水肿、腹水、颈静脉吸气时扩张、肝颈静脉回流征阳性及奇脉等。

3)其他:有胸部外伤史,尤其是心前区部位有锐器伤史。当患者出现低血容量性休克时,即使无典型的贝克三联症(心音遥远、中心静脉压上升及动脉压下降)也要考虑心脏血管损伤合并心脏压塞的可能,尤其是心前区穿透伤。

4)胸部 X 线检查:透视下心脏搏动减弱,心脏阴影稍大,当心包腔积液增加到 250 ml 以上时,心脏才会呈现水平样改变。

5)心脏超声检查:确定心包积液的简单易行的可靠方法是超声心动图检查,有助于观察心包积液量的变化,具有敏感性高、重复性好、无创、可动态观察积液量增长等优点。急诊 B 超检查是诊断急性心脏压塞最有价值的手段,还可同时了解心脏结构有无异常。可见于吸气时三尖瓣及肺动脉瓣血流速度增加而二尖瓣流速减小,在呼气时呈相反表现。

6）心导管检查：可明确心脏压塞及评估血流动力学状态。

7）心包穿刺：可明确诊断，又可立即缓解心脏压塞症状。

8）局限性心包探查术：临床高度怀疑有心脏压塞，但心包穿刺又不能证实，可行局限性心包探查术。

（2）急性肺栓塞。

1）症状。

A. 呼吸困难：最为常见，呈劳力性呼吸困难，尤其在活动后明显。迅速出现的单纯性呼吸困难由肺动脉较中心部位的肺血栓栓塞症（PTE）所致，因此当患者出现无其他原因解释的进行性呼吸困难时（特别是伴发胸痛，占 50% 以上的 PTE 患者）应想到PTE 可能，对既往有心力衰竭或肺疾病的患者，呼吸困难加重可能是提示 PTE 的唯一症状。

B. 胸痛：呼吸或咳嗽时胸痛加剧，多数为胸膜炎性胸痛，是由于远端肺动脉栓塞累及胸膜发生纤维素炎所致，据此可大致判断 PTE 部位。少数胸骨下心绞痛样胸痛发作，胸骨后压榨感，可向肩胛部和颈部放射。

C. 咯血：鲜红色，量不多，数日后变为暗红色。

D. 晕厥：常见于主肺动脉 PTE，因急性高危和中危 PTE（既往称为大面积和次大面积 PTE）导致心输出量急剧减少，引起脑供血不足所致，为时短暂。

2）体征：发热，多为低热，可持续 1 周，与出血性肺不张和肺梗死后出血坏死物质吸收有关，如表现为高热，应警惕感染或血栓性静脉炎。呼吸系统征象：呼吸急促，频率＞20 次/分，最高可达 40～50 次/分；肺栓塞病变部位听诊有时可闻及细湿啰音或哮鸣音，也可闻及肺血管杂音（在吸气时相对杂音增强），可有胸膜摩擦音和胸腔积液体征。

3）血浆 D -二聚体：是交联纤维蛋白在纤溶系统作用下产生的降解产物，是纤溶过程的特异性标志物，在急性 PTE 时可异常增高大于 500 ng/ml，但血浆 D -二聚体在手术、创伤、急性心肌梗死、心力衰竭、妊娠、恶性肿瘤、肺炎等时也可增加，因此特异性低，诊断肺血栓栓塞症（PTE）和深静脉血栓（DVT）形成的价值有限。

4）动脉血气分析和肺功能检查：由于呼吸功能不全和代偿过度通气，约 80% 急性PET 患者表现为肺泡 - 动脉血氧分压差（alveolar-blood oxygen partial pressure difference, PA - aO₂）增大，动脉血氧分压（PaO_2）和血二氧化碳分压（$PaCO_2$）降低，如果PaO_2 和 $PaCO_2$ 两者都正常有助于排除较大面积的急性 PET。

5）X 线胸片检查：约 80% 急性 PET 患者在胸片有提示诊断的异常表现（但缺乏特异性）。肺动脉阻塞征象：区域性肺纹理变细、稀疏或消失，肺野透亮度增加（Westermark 征），未受累部分肺纹理相应增多（即肺血流与分布不均）；肺动脉高压及右心扩大征象：右下肺动脉干增宽或伴截断征，肺动脉段膨胀，上腔静脉、奇静脉扩大及右心室扩大。

6）超声心动图（ultrasound cardiogram, UCG）检查：在床旁进行经胸 UCG 检查或经食管 UCG 检查是对疑诊急性高危 PTE 或围术期疑似 PTE 患者的首选检查，对于休克或低血压患者 UCG 未发现右心室负荷增大或右心功能不全,可排除 PTE。UCG 检查也是对急性 PTE 临床中度或高度疑似患者的重要筛查手段。

7) PTE 相关影像学检查:①螺旋 CT 肺动脉造影,操作快捷,较经济,已成为最常用的急性 PTE 诊断手段和中低危急性 PTE 的首选检查;②核素肺通气/灌注显像属无创伤性检查,患者接受放射剂量小,对段或亚段肺动脉栓塞的诊断有独特价值,因此是急性 PTE 重要的诊断方法;③磁共振肺动脉造影可直接显示肺动脉内栓子及 PTE 所致的低灌注区,对 PTE 做出诊断。

(3) 张力性气胸。

1) 症状:呼吸困难,出现颈、胸呼吸肌都参与的剧烈呼吸活动,可有明显的发绀;出现躁动不安、大汗、四肢厥冷、脉细而快等缺氧征象,血压降低甚至休克、心搏骤停等循环功能障碍;颈、胸皮下气肿,伤侧胸壁饱满,胸廓呼吸运动明显减弱,气管移向健侧,伤侧叩诊呈鼓音,呼吸音消失。

2) 体征:呼吸增快、发绀。气管、心脏向健侧移位,颈、胸部甚至头及腹部可有皮下气肿出现,左侧气胸时心脏浊音界可消失。胸部体征,气管向健侧移位,患者胸壁饱满,肋间隙增宽,呼吸运动减弱,触觉语颤减弱或消失,叩诊鼓音,听诊呼吸音明显减弱或消失。硬币叩击征阳性(由一人将硬币或扁平钥匙,平压在前胸壁中部,然后用另一硬币叩击此硬币,医生将听诊器的胸件放在患者同侧后背中部进行听诊,可听到一种带有金属鼓音的声音),此体征较为敏感。

3) X 线检查:为诊断气胸最可靠的方法,还可了解肺萎缩的程度,肺内病变情况及有无胸膜粘连,胸腔积液及纵隔移位等。

4) 胸部 CT 检查:可清楚显示胸膜积气的位置,尤其是纵隔面的胸膜腔可与纵隔气肿区别,并且能显示肺内炎症、空洞或肿瘤。必要时可行高分辨 CT。

(五)急救措施

1) 立即解除梗阻,缓解血流受阻主要通道。

2) 提高氧输送,尽快恢复组织细胞的供氧,对休克和濒临休克的患者要立即吸入高流量氧气,必要时可选用气管内插管机械通气。

3) 针对病因采取积极的救治措施。如肺栓塞给予抗凝、溶栓治疗,必要时行肺动脉血栓摘除术;急性心包压塞行心包穿刺引流;张力性气胸行胸腔闭式引流术。

4) 迅速建立大静脉通路,开始早期补充血容量。

(六)急救流程

梗阻性休克的急救流程如图 4-32 所示。

(七)急救护理

1. 一般护理

(1) 休息:急性期嘱患者绝对卧床休息,安置患者于休克卧位,抬高头胸部有利于膈肌活动,保持安静,尽量减少搬动,操作轻柔,做好保暖措施。肺栓塞患者溶栓过程中要限制患者下床活动,避免突然改变体位,预防晕厥和栓子松动脱落再次肺栓塞。

(2) 饮食:指导患者正确用药,合理饮食,溶栓初期宜使用高蛋白质、高纤维素食品,

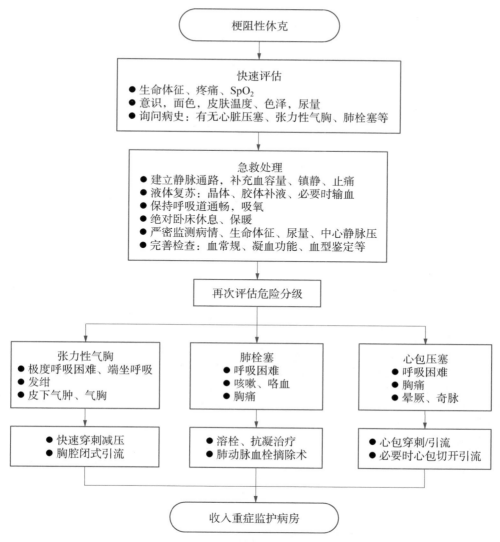

图 4-32　梗阻性休克的急救流程

少食油腻、高胆固醇食物,多食牛奶、鱼、豆制品、新鲜水果、蔬菜,食用油以植物油为主。保持患者排便通畅,必要时可使用导泻药。

2. 病情观察

1) 严密监测生命体征,利用多参数监护仪对患者进行监护,详细观察及记录心率、心律、血压、呼吸、血氧饱和度的变化,监测 CVP、心输出量(CO)和心脏指数(CI)、肺动脉压等。

2) 观察患者神志、皮肤色泽及温度、体表血管充盈度和口渴的情况,注意患者有无咳嗽情况,及胸闷、胸痛、憋气等症状有无改善。

3) 观察尿量,尿量是反应肾血流情况的重要指标,休克患者建议留置导尿管,以能精准观察每小时尿量,尿量>30 ml/h 表明休克已得到纠正。

3. 用药护理

1）补充血容量：迅速建立两路静脉通路，补充足量液体，纠正休克。

2）遵医嘱给予溶栓、抗凝等治疗，注意观察治疗药物的效果及不良反应，如溶栓药物可能引起出血现象等。

3）遵医嘱根据血压情况合理调整升压药的浓度和滴速。

4. 导管护理　如留置心包穿刺引流管、胸腔闭式引流管时，应注意引流液的颜色、性质和量。

5. 健康指导

（1）疾病知识：患者由于身体的不适及对疾病的认知不全，很可能出现焦虑、恐慌的心理，产生濒死感，护理人员应积极安抚患者，对清醒的患者进行疾病相关知识的健康宣教，同时给予心理辅导，缓解患者的紧张情绪，使之配合并促进疾病的治疗。

（2）饮食：向患者及家属讲解饮食的内容及意义，指导患者及家属在疾病各个阶段的饮食安排合理，促进排便通畅，必要时可使用导泻药。

（3）休息或活动：保持良好的情绪，避免劳累，积极配合医生的治疗。

知识链接

肺栓塞引起的梗阻性休克溶栓护理要点

如果是肺栓塞引起的梗阻性休克，应及时采取抗凝和溶栓治疗，溶栓护理要点如下。

（1）在溶栓前，护理人员协助医生进行相关检查，追踪血气分析、血常规、凝血功能结果，在护理时要注意溶栓的适应证、禁忌证，详细询问病史，明确临床病例如近期是否有活动性出血、缺血性脑卒中、大手术等。

（2）在溶栓治疗过程中，要精准调节输液速度。尿激酶用药剂量要精准，不得用酸性液体稀释，以免药效下降，且溶解后容易失活，应现用现配。每天监测血常规，定期复查血气分析。护士及陪护仔细观察患者口腔黏膜、齿龈有无出血，有无黑便、血便、血尿等现象，注射部位有无血肿，避免不必要的肌内注射，以免增加出血风险。

（3）在进行溶栓及抗凝治疗时最大的不良反应是出血，发生率为5%～7%，致死性出血的发生率为1%，颅内出血发生率为1.2%，约半数死亡。确需穿刺静脉时以动脉法穿刺，压迫外周静脉穿刺点上方，以防止局部出现血肿，并仔细观察皮下出血情况。定期复查尿、粪隐血，绝对卧床休息，避免碰撞或跌倒，预防出血性并发症，发现异常及时通知医生处理。

（刘　冬　冯　丽）

参考文献

［1］ 王立祥,孟庆义,余涛,等.2016 中国心肺复苏专家共识[J].中华危重病急救医学, 2016,28(12):1059－1079.

［2］ 王华庆,安志杰.肺炎球菌性疾病免疫预防专家共识(2017 版)[J].中国预防医学 杂志,2018,19(03):161－191.

［3］ 王学峰,王康,肖波.成人全面性惊厥性癫痫持续状态治疗中国专家共识[J].国际 神经病学神经外科学杂志,2018,45(01):1－4.

［4］ 王艳华,张亚军,姜保国,等.创伤救治体系服务流程专家共识[J].中国急救复苏与 灾害医学杂志,2018,13(6):501－503.

［5］ 中华内科杂志,中华医学杂志,中华消化杂志,等.急性非静脉曲张性上消化道出血 诊治指南[J].中华消化内镜杂志,2019,36(2):77－85.

［6］ 中华医学会,中华医学会杂志社,中华医学会全科医学分会,等.急性心力衰竭基层 诊疗指南(2019 年)[J].中华全科医师杂志,2019,18(10):925－930.

［7］ 中华医学会心血管病学分会心血管急重症学组,中华心血管病杂志编辑委员会 [J].心源性休克诊断和治疗中国专家共识(2018).中华心血管病杂志,2019,47 (4):265－277.

［8］ 中华医学会呼吸病学分会肺栓塞与肺血管病学组,中国医师协会呼吸医师分会,肺 栓塞与肺血管病工作委员会,全国肺栓塞与肺血管病防治协作组.肺血栓栓塞症诊 治与预防指南[J].中华医学杂志,2018,98(14):1060－1087.

［9］ 中华医学会呼吸病学分会哮喘学组.支气管哮喘急性发作评估及处理中国专家共 识[J].中华内科杂志,2018,57(1):4－14.

［10］ 中华医学会呼吸病学分会哮喘学组.重症哮喘诊断与处理中国专家共识[J].中华 结核和呼吸杂志,2017,40(11):813－829.

［11］ 中华医学会急诊医学分会,中国医疗保健国际交流促进会胸痛分会.急性胸痛急诊 诊疗专家共识[J].中华急诊医学杂志,2019,28(4):413－420.

［12］ 中华医学会急诊医学分会心脑血管病学组,裴红红,朱继红,等.中国急诊急性心力 衰竭单元建设与管理专家共识[J].中华急诊医学杂志,2019,28(6):676－681.

［13］ 中华医学会糖尿病学分会.中国 2 型糖尿病防治指南(2017 年版)[J].中国实用内 科杂志,2018,38(4):292－344.

［14］ 中国老年医学学会急诊医学分会,中华医学会急诊医学分会卒中学组,中国卒中学 会急救医学会.急性缺血性脑卒中急诊急救中国专家共识(2018)[J].临床急诊杂 志,2018,19(6):351－359.

［15］ 中国医师协会急诊分会,中国人民解放军急救医学专业委员会,中国人民解放军重 症医学专业委员会,等.创伤失血性休克诊治中国专家共识[J].解放军医学杂志, 2017,42(12):1029－1038.

［16］ 中国医师协会急诊医师分会,中国毒理学会中毒与救治专业委员会.急性中毒诊断 与治疗中国专家共识[J].中国急救医学,2016,36(11):961－974.

[17] 中国医师协会急诊医师分会,国家卫健委能力建设与继续教育中心急诊学专家委员会,中国医疗保健国际交流促进会急诊急救分会. 急性冠脉综合征急诊快速诊治指南(2019)[J]. 中国急救医学,2019,39(4):301-308.

[18] 中国高血压防治指南修订委员会,高血压联盟(中国)中华医学会心血管病学分会,中国医师协会高血压专业委员会,等. 中国高血压防治指南(2018年修订版)[J]. 中国心血管杂志,2019,24(1):24-56.

[19] 汤成春,马根山.《2019年欧洲心脏病学会急性肺栓塞诊断和管理指南》要点更新及解读[J]. 中国介入心脏病学杂志,2019,27(9):491-493.

[20] 李乐之,路潜. 外科护理学[M]. 北京:人民卫生出版社,2016.

[21] 张波,桂莉. 急危重症护理学[M]. 北京:人民卫生出版社,2017. 155-157.

[22] 金静芬,刘颖青. 急诊专科护理[M]. 北京:人民卫生出版社,2018.

[23] 葛均波,徐永健. 内科学[M]. 8版. 北京:人民卫生出版社,2015.

[24] American Heart Association. 2015 American Heart Association Guidelines update for cardiopulmonary resuscitation and emergency cardiovascular care [J]. Circulation,2015,132(suppl 2):S315-S589.

[25] Ahmed S, Ernst P, Bartlett S J, et al. The effectiveness of web-based asthma self-management system, my asthma portal (MAP): a pilot randomized controlled trial [J]. J Med Internet Researc,2016,18(12):e313.

[26] Ari Leppäniemi, Tolonen M, Tarasconi A, et al. 2019 WSES guidelines for the management of severe acute pancreatitis [J]. World J Emerg Surg,2019:14:27.

[27] ESC, ERS. 2019 ESC Guidelines for the diagnosis and management of acute pulmonary embolism developed in collaboration with the European Respiratory Society (ERS) [J]. Eur Heart J,2019:1-62.

[28] Howard L S, Steven B, Robin C, et al. British Thoracic Society Guideline for the initial outpatient management of pulmonary embolism [J]. BMJ Open Respiratory Research,2018,5(1):1-29.

[29] Panchal AR, Berg KM, Kudenchuk PJ, et al. 2018 American Heart Association focused update on pediatric advanced life support: an update to the American Heart Association Guidelines for cardiopulmonary resuscitation and emergency cardiovascular care [J]. Circulation,2018,138(23):731-739.

[30] Sung JJ, Tang RS, Ching JY, et al. Use of capsule endoscopy in the emergency department as a triage of patients with GI bleeding [J]. Gastrointest Endosc,2016:84:907.

[31] Thomas Ludden, Lindsay Shade, Kelly Reeves, et al. Asthma dissemination around patient-centered treatments in North Carolina (ADAPT-NC): a cluster randomized control trial evaluating dissemination of an evidence-based shared decision-making intervention for asthma management [J]. J Asth,2019,56(10):1087-1098.

第五章 急诊急救技术规范

█第一节 心肺复苏术规范（含心肺复苏机的应用）

心肺复苏(cardiopulmonary resuscitation，CPR)是对心搏、呼吸骤停者所采取的急救措施，即以胸外心脏按压和人工呼吸等方法建立循环、呼吸功能，保证其重要脏器的血液和氧气的供应，尽快恢复其心跳、呼吸和大脑的功能。

一、适应证

各种原因造成呼吸、心搏骤停的患者(包括心室颤动、无脉性室性心动过速、无脉性电活动及心室静止)。

二、禁忌证

《2015年AHA心肺复苏及心血管急救指南》中未涉及心肺复苏的禁忌证。

三、操作流程

(一) 单人徒手心肺复苏术

1. **物品准备** 复苏板、除颤仪或AED、手电筒、纱布(或CPR屏障消毒膜)、弯盘、护理记录单及踏脚凳(必要时)。

2. **患者准备** 将患者(去枕)仰卧于坚实、平坦的平面上，必要时背部放置复苏板，头、颈、躯干在同一轴线上，双手放于两侧，身体无扭曲。松解患者衣裤，暴露胸部。

3. **操作方法**

(1) 评估:确认现场安全，判断患者有无意识，确认无反应。

(2) 呼救:启动应急反应系统(呼救帮助，指定专人取除颤仪或AED，以及其他急救设备)，确认时间。

(3) 判断脉搏、呼吸:触摸近端颈动脉搏动，确认无搏动、同时看胸廓，判断有无呼吸，确认无呼吸或仅为濒死叹息样呼吸，判断时间(5～10秒)。

(4) 复苏体位:(去枕)仰卧于坚实、平坦的平面上。头、颈、躯干在同一轴线上，双手放于两侧，身体无扭曲，颈部无外伤。

(5) 胸外心脏按压:松解衣领、腰带，暴露胸腹部;按压位置:胸骨下半部(图5-1);按压方法:双手掌根部叠放，双臂伸直，双肩位于双手正上方;按压幅度:胸骨下陷至少

5 cm,但不超过 6 cm;按压频率:100~120 次/分,连续按压 30 次,在 15~18 秒之内。

(6) 开放气道(仰头抬颏法):一手放在患者前额,将手掌用力向后推额头,使头部后仰,另一手指放在下颏骨处,向上抬颏(图 5-2)。

(7) 人工呼吸:一手捏住患者鼻子,施救者平静吸气后,用口唇包住患者口唇,向患者缓慢吹气 2 次,每次吹气持续 1 秒以上,使患者胸廓隆起,吹气完毕,松开捏鼻子的手,转头看胸廓起伏情况,频率:10~12 次/分,或者每 5~6 秒给予一次人工呼吸。

(8) 除颤仪/AED:胸外心脏按压与人工呼吸比为 30:2 的周期进行复苏,如有可能应尽早使用除颤仪或 AED。

(9) 复苏效果:每 5 个循环(约 2 分钟)后,判断复苏效果。可触及颈动脉搏动,有自主呼吸,意识恢复,面色、口唇、甲床、皮肤等颜色转为红润,散大的瞳孔缩小、对光反射存在可判断为复苏有效。

(10) 安置患者:恢复体位,注意保暖,进入下一步生命支持。

(11) 整理用物:按要求处理用物和医疗废弃物。

(12) 洗手:正确洗手。

(13) 记录:记录复苏过程和时间。

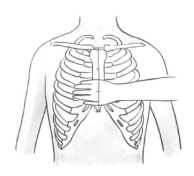 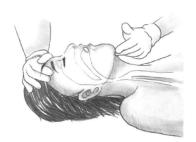

图 5-1　按压部位　　　　　图 5-2　仰头抬颏法

(二) 心肺复苏机应用

心肺复苏机是一类以机械代替人力实施人工呼吸(机械通气)和胸外按压等基础生命支持操作的设备,可分为电动式心肺复苏机和气动式心肺复苏机 2 种。可以恒定按压频率和按压幅度,减少了人工操作的困扰,不受地点、环境和体力的影响,适用于人手不足,长时间 CPR,处理低温度的患者,在血管造影室内进行 CPR,或准备进行体内循环CPR,以及需要转运患者等情况。

1. 物品准备

1) 心肺复苏机、除颤仪或 AED、复苏板、踏脚凳(必要时)、手电筒、纱布(或 CPR 屏障消毒膜)、弯盘及护理记录单。

2) 检查心肺复苏机性能完好,呈备用状态,连接电源、气源。

2. 患者准备　同徒手心肺复苏术。

3. 操作方法

（1）评估：确认现场安全，判断患者有无意识，确认无反应。

（2）呼救：启动应急反应系统（呼救帮助，指定专人取除颤仪或 AED，以及心肺复苏机），确认时间。

（3）判断脉搏、呼吸：触摸近端颈动脉搏动，确认无搏动、同时看胸廓，判断有无呼吸，确认无呼吸或仅为濒死叹息样呼吸，判断时间（5～10 秒）。

（4）复苏体位：去枕仰卧于坚实、平坦的平面上。头、颈、躯干在同一轴线上，双手放于两侧，身体无扭曲，颈部无外伤。

（5）徒手心肺复苏：按照 30∶2 的比例进行胸外按压和人工呼吸，直到其他工作人员携心肺复苏机到达现场。

（6）放置复苏板：将患者上半身平放于复苏板上，复苏板上缘与患者肩齐平，使其头后仰。

（7）放置心肺复苏机：主机对准复苏板卡槽插入，逆时针松开锁紧的把手，确保按压头位置抬升得足够高，高于患者的胸部，妥善调节按压头位置至患者胸骨下半部分，顺时针锁紧把手。

（8）打开电源开关：按"运行"键。

（9）调节参数：按压深度为 5～6 cm；按压频率 100～120 次/分。

（10）连接通气管路：确认按压通气比 30∶2；通气频率 10～12 次/分；调节潮气量至 400～600 ml。连接模拟肺，测试通气效果良好后连接面罩，并用四头带固定面罩。

（11）观察：观察按压和通气效果、患者的情况，确定参数是否合适。

（12）复苏效果：每 5 个循环（约 2 分钟）后，按"暂停"键，判断复苏效果。可触及颈动脉搏动，有自主呼吸，意识恢复，面色、口唇、甲床、皮肤等颜色转为红润，散大的瞳孔缩小、对光反射存在可判断为复苏有效。如复苏无效，按"运行"键，继续行心肺复苏。

（13）撤机：复苏成功，遵医嘱关闭电源，分离面罩与通气管路，撤除主机、复苏板，拔下气源、电源接头。

（14）安置患者：恢复患者体位、注意保暖，进入下一步生命支持。

（15）整理用物：按要求处理用物和医疗废弃物。

（16）洗手：正确洗手。

（17）记录：记录复苏过程和时间。

四、注意事项

1）颈部有外伤者翻身时，需要做好头颈部的固定，保证患者头颈部与身体在同一轴线翻转。

2）检查是否无呼吸或仅为濒死叹息样呼吸，同时检查颈动脉搏动，时间在 5～10 秒之间。

3）胸外心脏按压定位要精准，按压部位在胸骨下半部。按压频率在 100～120 次/分，按压深度在 5～6 cm，每次按压后保证胸廓充分回弹，掌根不要离开胸壁和移位，按压和放松时间相等。

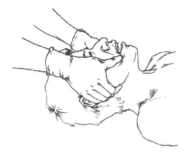

图 5 - 3 双手托颌法

4）尽量避免按压中断，如开放气道、人工通气及除颤等环节，中断胸外心脏按压的时间控制在 10 秒以内。

5）开放气道：仰头抬颏法、双手托颌法（适用于颈、脊椎损伤时）（图 5 - 3）。

6）人工呼吸：每次吹气时间至少 1 秒钟，见胸廓隆起即可，以免引起胃扩张。频率为每 5～6 秒 1 次呼吸，或 10～12 次/分。

7）按压与通气比为 30 : 2，每 5 个循环后，再次评估复苏效果。如复苏无效，继续心肺复苏。

五、并发症及处理

1. 肋骨骨折

（1）预防。

1）胸外心脏按压定位要精准，按压部位在胸骨下半部。

2）按压时姿势准确，肘关节伸直，上肢呈一直线，保持每次按压方向与胸骨垂直，按压用力均匀、平稳，不可冲击式猛压。

3）根据患者的年龄和胸部弹性施加按压力量，一般成人按压深度为 5～6 cm。

（2）处理。

1）单处肋骨骨折的治疗原则是止痛、固定和预防肺部感染。

2）多根多处肋骨骨折的处理，除了上述原则外，尤其注意尽快消除反常呼吸运动，保持呼吸道通畅，充分供氧，纠正呼吸与循环功能紊乱和防止休克。

2. 损伤性血、气胸

（1）预防：同预防肋骨骨折。

（2）处理。

1）闭合式气胸：气体量少时无须特殊处理，气体量较多时可行胸腔穿刺排气。

2）张力性气胸：可予胸腔闭式引流。

3. 心脏创伤

（1）预防：同预防肋骨骨折。

（2）处理。

1）卧床休息，予以心电监护。

2）遵医嘱给予相应抗心律失常药物治疗，纠正低血钾。

3）有充血性心力衰竭或心房颤动且心室率快者，遵医嘱给予洋地黄类药物。

4. 胃、肝、脾破裂

（1）预防：同预防肋骨骨折。

（2）处理。

1）严密观察患者病情变化。

2）疑有内脏破裂者，应禁食。

3）胃破裂者,可行裂孔修补术或胃部分切除术。

4）肝破裂者,则应彻底清创,明确止血,通畅引流。

5）脾破裂者,则做缝合修补术,严重者行切除术。

5. 栓塞

（1）预防:同预防肋骨骨折。

（2）处理。

1）发生栓塞后,立即给予吸氧,必要时行气管插管。

2）遵医嘱及时使用激素。

3）必要时进行抗凝治疗。

知识链接

（1）胸外按压比例（chest compression fraction，CCF）：CCF 是指胸外按压在整个心肺复苏中所占的比例。目前,2015 版指南建议 CCF 数值越高越好,理想目标为 80%,至少达到 60%。影响 CCF 的因素有:人员更换,建立高级人工气道、电除颤前后,自主循环恢复识别。高质量的胸外按压是 CPR 的基础,包括尽可能减少按压中断、足够的按压深度和按压频率,可以采用 CCF 来评估按压的连续性。

（2）腹部提压心肺复苏:适应于开放性胸外伤或心脏贯通伤、胸部挤压伤伴心搏骤停且无开胸手术条件;胸部重度烧伤及严重剥脱性皮炎伴心搏骤停;大面积胸壁不稳定（连枷胸）、胸壁肿瘤、胸廓畸形伴心搏骤停;大量胸腔积液及严重胸膜病变伴心搏骤停;主动脉缩窄、主动脉夹层、主动脉瘤破裂继发心搏骤停等患者。采用腹部提压心肺复苏仪,吸附心搏骤停患者的中上腹部,以 100 次/分的频率连续交替对腹部实施向上提拉和向下按压,形成同步建立人工循环和通气的 CPR 方法（图 5-4）。

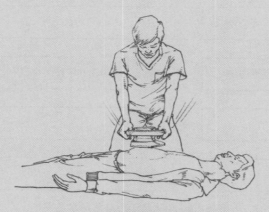

图 5-4　腹部提压心肺复苏术

单人徒手心肺复苏操作流程如图 5-5 所示。

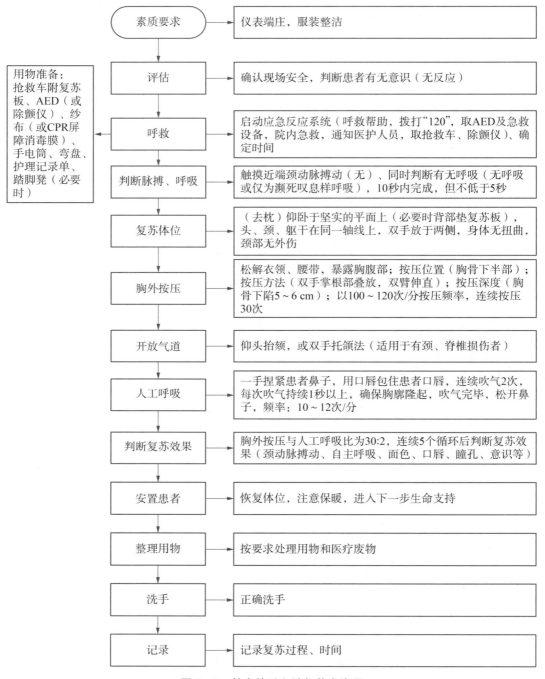

| 素质要求 | → | 仪表端庄，服装整洁 |

用物准备：抢救车附复苏板、AED（或除颤仪）、纱布（或CPR屏障消毒膜）、手电筒、弯盘、护理记录单、踏脚凳（必要时）

| 评估 | → | 确认现场安全，判断患者有无意识（无反应） |

| 呼救 | → | 启动应急反应系统（呼救帮助，拨打"120"，取AED及急救设备，院内急救，通知医护人员，取抢救车、除颤仪），确定时间 |

| 判断脉搏、呼吸 | → | 触摸近端颈动脉搏动（无）、同时判断有无呼吸（无呼吸或仅为濒死叹息样呼吸），10秒内完成，但不低于5秒 |

| 复苏体位 | → | （去枕）仰卧于坚实的平面上（必要时背部垫复苏板），头、颈、躯干在同一轴线上，双手放于两侧，身体无扭曲，颈部无外伤 |

| 胸外按压 | → | 松解衣领、腰带，暴露胸腹部；按压位置（胸骨下半部）；按压方法（双手掌根部叠放，双臂伸直）；按压深度（胸骨下陷5~6 cm）；以100~120次/分按压频率，连续按压30次 |

| 开放气道 | → | 仰头抬颏，或双手托颌法（适用于有颈、脊椎损伤者） |

| 人工呼吸 | → | 一手捏紧患者鼻子，用口唇包住患者口唇，连续吹气2次，每次吹气持续1秒以上，确保胸廓隆起，吹气完毕，松开鼻子，频率：10~12次/分 |

| 判断复苏效果 | → | 胸外按压与人工呼吸比为30:2，连续5个循环后判断复苏效果（颈动脉搏动、自主呼吸、面色、口唇、瞳孔、意识等） |

| 安置患者 | → | 恢复体位，注意保暖，进入下一步生命支持 |

| 整理用物 | → | 按要求处理用物和医疗废物 |

| 洗手 | → | 正确洗手 |

| 记录 | → | 记录复苏过程、时间 |

图 5-5　单人徒手心肺复苏术流程

心肺复苏机操作流程如图 5-6 所示。

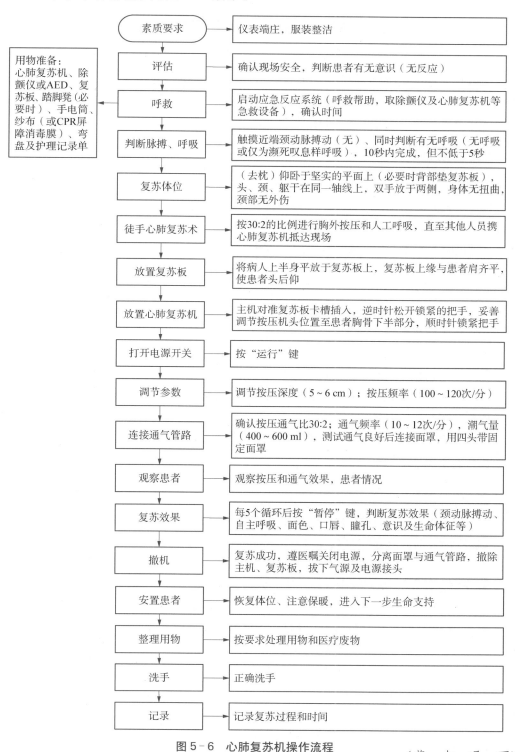

用物准备：
心肺复苏机、除颤仪或AED、复苏板、踏脚凳（必要时）、手电筒、纱布（或CPR屏障消毒膜）、弯盘及护理记录单

素质要求	仪表端庄，服装整洁
评估	确认现场安全，判断患者有无意识（无反应）
呼救	启动应急反应系统（呼救帮助，取除颤仪及心肺复苏机等急救设备），确认时间
判断脉搏、呼吸	触摸近端颈动脉搏动（无）、同时判断有无呼吸（无呼吸或仅为濒死叹息样呼吸），10秒内完成，但不低于5秒
复苏体位	（去枕）仰卧于坚实的平面上（必要时背部垫复苏板），头、颈、躯干在同一轴线上，双手放于两侧，身体无扭曲，颈部无外伤
徒手心肺复苏术	按30:2的比例进行胸外按压和人工呼吸，直至其他人员携心肺复苏机抵达现场
放置复苏板	将病人上半身平放于复苏板上，复苏板上缘与患者肩齐平，使患者头后仰
放置心肺复苏机	主机对准复苏板卡槽插入，逆时针松开锁紧的把手，妥善调节按压机头位置至患者胸骨下半部分，顺时针锁紧把手
打开电源开关	按"运行"键
调节参数	调节按压深度（5~6 cm）；按压频率（100~120次/分）
连接通气管路	确认按压通气比30:2；通气频率（10~12次/分）、潮气量（400~600 ml），测试通气良好后连接面罩，用四头带固定面罩
观察患者	观察按压和通气效果，患者情况
复苏效果	每5个循环后按"暂停"键，判断复苏效果（颈动脉搏动、自主呼吸、面色、口唇、瞳孔、意识及生命体征等）
撤机	复苏成功，遵医嘱关闭电源，分离面罩与通气管路，撤除主机、复苏板，拔下气源及电源接头
安置患者	恢复体位、注意保暖，进入下一步生命支持
整理用物	按要求处理用物和医疗废物
洗手	正确洗手
记录	记录复苏过程和时间

图 5-6 心肺复苏机操作流程

（蔡 吉 冯 丽）

第二节　气管插管（切开）的配合技术规范

气管插管（endotracheal intubation，ETI）是指将一特制的气管内导管经口腔或鼻腔插入声门置入气管的一种急救技术，是保持上呼吸道通畅、通气供氧、呼吸道吸引和防止误吸的可靠手段，也是临床麻醉的重要组成部分。

一、适应证

1）呼吸、心搏骤停行心、肺、脑复苏者。

2）上呼吸道梗阻。

3）呼吸衰竭需有创机械通气者。

4）呼吸道分泌物不能自行咳出而需直接清除或吸出气管内痰液者。

5）误吸患者插入吸引。

6）必要时做肺泡灌洗术者。

二、禁忌证

1）气管插管没有绝对禁忌证。

2）当患者有以下情况时应慎重操作。

A. 咽喉部急性症状和疾病：急性咽峡炎、喉头水肿、咽喉部肿瘤及烧伤等。

B. 气道黏膜下血肿。

C. 肿瘤压迫或侵犯气管壁，插管可能导致肿瘤破裂者。

三、操作流程

1. 物品准备

1）喉镜、合适型号的气管导管、插管导丝、牙垫、10 ml 注射器、吸引器、吸痰管、宽胶布、无菌液状石蜡、简易呼吸器、听诊器、无菌手套、手消毒液、护理记录单，必要时戴护目镜。

2）检查用物的有效期和性能，处于完好备用状态。

2. 患者准备

1）向患者及家属解释气管插管的目的、操作过程及注意事项，以取得配合。

2）检查有无牙齿松动，取出义齿。

3）烦躁不安、谵妄者给予双上肢约束，必要时应用镇静剂。

4）放平床头，协助患者取去枕仰卧位。

3. 操作方法

（1）评估：评估患者意识、生命体征、氧合情况、呼吸道有无分泌物、若痰液较多，给予充分吸引，牙齿有无松动、是否需要机械通气。

（2）用物准备。

1）检查喉镜：将窥视片与喉镜手柄相连，确认连接紧密，检查光源亮度适宜，确认灯泡已经旋紧。

2）检查导管气囊：根据患者性别、年龄、身高，选择大小适宜的气管插管导管，用10 ml注射器检查导管气囊有无漏气，然后抽尽气囊内所有气体。

3）插入导引钢丝：将与导管弧度一致的导引钢丝插入气管插管导管内，直至导管前端开口1 cm处，导管末端外露的导引钢丝反折固定，以防脱落。用液状石蜡润滑导管前端1/3处。

（3）核对解释：采用两种身份识别方式确认患者身份信息，向患者及家属解释气管插管的目的、操作过程及注意事项，以取得配合。烦躁不安者给予双上肢约束，必要时给予充分镇静。

（4）体位：放平床头，取下床头板，去枕平卧。

（5）开放气道：将患者肩背部垫高10 cm，头部向后仰，保持颈部过伸，使上呼吸道尽量保持在同一直线上。洗手、戴手套，吸引口鼻腔分泌物，保持气道通畅。

（6）预充氧：用EC手法给予面罩加压给氧，吸入纯氧2～3分钟，频率10～12次/分或高流量吸氧。

（7）置入喉镜：医生站于患者头端，协助医生从右侧嘴角斜行置入喉镜。如遇插管困难，协助医生压迫患者环状软骨，暴露声门。

（8）观察：观察患者生命体征、SpO_2、心电图、二氧化碳波形和呼吸状态等情况。

（9）置入导管：导管置入气道后，确认导管置入深度（男性距门齿22～24 cm，女性距门齿20～22 cm）。一手固定气管导管，一手拔出导引钢丝。

（10）气囊充气：用10 ml注射器，注入8～10 ml气体，触摸气囊弹性似鼻尖软硬程度，立即连接供氧设备。

（11）确认导管位置：退出喉镜，吸引气管内分泌物，使用简易呼吸器连接气管导管通气，可见胸廓抬起，听诊双肺呼吸音对称。

（12）固定：从一侧臼齿处置入牙垫，使用丝绸宽胶布用"8"字法固定牙垫和气管插管导管，并将胶布固定于两侧面颊，勿粘住口唇。

（13）观察：观察患者有无口腔、牙齿损伤，监测患者生命体征及呼吸状态变化。

（14）安置患者：协助患者取舒适体位，调整导管角度，避免呼吸管路牵拉。

（15）整理用物：按要求处理用物和医疗废弃物。

（16）洗手：脱手套、洗手。

（17）记录：记录气管插管时间、深度、供氧情况、患者生命体征、SpO_2和呼吸状态等情况。

四、注意事项

1）气管插管操作中需严密监测患者生命体征，如出现心律失常、心搏骤停等紧急情况立即给予抢救，置管操作不成功，暂停气管插管，给予面罩加压通气。

2）操作时患者不配合，给予双上肢约束，必要时给予镇静剂。

3）妥善固定气管插管导管，如使用气管插管固定器进行固定，系带时注意松紧以可插入 1～2 指为宜，严防管道移位滑脱。

4）合理安置牙垫，防止损伤牙齿和口腔黏膜。

5）防止牙齿脱落误吸。术前去除义齿和已松动的牙齿，无法去除的松动牙齿可使用缝合线栓系，并将线的末端用胶布固定在面颊，以免牙齿脱落，滑入气道，引起窒息而危及生命，并做好记录和交接，定期检查牙齿松动情况。

6）插管前检查气囊有无漏气，插管后监测气囊压力维持在 2.4～3.0 kPa（25～30 cm H$_2$O）。

7）及时与清醒患者沟通，告知插管的目的与注意事项，并指导患者简单的沟通方法，消除因插管带来的不适和紧张情绪。

五、并发症及处理

1. 气管导管脱出

（1）预防。

1）在为气管插管患者进行翻身等护理操作时，应先做好导管固定，避免因呼吸管路牵拉而导致导管滑脱。

2）躁动、谵妄等不配合的患者，给予双上肢保护性约束，必要时遵医嘱给予镇静剂，以免自行拔管而损伤气道。

（2）处理。

1）气管导管脱出后应评估患者是否有需要重新置管，如没必要可马上拔出原气管导管，保持气道通畅。

2）当气管导管完全脱出时，应立即保持气道通畅，充分给氧后重新置入气管导管。

2. 牙齿及口腔软组织损伤

（1）预防。

1）操作前，检查患者口腔和牙齿有无松动，如有义齿应先去除，无法去除的松动牙齿可使用缝合线栓系，并固定于面颊上。

2）气管插管操作时动作轻柔，选择大小适宜的插管工具，如遇插管困难，不可盲目粗暴操作。

（2）处理。

1）牙齿脱落，进入气管或支气管后，应立即评估患者通气状态，在完成插管的前提下尽快利用纤维支气管镜将牙齿取出。如遇困难，可使用气管镜在喷射通气的条件下，用气管镜抓钳或吸引器等工具取出牙齿。

2）每天 2 次做好口腔护理，遵医嘱给予对症用药，治疗口腔软组织损伤。

3. 声门损伤

（1）预防：插管时操作动作轻柔，病情允许，宜尽早拔除导管，有条件者，尽量选择经鼻气管插管。

（2）处理。

1）禁声：无论声带有无出血，必须禁声 2～3 天，使声带得以休息。

2）药物：声带周围药物注射，药物超声雾化吸入，营养神经。

知识链接

（1）气管插管体位管理：在患者耐受的情况下，可以让患者坐起，或者让患者头抬起 25°～30°，然后将头部进行固定（颈椎下部屈曲，上部伸展），犹如闻嗅姿势。如果怀疑患者有颈椎损伤，则可以倾斜床头，整体抬高。如遇肥胖患者，取斜坡位，确保外耳道与胸骨上切迹处于同一水平，头沿颈部尽量伸展，使面部呈水平位，有利于患者保持上呼吸道通畅，且易于进行气管插管操作。

（2）气管插管导管选择：一般情况下要求气管的内径及长度与年龄、身高及体重成正比。若成年男性身高较高，体型偏大，则需选择较粗的气管导管，如 8.0～8.5 号；若身材矮小与体重较轻，则需选择偏细的气管导管，如 7.0～7.5 号，成年女性则应相对小一号。气管导管的选择应按实际情况决定更为理想，即根据喉镜充分显露声门后，观察声门的大小而选择导管的粗细。紧急状况下，无论成年男女均可使用 7.5 号导管插管。在困难气道管理期间，更小（如 6.0 mm 内径）的或非专门的气管导管能使插管更容易，当气道危机解除后，可选择更换为大号或者特殊型号的气管导管。

（3）插管后预防堵管、脱管：湿化和按需气管吸痰能减少和避免堵管。对于气插导管有较明显堵塞状况时可以使用纤维支气管镜进行相应处置。变换患者体位（翻身）、物理治疗，转运及在气道附近置入其他装置，如胃管、食管多普勒超声、超声心动图探头等干预措施均会增加脱管的风险。

气管插管操作流程如图 5 - 7 所示。

（蔡　吉）

第三节　口咽通气管的使用技术规范

口咽通气管（oral-pharyngeal airway，OPA）是一种非气管导管性通气管道，通常由弹性橡胶或塑料制成，亦可用金属或其他弹性材料制成，为一椭圆形空心硬质扁管，外形呈"S"形，包括翼缘、牙垫部分和咽弯曲部分。口外端有一圈突出的外缘即为翼缘，可防止吞咽和插入过深。牙垫部分 2～3 颗牙齿的宽度，使牙齿咬合时能够均匀分配到所接触的牙齿上。咽弯曲部分口内端的曲度与舌、软腭相似，起到使舌根与咽后壁分隔开的作用，撑起后坠的舌根和咽部软组织，可有效起到开放梗阻的上呼吸道而保持气道通

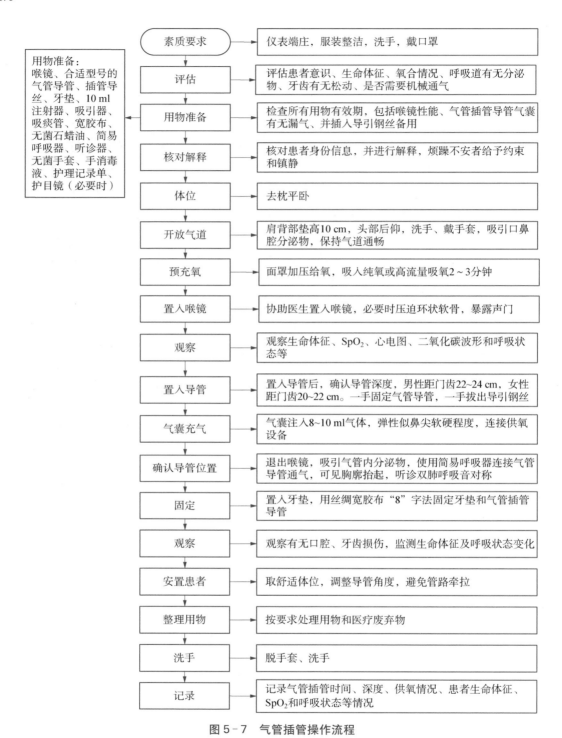

图 5-7　气管插管操作流程

畅的目的。其操作简便,易于掌握,不需要特殊器械辅助即可在数秒之内迅速开放气道。

一、适应证

1) 缺乏咳嗽或咽反射的昏迷患者。

2) 因舌后坠,导致呼吸道梗阻的昏迷患者。

3) 限制舌后坠,维持气道开放。

4) 气道分泌物增多时需行吸引的昏迷患者。

5) 癫痫发作或抽搐时保护舌、齿免受损伤的昏迷患者。

6) 同时有气管插管时,取代牙垫作用。

7) 协助插入口咽部和胃内管道。

8) 头后仰、抬下颏或抬下颌法等其他方式开放气道无效时。

二、禁忌证

1) 浅麻醉患者。

2) 口腔及上、下颌骨创伤。

3) 咽部气道占位性病变。

4) 喉头水肿、气道内异物、哮喘及咽反射亢进患者。

5) 上下门齿有高度折断或脱落危险的患者。

6) 频繁恶心、呕吐,有误吸危险的患者。

7) 不可用于清醒或半清醒的患者(短时间应用除外),可能会诱发恶心和呕吐,甚至喉痉挛。

三、操作流程

1. 物品准备 口咽通气管、压舌板、手电筒、负压吸引器、吸痰管、胶布、一次性无菌手套、棉签、弯盘、手消毒液及护理记录单。

2. 患者准备

1) 向患者及家属解释放置口咽通气管的目的及过程,以取得同意。

2) 放平床头,协助患者取平卧位。

3. 操作方法

(1) 评估解释:评估患者病情、年龄、生命体征、缺氧程度、痰液的性状,有无口腔黏膜溃破、出血,有无牙齿松动,如有义齿,取出义齿放入弯盘内,向家属解释操作目的和过程。

(2) 用物准备。

1) 检查所有用物的有效期。

2) 选择合适型号的 OPA:将 OPA 紧贴在患者脸部的一侧,当 OPA 翼缘在口角,另一尖端位于下颌角,此时 OPA 的长度适宜。

(3) 身份核对:采用两种身份识别方式确认患者身份信息。

(4) 戴手套:洗手,戴无菌手套。

（5）开放气道：协助患者平卧，保持头部后仰，使上呼吸道（口、咽、喉）呈一直线。

（6）清除分泌物：清除口腔和咽腔中的分泌物、血液及呕吐物。

（7）置管。

1）直接插入法：用压舌板下压患者舌头，保持 OPA 弯曲度与咽部自然曲线一致，沿舌面送至咽部，将舌根与咽喉壁分开，直至翼缘贴近门齿。

2）反向插入法：插入 OPA 时尖端朝向硬腭，当 OPA 通过口腔并靠近咽喉壁时，将其 180°旋转，沿舌部曲线继续推入至适当位置，直至翼缘贴近门齿。

3）90°插入法：使 OPA 尖端朝向患者一侧口腔颊部，呈 90°方向插入口腔，然后再将其推入时，朝咽喉部旋转，至 OPA 弧面与舌体贴合，翼缘贴近门齿。

（8）测试：将棉絮置于 OPA 外侧，观察有无气流呼出，以测试人工气道是否通畅。

（9）观察：观察患者呼吸情况和缺氧状况有无改善，听诊双肺呼吸音。

（10）检查：检查口腔，防止舌或唇夹于牙和 OPA 之间，以及有无口腔黏膜损伤。

（11）固定：用胶布交叉固定 OPA 于患者面颊两侧。

（12）安置患者：合理安置患者体位，整理病床单位。

（13）整理用物：按要求处理用物和医疗废弃物。

（14）洗手：脱手套，洗手。

（15）记录：记录放置 OPA 情况、型号、时间，以及患者呼吸、SpO_2 改善情况。

四、注意事项

1）选择大小型号适宜的 OPA 装置，OPA 太大可能会阻塞喉头或引起喉部结构创伤，OPA 太小或插入不正确可能会向后推动舌底并阻塞气道。

2）置入 OPA 后立即检查自主呼吸。若无自主呼吸，应使用适当装置进行辅助通气。

3）保持呼吸道通畅，及时清理呼吸道分泌物，防止误吸，甚至窒息。注意密切观察有无导管脱出而致阻塞气道的现象。

4）做好口腔护理，持续放置时，2～3 小时重新更换位置，每日更换一次口咽通气管。

5）牙齿松动者插入及更换口咽通气管时观察牙齿有无脱落。

6）加强呼吸道湿化：口咽通气管外口可盖一层生理盐水纱布，既湿化气道，又防止吸入异物和灰尘，或使用氧气雾化面罩进行持续气道湿化，以降低痰液黏稠度，保持管道通畅。

7）监测生命体征：严密观察病情变化，随时记录，并备好各种抢救物品和器械，必要时配合医生行气管内插管术。

五、并发症及处理

1. 门齿折断　操作前检查患者牙齿有无松动，若有松动迹象，操作时注意动作轻柔，避免用力过猛。

2. 咽部出血　推送 OPA 管道时，动作需缓慢，避免因置管过猛、过快、过深导致咽部出血。

3. 悬雍垂损伤　如果使用反向插入法进行置管时，OPA 置入不宜过深，动作应缓慢。

4. 窒息

1）置管过快、过深，导致管道外露部分完全进入口腔内，致使阻塞呼吸道。

2）置管过深、过快，刺激咽喉壁引起恶心、呕吐反射，导致胃内容物反流。

3）长时间使用 OPA 的患者，定时检查 OPA 管道是否通畅，并每日更换 OPA，注意呼吸道湿化，及时清理呼吸道分泌物，以防分泌物形成痰痂而堵塞气道或 OPA 管道。

5. 应激性反应　置管过程应缓慢，动作轻柔，避免因强烈刺激引起迷走神经兴奋，诱发缓慢性心律失常。

知识链接

（1）双腔口咽通气导管：史广玲等研制的双腔口咽通气导管将口咽通气的管腔分隔为两个独立的腔室，分别用于吸痰和吸氧。吸氧腔采用固定旋钮固定，可用固定爪通过旋转方式固定吸氧管，比原先胶布固定吸氧管法更为方便、快捷。一些特殊情况下，也可以用于经口插入胃管时的固定。在翼缘外侧设计了延伸固定耳，可使用固定带将 OPA 固定于后颈部，并能够灵活调节松紧。同时，管腔中的另一腔室可用于吸痰等操作。如此，既方便吸氧、吸痰，还有利于保证更好的通气效果，同时，避免胶布过敏的发生和因胶布浸湿失去粘性而发生管道滑脱现象（图 5-8）。

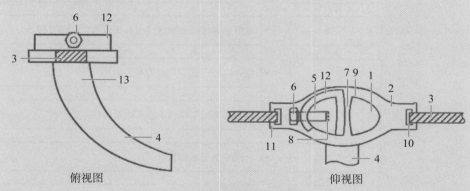

俯视图　　　　　　　　　　　仰视图

图 5-8　双腔口咽通气导管结构示意图
注：1.吸痰腔；2.翼缘；3.固定带；4.口咽弯曲部分；5.吸氧腔；6.固定旋钮；7.隔板；8.突起；9.口咽通气导管口；10.通孔；11.固定耳；12.挡条；13.牙垫。

（2）带气囊口咽通气管：带气囊口咽通气管（cuffed oropharyngeal airway，COPA）是在口咽通气管远端加一个气囊，近端加一个与麻醉机相连接的 15 mm 标准接口。COPA 的气囊前端上部有一隆起，目的是在封闭咽部的同时，气囊隆起部分压迫患者的舌后部，以抬高会厌，保证气道通畅，并可进行循环紧闭式通气。COPA 适用于无须气管插管且无误吸危险的短小手术。

口咽通气管置管操作流程如图5-9所示。

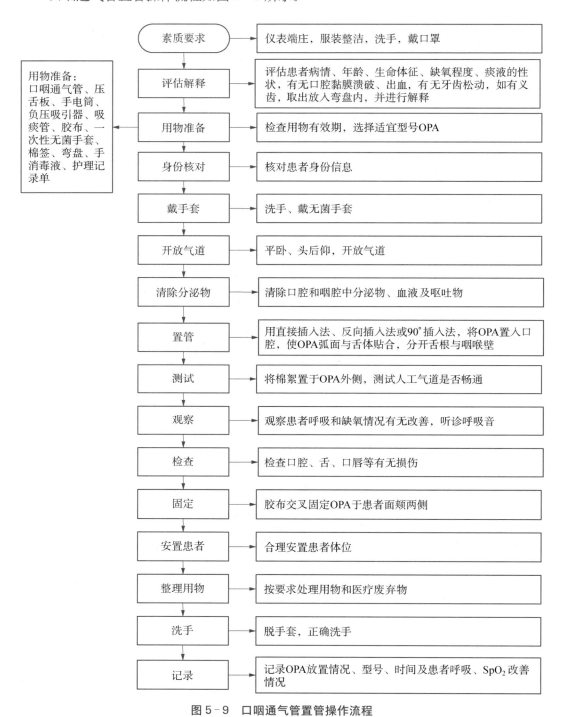

图5-9 口咽通气管置管操作流程

（蔡 吉）

第四节　简易呼吸器的使用技术规范

简易呼吸器又称复苏球或人工呼吸囊,是一种结构简单、操作方便、便于携带的人工呼吸装置。适用于心肺复苏及需人工呼吸急救的场合,与口对口人工呼吸相比较,其能够提供更高的氧浓度。操作者通过挤压呼吸球囊使空气或氧气直接进入患者肺内,维持和增加机体通气功能,纠正患者的低氧血症,改善换气功能和组织缺氧状态。

一、适应证

1）无自主呼吸或呼吸弱且不规则的患者。

2）心肺复苏过程中提供正压通气。

3）气管插管前后辅助通气、或不能及时应用高级气道装置时,如遇呼吸机故障、停电等特殊情况时。

4）危重症患者转运、机械通气患者做特殊检查、进出手术室等情况。

二、禁忌证

1）中等以上活动性咯血。

2）急性心肌梗死。

3）未经减压及引流的张力性气胸、纵隔气肿。

4）大量胸腔积液。

5）严重误吸引起的窒息性呼吸衰竭。

6）面部软组织损伤严重的患者。

三、操作要点

1. 物品准备

1）简易呼吸器装置、治疗车、弯盘、60 ml 注射器、纱布、压舌板、手电筒、护理记录单、手消毒液,必要时备供氧装置、吸痰装置。

2）面罩、球囊、储气袋完好无漏气,面罩气垫充气 1/2～2/3,氧气连接管无老化,正确连接简易呼吸器装置,确认单向阀安装正确、压力安全阀开启。

2. 患者准备

1）向患者或家属解释使用简易呼吸器的目的,操作过程中的配合要点及注意事项,以取得其同意和配合。

2）将床头摇平,取下床头档板,协助患者取去枕仰卧位。

3. 操作方法

（1）环境评估:确认现场环境安全,确认时间。

（2）用物准备:检查简易呼吸器装置是否完好呈备用状态,携用物至患者床旁。

（3）评估患者：了解患者病情，评估患者意识、面色、呼吸、年龄、体重、面部结构及有无禁忌证等。

（4）解释核对：采用两种身份识别方式确认患者身份信息，并解释使用简易呼吸器的目的。

（5）体位准备：去枕仰卧，松解衣领、腰带，暴露胸廓。

（6）再次评估：判断大动脉搏动和有无自主呼吸，判断时间5～10秒（口述扪及大动脉搏动）。

（7）清除异物：抬下腭，检查口腔，如有分泌物，头偏向一侧，清除异物及呼吸道分泌物，取出活动性义齿。

（8）开放气道：仰头抬颏法（适用于无颈椎、脊柱损伤者），一手放在患者前额，手掌用力向后推额头，使头部后仰，另一手指放在近侧下颌骨处，向上抬颏，使气道保持通畅。成人：下颌角和耳垂连线与躯干长轴垂直。

（9）人工辅助通气。

1）移除床头架，操作者站于患者头部前方，连接氧气，调节至8～10 L/min。

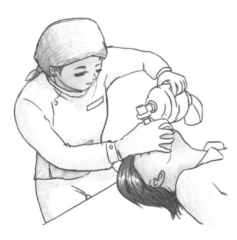

图5-10 EC手法固定面罩

2）采用"EC"手法固定面罩：拇指和示指呈字母"C"形，将面罩紧扣于患者的口鼻部，固定面罩，保持面罩密闭无漏气。中指、环指和小指呈字母"E"形，置于患者下颌角处，将下颌向前上托起，保持气道通畅（图5-10）。另一手规律挤压呼吸囊，每次送气量400～600 ml，频率10～12次/分。

（10）观察病情：按压过程中观察患者胸廓起伏情况，生命体征、SpO_2是否改善，口唇、面色变化，面罩内是否呈雾气状，单向阀工作是否正常，每2分钟评价自主呼吸恢复情况，以及神志、面色及甲床等情况。

（11）安置患者：恢复体位，安慰患者，注意保暖。

（12）整理用物：整理床单位，按要求处理用物和医疗废弃物。

（13）洗手：正确洗手。

（14）记录：记录患者神志、生命体征、用氧情况，以及抢救过程。

四、注意事项

1）仰头抬颏法可解除无反应患者的气道梗阻。如怀疑患者头颈部损伤时，使用双手托举下颌法。

2）采用"EC"手法，保持面部与面罩紧贴，以防发生漏气。

3）每次挤压球囊的时间持续1秒钟，并可见胸廓隆起。

4）球囊面罩辅助通气时，如遇阻力较大，需重新检查气道开放情况。

5）有自主呼吸患者，应与患者呼吸协调一致。

6）储气袋易损坏，故禁用消毒剂浸泡，只能擦拭。

7）如操作中单向阀门受到呕吐物、血液等污染时，用力挤压球体数次，将积物清除，单向阀卸下后用水清洗。

五、并发症及处理

1. 胃胀气和胃内容物反流

（1）预防。

1）避免通气量过大、通气速度过快，使气体流入胃内，导致胃胀气。

2）检查和调整头部及气道位置，保持正确的体位。

3）保持气道通畅，及时清理分泌物，未清除胃内容物时，挤压呼吸球囊的频率宜慢，以免气道压力过高。

（2）处理。

1）操作者站于患者的头部后方，将头部后仰，保持气道通畅。

2）观察胃部嗳气情况，必要时置入胃管，以缓解腹部胀气。

3）腹部膨隆，胃部胀气明显时勿挤压腹部，协助患者取侧卧位，同时清理呼吸道。

4）有反流发生时，操作者让患者侧卧、擦拭干净流出的胃内容物，然后继续行球囊-面罩通气。

2. 误吸和吸入性肺炎

（1）预防。

1）未清除胃内容物时挤压呼吸球囊的频率宜慢，避免过高的气道压力。

2）发现患者有分泌物流出（胃内容物反流），立即停止挤压呼吸球囊，及时清理或吸净分泌物后再行辅助呼吸。

（2）处理。

1）发生误吸，及时吸出分泌物，给予高流量吸氧。

2）纠正血容量不足，可给予白蛋白或低分子右旋糖酐等。

3）使用利尿剂，以减轻左心室负荷，防止胶体液渗漏入肺间质。

知识链接

（1）简易呼吸器的测试。

1）取下单向阀和储氧阀时，挤压呼吸器的球体，将手松开，球体应很快自动弹回原状。

2）将出气口用手堵住，挤压球体时，将会感到球体不易被压下。如果感觉球体慢慢地向下漏气，应检查进气阀组装是否正确。

3）将单向阀接上球体，并在接头处接上氧气储气袋（即储氧囊）。挤压球体,单向阀会张开,使氧气储气袋膨胀,如氧气储气袋没有膨胀,应检查单向阀、氧气储气袋组装是否正确。

4) 将氧气储气阀和氧气储气袋连接在一起,将气体挤入氧气储气阀,使储气袋膨胀,将接头堵住,挤压储气袋气体自储气阀溢出。如未能察觉到溢出时,应检查安装是否正确。简易呼吸器构造见图 5-11。

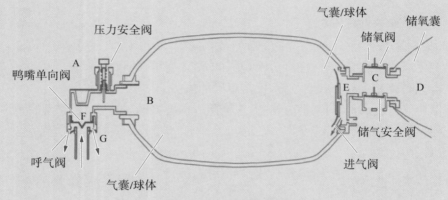

图 5-11 简易呼吸器构造

(2) 简易呼吸器容积:成人简易呼吸器的球囊容积一般为 1 500 ml,双手挤压球囊,压缩气体量可达 1 350 ml,而正常呼吸潮气量 400~600 ml 就足以达到通气目的。所以,平时抢救或转运时,只需单手挤压球囊即可,约挤压呼吸球囊的 1/3 为宜(气体量为 400~500 ml),否则容易使气道压力过高引起气压伤(双手挤压呼吸球囊 1/2~2/3,气体量为 600~800 ml)。

(3) 压力安全阀:成人型压力限制在 6.0 kPa(60 cm H_2O)以下[儿童、婴儿型 4.0 kPa(40 cm H_2O)],气道压力高于此限时,气体经压力安全阀排出,而不会强制压入肺内,以保护肺部免于受到高压力损伤。

(4) 呼吸球囊面罩的充气:面罩内充气量为总容量的 2/3~3/4,以适应不同脸型的患者,面部能与面罩紧密贴合,防止漏气。一般成人面罩充气 110~120 ml。

(5) 简易呼吸器的挤压方式:研究表明,不同手型、不同挤压方式及使用不同的呼吸气囊,最后产生的有效气量各不相同,在抢救患者的过程中,应根据患者体质指数估算潮气量大小,结合抢救者的手型与简易呼吸气囊的类型,为患者选择合适的挤压方式,以保证充足的氧气供给。对于体重 80 kg 以上的患者,需用中手或大手(戴 7 号及以上型号医用手套者)挤压,小手(戴 7 号以下型号医用手套者)应采用双手挤压,体质指数更高的患者,则需尽量伸展五指挤压气囊或用双手挤压,以此保证氧气的供给。

简易呼吸器操作流程如图 5－12 所示。

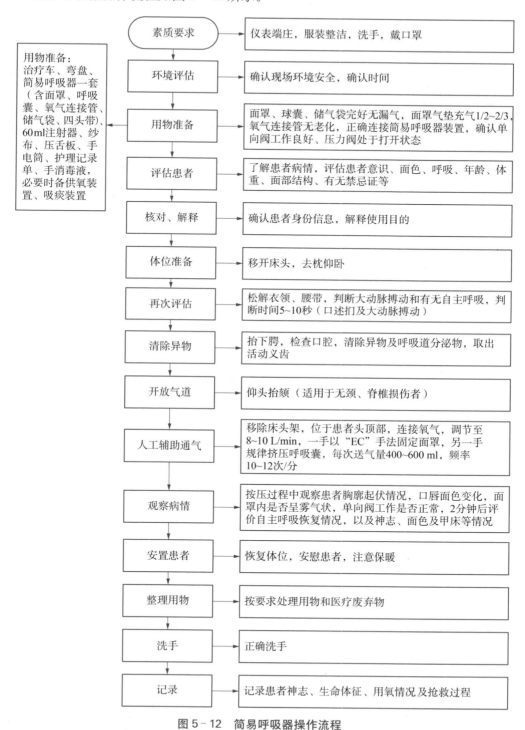

用物准备：
治疗车、弯盘、简易呼吸器一套（含面罩、呼吸囊、氧气连接管、储气袋、四头带）、60ml 注射器、纱布、压舌板、手电筒、护理记录单、手消毒液，必要时备供氧装置、吸痰装置

素质要求	→	仪表端庄，服装整洁，洗手，戴口罩
环境评估	→	确认现场环境安全，确认时间
用物准备	→	面罩、球囊、储气袋完好无漏气，面罩气垫充气1/2~2/3，氧气连接管无老化，正确连接简易呼吸器装置，确认单向阀工作良好、压力阀处于打开状态
评估患者	→	了解患者病情，评估患者意识、面色、呼吸、年龄、体重、面部结构、有无禁忌证等
核对、解释	→	确认患者身份信息，解释使用目的
体位准备	→	移开床头，去枕仰卧
再次评估	→	松解衣领、腰带，判断大动脉搏动和有无自主呼吸，判断时间5~10秒（口述扪及大动脉搏动）
清除异物	→	抬下颚，检查口腔，清除异物及呼吸道分泌物，取出活动义齿
开放气道	→	仰头抬颏（适用于无颈、脊椎损伤者）
人工辅助通气	→	移除床头架，位于患者头顶部，连接氧气，调节至8~10 L/min，一手以"EC"手法固定面罩，另一手规律挤压呼吸囊，每次送气量400~600 ml，频率10~12次/分
观察病情	→	按压过程中观察患者胸廓起伏情况，口唇面色变化，面罩内是否呈雾气状，单向阀工作是否正常，2分钟后评价自主呼吸恢复情况，以及神志、面色及甲床等情况
安置患者	→	恢复体位，安慰患者，注意保暖
整理用物	→	按要求处理用物和医疗废弃物
洗手	→	正确洗手
记录	→	记录患者神志、生命体征、用氧情况及抢救过程

图 5－12　简易呼吸器操作流程

（蔡　吉）

第五节　呼吸机的配合技术规范

在现代临床医学中,呼吸机作为一种能人工替代自主通气功能的有效手段,已普遍用于各种原因所致的呼吸衰竭、大手术期间的麻醉呼吸管理、呼吸支持治疗和急救复苏,在现代医学领域占有十分重要的位置。呼吸机机械通气具有改善通气、换气功能,纠正缺氧或二氧化碳潴留,减少呼吸肌功、降低心肺负荷的作用,包括无创机械通气和有创机械通气。无创机械通气是指无须建立人工气道,通过鼻罩、口鼻罩、全面罩或头罩等方法连接患者,提供有效的呼吸支持。有创机械通气是通过建立人工气道,对患者进行呼吸功能支持的治疗手段。

一、适应证

(一) 无创机械通气

主要适用于轻-中度呼吸衰竭的早期救治;也可用于有创-无创通气序贯治疗,辅助撤机。且患者意识清醒、能自主清除气道分泌物、呼吸急促(频率>25 次/分),辅助呼吸肌参与呼吸运动。

(二) 有创机械通气

1)意识障碍,气道保护能力差。

2)呼吸异常的患者,如呼吸频率>35～40 次/分或<6～8 次/分,呼吸节律异常,自主呼吸微弱或消失。

3)血气分析提示严重通气和(或)氧合障碍的患者,$PaO_2 < 6.7$ kPa(50 mmHg),尤其是充分氧疗后仍<6.7 kPa(50 mmHg);$PaCO_2$ 进行性升高,pH 动态下降。

4)严重脏器功能不全的患者,如上消化道大出血、血流动力学不稳定等。

5)经无创呼吸机治疗后病情无改善,或仍继续恶化的患者。

二、禁忌证

(一) 无创机械通气

1. 绝对禁忌证　心搏骤停或呼吸骤停(微弱),需要立即心肺复苏、气管插管等生命支持。

2. 相对禁忌证

1)意识障碍。

2)无法自主清除气道分泌物。

3)严重上消化道出血。

4)血流动力学不稳定。

5)上气道梗阻。

6)未经引流的气胸或纵隔气肿。

7）无法佩戴面罩的情况,如面部创伤或畸形。

8）患者不配合。

(二) 有创机械通气

1. **绝对禁忌证**　有创机械通气无绝对禁忌证。

2. **当患者出现以下情况时行有创机械通气可能会导致病情加重**

1）气胸、纵隔气肿和支气管胸膜瘘未行引流。

2）肺大疱和肺脓肿。

3）大咯血或严重误吸引起窒息。

4）气管-食管瘘。

三、操作流程

1. **物品准备**　呼吸机及各种连接管路、模拟肺、人工气道用物(面罩、气管插管或切开用物)、氧气、注射用水、听诊器、简易呼吸器、吸痰管、吸引器、接线板、手消毒液及护理记录单。

2. **患者准备**

1）对于神清患者,做好解释以取得配合。

2）首选半卧位或根据患者病情取合适卧位。

3）已经建立人工气道者,维持气囊内压力 $2.4\sim3.0\ kPa(25\sim30\ cm\ H_2O)$。

3. **操作方法**

(1) 评估:评估患者病情、氧合情况、意识状态和连接呼吸机的方式,如面罩、气管插管或气管切开等。

(2) 解释:向意识清醒的患者及家属解释操作目的及注意事项。

(3) 患者准备。

1）核对医嘱,采用两种身份识别方式确认患者身份信息。

2）首选半卧位,或根据患者病情取适合卧位,必要时可先行吸痰。

(4) 用物准备:检查所有用物的有效期和性能,并呈备用状态。

(5) 开机检测。

1）正确连接呼吸机的各种管路。

2）连接电源、氧源、气源,打开开关,启动呼吸机,进行自检。

(6) 设置参数。

1）根据病情设置呼吸机通气模式、参数和报警界限。

2）调节湿化器温度至 $34\sim36℃$。

3）连接模拟肺,观察呼吸机的运行情况,进行检测,确认呼吸机功能正常。

(7) 连接患者:将呼吸机与患者气道紧密连接,妥善固定各呼吸管路支架,避免牵拉造成脱管现象。

(8) 观察:密切观察患者生命体征、意识、面色、SpO_2、血气分析、电解质等指标;胸廓活动度、双肺呼吸音、人机是否同步;若为人工气道者,检查气囊套管有无漏气。

（9）安置患者：协助患者取舒适体位，指导患者及其家属切勿移动呼吸机、私自调节呼吸机旋钮等注意事项。

（10）整理用物：按要求处理用物和医疗废弃物。

（11）洗手：正确洗手。

（12）记录：记录患者生命体征、呼吸机模式、潮气量、呼吸频率、氧浓度等。

（13）评价：半小时后根据血气分析结果，遵医嘱重新调整呼吸机参数。

四、注意事项

1）开机检测无报警，参数调试合理。

2）开关呼吸机顺序正确。

3）确保呼吸机各管路连接正确，及时倾倒冷凝水。

4）使用呼吸机期间，床旁简易呼吸器、吸引器、吸氧装置始终处于备用状态。

5）严密观察患者的生命体征、血气分析等变化，保持呼吸道通畅。

6）异常情况报警时应及时通知医生，无法处理报警应立即使患者脱机，并给予吸氧或人工辅助通气，视情况更换呼吸机。

7）医嘱停机应严格按停机顺序操作。

A. 将呼吸机与患者脱离，继续吸氧。

B. 先关主机，再关压缩机。

C. 拔掉电源、气源连接处。

D. 整理用物，消毒管路。

8）若需较长时间连接面罩者，可以使用透明贴膜，预防面罩所致压力性损伤。

9）对于进行镇静治疗的机械通气患者，需要每天停用镇静剂判断患者的意识状态。

五、并发症及处理

1. 呼吸机相关性肺炎

（1）预防。

1）合理放置体位，抬高床头 30°～45°，协助患者取斜坡卧位。

2）做好口腔护理。

3）各项操作中注意手卫生。

4）严格执行无菌操作，吸痰管要做到一人、一吸、一更换，气管切开内套管、接头、过滤器、雾化器等定期消毒。呼吸机管道及时更换消毒。

5）呼吸管路中的集水杯始终放置在最低位，并及时倾倒杯内的冷凝水。

（2）处理。

1）遵医嘱积极治疗原基础病及合并感染者。

2）遵医嘱治疗呼吸机相关性肺炎严重感染者。

3）按常规实施预防呼吸机相关性肺炎的护理措施。

4）提供充足的营养,增强机体抵抗力。

2. 上呼吸道堵塞

（1）预防。

1）使用呼吸机前,检测呼吸机性能,确保性能完好。使用过程中,严密观察呼吸机各管路是否通畅,有无脱落、扭曲、堵塞等意外情况发生,一旦发现,立即报告医生,及时处理。

2）保持呼吸道通畅,及时清除口腔、鼻腔、咽喉部分泌物及反流的胃液,放松气囊前,吸净口咽部分泌物。

3）加强气道湿化,痰液过多且黏稠者,可进行雾化吸入,稀释痰液,定时翻身、拍背,及时吸痰。

4）气管插管通气患者,及时检查气管导管位置,防止导管滑脱、嵌顿。

（2）处理。

1）清除分泌物或痰栓。

2）皮下气肿造成上呼吸道梗阻时,进行排气和减压。

3）气管导管嵌顿于气管隆嵴、气管侧壁引起的阻塞,可拔出导管 2～3 cm,调整气管导管。

4）导管、套管、气囊引起的堵塞,应立即更换,重新建立人工气道。

3. 通气不足

（1）预防。

1）去除诱因。

2）正确设置呼吸机参数,潮气量、呼吸频率、氧浓度、I∶E 等参数。

3）气管插管前,对气囊进行漏气监测,可用无菌注射器向导管气囊充气 10～15 ml,然后放入无菌生理盐水中,观察有无漏气现象,检查各种连接导管封闭性能,防止脱机。

4）加强气道湿化和充分吸引,防止分泌物引流不畅。

5）定时翻身、叩背,防止痰液积聚在肺部和小支气管。

6）气管插管通气患者,及时检查气管导管位置,防止导管滑脱或移位。

（2）处理。

1）气囊漏气引起的低通气,应对气囊适当充气,必要时更换气管导管,重新置管。

2）正确设置呼吸机参数,根据患者的实际情况进行调节。

3）分析原因,如导管或套管移位,及时调整位置,必要时重新置管;如支气管痉挛,可应用支气管扩张剂;如分泌物黏稠不易排出,加强气道湿化和充分吸引。

4. 过度通气

（1）预防。

1）正确设置呼吸机参数,机械通气早期 $PaCO_2$ 下降不宜过快,一般 2～3 天内下降到理想水平为宜。

2）动态观察血气分析结果,根据血气分析及时调整通气量,尤其是对于自主呼吸逐渐加强者。

3）去除过度通气的原因，因疼痛、精神紧张而导致呼吸频率过快，则可使用镇静、镇痛药物；如患者存在代谢性酸中毒，可静脉补充5％碳酸氢钠溶液予以纠正。

（2）处理。

1）根据病情、二氧化碳分压及患者自身情况调整适宜的呼吸机参数。通过调低潮气量来降低通气量，调低呼吸频率、调节Ⅰ∶E，延长吸气时间，缩短呼气时间，增加无效腔等。

2）无创机械通气患者出现过度通气时，可改用面罩连接方式进行通气。

知识链接

呼吸机相关性肺炎是常见的呼吸机并发症，会导致患者住院时间延长，医疗费用增加和死亡风险加倍。如何预防呼吸机相关性肺炎的发生一直是医护人员关注的问题。

（1）仿生学气管插管导管：气管插管导管内腔表面的制作，仿照鲨鱼皮肤表面的盾鳞状结构，可以减少微生物的附着。通过改变聚氯乙烯导管物理性能，降低微生物的附着力，减少生物膜数量，阻止细菌，诸如金黄色葡萄球菌或铜绿假单胞菌等的生长。

（2）肠内营养：对于机械通气的患者尽可能给予肠内营养，早期肠内营养可促进肠道蠕动、刺激胃肠激素分泌、改善肠道血流灌注，有助于维持肠黏膜结构和屏障功能的完整性，减少致病细菌定植和细菌移位，优于肠外营养。经鼻肠营养与经鼻胃营养相比，前者可降低呼吸机相关性肺炎的发病率，特别是对于存在误吸高风险的患者，但两者的病死率无差异。间断喂养和小残留量喂养可减少胃食管反流，降低肺炎的发生风险及其病死率。

（3）口腔卫生保健：对于所有机械通气患者，建议定期使用洗必泰（0.2％葡萄糖酸氯己定溶液）进行口腔卫生护理，每天2～4次，在口腔护理时使用0.12％～2％浓度的氯己定溶液（洗必泰）可使呼吸机相关性肺炎发生率有效降低。同时需注意氯己定（洗必泰）的不良反应是对黏膜有轻度刺激，味道不佳，牙齿变色和消化不良。

呼吸机配合操作流程如图 5-13 所示。

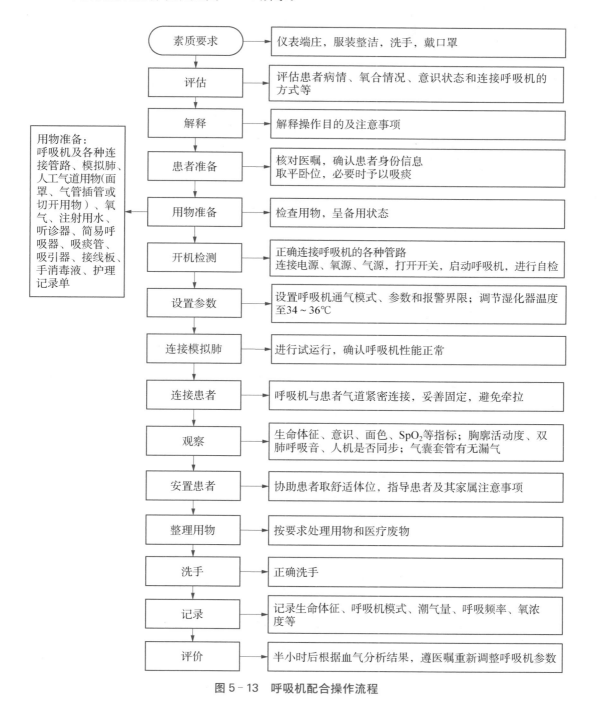

图 5-13 呼吸机配合操作流程

（蔡　吉）

第六节　吸痰操作技术规范

吸痰术是一项重要的急救护理操作技术,是指经口腔、鼻腔、人工气道(气管插管或气管切开)将患者呼吸道的分泌物吸出,保持呼吸道通畅,保证氧疗效果,改善缺氧状态,以预防吸入性肺炎、肺不张、窒息等并发症。包括经口/鼻吸痰术、开放式气管内吸引技术、密闭式气管内吸引技术、声门下吸引技术等。本节以介绍开放式气管内吸引技术为主。

一、适应证

1) 危重、昏迷、麻醉后人工气道患者,不能自行清除呼吸道分泌物者。
2) 痰液特别多,有窒息可能者。
3) 需气管内给药,注入造影剂或稀释痰液的患者。
4) 怀疑胃内容物或上气道分泌物误吸。
5) 需要获取痰液标本进行化验检查时。

二、禁忌证

无绝对禁忌证。声门、气道痉挛者,缺氧而未给氧者是吸痰操作的相对禁忌证。

三、操作流程

1. 物品准备

1) 负压吸引装置、无菌生理盐水、吸痰管数根、无菌手套、湿化液、听诊器、无菌治疗盘、治疗巾、手电筒、压舌板、手消毒液及护理记录单。
2) 检查所有用物的有效期,并呈备用状态。

2. 患者准备　做好患者的解释,以取得配合。

3. 操作方法

(1) 评估:评估患者病情、意识、合作程度、检查患者口鼻腔情况、呼吸道分泌物(听诊双肺痰鸣音)、人工气道固定情况、进食情况、体位、吸引器性能和呼吸机参数的设置。

(2) 解释:向意识清醒的患者及家属解释操作目的及注意事项。

(3) 患者准备。

1) 核对:采用两种身份识别方式确认患者身份信息。

2) 取平卧位,头偏向操作者一侧,下颌处垫一次性治疗巾,病情允许可以取半卧位。

(4) 用物准备。

1) 检查所有用物有效期,并呈备用状态。

2) 安装并检查负压吸引装置性能是否完好。根据患者的情况和痰液黏稠度调节负压大小,一般成人负压为 40.0～53.3 kPa(300～400 mmHg)。

3) 提高氧浓度或将呼吸机调试为吸痰模式。

4）打开冲洗瓶,选择合适的吸痰管,撕开吸痰管外包装前端。

（5）戴手套:速干手消毒液洗手,戴手套。

（6）持吸痰管:一手戴无菌手套,将吸痰管抽出,并盘绕在手中;非无菌手持负压管,将吸痰管根部与负压管连接。

（7）断开呼吸机接口:非无菌手断开呼吸机与气管导管,将呼吸机接口放在无菌巾上。

（8）试吸:调节适宜负压,试吸,保持吸痰管通畅,并湿润前端,必要时先用湿化液湿化气道。

（9）吸痰:一手持吸痰管前端,另一手持吸痰管末端,并阻断负压,将吸痰管前端以无菌的方式,迅速且轻柔地沿气管导管插入,遇到阻力后或患者咳嗽时略上提1 cm,放开负压,边上提、边旋转吸引,避免在气管内上下提插。一次吸痰不超过15秒。吸痰完毕后,分离吸痰管丢弃。

（10）观察:吸痰过程中,严密观察患者生命体征、血氧饱和度、面色、痰液情况等。

（11）调整氧浓度:吸痰结束后立即接呼吸机辅助通气,提高氧浓度,待血氧饱和度升至正常水平时,再将吸氧浓度调至正常水平。

（12）冲洗管路:冲洗吸引器管路。如需再次吸痰,应更换吸痰管。

（13）安置患者:用治疗巾擦拭患者面颊,协助患者取安全、舒适体位,指导患者有效咳嗽、咳痰。

（14）整理用物:保护吸引器接头,用清洁纱布包裹接头,关闭负压,按要求处理用物和医疗废弃物。

（15）洗手:脱手套,洗手。

（16）记录:记录吸痰时间、吸痰效果,吸引物的颜色、性状、量及病情变化。

四、注意事项

1）操作动作应轻柔、精准、快速,每次吸引时间不超过15秒,连续吸引不得超过3次,吸痰间歇予以纯氧吸入。

2）行机械通气患者吸痰前应将吸氧浓度调至100%,提高血氧含量,降低吸痰时可能出现的缺氧,并检查呼吸机管路,倾倒多余冷凝水。

3）注意吸痰管插入是否顺利,遇到阻力时应分析原因,不可粗暴盲插。

4）吸痰管最大外径不能超过气管导管内径的1/2,负压不可过大,插入吸痰管时应阻断负压,以免损伤患者气道。

5）注意无菌操作,保持呼吸机接头和戴无菌手套持吸痰管的手不被污染。一根吸痰管只能使用一次。

6）冲洗水瓶应分别注明吸引气管插管、口鼻腔之用,不能混用。

7）吸痰过程中应当密切观察患者的病情变化,尤其是血氧饱和度的变化。如血氧饱和度、心率、血压、呼吸有明显改变时,应立即停止吸痰,接呼吸机辅助通气,并给予纯氧吸入。

8）湿化气道、给氧、断开和连接呼吸机连接管等步骤也可由助手协助完成。

9）为单纯气管切开不用呼吸机的患者吸痰时，吸痰管插入深度在 15 cm 左右。清醒患者如身体情况允许，应鼓励其咳嗽，尽量减少吸痰次数，以减少吸痰可能引起的并发症。

10）气管插管的患者吸痰管插入深度在 20～25 cm。

11）吸痰应遵循按需吸痰的原则，根据对患者肺部的听诊、喉部有无痰鸣音、呼吸频率及血氧饱和度的情况确定患者是否需要吸痰。吸痰前，可结合翻身、拍背、湿化等措施，使痰液易于吸出。

12）吸痰负压为成人 40.0～53.3 kPa（300～400 mmHg），儿童＜40 kPa（300 mmHg）。

五、并发症及处理

1. 低氧血症

（1）预防。

1）吸痰时如有咳嗽等不适，应暂停吸痰，待症状缓解后再继续。

2）使用呼吸机者，吸痰前应予高浓度氧，吸痰时不宜脱机时间过长，一般应小于 15 秒，有条件者可进行密闭式气管内吸痰。

3）吸痰时密切观察患者神志、生命体征及血氧饱和度变化。

4）加强气道湿化，按需吸痰，避免引起气道堵塞。

（2）处理。

1）停止吸痰。

2）立即加大氧流量或氧浓度，给予加压给氧，必要时恢复机械通气。

2. 感染

（1）预防。

1）吸痰时严格遵守无菌技术操作原则，使用一次性无菌吸痰管，使用前检查有无灭菌，外包装有无破损等。

2）吸痰时注意手消毒，戴无菌手套。

3）痰液黏稠者，可配合叩击，蒸汽吸入、雾化吸入，每日 3 次，必要时根据患者病情给予地塞米松或氨茶碱，以稀释痰液，易于排痰或吸痰。

（2）处理。

1）及时留取痰标本，做好药物敏感试验。

2）遵医嘱给予抗生素治疗。

3. 呼吸道黏膜损伤

（1）预防。

1）使用前端钝圆、有多个侧孔，后端有负压调节孔、质地柔软、防静电的优质吸痰管。使用呼吸机者，吸痰管最大外径不能超过气管导管内径的1/2。

2）吸痰前，先湿润吸痰管。操作时，动作轻柔、精准、快速，每次吸痰时间不超过 15 秒，连续吸痰不超过 3 次。

3）注意吸痰管插入是否顺利，遇到阻力时应分析原因，不可盲目插入。

4）吸痰时负压不可过大，成人吸痰负压为 40.0～53.3 kPa（300～400 mmHg），插入吸痰管时应阻断负压，以免损伤患者气道。

5）做好口鼻腔护理，仔细观察口腔黏膜有无损伤。

（2）处理。

1）口腔黏膜有损伤时，可根据病情给予口泰含漱液、碳酸氢钠溶液等漱口。

2）气道黏膜损伤时，遵医嘱用药予生理盐水加入庆大霉素等药物进行雾化吸入。

4. 心律失常

（1）预防。

1）避免任何可能导致低氧血症的因素，以免引起心律失常。

2）使用心电监护，做好生命体征的监测。

（2）处理。

1）如发生心律失常，立即停止吸引，给予吸氧或加大氧浓度。

2）一旦出现心搏骤停，通知医生进行抢救。

知识链接

（1）吸痰的频率：不宜定时吸痰，应按需吸痰。多项研究表明，在气管插管后由于生物膜的形成和表面分泌物的黏附，几天后，有时仅在 8 小时后，气管内腔会明显缩小。建议至少每 8 小时进行一次吸引，以减少气管部分阻塞和分泌物积聚的风险。

（2）吸痰前后给氧：建议在吸痰操作前后，进行至少 100 秒的 100％氧气输送进行预充氧，以防止血氧饱和度降低。仅在吸痰前给患者高浓度的氧，可使吸痰过程中的低氧风险降低 32％，吸痰前后均给氧，可使低氧风险降低 49％。

（3）吸痰的深度：最佳证据推荐进行抽吸之前，应将吸痰管插至隆突，然后缩回 1～2 cm，或者通过测量相同的气管插管来估算抽吸导管的长度。

1）深部吸痰有利于吸出气道深部分泌物，但其会导致患者出现低氧血症、呛咳等不良反应；浅部吸痰导致患者 24 小时吸痰次数增加而吸痰总量及痰鸣音改善较少，会增加护理人员的工作量及无效吸痰次数。针对不同患者，个性化地选择吸痰深度可能会更有益于患者，减少吸痰引起的相关并发症，提高人工气道患者的吸痰安全性。

2）声门下吸痰是通过导管旁吸引管开口进行吸引，导管并不直接接触气管黏膜，对咽部无刺激，患者吸痰时不会出现明显的应激反应，同时声门下吸痰能有效清除气囊上方分泌物，进而避免分泌物下行而引起感染。声门下气管插管个性化吸痰相比单纯深部吸痰和浅部吸痰，呛咳、呼吸困难、心率加快、低血氧症、气道黏膜出血等并发症发生率明显降低，吸痰次数明显减少，而机械通气时间、ICU 住院时间明显缩短。声门下吸痰能有效降低患者吸痰时的不适反应，提高吸痰效果。

吸痰操作流程如图 5 - 14 所示。

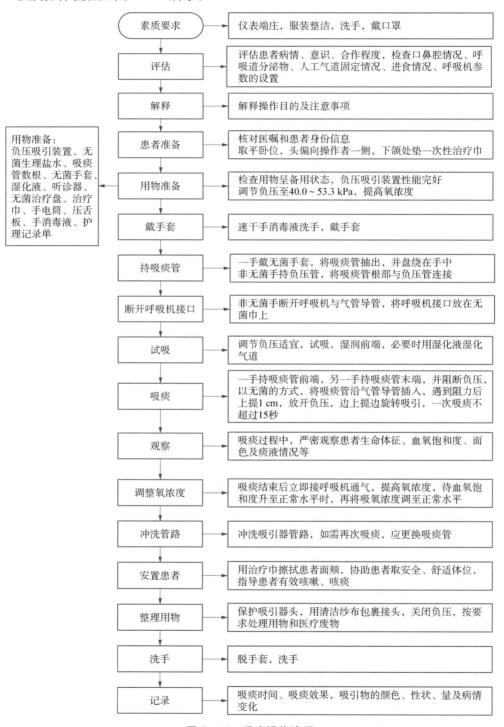

图 5 - 14　吸痰操作流程

（蔡　吉）

第七节　除颤操作技术规范

除颤(defibrillation)是利用高能量的脉冲电流,在瞬间通过心脏,使全部或大部分心肌细胞在短时间内同时除极,抑制异位兴奋性,使具有最高自律性的窦房结发放冲动,恢复窦性心律。

一、适应证

除颤操作适用于心室颤动(ventricular fibrillation,VF)、心室扑动(ventricular flutter,VFL)及无脉性室性心动过速(pulseless ventricular tachycardia,PVT)的患者。

二、禁忌证

除颤操作禁忌证是能扪及脉搏的患者,心电图分析示心室停搏(ventricular standstill,VS)、无脉性电活动(pulseless electrical activity,PEA)者。

三、操作流程

1. 物品准备　除颤仪、导电糊、干纱布、弯盘、医疗垃圾桶、抢救物品(简易呼吸器、氧气装置、吸痰用物等)、手消毒液及护理记录单。

2. 患者准备

1) 安置卧位:患者去枕,取仰卧位,卧于硬板床上。

2) 松解衣扣,充分暴露胸部,检查并去除身上的金属及导电物品(移开心电监护导线及电极片)。

3) 评估患者皮肤情况,有无潮湿、破损、瘢痕及药物贴膜等,了解患者有无安装起搏器。

3. 操作方法

(1) 迅速评估:正确识别心电图,确认患者发生心律失常(心室颤动、心室扑动及无脉性室性心动过速)。

(2) 寻求帮助:呼叫寻求帮助,记录时间。

(3) 开机:开启除颤仪,调至监护位置(开机默认监护导联为 PADDLES 导联,即心电导联Ⅱ),自动进入非同步模式。

(4) 判断:确认除颤指征。

(5) 同时取下两个电极板,均匀涂抹导电糊。

(6) 选择能量:成人单向波一次 360 J 电击,后续电击使用相同的能量。在使用双向波除颤仪时,医务人员应使用制造商建议的能量(如 120～200 J 的初始剂量)。如果不知道有效的剂量范围,则在首轮电击和后续电击时给予最大的能量(200 J)。

(7) 充电:按充电键或电极板上的充电按钮,至屏幕显示充电完成。

（8）放置电极板：负极（STERNUM）手柄电极放于右锁骨中线第 2 肋间；正极（APEX）手柄电极应放于左腋中线平第 5 肋间。两电极板之间相距 10 cm 以上。术者双臂伸直，使电极板紧贴胸壁，垂直下压，查看电极板是否与患者皮肤接触良好。

（9）电击。

1）电击前，再次确认需要除颤，操作者后退，身体离开患者病床单位，并嘱周围人员"离开"，确认无人直接或间接与患者接触。

2）同时按下两个电极板上的"电击"按钮，进行除颤。

（10）心肺复苏：除颤后，大多数患者会出现数秒钟的非灌流心律，需立即给予 5 个循环（大约 2 分钟）的心肺复苏，增加组织灌流，再观察除颤后心律，如心电监测显示心电静止，立即给予肾上腺素注射。如果仍为心室颤动，则可重复除颤。

（11）观察效果：除颤过程中与除颤成功后，均须严密监测并记录心律、心率、呼吸、血压及神志等。

（12）安置患者：擦净患者胸部皮肤的导电糊，同时观察皮肤有无红肿、灼伤。恢复心电监护导联线及电极片位置，恢复患者体位，注意保暖。

（13）整理用物：关闭除颤仪，清洁除颤电极板，消毒后归位，充电，使之处于完好备用状态。按要求处理用物和医疗废弃物。

（14）洗手：正确洗手。

（15）记录：留存并标记除颤时自动描记的心电图纸，记录抢救时间及过程。

四、注意事项

1）除颤前需要识别心电图类型，确认是否适合除颤。

2）涂擦导电糊时，避免两个电极板相互摩擦导电糊，涂抹应均匀，不可用耦合剂替代导电糊，防止灼伤皮肤。

3）保持皮肤清洁干燥，避免在皮肤表面形成放电通路，防止灼伤皮肤。

4）除颤时，操作者及周围人员不可接触患者或接触连接患者的物品，尤其是金属类物品。

5）患者右侧卧位时，STERNUM 手柄电极置于左肩胛骨下区与心脏同高度；APEX 手柄电极置于心前区。

6）安装永久性起搏器或心脏复律除颤器（ICD）的患者，电极板放置位置应避开起搏器或 ICD 植入部位至少 10 cm。

7）除颤仪使用后应保持清洁，擦净电极板上的导电糊，防止生锈影响除颤功能。

8）建立除颤仪检测和维修记录本，每天专人管理，定点放置，定时检测其性能，校对时间，及时充电，确保除颤仪处于完好备用状态。

五、并发症及处理

1. 心律失常

（1）预防。

1）及时纠正电解质与酸碱平衡,特别是低钾、低钠及酸中毒等。

2）同步电复律前按医嘱应用药物控制心率及预防心律失常复发。

(2) 处理。

1）对频发室性早搏、室性早搏二联律和短暂室性心动过速,应遵医嘱使用抗心律失常药物,如利多卡因静脉注射治疗。

2）若发生室性心动过速和心室颤动,可再行电击复律,并与胸外按压交替进行。

2. 栓塞

(1) 预防:有栓塞史的患者,复律前后宜进行抗凝治疗 2 周,以防新生成的血栓在转复时脱落。

(2) 处理:观察局部血液循环情况,酌情溶栓或手术取栓。

3. 心肌损伤

(1) 预防:尽可能用最低有效电量,电极板不能放置在起搏器上,应距离起搏器的脉冲发生器的位置不少于 10 cm。

(2) 处理。

1）监测心电图、心肌酶的变化。

2）给予营养心肌治疗。

3）发生心源性休克时,可遵医嘱使用血管活性药物。

4. 皮肤灼伤

(1) 预防。

1）清洁患者皮肤时不能使用酒精和含有苯基的酊剂或止汗剂。

2）电极板放置的位置要精准,与患者皮肤紧密接触,导电糊涂抹均匀。

3）尽量避免反复使用电极板除颤,反复心律失常发作的患者予连接体外起搏电极除颤。

(2) 处理。

1）如果出现轻度红斑、疼痛或肌肉痛,一般 3～5 天可自行缓解,不需处理。

2）重者按灼伤处理,进行局部消毒换药处理。

5. 低血压

(1) 预防:监测患者血压、心电图等变化,低血压多见于高能量电击后。

(2) 处理。

1）严密监测血压、心电图变化,大部分持续短暂,在数小时内可自动恢复。

2）血压下降明显和持续时间长,严重影响重要脏器血流灌注时,遵医嘱使用多巴胺等升压药。

6. 急性肺水肿

(1) 预防:常在电击后 1～3 小时发生,发生率为 0.3%～3%。究其原因,以左心房及左心室功能不良解释较为合理。

(2) 处理。

1）一旦发生,应立即通知医生,给予高流量氧气吸入。

2）遵医嘱给予强心、利尿、扩血管及镇静平喘等药物治疗，保持气道通畅。

知识链接

（1）自动体外除颤（automated external defibrillation，AED）：是一种轻型、便携式医疗设备，具有对心脏心电节律自动分析并通过语音提示等方式指导施救者完成体外电击除颤的抢救仪器，允许非专业人员使用。目前，世界上已经有美国、日本、欧洲多个国家等开展公众启动除颤（public access defibrillation，PAD）项目，而我国在 AED 方面起步较晚，现有的 AED 数量难以和发达国家比肩。如上海 AED 覆盖率约 5/10 万人。AHA 指南指出，有效的 PAD 实施，不仅需要将 AED 安置在可能发生心搏骤停的高发地点，如学校、运动场馆、大型车站、娱乐场所，或者无法获取其他除颤方法的地点，如火车、大型邮轮或是飞机等场所，还需要持续加强 CPR 和 AED 培训，使现有 AED 发挥最大的效益。

（2）植入式心律转复除颤器（implantable cardioverter defibrillator，ICD）：精准识别并及时终止室性心律失常的发作，有效降低心脏性猝死事件的发生。其中经静脉植入式心律转复除颤器（transvenous ICD，TV - ICD）是较为经典且应用广泛的一种 ICD，但其并发症较多，在部分患者中应用受限。全皮下植入式心律转复除颤器（subcutaneous ICD，S - ICD）是第一个可不在心脏内或周围放置电极而具有感应和除颤功能、为减少或避免 TV - ICD 并发症而设计的新型治疗系统。《2015 年 ESC 室性心律失常处理和心脏性猝死预防指南》也明确指出：若患者不具备心动过缓、心脏再同步、抗心动过速起搏的指征，仅仅需要除颤功能，可植入皮下除颤器以作为经静脉植入除颤器的替代治疗；对于静脉入路困难、因感染而移出经静脉植入的除颤器、或者需要长期除颤器治疗的年轻患者，也可考虑应用皮下除颤器以替代经静脉除颤器。

（3）可穿戴式除颤器（wearable cardioverter defibrillator，WCD）：是一种可提供短时期体外自动除颤功能的可穿戴式装置，无须手术方式植入，方便移除，临床上主要用于有心脏性猝死风险，但短期内无 ICD 植入适应证者。2016年 AHA 指南特别提出 WCD 的推荐适应证如下：①心肌梗死早期（40 天内）伴有严重左心功能不良，左心室射血分数（left ventricular ejection fraction，LVEF）$<35\%$；②急性血管再通治疗后（3 个月）伴有 LVEF$\leqslant35\%$ 的患者；③新诊断的非缺血性心肌病，LVEF$<35\%$；④等待心脏移植且具有高危猝死风险的患者；⑤由于感染等原因暂时不能植入 ICD 者；⑥有猝死家族史合并不明原因晕厥的患者。

除颤操作流程如图 5-15 所示。

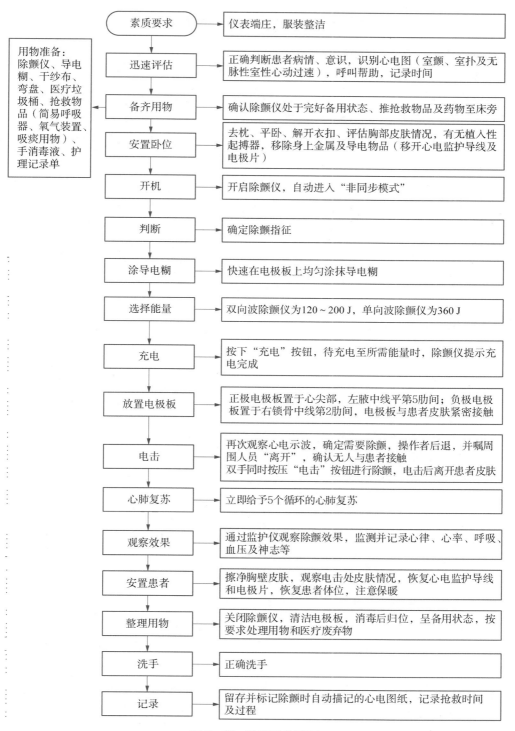

图 5-15　除颤操作流程

（蔡　吉　冯　丽）

第八节　创伤急救技术规范

创伤急救技术包括心肺复苏术、止血、包扎、固定、搬运等5项技术。本节重点介绍止血、包扎、固定及搬运等急救技术。在外伤时,这些技术如果能够得到及时、正确及有效的应用,在挽救患者生命、防止病情恶化、减少患者痛苦及预防并发症等方面有良好作用。止血、包扎、固定及搬运技术是每一个急救人员必须熟练掌握的技术,也应在群众中广泛推广此类技术。

一、止血

常用的止血方法为加压包扎止血法、指压动脉止血法、屈曲肢体加垫止血法、填塞止血法、结扎止血法及止血带止血法等。这些止血方法仅仅是针对外出血时的临时止血措施。

用物准备:消毒敷料、绷带、止血带等,紧急情况下可用干净的毛巾、衣物。禁用绳索、电线或铁丝等物。

（一）加压包扎止血法

这是一种安全、可靠的非手术止血法,也是目前最常用的止血方法。

1. **适应证**　适用于小动脉、中小静脉或毛细血管等部位出血的止血。

2. **操作方法**　先将无菌敷料覆盖在伤口上,再用绷带或三角巾以适当压力包扎,其松紧度以能达到止血目的为宜,一般20分钟即可止血。

3. **注意事项**　绷带不宜包扎过紧,以免肢体远端缺血。

（二）指压动脉止血法

外周动脉支配区内出血时可用手指将相应动脉压向骨骼而达到止血的目的。此法简便、有效,不需任何器械,常需与其他止血方法合用。

1. **适应证**　主要适用头部和四肢某些部位中等或较大的动脉出血。

2. **操作方法**　用手指、手掌或拳头压迫伤口近心端的动脉,将动脉压向深部的骨骼,阻断血液流通,达到临时止血的目的。体表不同部位的出血可用以下止血法临时止血。

（1）头面部出血的止血法:压迫同侧耳屏前方颧弓根部的搏动点——颞浅动脉。

（2）颜面部出血的止血法:压迫同侧下颌骨下缘,咬肌前缘的搏动点——面动脉。若伤在颊部、唇部可将拇指深入患者口内,其余四指紧贴面颊外部,内外用力,压迫下缘的动脉。

（3）颈部、面深部、头皮部出血的止血法:可用拇指或其他四指压迫同侧气管外侧与胸锁乳突肌前缘中点之间的强搏动点——颈总动脉,将其用力向后压向第6颈椎横突上,达到止血目的。特别注意,颈总动脉分出的颈内动脉为脑的重要供血动脉,所以对颈总动脉的压迫应慎重,绝对禁止同时压迫双侧颈总动脉。

（4）头后部出血的止血法：用拇指压迫同侧耳后乳突下稍往后的搏动点——枕动脉。

（5）肩部、腋部、上臂出血的止血法：压迫同侧锁骨上窝中部的搏动点——锁骨下动脉，将其压向第一肋骨。

（6）前臂出血的止血法：压迫肱二头肌内侧沟中部的搏动点——肱动脉，将其向外压向肱骨。

（7）手掌、手背出血的止血法：压迫手腕横纹上方的内、外侧搏动点——尺、桡动脉。

（8）大腿出血的止血法：大腿及其以下动脉出血，可用双手拇指重叠用力压迫大腿根部腹股沟中点稍下方的强搏动点——股动脉。

（9）足部出血的止血法：可用双手示指或拇指压迫足背中部近脚踝处的搏动点——胫前动脉和足跟与内踝之间的搏动点——胫后动脉。

（三）填塞止血法

1. 适应证　适用于颈部、臀部及大腿根部、腋窝等难以用一般加压包扎所处理的较大而深的伤口。

2. 操作方法　用消毒的急救包、棉垫或消毒纱布，填塞在创口内，再用纱布绷带、三角巾或四头带作适当包扎，松紧度能达到止血的目的为宜。

（四）屈曲肢体加垫止血法

1. 适应证　没有骨折和关节损伤的肘、膝关节远端肢体出血。

2. 操作方法　在肘窝垫以棉垫卷或绷带卷，将肘或膝关节尽力屈曲，借衬垫物压住动脉，再用绷带或三角巾将肢体固定于屈曲位。

3. 注意事项　应用本法前首先要确定局部有无骨关节损伤，如有则不能用此法。本法存在压迫血管、神经等组织的可能，且不利于患者的转运，故尽量减少使用。

（五）止血带止血法

1. 适应证　仅适用于四肢大动脉出血或加压包扎不能有效控制的大出血。

2. 操作方法　上止血带前，先将受伤的肢体抬高2分钟，使血液尽量回流，或简单地挤压软组织或肌肉，然后在扎止血带的局部裹上垫布，第一道绕扎在衬垫，第二道压在第一道上面，并适当勒紧，松紧以出血停止、远端摸不到动脉搏动为准。结扎止血带处必须有明显的标识，注明上止血带的时间，防止时间过长肢体发生缺血性坏死。

3. 注意事项

1）上止血带要缠在伤口上方，尽量靠近创口，必须要裹上衬垫。

2）上止血带的松紧要合适，应该以出血停止、远端摸不到动脉搏动为适宜。

3）上止血带的时间要适当，原则上应尽量缩短，通常每小时放松一次，时间0.5～5分钟。

4）上止血带的患者要有明显的标记，注明上止血带的时间和部位。

5）患者要尽快转送到能彻底止血的医院进行治疗。

知识链接

（1）目前，临床上应用止血带止血的有充气止血带、橡皮止血带、卡式止血带和弹力止血带，以充气止血带效果最好，因其压迫面积大，可控制压力，定时放松也方便，对组织损伤小。其标准压力上肢为 33.3～40.0 kPa（250～300 mmHg），下肢为 53.3～66.7 kPa（400～500 mmHg），无压力表时，以刚好使远端动脉搏动消失为宜。

（2）止血带压力很大时，肌肉的缺血再灌注损伤程度很大，肌肉组织和周围神经、血管在一定程度上已发生大面积的损伤，大量组织液聚集在周围组织使患者肿胀程度急剧增加。细胞和血管的损伤造成大量炎症因子释放，短时间内无法快速代谢，在一定程度上会增加患者的疼痛。目前，超声指导设定止血带压力的效果最好，如通过超声测量腘动脉血流阻断压力、足背动脉搏动消失、血氧检测仪监测下肢大动脉血流等多种方法。但由于个体差异性，止血带压力很难测量，应用科学的方法设定最小且有效的充气压力，既能够稳定血流动力学变化，又可减少止血带并发症的发生率及使用止血带的不适感。

二、包扎

伤口包扎在急救中应用范围较广，可起到保护创面、固定敷料和夹板、防止污染和止血、止痛作用，有利于伤口早期愈合。

（一）适应证

体表各部位的伤口除采用暴露疗法者，一般均需包扎。

（二）用物准备

卷轴绷带、三角巾或无菌纱布，某些特殊部位可用多头绷带或丁字带。在急救情况下，可用洁净的毛巾、衣服及被单等代替。

（三）操作方法

1. 环形包扎法　这是绷带包扎中最基本、最常用的方法。

（1）适应证：适用于绷带包扎开始与结束时，固定头端及包扎颈、腕、胸及腹等粗细相等部位的小伤口。

（2）操作方法：将绷带作环形的重叠缠绕，下周将上周绷带完全遮盖，最后用胶布将带尾固定或将带尾中部剪开分成两头，打结固定。

2. 螺旋形包扎法

（1）适应证：用于包扎直径基本相同的部位如上臂、手指、躯干及大腿等。

（2）操作方法：先环形缠绕数圈，然后倾斜螺旋向上缠绕，每周遮盖上一周的 1/3～1/2。

3. 螺旋反折包扎法

（1）适应证：用于直径大小不等的部位，如前臂及小腿等处伤口的包扎。

（2）操作方法：每周均把绷带向下反折，遮盖其上周的 1/3～1/2，反折部位应相同，使之成一直线。注意不可在伤口上或骨隆突处反折。

4."8"字形包扎法

（1）适应证：用于直径不一致的部位或屈曲的关节如肩、髋及膝等部位伤口的包扎。

（2）操作方法：在伤处上下，将绷带由下而上，再由上而下，重复作"8"字形旋转缠绕，每周遮盖上周的 1/3～1/2。

（四）注意事项

1）包扎前应尽可能暴露伤口，尽量保持伤口干净，保持伤口内刺入异物的原状。

2）包扎伤口时，先简单清创并盖上消毒纱布，然后再用绷带。操作应小心谨慎，不要触及伤口，以免加重疼痛或导致伤口出血及污染。

3）包扎时松紧要适宜，过紧会影响局部血液循环，过松易致敷料脱落或移动。

4）包扎时要使患者的位置保持舒适。皮肤皱褶及骨隆突处应用棉垫等保护。需要抬高肢体时，应给适当的扶托物。包扎的肢体必须保持功能位。

5）根据包扎部位选用宽度适宜的绷带和大小合适的三角巾。

6）包扎方向为自下而上、由左向右、从远心端向近心端包扎，以助静脉血的回流。绷带固定时，应在肢体的外侧面打结，忌在伤口上、骨隆突处或易于受压的部位打结。

7）解除绷带时先解开固定结或取下胶布，然后以双手互相传递松解。紧急时或绷带已被分泌物浸透干涸时，可用剪刀剪开。

> **知识链接**
>
> 　　包扎是外伤急救的一个重要环节，可减少因坏死组织、炎症因子释放、伤口暴露等增加伤口感染风险。负压伤口技术（negative pressure wound therapy，NPWT）也可称为负压封闭辅助闭合技术，是一种新型智能治疗模式，通过智能负压吸引，对伤口处形成密闭负压环境，同时覆盖透明膜，隔绝空气，形成保护膜，避免伤口暴露而导致感染加重，增加伤口处血液循环，减少水肿、感染发生，促进伤口愈合。大量临床证据证实 NPWT 可有效引流创面渗液、降低创面细菌负荷、促进肉芽组织新生，降低毁损肢体急诊创面感染率以及缩短创面愈合时间。

三、固定

（一）适应证

所有四肢骨折均应进行固定，脊柱骨折、骨盆骨折在急救中也需要固定。

（二）禁忌证

无特殊禁忌证。

（三）操作方法

1. 用物准备　夹板,类型有木质、金属、充气性塑料夹板或树脂做的可塑性夹板。紧急情况下应注意因地制宜,就地取材,选用竹板、树枝、木棒、镐把及枪托等代替。还可直接用患者的健侧肢体或躯干进行临时固定。固定时还需另备纱布、绷带、三角巾及衣物等。

2. 操作方法

（1）上臂骨折固定:长、短两块夹板,长夹板放于上臂的后外侧,短夹板置于前内侧,在骨折部位上下两端固定。将肘关节屈曲90°,使前臂呈中立位,再用三角巾将上肢悬吊,固定于胸前。

（2）前臂骨折固定:协助患者屈肘90°,拇指向上。取两块合适的夹板,其长度超过肘关节至腕关节的长度,分别置于前臂的内、外侧,然后用绷带于两端固定牢固,再用三角巾将前臂悬吊于胸前,呈功能位。

（3）大腿骨折固定:用长、短两块夹板分别置于大腿的外侧和内侧,长夹板的长度上至腰部或腋窝,下至足跟,短夹板的长度自大腿根部至足跟。在骨隆突处、关节处和空隙处加衬垫,然后用带子分别在骨折上下端、腋下、腰部和关节上下打结固定,足部用"8"字形固定,使足部与小腿呈直角功能位。

3. 特殊患者的固定

（1）骨盆损伤的患者:先将骨盆用骨盆带或其他材料固定后,让患者仰卧于硬质担架或门板上,烦躁者可在双膝关节处增强固定。

（2）怀疑或明确脊柱或脊髓损伤的患者:无论在转运或急诊过程中都应使脊柱保持伸直,严禁颈部与躯干前屈或扭转。在院前,对于颈椎伤的患者,一般应由4人一起搬运,1人专管头部的牵引固定,保持头部和躯干呈一直线,其余3人蹲在患者的同一侧,2人托躯干,1人托下肢,4人一起将患者抬起放在硬质担架上,患者头部两侧须用沙袋等物固定住,并用带子分别将患者胸部、腰部、下肢与担架固定一起。

（四）注意事项

1）夹板固定时,其长度与宽度要与骨折的肢体相适应。下肢骨折夹板长度必须超过骨折上、下两个关节,即"超关节固定"原则;固定时除骨折部位上、下两端外,还要固定上、下两关节。

2）夹板不可直接与皮肤接触,其间要加衬垫,尤其在夹板两端、骨隆突处和悬空部位加厚垫,以防局部组织受压或固定不稳。

3）固定应松紧适度,牢固可靠,且不能影响血液循环。肢体骨折固定时,一定要将指(趾)端露出,以便随时观察末梢血液循环情况,如发现指(趾)端苍白、发冷、麻木、疼痛、水肿或青紫,说明血液循环不良,应松开重新固定。

4）根据不同的伤情和环境采取不同的搬运方法,避免二次损伤,或因搬运不当造成的意外伤害。

5）双人搬运法中的平抬或平抱搬运法不适用于脊柱损伤者。

四、搬运

搬运指救护人员用人工的方式或利用简单的工具把患者从现场移动到能够救治的场所，或把经过现场初步救治的患者移动到专用运输工具上的过程。

（一）担架搬运法

担架搬运法是最常用的搬运方法。

1. 适应证　对于路途较长、病情较重的患者最为合适。

2. 禁忌证　无明显禁忌证。

3. 操作方法

（1）担架搬运方法：首先，将担架放在患者的伤侧，将坚硬物品从其口袋中取出。两名担架人员单腿跪在患者健侧，一人托住患者的头部和肩背部，另一人托住患者腰臀部和膝下部。患者如能合作，嘱其双手抱住担架人员颈部。这样互相协作，同时起立，将患者轻放在担架上。患者躺在担架上，体位舒适为宜，最好用被褥垫平，空隙处用衣物等填实，以免在途中摇晃，担架上的扣带应固定拴好。

（2）不同担架使用方法：担架种类较多，使用方法各有差异，本节简单介绍两种：①铲式担架，搬运时要善于使用铲式担架，将铲式担架分解，从患者两侧轻轻放入其身下托起，既减少对患者的刺激和损伤，又减少对医护人员的污染，也可减轻工作量；②真空担架，真空担架可在任何情况下放置在担架上作为担架垫，如果需要对患者采取固定措施，可抽气塑形固定。可适用包括脊柱损伤患者，且不影响初步的 X 线照射。特殊颗粒被均匀地分布于真空袋中，使患者稳定而无痛苦地固定其中。担架扶手采用人类工程学的设计，避免救助人员在运送患者时增加患者的痛苦。

4. 注意事项

1）昏迷患者应注意保持呼吸道通畅，防止窒息。

2）颈椎伤应有人协助牵引，并使用颈托固定头颈部。

3）脊椎脊髓伤要避免身体弯曲扭转，平抬平放，并将患者固定于担架床上，以免因道路颠簸或急刹车坠床加重损伤。

4）搬运过程中，要时刻注意伤情的变化，如发现面色苍白、头昏、眼花、血压低、脉搏减弱、恶心、呕吐及烦躁不安等应暂停搬运，就地抢救。

5）抬担架行进时，患者应头在后，脚在前，这样后面的担架员可随时观察伤情变化，发现异常变化，应及时妥善处理。行走时，尽可能使担架平稳，防止颠簸；寒冷季节要注意保暖，防止患者受凉或冻伤；上坡时，患者头部朝前，下坡时相反；护送途中，担架人员要保证患者的安全，不让患者再次受伤。

（二）徒手搬运法

分为单人搬运法和双人搬运法，转运过程中，动作要轻巧、敏捷、协调一致、避免震动、减少患者痛苦，对路途较远的患者，则应寻找合适的交通工具。

五、头盔移除

（一）适应证

所有戴有安全头盔的创伤患者。

（二）禁忌证

无明显禁忌证。

（三）操作方法

1）医护人员 A 站在患者头端，将手放在受伤者的下颌骨上固定头部。

2）医护人员 B 解开患者头盔扣带。

3）医护人员 B 将双手伸入头盔内部于患者后枕及后颈部，进行固定。

4）医护人员 A 分别将双手放置于患者头盔的上下方，慢慢将头盔向后移除，固定头颈部的医护人员保持不动。

5）待完全移除头盔后，医护人员 A 以传统肩锁法固定患者颈部，医护人员 B 移除双手。

6）对于有高危创伤机制损伤脊柱或颈椎患者给予颈托固定、脊柱保护。

（四）注意事项

1）头盔的尺寸，形状和配置不同，需要了解摩托车碰撞受害者当时是否正确拆卸头盔。如卸下头盔不当可能会加重颈椎受伤。

2）双人替换前必须确保有 1 人已进行头颈部固定。

3）确保在去除头盔开始之前，清醒患者对固定他们颈部和头部的位置感到较为舒适。

（吕　君　邵小平　王单松）

第九节　骨髓腔输液技术规范

骨髓腔输液技术(intraosseous infusion，IO)是一种能够快速、安全、有效地建立血管通道的方法，是利用长骨骨髓腔中丰富的血管网将药物和液体经骨髓腔输入血液循环，能为休克、创伤等循环衰竭的患者迅速建立输液路径，赢得抢救时间。当无法建立静脉通路时，IO 是建立"生命通道"唯一、最安全和便捷的途径。

一、适应证

短时间内无法成功建立静脉通路但亟待补液或者药物治疗的患者，如心搏骤停、严重创伤、休克、大面积烧伤、重度脱水、癫痫持续状态及灾难急救等。在急救过程中，建立输液路径时应尽早考虑使用骨髓腔输液通路，成人外周静脉穿刺 2 次不成功建议立即建立骨髓腔内通路。

二、禁忌证

1. 绝对禁忌证

1）穿刺部位骨折。

2）穿刺部位感染。

3）假肢。

2. 相对禁忌证

1）成骨不全、严重骨质疏松。

2）缺少足够解剖标准。

3）穿刺点 48 小时之内接受过骨髓腔输液。

三、操作流程

1. 物品准备　皮肤消毒液（2%葡萄糖酸氯己定或聚维酮碘等）、无菌手套、无菌巾、电动骨髓腔穿刺仪或手动骨髓腔穿刺针、2%利多卡因、10 ml 注射器、标准鲁尔接头导管、加压输液袋、纱布、胶带、手消毒液及护理记录单等。

2. 患者准备　经骨髓腔输液是在急救情况下进行的操作，经综合评估后，一旦患者符合穿刺适应证，应即刻进行穿刺。同时，在穿刺前宜向患者或家属解释该操作的益处和风险。

3. 操作方法

（1）核对：核对医嘱，并采用两种身份识别方式确认患者身份信息。

（2）穿刺部位的选择：经骨髓腔输液可选择的部位包括肱骨近端、胫骨近端、胫骨远端、胸骨等。其中胫骨近端易定位、骨面平坦、皮下组织菲薄，是使用穿刺仪器穿刺的常选部位；胫骨远端骨皮质和皮下组织均较薄，可使用仪器或手动穿刺；肱骨近端穿刺点输液速度快，药物进入中央循环时间短，疼痛管理所需药物少，非常适合使用仪器穿刺。本章主要阐述这 3 个部位的穿刺。

（3）体位与穿刺点定位。

1）胫骨近端：①穿刺体位。患者仰卧位，使穿刺目标腿微微弯曲，暴露穿刺部位，明确胫骨粗隆位置（髌骨下缘约 3 cm 处）。②穿刺点。位于胫骨粗隆内侧约 2 cm 的胫骨平台位置。

2）胫骨远端：①穿刺体位。患者取仰卧位，腿轻微弯曲、脚踝外旋，暴露内踝。②穿刺点。内踝最突出部位的近端约 3 cm 处。触摸胫骨的前部和后部边界，以确认置入部位在骨的平坦部位。

3）肱骨近端：①穿刺体位。患者取仰卧位或坐位，暴露肱骨近端部位，将患者的手放在腹部（如不能，则确保肘部内收，肱骨内旋）。②穿刺点。肱骨大结节最突出部位，外科颈上方 1～2 cm 处，在结节间沟侧面。

（4）消毒：用 2%葡萄糖酸氯己定或聚维酮碘进行消毒，洗手，戴无菌手套，铺无菌巾。若患者神志清楚，可在皮内、皮下组织或骨膜注射 20～30 mg 利多卡因止痛。

（5）穿刺：①进针角度。胫骨近端及远端——垂直于骨面；肱骨近端——与人体解剖学平面呈 45 度，向下后方进针。②进针方法。若使用电动骨髓腔穿刺仪，先手动穿透组织顶住骨面，检查穿刺针长度是否合适，扣动扳机，感受到落空感后停止进针。若使用手动穿刺针穿刺，则通过扭曲或旋转运动穿透骨皮质，在穿刺过程中如遇到较大阻力，注意保持压力稳定，感受到落空感后停止进针。

（6）确定穿刺针进入骨髓腔：撤出针芯，连接已用生理盐水排气的标准鲁尔接头导管，抽回血及骨髓（无法从导管接口中抽出血液并不意味着置入不成功，考虑冲洗后，尝试再次抽吸）。

（7）冲洗及疼痛管理：对于无意识患者，可在抽回血后直接将 10 ml 生理盐水快速注入骨髓腔进行冲洗；对于清醒或仍有意识的患者，需要在冲洗前进行疼痛管理。

（8）输注药物：生理盐水快冲完成后，将骨髓腔穿刺针通过标准鲁尔接头与普通输液导管相连，进行骨髓腔内输液。然后使用胶带将穿刺针及输液管路妥善固定在腿部或手臂，同时穿刺部位肢体需要制动，以防穿刺针移位，穿刺点保持无菌，防止感染。输注时，需使用加压输液袋加快输液速度。晶体、胶体、血制品及各种药物（包括复苏药物和血管活性药物等）均可通过骨髓腔通路给药，剂量与其他通路相同。目前，不推荐经骨髓腔输注化疗药物，输注高渗溶液时需谨慎。

（9）拔管：拔除穿刺针时，需要使患者穿刺部位保持稳定，移除标准鲁尔接头导管后，可使用标准鲁尔接头针筒直接与穿刺针连接，顺时针旋转穿刺针同时轻轻往外拔出，拔除后需要按压止血至少 5 分钟，凝血功能异常患者需要按压更长时间。无标准鲁尔接头针筒时使用止血钳夹住穿刺针后拔除，然后使用无菌敷料加压包扎。

四、注意事项

1. **严格无菌操作**　避免反复穿刺同一部位。

2. **穿刺针定位**　定位时，即使穿刺针置入位置正确，有时也不一定能抽出回血或骨髓，出现这种情况，可尝试推注 10 ml 生理盐水，若推注顺畅、无阻力感，且周围软组织无肿胀，则表明位置正确；否则，需拔除穿刺针，更换穿刺部位。

3. **疼痛管理**　清醒患者经骨髓腔内输液时会感到疼痛，尤其是输液初期，数字法疼痛评分可高达 8～10 分，因此需要在穿刺后，生理盐水冲洗前，先向骨髓腔内慢推 2% 的利多卡因 20～40 mg，然后再用 5～10 ml 生理盐水进行冲洗；在持续输液过程中，应动态评估疼痛情况，必要时可重复推注利多卡因麻醉止痛。

4. **尽早拔管**　骨髓腔输液只能作为一种临时的应急措施，最长可保留 24～72 小时，宜在 6～12 小时内尽早拔除。

五、并发症及处理

1. **液体和药物外渗或渗出**

1）加强对穿刺点的监测，及时对早期液体外渗进行识别并正确处理，避免严重并发症的发生。

2）外渗一旦发生，应立即将穿刺针拔除，对穿刺部位实施加压包扎。

2. 穿刺针堵塞

1）每15分钟用3～5 ml生理盐水冲管一次，预防堵塞。

2）使用低输液速度（30 ml/h）生理盐水维持其通畅。

3. 感染

1）尽早拔除骨髓腔内穿刺装置。

2）一旦发生感染，应立即拔除穿刺针，给予充分抗感染治疗，必要时引流。

4. 其他 穿刺针松动、误入关节内、穿刺针断裂、局部血肿及脂肪栓塞等。

严格遵守无菌操作，严密监测穿刺部位，严格控制留置时间。一旦患者周围循环改善，则改用其他方式输液。

知识链接

（1）骨髓腔内输液技术的原理：人体骨髓腔由网状的海绵静脉窦状隙组成，在骨髓腔中有很多高度分化的非塌陷的静脉网，包括垂直的（Haversian管）和水平的（Volksmann管）血流，与血液循环相通。当发生休克或因创伤而大量失血时，外周静脉会发生塌陷，此时，在骨骼保护中的骨髓腔内静脉网因特殊的骨质结构仍保持非塌陷状态，且同体循环保持连接。在骨髓腔内的这些非塌陷性的微小静脉网络可以像海绵一样快速吸收灌注到周围的液体，通过骨内静脉窦将其快速转运到体循环，加以吸收、利用。

（2）骨髓腔内输液的速度：骨髓腔内的血管压力相当于身体平均动脉压的1/3，在输液过程中不同于静脉输液，骨髓腔内输液需要适当加压。在加压的条件下，骨髓腔内输液的速度可达到原速度的数倍，可用于抢救低血容量休克患者。比较患者不同部位的输液速度，在不加压和加压情况下，经胫骨输液速度分别为每分钟73 ml和165 ml，经肱骨输液速度分别为每分钟84 ml和153 ml。另有研究报道，新鲜尸体给予40.0 kPa加压时，经胸骨的输液速度为每分钟（93.7±37.9）ml，经肱骨输液的速度为每分钟（57.1±43.5）ml，经胫骨输液的速度为（30.7±18.7）ml，经胸骨行骨髓腔内输液速度最快，使用加压输液袋或输液泵进行骨髓腔内输液，可以达到快速补液的效果。

骨髓腔输液操作流程如图 5-16 所示。

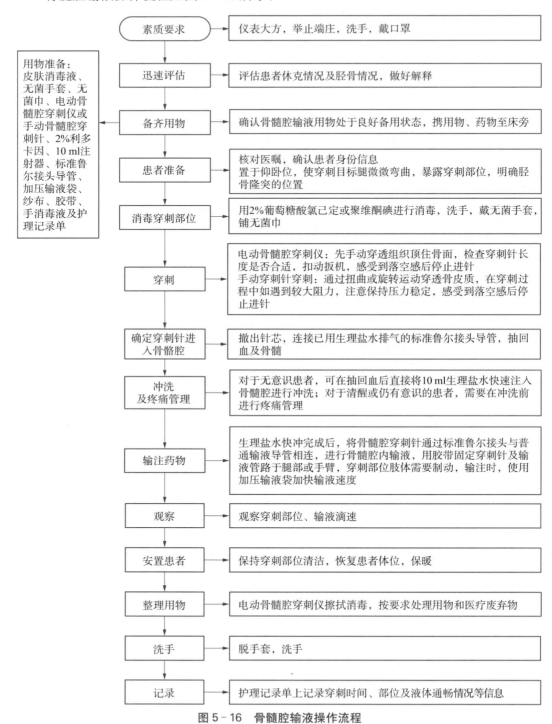

素质要求	仪表大方，举止端庄，洗手，戴口罩
迅速评估	评估患者休克情况及胫骨情况，做好解释
备齐用物	确认骨髓腔输液用物处于良好备用状态，携用物、药物至床旁
患者准备	核对医嘱，确认患者身份信息 置于仰卧位，使穿刺目标腿微微弯曲，暴露穿刺部位，明确胫骨隆突的位置
消毒穿刺部位	用2%葡萄糖酸氯己定或聚维酮碘进行消毒，洗手，戴无菌手套，铺无菌巾
穿刺	电动骨髓腔穿刺仪：先手动穿透组织顶住骨面，检查穿刺针长度是否合适，扣动扳机，感受到落空感后停止进针 手动穿刺针穿刺：通过扭曲或旋转运动穿透骨皮质，在穿刺过程中如遇到较大阻力，注意保持压力稳定，感受到落空感后停止进针
确定穿刺针进入骨骼腔	撤出针芯，连接已用生理盐水排气的标准鲁尔接头导管，抽回血及骨髓
冲洗及疼痛管理	对于无意识患者，可在抽回血后直接将10 ml生理盐水快速注入骨髓腔进行冲洗；对于清醒或仍有意识的患者，需要在冲洗前进行疼痛管理
输注药物	生理盐水快冲完成后，将骨髓腔穿刺针通过标准鲁尔接头与普通输液导管相连，进行骨髓腔内输液，用胶带固定穿刺针及输液管路于腿部或手臂，穿刺部位肢体需要制动，输注时，使用加压输液袋加快输液速度
观察	观察穿刺部位、输液滴速
安置患者	保持穿刺部位清洁，恢复患者体位，保暖
整理用物	电动骨髓腔穿刺仪擦拭消毒，按要求处理用物和医疗废弃物
洗手	脱手套，洗手
记录	护理记录单上记录穿刺时间、部位及液体通畅情况等信息

用物准备：皮肤消毒液、无菌手套、无菌巾、电动骨髓腔穿刺仪或手动骨髓腔穿刺针、2%利多卡因、10 ml注射器、标准鲁尔接头导管、加压输液袋、纱布、胶带、手消毒液及护理记录单

图 5-16 骨髓腔输液操作流程

（吕　君　邵小平）

第十节 洗胃技术规范

洗胃（gastric lavage）是指将一定成分的液体灌入胃内，混和胃内容物后再抽出，如此反复多次，直至洗出液澄清。其目的是为了清除胃内未被吸收的毒物或清洁胃腔，手术或某些检查前的准备。包括催吐洗胃术和胃管洗胃术，目前，胃管洗胃术有电动吸引洗胃法、漏斗洗胃法、注洗器洗胃法及自动洗胃机洗胃法 4 种，可根据患者病情和就诊医院的条件选用。本文仅介绍自动洗胃机洗胃法，是一种利用自动洗胃机，将大量溶液通过胃管灌入或注入胃内以冲洗胃的方法。

一、适应证

1）催吐洗胃法无效或者意识障碍不合作者。
2）清除胃内毒物或其他有害物质。
3）幽门梗阻伴有明显胃潴留扩张者。
4）某些手术或检查前的准备。

二、禁忌证

1）强酸、强碱及其他对消化道有明显腐蚀作用的毒物中毒。
2）伴有上消化道出血、食管胃底静脉曲张、胃穿孔、主动脉瘤、严重心脏疾病等患者。
3）中毒诱发惊厥、抽搐未控制者。
4）酒精中毒等呕吐反射亢进，易发生误吸者。

三、操作流程

1. 物品准备　胃管、电动洗胃机、压舌板、液状石蜡、换药碗、胶布、棉签、牙垫或咬口、量杯、听诊器、60 ml 注射器、检验标本容器、弯盘、纱布、治疗巾、水温计、手电筒、洗胃液（25～38℃）、手套、血管钳、手消毒液及护理记录单。

2. 患者准备
1）评估患者意识、瞳孔、口鼻腔情况，闻有无异味，了解毒物种类，向患者和家属解释洗胃目的、操作方法。
2）患者取半卧位，昏迷者取左侧卧位，或者平卧头偏向一侧，烦躁者给予保护性约束。
3）取下义齿，如疑似接触性中毒者，脱去被毒物污染的衣物，解开紧身衣扣。

3. 操作方法
（1）评估解释：了解毒物种类，核对解释，采用两种身份识别方式确认患者身份信息，评估患者。

（2）用物准备：检查用物，拆封备用，调节洗胃液温度至 25～38℃，洗胃机接电源，连接各引流管，测试洗胃机性能。

（3）插管前准备：患者取半卧位（昏迷者取左侧卧位），取下义齿，治疗巾铺于患者颌下，弯盘置于患者口角旁。

（4）插管：洗手，戴手套，测量置管长度（患者发际线至剑突距离，或者鼻尖至耳垂，再到剑突的距离，45～55 cm），润滑导管，血管钳夹闭胃管末端，经鼻腔插入胃管（如需经口腔插入胃管者，先置牙垫），进行固定。

（5）观察处理：患者如有恶心、呕吐，稍停片刻再插入，并嘱患者深呼吸，如胃管盘在口腔内或误入气管，应拔出重插。

（6）检查胃管。

1）抽胃液，见有胃液（必要时送检）。

2）注入 10 ml 空气，胃部听到气过水声。

3）胃管末端置盛水的杯中，无气泡溢出。

（7）灌洗：胃管与洗胃机连接，按"洗胃开关"键，自动洗胃，每次灌入量 300～500 ml，反复灌洗，直至吸出液澄清、无异味为止。

（8）观察：洗出液的颜色、性质、液量、气味和患者病情变化。

（9）拔管：灌洗完毕，在出液量显示最大值时关闭洗胃机。反折胃管，用纱布包裹近鼻孔处胃管，嘱患者深呼吸，在呼气时拔管。

（10）安置患者：治疗巾擦拭患者面颊，协助取舒适体位，整理病床单位。健康宣教，必要时做好心理护理。

（11）整理用物：按要求处理用物和医疗废弃物。

（12）洗手：脱手套，正确洗手。

（13）记录：记录患者病情、灌洗液名称、液量及洗出液的颜色、性质、液量及气味。

四、注意事项

1）插胃管时，动作轻柔，切勿损伤食管黏膜，遇患者恶心或呛咳，应立即拔管，休息片刻后再插，以免误入气管。

2）当中毒物质不明时，洗胃液可用温水或等渗盐水，待毒物性质明确后，再采用对抗剂洗胃。

3）幽门梗阻患者洗胃时，应记录胃内潴留量，以了解梗阻情况，供临床输液参考，同时洗胃宜在饭后 4～6 小时或空腹进行。

4）患者出现腹痛、血性引流液时，则停止洗胃。孕妇不宜采用电动洗胃机洗胃。

5）洗胃时，应注意观察病情，保持呼吸道通畅，注意观察洗出液的颜色、性质、液量和气味。重度衰竭和休克的患者应取侧卧位，宜采用注射器抽吸洗胃法和漏斗式洗胃法，并避免发生吸入性肺炎或胃内容物反流窒息。

6）插入胃管后应尽可能抽出胃内容物送检，抽不出时，用温开水或生理盐水灌入，然后再抽出送检。

7) 洗胃液温度尽可能保持在 25~38℃（冰水洗胃止血除外），洗出量应大于或等于灌入量。

五、并发症及处理

1. 吸入性肺炎

（1）预防。

1) 洗胃时宜采取左侧卧位，头稍低偏向一侧，确保胃管在胃内，拔管时应反折或夹住胃管出口端，以防止反流。

2) 烦躁患者可视情况，遵医嘱给予镇静剂。

3) 昏迷患者洗胃时需谨慎，最好在洗胃前行气管插管术，将气囊充气，以避免胃液吸入呼吸道。

4) 洗胃过程中，保持出入液量的平衡，严密观察，记录洗胃的出入液量。

5) 洗胃毕，协助患者多翻身、拍背，以易于痰液排出。如有肺部感染征象，遵医嘱应用抗感染药物。

（2）处理。

1) 发现误吸、胃内容物反流时，立即停止洗胃，取头低右侧卧位，立即通知医生，予以紧急处理，用纤维支气管镜或气管插管将异物吸出，同时采用呼气末加压呼吸支持。

2) 为减轻左心室的负担，避免胶体液渗入肺间质，可遵医嘱予以利尿剂，必要时使用糖皮质激素。如合并感染，可根据医嘱选用敏感抗生素治疗。

2. 窒息

（1）预防。

1) 插管前可在胃管涂抹润滑剂，减轻导管对喉头的刺激。患者取侧卧位，及时清除口鼻腔分泌物，保持呼吸道通畅。

2) 熟练掌握胃管置入技术。胃管置入后，确认胃管在胃内后，才可开始洗胃。确认胃管在胃内的方法一般包括：①抽吸胃液法；②听气过水声法；③观察气泡法。

3) 洗胃前备好氧气、气管插管、吸引器及呼吸机等急救仪器和设备。

（2）处理。

1) 发现窒息征象，立即停止洗胃，患者取右侧卧位，及时清除口鼻腔分泌物。

2) 及时报告医生，立即采取心肺复苏等急救措施。

3. 急性胃扩张

（1）预防。

1) 洗胃前，准备充足的洗胃液，避免洗胃过程中因洗胃液不足而吸入过量的空气。

2) 食物中毒，神志清醒，且能配合操作者，洗胃前应先刺激咽喉部，加速催吐，以防食物阻塞胃管。

3) 昏迷者为确保患者安全，可采取小剂量灌洗的方法。

4) 洗胃过程中，严密观察并记录每次出入液体的量，确保出入液量的平衡；吸出或注入洗胃液时压力适度;当抽吸无液体流出时,及时判断是由于胃管阻塞,还是由于胃内液体被抽空所导致。

5) 严密观察病情变化,如意识、瞳孔、呼吸、血压及腹部有无疼痛、膨隆等症状。

(2) 处理。

1) 发生急性胃扩张,协助患者取半坐卧位,头偏向一侧,查明原因。如因食物残渣阻塞洗胃管孔所致,立即更换胃管,重新置管将胃内容物吸出。

2) 如因洗胃过程中吸入过量的空气而引起急性胃扩张,可用负压吸引器将胃内的空气吸出,并立即停止操作,并通知医生做相应处理,清醒患者发生急性胃扩张时可行口服催吐法,以促进胃内液体排出。

4. 胃穿孔

(1) 预防。掌握洗胃的禁忌证。服强酸、强碱等腐蚀性液体的患者切忌洗胃,以免造成穿孔。根据毒物性状予以物理性对抗剂,如牛奶、豆浆、蛋清液及米汤等,保护胃黏膜。

(2) 处理。发生急性胃穿孔时,可先采用非手术治疗,行禁食、胃肠减压、输液及抗感染等治疗,必要时急诊手术。

5. 低血钾症

(1) 预防。

1) 尽量使用等渗的洗胃液。

2) 每次灌入量以 300~500 ml 为宜,防止一次性注入过量的液体,使多余液体进入肠道内。

3) 洗胃后常规检查血电解质,了解血钾的情况。

(2) 处理。

1) 根据患者临床表现,结合实验室检查结果,明确诊断,可酌情在洗胃后口服氯化钾缓释片或 10% 枸橼酸钾口服液补钾。

2) 必要时根据医嘱给予静脉补钾治疗。

6. 急性水中毒

(1) 预防。

1) 选用直径较粗的胃管,对洗胃液量大的患者常规使用脱水剂。

2) 洗胃过程中应严密观察病情变化,如神志、瞳孔、呼吸、血压及上腹部有无膨隆等现象。

3) 对洗胃时间相对较长者,应在洗胃过程中常规检查血电解质,随时观察有无眼球结膜水肿等情况。

4) 对昏迷患者采用小剂量灌洗更为安全。洗胃时每次灌注液量限定为 300~500 ml,并保持灌洗液的出入平衡。

5) 对中毒原因不明确的患者洗胃时,最好先选用 1 000~1 500 ml 温清水洗胃,再更换为 0.9%~1% 的温盐水洗胃,直至洗出液无色、无味为止,避免造成低渗体质致水中毒。

（2）处理。

1）出现水中毒轻症者一般给予禁水，可自行恢复，重症者遵医嘱给予3％～5％的高渗氯化钠溶液静脉滴注，及时纠正机体的低渗状态。

2）伴有脑水肿，及时应用20％甘露醇、呋塞米（速尿）、地塞米松等，以减轻脑细胞的水肿。

3）出现抽搐、昏迷者，立即置入牙垫、口咽通气管等保护舌头，避免舌咬伤，同时加用镇静剂，加大吸氧的流量，加用床栏保护患者，防止坠床的发生。

4）肺水肿严重、出现呼吸衰竭者，及时行气管插管，给予人工呼吸机辅助通气。

7. 虚脱及寒冷反应

（1）预防。

1）清醒患者操作前告知操作目的、注意事项，做好心理疏导，以消除患者紧张、恐惧的情绪，必要时加用镇静剂。

2）洗胃液温度控制在25～38℃。

（2）处理：洗胃过程中注意保暖，及时更换浸湿衣物。

8. 胃肠道感染

（1）预防。

1）洗胃机启用前，机器必须是经过消毒，且呈备用状态的。

2）洗胃用胃管、压舌板应为无菌物品，洗胃液清洁未被污染，其他辅助用物清洁。

（2）处理：按急性胃肠道感染处理。

9. 顽固性呃逆

（1）预防：洗胃液温度要适宜，以25～38℃为宜。

（2）处理。

1）一旦发生呃逆，拇指轮流按压患者两侧攒竹穴（在面部，眉毛内侧边缘凹陷处，当眉头陷中，眶上切迹处），每侧每次按压1分钟，多能缓解。

2）遵医嘱舌下含服硝苯地平（心痛定）10 mg。

3）必要时肌内注射盐酸氯丙嗪25～50 mg。

10. 咽喉及食管黏膜损伤或水肿

（1）预防。

1）对清醒患者，在操作前告知操作的配合事宜，做好解释工作。

2）合理、正确使用张口器，操作必须轻柔，严禁动作粗暴。

（2）处理。

1）咽喉部黏膜损伤者，可予抗生素雾化吸入。

2）食管黏膜损伤者可适当使用制酸剂及黏膜保护剂。

> **知识链接**
>
> 1. **体位**　常规洗胃置管时,患者取平卧,头偏向一侧或左侧卧位。目前,也有研究者在临床实践过程中取坐位、头低左侧卧位等其他体位进行置管。
>
> (1) 清醒者:意识清醒的患者,置管时充分润滑胃管,让患者取坐位,口含温开水,胃管从口中缓缓插入,当插入 10～15 cm,嘱患者做吞咽动作,然后轻快插入预测的长度。
>
> (2) 昏迷者:昏迷患者置管时充分润滑胃管,让患者取平卧位,当插入 10～15 cm 时,抬起患者的头部,使其下颌靠近胸骨柄,将胃管缓慢插入预测的长度,注意动作轻柔。
>
> (3) 洗胃时应采取头低左侧卧位,使头、颈、躯干在一条直线上,其目的是使胃部的黏膜皱壁与胃的长轴平行,胃大弯于左侧,水流方向与胃的走向一致,可充分稀释毒物又可防止误吸。另外,头低脚高位能使毒物集中于胃的最底部,有利于毒物的吸出,还起到体位引流的作用,减少不良反应。
>
> 2. **置管方式**　经口置管可选择的胃管比经鼻插管的胃管粗,操作方便,成功率高,可缩短洗胃时间。经口插管近乎进食的感觉可减轻对咽喉部的刺激,患者易于接受,并发症少,同时便于输氧急救操作。喉镜直视下经口插管具有方法简单实用,创伤小,并发症少的特点;保证呼吸道通畅的同时不影响洗胃处理,且可便于喉头水肿的局部处理。

电动洗胃术操作流程如图 5-17 所示。

(蔡　吉　冯　丽)

第十一节　三腔二囊管操作技术规范

三腔二囊管(sengstaken-blakemore tube)是一种应用于食管胃底静脉曲张破裂出血时局部压迫止血治疗的医疗器械。三腔是指管内有 3 个彼此分割的管腔:一通胃囊,可向胃气囊内注入气体或注水;一通食管囊,可向食管气囊注入气体或注水;另一通胃腔,可以用来注入药物,起到止血作用,或者抽吸胃内积液(血)、积气减轻胃扩张。二囊是指前端有 2 个气囊:一个圆形或椭圆形的胃气囊,注水或充气后可压迫胃底;另一个圆柱形的食管气囊,注水或充气后可压迫食管下段,共同达到止血目的(图 5-18)。

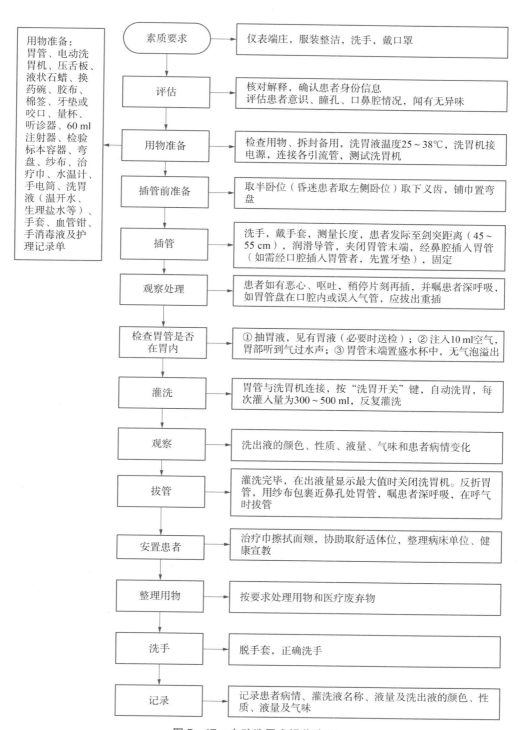

用物准备：
胃管、电动洗胃机、压舌板、液状石蜡、换药碗、胶布、棉签、牙垫或咬口、量杯、听诊器、60 ml注射器、检验标本容器、弯盘、纱布、治疗巾、水温计、手电筒、洗胃液（温开水、生理盐水等）、手套、血管钳、手消毒液及护理记录单

素质要求 → 仪表端庄，服装整洁，洗手，戴口罩

评估 → 核对解释，确认患者身份信息
评估患者意识、瞳孔、口鼻腔情况，闻有无异味

用物准备 → 检查用物、拆封备用，洗胃液温度25～38℃，洗胃机接电源，连接各引流管，测试洗胃机

插管前准备 → 取半卧位（昏迷患者取左侧卧位）取下义齿，铺巾置弯盘

插管 → 洗手，戴手套，测量长度，患者发际至剑突距离（45～55 cm），润滑导管，夹闭胃管末端，经鼻腔插入胃管（如需经口腔插入胃管者，先置牙垫），固定

观察处理 → 患者如有恶心、呕吐，稍停片刻再插，并嘱患者深呼吸，如胃管盘在口腔内或误入气管，应拔出重插

检查胃管是否在胃内 → ①抽胃液，见有胃液（必要时送检）；②注入10 ml空气，胃部听到气过水声；③胃管末端置盛水杯中，无气泡溢出

灌洗 → 胃管与洗胃机连接，按"洗胃开关"键，自动洗胃，每次灌入量为300～500 ml，反复灌洗

观察 → 洗出液的颜色、性质、液量、气味和患者病情变化

拔管 → 灌洗完毕，在出液量显示最大值时关闭洗胃机。反折胃管，用纱布包裹近鼻孔处胃管，嘱患者深呼吸，在呼气时拔管

安置患者 → 治疗巾擦拭面颊，协助取舒适体位，整理病床单位、健康宣教

整理用物 → 按要求处理用物和医疗废弃物

洗手 → 脱手套，正确洗手

记录 → 记录患者病情、灌洗液名称、液量及洗出液的颜色、性质、液量及气味

图 5-17　电动洗胃术操作流程

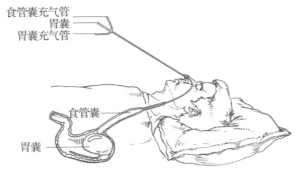

食管囊充气管
胃囊
胃囊充气管

食管囊

胃囊

图 5-18　三腔二囊管

一、适应证

1）适用于一般止血措施难以控制的门静脉高压合并食管胃底静脉曲张破裂出血。

2）经输血、补液、药物治疗难以控制的出血。

3）手术后、内镜下注射硬化剂或套扎术后再出血，一般止血治疗无效者。

4）不具备急诊手术条件的患者。

5）不具备急诊内镜治疗条件，或内镜下紧急止血操作失败的患者。

二、禁忌证

1）胃穿孔、食管狭窄梗阻者。

2）病情垂危或深昏迷不合作者。

3）咽喉食管肿瘤病变或近期胃、食管连接部手术者。

4）胸、腹主动脉瘤者。

5）严重冠心病、高血压病及心功能不全者慎用。

三、操作流程

1. 物品准备　三腔二囊管、牵引绳、滑轮、小纱绳、500 g 重物、压舌板、纱布、治疗巾、60 ml 注射器、药碗、止血钳 3 把、棉垫、液状石蜡、棉签、弯盘、无菌手套、血压计、听诊器、胶布、治疗盘、胃肠减压器、输液架、弹簧夹、绷带、剪刀、生理盐水、手电筒、手消毒液及护理记录单。

2. 患者准备

1）向清醒患者解释置管的目的和操作过程，以及注意事项，取得配合。

2）指导、训练患者做吞咽及深呼吸动作。

3）烦躁者适当予以约束，必要时给予镇静、镇痛。

4）协助患者取平卧位或半卧位。

3. 操作方法

（1）评估解释：评估患者年龄、病情、意识、生命体征、鼻黏膜、鼻中隔有无弯曲、心理配合程度,向患者及家属解释操作目的、注意事项。

(2) 用物准备:检查所有用物的有效期。

(3) 核对:核对医嘱,采用两种身份识别方式确认患者身份信息。

(4) 安置卧位:协助患者取平卧或半卧位。

(5) 检查三腔二囊管:用 60 ml 注射器分别向胃囊、食管囊注入一定量的空气,把气囊放入盛有生理盐水药碗中,检查气囊有无漏气。检查无误后抽尽两个气囊内的气体,用血管钳夹闭,置于弯盘内备用,并分别标记出 3 个管腔的通道。

(6) 清洁鼻腔:用棉签清洁、湿润鼻腔,清除血痂。在下颌处垫治疗巾,置弯盘。

(7) 戴手套:洗手,戴手套。

(8) 润滑导管:用液状石蜡润滑导管备用。

(9) 测量长度:测量前额发际至胸骨剑突处,或鼻尖经耳垂到胸骨剑突处的距离,在此距离的基础上再增加 10 cm 作为置管深度,一般为 60～65 cm,做好标记。

(10) 置管:嘱患者头后仰,将三腔二囊管缓慢地插入约 15 cm,通过咽喉部时,指导患者做吞咽动作,昏迷患者可将其头部尽量向前屈,使其下颌靠近胸骨柄,再缓慢插入食道,直至 65 cm 标记处。

(11) 证实在胃内。

1) 抽胃液,见血性液体或抽出胃内容物,提示管端已达幽门部。

2) 向胃腔内注气 10 ml,用听诊器在胃部可听到气过水声。

3) 胃管末端置于盛水杯中,未见气泡溢出。

(12) 气囊注水:遵医嘱先向胃底气囊注入生理盐水 250～300 ml,再向食管气囊注入生理盐水 100～150 ml,并打双套结固定。胃腔根据患者病情连接胃肠减压器,或反折固定。

(13) 牵引:三腔二囊管外端并用纱绳连接牵引绳,经过输液架,呈 40°角进行牵引,并用 500 g 重物做牵引,起到压迫止血作用。使躯干、牵引绳及牵引物呈一直线,且牵引物悬空,距离地面 30 cm。

(14) 观察:观察患者面色、神志;胃管内液体的颜色、性质、液量;生命体征等情况,判断有无再出血情况。

(15) 安置患者:协助患者取舒适体位,告知患者或家属置管期间注意事项。

(16) 整理用物:按要求处理用物和医疗废弃物。

(17) 洗手:脱手套,洗手。

(18) 记录:记录置管时间,胃气囊、食管气囊注水的总量和时间,患者生命体征等情况。

四、注意事项

1) 每天 2 次做好口腔护理,并在鼻腔内注入液状石蜡,防止粘连。

2) 密切观察胃肠减压器中有无血性液体引流出,若 2～3 小时后仍有鲜血引流出,应检查气囊内压力,如有漏气而致压力下降,应重新注水加压。密切观察三腔二囊管有无滑出,如有滑出,则重新做好标记,并通知医生。

3) 当气囊充气不足或漏气时,气囊可向上移动,压迫患者喉部,导致气道阻塞和窒息表现。压迫期间应密切注意观察患者有无面色青紫、呼吸困难,如发生上述情况,应立即剪断三腔二囊管。

4) 三腔二囊管插管期间,应每24小时放松牵引一次,时间为30分钟。

5) 三腔二囊管放置时间应小于72小时,以免黏膜受压太久,导致黏膜糜烂。

6) 拔管前放松牵引及气囊,观察24小时,如24小时无再次出血,可服用液状石蜡50~100 ml后缓慢拔管,拔管后检查三腔二囊管气囊壁有无破损。

五、并发症及处理

1. 食管黏膜溃疡、出血及穿孔

(1) 预防。

1) 清醒患者插管前做好解释,取得患者配合;烦躁者可适当使用镇静剂;轻度昏迷者可肌内注射阿托品0.5 mg,减轻恶心后方可插管。

2) 插管前用液状石蜡充分润滑三腔二囊管,插入时动作轻柔,避免过度刺激及反复插管。

3) 做好鼻腔护理,每日2次向鼻腔内滴入少量液状石蜡。

4) 放置时间不宜超过72小时,出血停止后定时放松牵引。

5) 控制牵引重物为500 g,严格控制气囊注水量,食管气囊注水不超过150 ml。

6) 拔管前口服液状石蜡。

(2) 处理。

1) 及时查找出血原因,必要时请五官科会诊。

2) 已有食管黏膜损伤者,应予以禁食,使用抑酸药物。

3) 对已出血者,立即予以止血处理。

4) 食管穿孔者,立即送外科手术。

2. 呼吸困难或窒息

(1) 预防。

1) 插管时注意观察患者有无恶心、呛咳及发绀等不适。

2) 正确测量长度,保证胃管通过贲门处。

3) 插管后及时清除口鼻腔分泌物。

4) 插管后在导管出鼻腔处分别做好标记,以便观察导管是否有滑出。

5) 置管期间加强观察,注意患者有无呼吸困难等表现。

(2) 处理:一旦出现,应立即通知医生,迅速剪断导管放水,并予对症处理。

3. 误吸、吸入性肺炎

(1) 预防。

1) 做好健康宣教,告知患者置管期间禁食、禁水,并讲解其重要性,嘱患者勿吞咽唾液、痰液等分泌物,避免误吸。

2）每日 2 次做好口腔护理,及时吸尽口腔、咽喉部分泌物。

3）患者呕血时,立即给予头低侧卧位,清除口鼻腔内血块,保持呼吸道通畅。

（2）处理:已发生误吸、吸入性肺炎者,留取痰液、血液标本,及时送检,鼓励患者咳嗽排痰,有肺部感染迹象者及时使用抗生素,同时给予对症、支持治疗。

4. 气囊漏气、破裂

（1）预防。

1）插管前检查三腔二囊管气囊有无破损、粘连、漏气及管腔堵塞。

2）掌握胃底气囊、食管气囊达到适宜压力所需的注水量。

3）注气后用细绳将注水口反折后夹紧,防止漏水。

4）定时观察有无漏水等情况发生。

（2）处理。

1）确定气囊破裂,不宜立即拔管,根据患者出血控制情况,采取不同处理方法,并做好解释工作。

2）出血已控制者,可予拔管。

3）出血基本控制或出血量明显减少者,可直接从胃管内注入止血药,待出血控制后再拔管。

4）出血未控制者,需立即拔管,重新置管或者改用其他抢救方法。

5. 拔管困难

（1）预防。

1）每 2 小时抽吸胃管一次,保持通畅。

2）拔管前口服液状石蜡,使黏膜与气囊粘连松解后再拔管。

3）置管时间不超过 72 小时,无出血后应定时放松牵引,避免牵引时间过长。

（2）处理。

1）遇拔管困难不可强行拔管,应分次少量口服液状石蜡 10～20 ml,再拔管。

2）如遇无法抽出囊内气体导致拔管困难,需经摄片确认后,可剪去三腔二囊管三叉端或行内镜下气囊穿破术等处理后进行拔管。

3）拔管后需密切观察有无再次出血。

6. 心律失常、心搏骤停

（1）预防。

1）置管时,抽吸到胃内容物后再将导管插至 65 cm 处,使气囊完全通过贲门后再进行注水。

2）置管后,在导管上做好标记,定期检查导管末端有无液体外漏。

3）出现胸骨后不适、恶心或频繁早搏等症状时立即调整三腔二囊管的位置,必要时,放水拔管后重新置管。

（2）处理:如出现心搏骤停,立即剪断三腔二囊管,放出液体,开放气道,遵医嘱用药,必要时实施胸外心脏按压和人工呼吸。

知识链接

1. 置管方法的改良

(1) 导丝辅助插管法:插管前检查三腔二囊管是否漏气,抽完二囊中气体,将其表面涂液状石蜡,胃管内注入少许液状石蜡,引导钢丝置入胃管,钢丝前端距离胃囊前侧孔 1.0～1.5 cm,止血钳固定钢丝远端及胃管,嘱患者口服液状石蜡 20 ml。从鼻孔插入,当插至 65 cm 时,打开止血钳拔出钢丝,确定三腔二囊管在胃腔。在导丝引导下插管,可避免传统三腔二囊管过软不易插入的可能,置管成功率明显高于常规插管法,且二次插管率明显较低,有利于及时抢救患者生命,不仅降低了医源性二次损伤,也减少了患者痛苦。

(2) 置管前口服胃镜胶法:置管前让患者口服 8～10 ml 胃镜胶,含于口咽部慢慢吞下,10～15 分钟后进行三腔二囊管置管。胃镜胶的主要成分为盐酸达克罗宁,是一种局麻药,具有阻断各种冲动或刺激的传导,从而达到止痛、止痒的效果。能减少对患者的不良刺激,增加置管的顺应性,减少反复的器械操作和人为器械损伤,促进患者的积极配合,明显缩短置管时间。尽管胃镜胶的使用效果良好,但是有部分患者对此药物有过敏反应,孕妇应禁用或慎用。

(3) 其他改良置管法:插管前 20 分钟嘱患者口服生理盐水 60 ml+去甲肾上腺素 1～3 mg。置管前协助患者慢慢吞服液状石蜡 20 ml,在口腔作漱口动作,让液状石蜡在口腔稍作停留,充分润滑口咽部,然后慢慢吞服,充分润滑食管,患者采取左侧卧位,尽量使下颌顶住胸前,使左侧口角处于最下方。用 2%利多卡因凝胶充分润滑三腔二囊管前端 60 cm,随后常规置管。置管前先使用去甲肾上腺素能起到止血作用,减少在插管过程中出现呕血的危险现象。吞服液状石蜡充分润滑,再使用 2%利多卡因凝胶润滑导管,起到局麻和润滑双重作用,然后配合左侧卧位进行置管,能有效提高置管成功率,减轻患者置管及留管时的不良反应,防止再次出血。既能提高抢救成功率,又能增加患者的舒适感。

2. 乒乓球-鼻固定法 在乒乓球的两端开两个小孔(沿中轴线位置开孔,小孔直径相当于三腔二囊管的外径),将乒乓球沿经线剪开一侧备用。将三腔二囊管嵌入备好的乒乓球中,在球与患者鼻翼接触处垫脱脂棉垫,用透明胶布固定乒乓球,在露出乒乓球处的三腔二囊管处做一重要标记以观察固定情况。乒乓球法固定三腔二囊管无需传统的牵引装置,充分利用乒乓球牵引性和弹性获得固定效果,无强迫体位,避免长时间的体位受限,活动时也能保持恒定的牵引力。具有临床止血效果明确、安全、并发症发生率少、患者耐受好等优点。

三腔二囊管操作流程如图 5－19 所示。

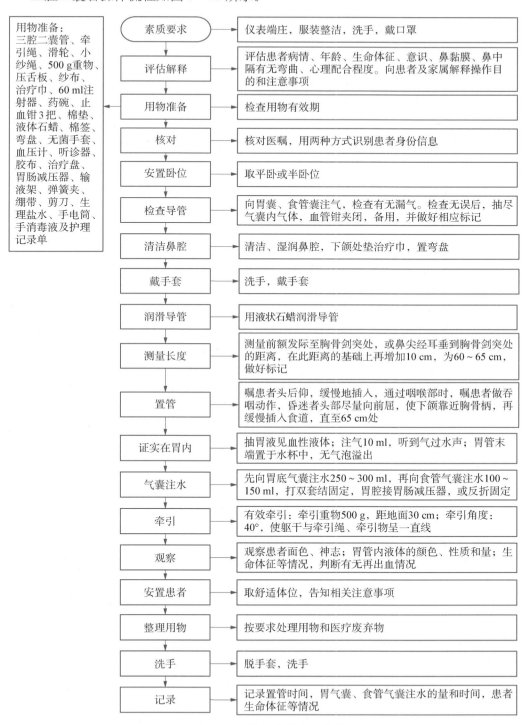

用物准备：
三腔二囊管、牵引绳、滑轮、小纱绳、500 g重物、压舌板、纱布、治疗巾、60 ml注射器、药碗、止血钳3把、棉垫、液体石蜡、棉签、弯盘、无菌手套、血压计、听诊器、胶布、治疗盘、胃肠减压器、输液架、弹簧夹、绷带、剪刀、生理盐水、手电筒、手消毒液及护理记录单

| 素质要求 | → | 仪表端庄，服装整洁，洗手，戴口罩 |

| 评估解释 | → | 评估患者病情、年龄、生命体征、意识、鼻黏膜、鼻中隔有无弯曲、心理配合程度。向患者及家属解释操作目的和注意事项 |

| 用物准备 | → | 检查用物有效期 |

| 核对 | → | 核对医嘱，用两种方式识别患者身份信息 |

| 安置卧位 | → | 取平卧或半卧位 |

| 检查导管 | → | 向胃囊、食管囊注气，检查有无漏气。检查无误后，抽尽气囊内气体，血管钳夹闭，备用，并做好相应标记 |

| 清洁鼻腔 | → | 清洁、湿润鼻腔，下颌处垫治疗巾，置弯盘 |

| 戴手套 | → | 洗手，戴手套 |

| 润滑导管 | → | 用液状石蜡润滑导管 |

| 测量长度 | → | 测量前额发际至胸骨剑突处，或鼻尖经耳垂到胸骨剑突处的距离，在此距离的基础上再增加10 cm，为60～65 cm，做好标记 |

| 置管 | → | 嘱患者头后仰，缓慢地插入，通过咽喉部时，嘱患者做吞咽动作，昏迷者头部尽量向前屈，使下颌靠近胸骨柄，再缓慢插入食道，直至65 cm处 |

| 证实在胃内 | → | 抽胃液见血性液体；注气10 ml，听到气过水声；胃管末端置于水杯中，无气泡溢出 |

| 气囊注水 | → | 先向胃底气囊注水250～300 ml，再向食管气囊注水100～150 ml，打双套结固定，胃腔接胃肠减压器，或反折固定 |

| 牵引 | → | 有效牵引：牵引重物500 g，距地面30 cm；牵引角度：40°，使躯干与牵引绳、牵引物呈一直线 |

| 观察 | → | 观察患者面色、神志；胃管内液体的颜色、性质和量；生命体征等情况，判断有无再出血情况 |

| 安置患者 | → | 取舒适体位，告知相关注意事项 |

| 整理用物 | → | 按要求处理用物和医疗废弃物 |

| 洗手 | → | 脱手套，洗手 |

| 记录 | → | 记录置管时间，胃气囊、食管气囊注水的量和时间，患者生命体征等情况 |

图 5－19　三腔二囊管操作流程

（张　玲　蔡　吉）

第十二节　连续性肾脏替代疗法

连续性肾脏替代治疗（continuous renal replacement therapy，CRRT）是指一组体外血液净化的治疗技术，是所有连续、缓慢清除水分和溶质治疗方式的总称。传统 CRRT 技术每天持续治疗 24 小时，目前临床上常根据患者病情治疗时间做适当调整。CRRT 的治疗目的已不仅仅局限于替代功能受损的肾脏，近来更扩展到常见危重症的急救，成为各种危重症救治中最重要的支持措施之一，与机械通气和全胃肠外营养地位同样重要。

一、适应证

1. 肾脏疾病

（1）重症急性肾衰竭：急性肾衰竭伴血流动力学不稳定和需要持续清除过多水或毒性物质，如急性肾衰竭合并严重电解质紊乱、酸碱代谢失衡、心力衰竭、肺水肿、脑水肿、ARDS、外科术后及严重感染等。

（2）慢性肾衰竭：合并急性肺水肿、尿毒症脑病、心力衰竭、血流动力学不稳定等。

2. 非肾脏疾病　包括多器官功能障碍综合征（MODS）、脓毒血症或败血症性休克、ARDS、挤压综合征、乳酸酸中毒、急性重症胰腺炎、心肺体外循环手术、慢性心力衰竭、肝性脑病、药物或毒物中毒、严重液体潴留、需要大量补液、严重电解质和酸碱代谢紊乱、肿瘤溶解综合征、过高热等。

二、禁忌证

CRRT 治疗无绝对禁忌证，但存在以下情况时要慎用。
1）无法建立合适的血管通路。
2）严重的凝血功能障碍。
3）严重的活动性出血，特别是颅内出血。

三、操作流程

1. 物品准备　CRRT 仪器、导管、滤器、置换液、生理盐水 1 000 ml 2 袋、深静脉穿刺包、酒精棉片、20 ml 注射器 2 副、无菌纱布、棉签、胶布、治疗巾、手消毒液、护理记录单，根据抗凝方式准备肝素钠盐水或枸橼酸溶液。

2. 患者准备

1）患者及家属初步了解 CRRT 的治疗目的、方法及配合要点，签署知情同意书。

2）根据临床需要选择适宜部位建立血管通路，包括股静脉、颈内静脉、锁骨下静脉。右侧颈内静脉插管为首选。

3）必要时加盖棉被保暖。

3. 操作方法

1）核对：采用两种身份识别方式确认患者身份信息。

2）检查机器并连接电源，打开电源开关。

3）根据机器显示屏提示步骤，逐步安装 CRRT 血滤器及管路，安放置换液袋，连接置换液、生理盐水预冲液、抗凝用肝素溶液及废液袋，打开各管路夹。

4）进行管路预冲及机器自检。如未通过自检，应通知技术人员对 CRRT 机进行检修。

5）CRRT 机自检通过后，检查显示是否正常，发现问题及时对其进行调整。关闭动脉夹和静脉夹。

6）根据医嘱及患者情况正确选择血液净化治疗模式，设置血流量、置换液流速、超滤液流速、肝素及枸橼酸输注速度等参数。此时血流量设置在 100 ml/min 以下为宜。

7）打开患者留置导管封帽，用消毒液消毒导管口，抽出导管内封管溶液并注入生理盐水冲洗管内血液，确认导管通畅后从静脉端给予负荷剂量肝素。

8）将管路动脉端与导管动脉端连接，打开管路动脉夹及静脉夹，按治疗键，CRRT 机开始运转，放出适量管路预冲液后停止血泵，关闭管路静脉夹，将管路静脉端与导管静脉端连接后，打开夹子，开启血泵继续治疗。如不需要放出管路预冲液，则在连接管路与导管时，将动脉端及静脉端一同接好，打开夹子进行治疗即可。用胶布固定好管路，治疗巾遮盖好留置导管连接处。

9）逐步调整血流量等参数至目标治疗量，查看机器各监测系统处于监测状态，并做好记录。

四、注意事项

1）各管路的连接必须无菌，更换置换液时接口要消毒。

2）严禁在血液管路上直接采血和用药，以免影响检测结果和增加感染的机会。

3）封管后按照导管要求注入肝素剂量，下次使用时，先将导管内肝素液抽出，并确认导管通畅。

4）观察局部皮肤是否有红、肿、热、痛等症状或其他皮肤反应，如有异常，及时通知医生，并做好记录。

5）治疗过程中，观察机器压力值的变化，及时处理各项报警。

五、并发症及处理

1. 低血压　低血压是常见的并发症之一，可伴有恶心、呕吐、面色苍白、胸闷、出汗、甚至一过性意识丧失。可能与超滤脱水过多、过快血容量不足、心源性休克、醋酸盐对心肌的抑制或过敏有关。

2. 失衡综合征　严重高尿素氮血症患者在开始透析时易发生，表现为头痛、恶心、呕吐、血压升高、抽搐，严重者可有昏迷。

3. 热源反应　为内毒素进入体内所致，多在透析开始后 1 小时发生，表现为寒战，继而高热。

4. 出血　由应用肝素、血小板功能不良、高血压所致，多表现为鼻出血、牙龈出血、消化道出血及颅内出血等。

5. 感染　管道连接、取样、置换液和血滤器更换是外源性污染的主要原因；最为严重的是透析液或置换液被污染引起严重的血流感染。严格无菌操作是防止感染的主要措施。导管穿刺处的血肿可并发感染，应积极预防。密切监测，使用抗生素进行感染预防，每天坚持换药，观察患者有无红肿、流脓、出血情况，观察导管有无松动。如果检查发现导管放置位置被污染，应该马上更换新的导管。

6. 心律失常　如果患者呈现出心律失常的情况，需要明确导致患者出现心律失常的原因，如果因为基础病造成，则临床选择抗心律失常药物进行治疗干预。如果因为对患者实施连续性血液净化造成，则将患者的超滤率有效降低，将患者的心率失常症状显著缓解。与此同时，在治疗期间应做好保暖工作。

7. 凝血　护理人员应该严密观察患者是否有出血倾向，同时观察滤器有无凝血堵塞，护理人员必须保证对肝素的预冲技术及抗凝技术熟练把握。对于可疑抗凝情况，护理人员可以对肝素用量进行调整及处理，或者加速滤器前置换液体量以处理。对患者伤口渗血及引流情况进行密切观察，及时对抗凝剂的用量进行调整，也可以选择另外的抗凝剂使用。治疗结束时，留取导管内血液培养，进行凝血功能检查，动态检测患者凝血功能；对有凝血风险者，治疗前可先用肝素钠对滤器和血管管路进行冲洗；持续观察患者管路内血液状况，包括颜色、性质等。

知识链接

1. CRRT 通路目标静脉的选择

(1) 颈内静脉：以监测中心静脉压、肺动脉压，测量心输出量、输注血管活性药物及输液治疗。具有留置时间长，患者活动不受限，中心静脉狭窄发生率较低等特点，但对气管插管及气管切开有影响。为了避免血液中血管活性药物水平不稳定，甚至达不到治疗剂量，尽量避免选择颈内静脉作为 CRRT 通路；同时，为防止血流动力学不稳定，需预留体外膜肺氧合(ECMO)导管操作区域。

(2) 锁骨下静脉：留置的时间长，容易固定，但血滤中心静脉留置导管的直径较粗，锁骨下静脉穿刺对于置管技术要求较高，但较易发生并发症且处理相对困难，一般不首选锁骨下静脉作为 CRRT 通路。

(3) 股静脉：置管技术要求较低，不易产生并发症，但留置时间短，影响患者活动，一般对于术后早期治疗及呼吸支持患者，多以股静脉为目标静脉，同时注意预防感染。

2. CRRT 治疗的终止

目前，广泛接受的终止指标包括每日尿量在不利尿情况下恢复至发生急性肾损伤之前的水平，血清肌酐恢复至基线水平的 1.10～1.25 倍，或较最高峰值下降 50%，既往慢性肾功能不全患者恢复之前的肾小球滤过率。指南推荐意见：患者循环稳定、血管活性药量不大、电解质、酸碱平衡稳定、无严重感染的证据，筋膜间隙综合征得到控制时肌红蛋白下降至正常范围，每日尿量 > 500 ml，可终止 CRRT。

CRRT 治疗上机操作流程如图 5-20 所示。

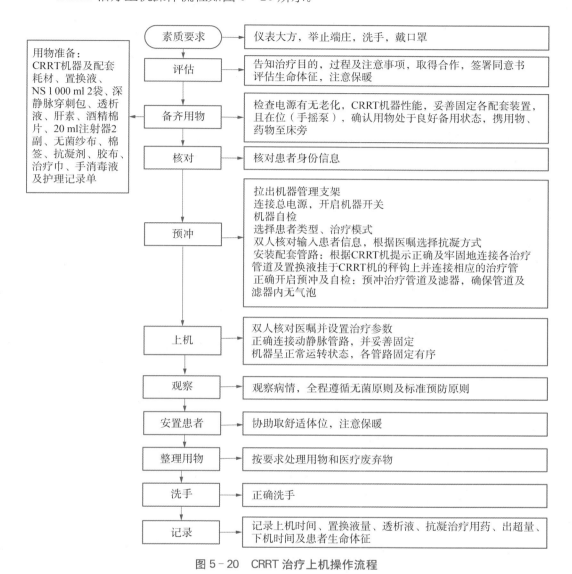

图 5-20 CRRT 治疗上机操作流程

（冯　霞　张　玲　邵小平）

参考文献

[1] 王为民,来和平.急救护理技术[M].北京:人民卫生出版社,2015:17,206.

[2] 王仕兰,杨胜琴,等.连续性血液净化治疗常见并发症及护理措施探析[J].内蒙古中医药,2017,7(13):161-162.

[3] 王颖等.不同手型与不同方式挤压简易呼吸器气囊产生有效气量的比较[J].中国中西医结合急救杂志,2017,24(3):287-289.

［4］ 王群,何斯琦,胡敏.骨髓腔输液在我国的应用现状[J].解放军护理杂志,2017,34
　　　(6):41-44.

［5］ 中华医学会呼吸病学分会呼吸治疗学组.成人气道分泌物的吸引专家共识(草案)
　　　[J].中华结核和呼吸杂志,2014,37(11):809-811.

［6］ 中国医药教育协会急诊医学专业委员会,中华医学会北京心血管病学分会青年委
　　　员会.中国骨髓腔内输液通路临床应用专家共识[J].中国急救医学,2019,39(7):
　　　620-624.

［7］ 中国研究型医院学会心肺复苏学专业委员会.《中国心肺复苏专家共识》之腹部提
　　　压心肺复苏临床操作指南[J].中华危重病急救医学,2019.31(4):385-389.

［8］ 邓衍部,丁云,刘有理.急诊导丝辅助三腔二囊管治疗食管静脉曲张出血在基层医
　　　院应用分析[J].临床急诊杂志,2016,17(01):73-74.

［9］ 史广玲,邢浪萍,刘珍,等.双腔口咽通气导管的设计与应用[J].循证护理,2016,2
　　　(3):191-192.

［10］严健芬,谭庆红,魏道儒,等.改良乒乓球法固定三腔二囊管临床应用效果观察[J].
　　　护理研究,2015,29(25):3145-3146.

［11］李晓青,张娜.不同吸痰方式对人工气道患者吸痰安全性及效果的影响[J].现代医
　　　学,2019,47(04):469-471.

［12］美国心脏协会.高级心血管生命支持实施人员手册[M].杭州:浙江大学出版社,
　　　2017:15,190.

［13］张连阳,白祥军,张茂.中国创伤救治培训[M].北京:人民卫生出版社,2019.

［14］张海文,陈秋莲.骨髓腔输液在危重症抢救中应用与护理[J].创伤与急危重病医
　　　学,2015,3(6):380-381.

［15］陈香美.血液净化标准操作规程(2010版)[M].北京:人民军医出版社,2010.

［16］邵小平,杨丽娟,叶向红,等.急危重症护理技术规范[M].上海:上海科技技术出版
　　　社,2019:25-32.

［17］邵小平.实用急危重症护理技术规范[M].上海:上海科学技术出版社,2019:
　　　458-463.

［18］林应川,马雪松,于瀛,等.气管插管相关并发症及气管内局部用药的研究进展[J].
　　　中国急救医学,2019,39(5):497-501.

［19］林惠凤.实用血液净化护理[M].2版.上海:上海科学技术出版社,2016.

［20］金静芬,刘颖青.急诊专科护理[M].北京:人民卫生出版社,2018:378-442.

［21］金静芬,封秀琴.急危重症护理分册[M].北京:人民卫生出版社,2018.

［22］赵毅,陈东梅.急诊科护士规范操作指南[M].北京:中国医药科技出版社,2016:
　　　223-225.

［23］黄发贵.骨髓腔输液在危重成人患者急救中应用研究[J].现代诊断与治疗,2019,
　　　30(10):1672-1673.

［24］蔡敏,张彩云.预见性护理在连续性血液净化患者中的应用[J].护理实践与研究,

2019,16(12):53－55.

[25] 黎敏,李超乾,卢中秋,等. 急性中毒的诊断与治疗专家共识[J]. 中华卫生应急电子杂志,2016,2(06):333－347.

[26] AARC Clinical Practice Guidelines. Endotracheal suctioning of mechanically ventilated patients with artificial airways 2010 [J]. Respir Care, 2010,55(6): 758－764.

[27] Coppadoro A, Bellani G, Foti G. Non-pharmacological interventions to prevent ventilator-associated pneumonia: a literature review [J]. Respiratory care, 2019, 64(12):1586－1595.

[28] Higgs A, McGrath B A, Goddard C, et al. Guidelines for the management of tracheal intubation in critically ill adults [J]. Bri J Anaes, 2018,120(2): 323－352.

[29] Jackson L, Owens M. Does oral care with chlorhexidine reduce ventilator-associated pneumonia in mechanically ventilated adults? [J]. Bri J Nur, 2019,28 (11):682－689.

[30] Link M S, Berkow L C, Kudenchuk P J, et al. Part 7: adult advanced cardiovascular life support: 2015 American Heart Association Guidelines Update for cardiopulmonary resuscitation and emergency cardiovascular care [J]. Circulation, 2015,132(18 Suppl2):S444－464.

第六章　急诊护理发展趋势

▌第一节　创建高效急诊

一、优化流程管理

流程管理(process management，PM)是一种以规范化的构造端到端的卓越业务流程为中心，以持续地提高组织业务绩效为目的的系统化方法。它以业务流程再造与优化为基础，包括规范流程、优化流程和再造流程3个层面。尽管我国的急诊专业近年发展较快，但仍未在全国范围内普遍建立起相应的标准急诊流程体系。如何让急诊患者得到安全、高效的医疗救治服务，优化流程管理是解决问题的一个重要手段。

（一）建立院内医疗急救与院前急救衔接的流程

1. 院前患者信息预先获取　以急诊救护车信息传输系统为中心，建立院前、院内无缝衔接的信息平台。院前"120"工作人员事先提供信息，如起病原因、发病时间、预计到达时间等。预检护士从"急诊120接诊信息平台"的屏幕提示，获取患者相关信息，如生命体征和相关检验参数，并实时传输到院前急救信息平台，通知相关医生及抢救室护士做好接诊准备，从而缩短不必要的等候治疗时间。

2. "120"救护专用通道　救护车通道是"生命的航线"。"120"进入医院急诊室应该有专用通道，标记醒目，避免其他车辆占道而影响抢救时速。

3. 自行来院就诊流程　患者到达急诊预检台，预检护士实施预检分诊，根据《急诊预检分诊制度》对患者进行分级、分区、分科，合理安排就诊次序。

（二）优化急诊预检分级及分区就诊流程

实施急诊分级救治是保障危重症患者医疗安全的重要举措。分诊质量直接关系到患者的救治效果和急诊医疗的工作效率，对急诊科的运作和发展至关重要。急诊预检分诊应制定并严格执行分诊程序及分诊原则，预检分诊护士应具有降阶梯式分诊思维，在限定时间内快速分析、综合判断、迅速接诊、正确分流急诊患者，确保急诊就诊流程的顺畅和患者安全。

急诊预检分诊流程应本着患者就诊的安全性及人性化进行设计，首先要根据患者病情进行充分评估、准确定级，并做到与患者、家属有效沟通、与医生、护士无缝衔接、动态评估病情变化，保证患者及时就诊。急诊就诊的各个环节应紧密衔接、安全管理，以使急诊预检分诊做到程序化、科学化、有章可循。因此，急诊预检分诊要制定科学、量化的质量评价指标,定期进行总结评价,实现急诊预检分诊质量持续改进的效果。

(三)制定急诊抢救室患者滞留处理流程

急诊科拥挤现象已成为一个世界范围内的公共卫生问题,使急诊医疗服务需求超过急诊、医院或两者所能给患者提供的资源。急诊过度拥挤和过多患者滞留会增加不良事件的发生率,延长患者住院时间,降低患者满意度,增加住院费用和病死率。急诊科拥挤是我国目前各大医院所面临的难题,已引起众多学者的关注与研究。如何减少患者在急诊室的滞留时间,已经成为缓解急诊室过度拥挤的焦点。研究提出,根据入口环节指标、处置过程指标及出口环节指标,实时反馈急诊拥挤程度,促使尽快采取相对应干预措施,合理调配人力资源,进而加快患者分流。

1. 针对入口环节因素的缓解措施

(1)设立急诊快速诊室:处理非急诊患者,保障急危重症患者的正常救治,提高急诊科整体诊疗和护理效果。

(2)建立院前和院内衔接平台:建立院前急救中心和各医院急诊科的信息平台,通过信息共享,动态了解各医院医疗资源的占用情况,科学调配和合理利用急诊资源,降低救护车转向率。

(3)建立救护车转向指南:通过建立救护车转向指南,降低救护车的转向频率和时间。

(4)完善分级就诊和转诊制度:根据患者的病情,实行分级就诊。在三级医院和基层医院之间建立双向转诊通道,合理分流患者。

2. 针对处置过程因素的缓解措施

(1)适当分流:通过适当分流非急诊就诊者和轻症患者来缓解急诊科的拥挤。近年来,国内外研究者提出 FastTrack 模式,即在急诊科建立一个独立诊区(FastTrack 区),由急诊医生、护师或助理医师来处理那些非急诊就诊者和轻症患者,从而起到有效、安全分流患者的作用。

(2)简捷思维:可以通过提高患者急诊就诊过程中的效率来缓解急诊科拥挤现象,简捷管理即找出患者就诊过程中那些没有价值且浪费时间的程序,从而使急诊患者就诊流程化;简捷管理就其本质而言是以患者的结局为中心,以对患者有价值为最终目标。运用这种思维的方法有很多,比如床旁采集患者信息,床旁快速检测,加快诊断等。

(3)合理配备医护人力资源:根据急诊科拥挤的时间周期规律,进行科学和弹性的医护人员人力资源配置,缩短急诊患者的滞留时间,缓解拥挤情况。

(4)改进急诊患者的评估、分检和处理流程:通过及时的评估和咨询,缩短各种实验室检查和放射检查的时间,加快急诊科的处理过程。有学者提出实施高级护理干预,由急诊护士对那些处于稳定状态的腹部疼痛患者进行诊疗性检查和治疗性干预。能限制轻症患者的床位占用时间,减少患者的治疗时间,在一定程度上提高急诊科的效能。

3. 针对出口环节因素的缓解措施

(1)积极分流:加强出院和住院计划、增加 ICU 床位、加强医院床位管理和院外分流等措施来优化急诊科的分流。

（2）建立床位管理制度：实行医院床位统一协调管理，加强住院床位使用率考核，必要时采取相应奖惩措施；建立多层面干预的、具有前瞻性的医疗资源管理，及时了解全院病房床位空置情况，进行全院床位调配。通过评估急诊科拥挤和分流状况，建立预留床位急诊住院优先模式，确保急诊患者及时收治入院，提高急诊患者住院比例。对于涉及多学科的疑难、复杂、危重症患者，医院应授予急诊科医生患者收治权利。建立病房24小时收住患者的管理制度，减少患者急诊滞留时间，减少急诊床位占用率。

（四）实施危重患者转运流程

为确保危重患者安全转运，应制定转运流程与分级转运制度，包括评估病情、转运工具、抢救设备及药品、部门沟通、转运路线、转运电梯及转运人员等内容。急诊抢救室病床单位统一使用抢救转运床，从院前"120"送入直接转移到抢救转运床，避免多次搬动患者增加痛苦，甚至加重病情。急诊入院患者与病房交接时，双方除完成当面交接外，同时还要填写《患者转运交接评估单》，以确保危重患者病情交接及连贯性治疗。

二、构建信息化架构

信息流是流程管理的基础，急诊信息系统的核心功能是能够支持急诊科对患者的临床救治，包括患者预检分诊、诊疗、临床文件书写（如病历、护理记录及辅助记录等）、结果报告、文书管理、医嘱录入、决策支持与风险管理、患者追踪与物资追踪、出院管理（处方与出院指导）等。有效地实现自动化、信息化，提高分诊准确率和缩短分诊时间，提高医疗护理质量，提高医疗护理工作效率。

有效运用信息技术是流程改造中的重要一环，它能突破时间和空间限制，适时、适地将信息传给使用者，使得流程中的信息流及物流迅速地传达。信息系统有自动录入、查询、检索、信息汇总、数据图表及趋势图表分析系统。通过读卡机自动录入急诊患者的个人资料，菜单式选择或拼音缩写输入患者的生命体征等，并可及时修改和补充；信息汇总系统可自动将所有患者信息汇总成各种数据统计报表，如急诊人次分科统计表、分时间段统计表、图形分析系统等；系统可根据急诊人次按时间段对分流情况用饼图、柱状图分析；对各科室急诊人次、留观人次趋势用图形分析等。

急诊危重患者绿色通道的优化离不开信息系统的支持。开通绿色通道患者，无需至收费处挂号，药物处方直接传输到药房发药；辅助检查直接传输到相应检查科室，优先检查；检查结果直接上传到医生和护士工作站，便于医生及时诊断及用药，真正做到先救治后付费。

整个信息系统的正常运行在急诊科十分重要，整个流程的高效构建在积极抢救中十分关键，急诊的诊疗工作可以从大量的数据中获取有用的信息，为医疗、护理提供技术支持。

三、增强整体联动

急诊科是一个相对独立的医疗部门，同时又是整个医院系统的有机组成部分。与医技、住院等功能区域关系紧密，合理连接各部门功能有利于提高诊疗救治效率。急诊科与医院其他部门、科室建立较为整体的联动系统,他们之间的联系方式可归纳为水平联系和垂直联系两种。

1. **水平联系**　指将急诊科患者经常使用的部门科室,放置在同一平面,流线联系便捷,缩短移动时间。当部分急救患者病情原因不明时,需送往医技部借用医疗设备诊断病情;当部分急救患者抢救结束后,需住院观察。为了能快速到达医技部、住院部的同时避免不必要的颠簸,造成患者的二次伤害,可以利用医院街或增设专用走道平层运送患者,缩短运送距离,实现资源共享,但仅适用于医技、住院大厅同层相邻布置的急诊科。

2. **垂直联系**　设置急救专用电梯进行垂直方向上的联系,若由于条件的限制,抢救室与EICU、手术中心无法做到同一平面放置,可设置急救专用电梯与公共电梯并置。其电梯入口为双向开门,在候梯厅的相反侧有急救患者的等候区域,一旦电梯被使用,"使用中"提示语将在公共候梯厅中显示,提高电梯的运行效率,节省救治时间。

四、畅通绿色通道

急诊科是医院服务体系的重要科室,在许多急性疾病的患者人群中,急诊科就是首先诊疗的重要地方,承担病情危重患者的抢救,为急诊患者到相关科室获得后续的专科诊疗提供可靠的保障。具有患者最集中、病种最复杂、病情最严重、救治时间最紧迫、疾病转归迅速、抢救和管理任务最重的特点。有些患者需要涉及医院多个相关科室部门人员的会诊抢救等。许多急诊突发疾病的抢救需要医护人员争分夺秒、齐心协力的配合,在挽救患者生命的关键时刻,抢救和管理十分重要。畅通的急诊绿色通道,快速、有效地对危重患者进行救治,缩短患者在急诊的抢救时间,是提高抢救成功率的关键。

(一)增强服务意识,确保绿色通道畅通

急诊科工作任务重,经常处于超负荷状态,为确保通道的畅通,加强对医护人员的培训和医德医风教育,建立全心全意为患者服务的理念,为急救患者开启最快捷的绿色通道。

(二)急救绿色通道的硬件要求

1. **绿色通道标志**　在急救大厅设立急救绿色通道标志,方便患者及家属迅速进入急救区域,包括预检分诊台、抢救室、急诊手术室、急诊药房、急诊检验科、急诊影像中心、急诊留观室和急诊输液室等,均应设有醒目的标志。

2. **移动设备**

(1)通信设备:配备对讲机、有线或移动电话、可视电话等,设立急救绿色通道专线,随时接收院内外的急救信息。

(2)医疗设备:可移动的推车或床,可充电或带电池的输液泵、心电图机、多功能监护仪(包括心电、血压、经皮氧饱和度等监测项目,以便携式为最佳)、除颤起搏装置、固定和移动的负压吸引设备、气管插管设备、简易呼吸器、面罩及呼吸机等。

3. **药品管理**　急救绿色通道中的患者根据病情需要先用药,后付费。日常工作中,应由专门人员负责保管和清点常规急救药品。

4. 物品管理 急诊抢救室是抢救危重患者的专用场所。一切抢救物品实行"五定"制度,即:定时核对、定人保管、定点放置、定量供应、定期消毒,并保证标签清晰可见,保持良好的备用状态。

(三) 绿色通道的医护管理

1. 制定规范、科学、系统的绿色通道管理制度 保证医护人员在接到"120"的急救信息后,以最快的速度到达急救现场进行诊治。值班医护人员通讯设备要求保持畅通,便于急诊工作人员及时到位,提高救治效率。

2. 争分夺秒地完成绿色通道患者的急救 抢救水平的高低和患者生存质量密切相关,从分诊到诊疗、护理,每一位急诊医护人员都要沉着冷静,对患者的病情做到心中有数,严格做好抢救记录及交接班,密切观察抢救室患者的病情变化。

(李 蕊 冯 丽)

第二节 创建安全急诊

一、加强患者的安全管理

急诊护理安全管理是护理管理工作的重点,通过加强安全意识和法制观念的建设,提高护理人员的综合素质,严格规章制度和考核标准,加强急救药品和急救设备的管理,提高急诊的护理安全,保障患者的安全。

(一) 转变急诊科护士的服务意识,创新服务模式

本着以患者为中心的人性化服务理念,转变护士的服务意识。培养护士设身处地为患者着想,从患者的角度思考问题,培养护士的同理心。对患者实施护理时要有耐心,认真负责,通过专业的素质和热情的态度,取得患者的信任,建立良好的护患关系。尊重患者的隐私和知情权,及时告知患者各项护理操作的目的、意义和注意事项,取得患者的支持和配合。注重细节,控制好每项护理操作的各个环节,保障患者的安全,减少护理风险隐患的发生。

(二) 增强急诊科护士的法制观念和风险意识

加强学习护理相关的规章制度,如护理差错事故的管理办法,医疗事故的处理条例等。定期组织急诊护士学习相关的法律法规,认识到法律意识在护理工作中的重要性,树立安全第一的护理服务理念,学会用法律武器自我保护和维护自身权益。增强风险意识,创新思路和方法,拓宽教育形式,多途径、多渠道的增强护士的风险意识,定期组织学习急诊科常见的护理不良事件和护患纠纷案例,督促在护理工作中严格按照护理操作规程对患者实施护理。

(三) 加强培训,提高护士的专业实践能力

制定详细的急诊科护士分层培训计划,加强急诊科常见疾病如心搏骤停、呼吸衰竭、休克、严重创伤、急性昏迷等理论知识和操作技能的培训,有计划、有目标地组织护士反

复模拟各种急危重症疾病的处置方法。熟练掌握除颤仪、呼吸机和心电图机等生命支持及监测仪器的使用、配合,精通各种穿刺、气管插管、复合伤处理和心肺复苏术。同时具备良好的心理素质、急救意识和过硬的专业技能,根据患者的病情,合理分清轻重缓急,有条不紊地开展急救工作。

(四)完善各项规章制度,严格监督考核

在护理部原有的规章制度基础上,不断修订和完善急诊护理制度。严格执行各项制度,包括护理查对制度、消毒隔离制度、危重患者抢救制度、护理文件书写制度等。建立不良事件报告制度,加强急诊科药品、仪器的管理;制定急诊科药物管理制度,如各种重点药物的使用和观察制度、口服用药的使用制度、静脉输注药物管理制度、会诊制度等;建立急诊药品登记制度,及时清除过期和变质药物;制订常见的停水、停电、网络故障、火灾等突发事件的应急预案,定期演练。

(五)加强与患者的沟通交流,满足患者的心理需求

有效的沟通是建立良好护患关系,避免护患纠纷的重要因素。护理人员积极主动地与患者沟通,表达对患者的关心,缓解患者就诊后的紧张、焦虑,甚至恐惧情绪。对于患者的各种疑问及时予以解答,帮助患者树立战胜疾病的信心。在实施手术、特殊检查、特殊治疗之前签署知情同意书,取得患者或其家属同意,以不影响急危重症患者抢救、诊疗为宜。

(六)加强急诊科仪器设备的管理

急诊科各个区域的抢救器械和药品应每班清点检查,处于备用状态。各种急救仪器按照仪器的说明书和消毒隔离规范要求,制订各类仪器的维护及消毒方法,放置于仪器旁,方便操作与核查。每月随机采样细菌培养,监测灭菌效果。

二、创造安全的工作环境

医院必须重视医护人员的安全与健康,倡导以人为本的理念。医护人员的安全是医院安全管理的重要组成部分。忽视安全将产生严重的后果,如损害医护人员的身心健康,降低劳动生产率,将严重影响医疗服务质量,降低医院信誉,加大医院的风险。

(一)管理角度的预防和控制

1. 建立规章制度 从建立制度入手,对医护人员的安全实行规范化和制度化管理。安全管理条例应分为总则、各部门职责和员工安全培训三部分。在医护人员安全培训部分详细地描述应接受的安全培训内容,如:基本安全知识、潜在危险或意外伤害发生时的报告程序、个人防护装置的放置和正确使用、危险物品和废物的安全放置和使用等。

2. 加强培训 定期组织护理人员进行职业防护培训,及时更新防护相关知识,促进医护人员对重点环节及影响安全的高危因素进行早期识别,采取有效的防护措施。

3. 倡导安全文化 推荐以"85-15定律"来指导相关的工作,即认为发生意外事件,85%是由于组织管理、工作流程的问题,15%是主观因素。对意外事件的处理是进行根本原因分析,找到问题的原因和改进措施。

（二）积极预防工作场所暴力

在医院工作场所针对医护人员的暴力事件已经成为社会关注的问题，特别是心理暴力正逐渐成为医院严重的职业伤害问题。急诊科是医院工作场所暴力事件发生的高危科室，急诊患者病情重、变化迅速，患者和家属希望能够立即得到救治，但是急诊有其规范化的就诊流程，而且抢救的过程中也存在众多不可预知的情况，当患者的需求或者期望得不到满足时，就容易引发暴力事件，这种暴力行为严重威胁医护人员的人身安全。急诊医护人员遭受工作场所暴力后，会产生负面的心理反应如失望、委屈、愤怒、焦虑等，将严重影响他们正常的生活、工作和热情，甚至出现离职意愿，不利于急诊队伍的稳定发展，严重损害医疗服务质量。此外，暴力事件严重影响医院正常的工作秩序和医疗环境，增加医患纠纷，侵犯其他患者享有良好医疗服务的权益，成为威胁医务人员生命安全的第一大危险因素，但医院工作场所暴力事件是可以预防和被控制的。

1. 提高医护人员的应对能力　通过培训，提高医护人员防范意识，掌握如何预防和识别工作场所暴力事件的高危因素和高危人群，以及在发生事件时具体的处理方法和程序，组织有效的演练，使员工能很好地预防和应对工作场所暴力。

2. 提高服务质量和沟通能力　患者和家属情绪失控的原因与缺少有效沟通有关，在完善治疗护理的同时，注意心理护理和情绪管理，组织有效语言，掌握沟通技巧。

3. 配备专职安保人员　根据医院急诊量、人流量、面积、布局及所在地社会治安形势等实际情况，配备专职安保人员，并具备必要的法律基础知识和一定的应急处置能力，确保安全防范力量满足急诊工作需要。同时与医务人员进行有效沟通，明确各自在暴力事件处理过程中的职责和任务。

4. 加强安保人员的管理　安保人员每年至少进行 2 次专门培训和考核，培训内容应根据岗位实际需要，包含安全防范系统操作和维护技能，提高安保人员的业务素质和工作水平，确保安全防范工作及时、到位、有效。

（三）预防血源性病原体的职业暴露

在日常工作中针刺伤或接触疑似感染者血液等情况是护理人员最常见的职业伤害。有研究报道，护理人员每年针刺伤的发生率为 80%。针刺伤可传播 20 多种血源性传染病，有 80%～90% 的医务人员患传染病是由针刺伤所致。因此，有效地提高防范意识，采取正确的防范措施尤为重要。

1. 加强培训　落实医院感染科人员对医务人员培训，内容包括暴露与血源性病原体的危险、预防、控制，以及医用锐器伤后的处理程序。

2. 制订职业暴露处理流程　医务人员被污染利器损伤应立即挤血、冲洗及消毒，向上级部门报告包括损伤时间、地点、被何物损伤，伤口大小，现场处理措施，并尽快就诊，上级部门为职业暴露的员工设立档案，按时预防用药并做好心理咨询，所发生的费用均由医院承担。

3. 工作环境　做好室内环境、地面、物品、仪器消毒工作，定期开窗通风，严格控制室内细菌数量，定期对室内设施消毒处理。

4. 个人防护　医护人员应根据防护原则，落实各项防护用品的正确使用，日常工作过程中需佩戴医用防护口罩,接诊时必须戴好手套,做好个人防护。

（四）创建舒适的工作休息环境

急诊科24小时运作,每天均会收治大量患者,人流量极大,患者病情复杂多变,且紧急危重,工作强度相对较高,在发生各类大型意外事故时,场面多极其嘈杂。医护人员长期处于高度紧张的工作中,压力极大,极易对其心理造成不良影响,发生耳鸣、头痛、失眠、易怒等不适症状。而相对安静舒适的工作休息环境,有利于缓解医护人员的高压状态,提高工作效率。建议设置医护人员休息区,并注意以下两点:首先应与急诊科有一定联系,减少往返距离和时间;其次要求有相对安静、舒适的休息空间,宜采用低饱和度的柔和色调,并点缀绿色景观,以缓解疲劳和稳定情绪。

（李　蕊　冯　丽）

第三节　创建人文急诊

一、转变护理服务理念

急诊科是医院接收急危重症和突发公共事件患者的第一诊疗区域,急诊科具有病种多、人员复杂、病情危重等特点。实施护理过程中,要求护理人员具备扎实的护理基础,拥有较强的应变能力,有主动的人性化服务理念,从而落实有效的护理干预。首先从急诊的护理管理出发,完善和提升管理质量,鼓励全员参与,提高科室护理人员的专业素质和基本技能,为患者提供更好的护理服务。在护理管理中,促进科室护理人员的良性竞争,营造良好的学习和工作氛围,树立良好的急诊科形象,增强影响力。其次,在为患者实施护理的过程中,严格按照标准实行各项护理,加强与患者的沟通交流,了解患者的真实想法和需求,不断改进和完善护理内涵,让护理工作得到更多患者的认可。在接诊方面,优化就诊流程,采用危重患者优先处理原则,让所有患者均能得到有效、及时的接诊和护理服务。

（一）建立创新护理服务理念

急诊科护理人员要有创新护理服务理念,使医疗和护理工作规范化,增强护理人员学习和实施创新护理服务的热情,让患者能在第一时间得到有效的接诊和急救护理服务。每月的护理考核从创新护理工作的实施程度、进展、效果等多方面进行,深化护理人员对创新护理服务理念的认识。

（二）实施人性化管理

1. 实行弹性排班　在每天固定工作岗位的情况下设立备班、应急班,以备急诊科突发工作量大、护理人员不足等情况发生。采用日班、小夜班、大夜班三班制,合理搭配护理小组,每小组由1名经验丰富且年资高的护士负责,利用其丰富的工作经验应对突发状况,保证突发公共卫生事件或急诊就诊患者过多时,护理工作能够安全有效地实施。

2. 归属感和价值感　鼓励科内护理人员参与教学、宣传和学习等,增强护理人员的归属感和责任感;根据护理人员的特长和兴趣进行职责划分,实现自我价值的需求,调动科室护理人员的积极性,创建积极向上、团结一致的急诊氛围。

3. 人人参与管理 加强护理质量管理,创造人人参与管理的氛围。在实施护理中,采用相互指导和建议的方式,不断提高护理质量。每月针对各个护理小组的质量督查结果进行总结,分析存在的不足,提出建议,鼓励持续改进护理质量。

(三) 提高急救实践能力

重视新护士的规范化培训,强化在职护士操作技能和理论知识的学习,做到分层培训。为急诊护士全面提供外出培训、进修等学习机会,实施公平竞争。从品德、学历、年资、专业技能等方面进行考核评价,素质考核和操作技能考核优胜者优先享有进修学习机会。

(四) 树立科室良好形象

急诊科的宣传栏以方便患者就诊为原则,设计新颖的内容。加强与附近社区医院合作,指导和参与社区医院急诊工作,在提高医疗护理质量的同时扩大医院急诊科在周边的影响。

(五) 加强医患良性沟通

1. 加强健康宣教 通过宣传栏、健康手册及处方、传媒、口头、指导等多元化形式进行,利用患者的正面宣传作用,扩大医院的影响力和感召力。

2. 主动服务 注重与患者的沟通和交流,了解患者的需求和想法,并将其融入急救护理过程中,在满足患者合理需求的同时,不断改进护理服务程序,提高护理质量。

二、加强急诊专科人才培养

21 世纪的急诊科已不再是过去的"分科站"和"中转站",而是一门以急危重症抢救为主的独立学科。急诊护理是与内科、外科、妇科、儿科护理学并驾齐驱的二级学科。而目前,国内急诊护理主要存在着护患比例达不到临床实际要求、工作在第一线的护理人员结构年轻、护理队伍不稳定、整体素质参差不齐、护理管理者观念的转变未跟上新形势变化的要求、管理观念陈旧、管理手段落后等情况,从而导致急诊工作和医院整体配合不协调,不同步。如何发展我国急诊护理,是急诊护理管理者的紧迫任务。

(一) 培养急诊专科护士

随着急救医学的不断发展,各大医院已经开始重视急诊科的发展。这就要求急诊护士成为以急救为主,具有全科能力的护士。但是目前国内各大医学院校还没有设立急诊专科护理专业,使得国内医院与急诊专科医生配套的急诊专科护士多为空白,导致急诊医学与急诊护理无法圆满衔接,制约了专科救治医疗质量和整体护理水平的提升。在美国,有两大组织专门培养急诊医护人员,分别创建于 1968 年和 1993 年的美国急诊内科大学和美国急诊医学院,为临床提供了大量的急诊医务工作者。而国外一些先进国家,急诊科护士必须通过专门的考试取得证书才能上岗。同时,有年审制度。1996 年,调查显示美国高级实践护士(advanced practice nurse, APN)有 161 762 名,急救单位占 45.7%。而急救单位的 APN 具有硕士学位的占 94.3%,具有硕士以上证书的占 24%。

急诊专科护士在减少急诊患者的病死率、缩短患者的住院时间及减少患者的并发症等方面起着重要作用。

目前,我国急诊专科护士的培养与发展处于积极推进阶段。《中国护理事业发展规划纲要》提出,在"十一五"期间,要大力开展急诊专科护士规范化培训,要提高护士队伍的专业水平;在"十二五"期间,要建立护士的专科护理岗位培训制度,并建立急诊护理培训基地;"十三五"规划对急诊专科护士培训的不断深入,由上海市护理学会牵头开展急诊适任专科护士培训,并根据每隔 5 年的规划要求,在原有培训的基础上不断地调整和完善,以适应国家对急诊护理发展的需要。由上海市护理学会门急诊专业委员会、上海市急救中心、上海市 13 所三级甲等医院急诊实训基地护理部负责急诊急救适任护士培训组织管理。

(二)构建科研型急救护理团队

由于环境、社会的影响,疾病谱不断变化,疾病更趋于复杂化,需要更深、更广的知识及技术解决疾病问题。这就需要护理人员不断创新,掌握科研方法、具备科研能力。科研型急救护理团队的建设在我国尚处于起步阶段,一个护理团队中开展科研项目及撰写科研论文常常只有少数护士。管理者的合理领导,重要环节的把关,护理科研的组织协调和参与,是护理科研能否成功的重要因素之一。在撰写论文开展科研的过程中,因大量阅读护理文献,密切接触患者、收集临床资料,总结工作经验,书写护理论文,护士学习到更多的专业知识,提高专业技能,更深切体会到患者的痛苦,护理人员整体的思想素质与业务素质可以得到较大提高。同时,由于科研论文发表,肯定护士的工作能力,使护士的自信心得到提升,潜力得到发挥,促进护士更热爱护理专业,更努力去学习专业新知识,创新开展护理工作,增加团队的凝聚力和创造力,促进整体的综合素质的提高,为构建优质、高效的急救护理团队打下坚实的基础。

(三)创建护理安全氛围

随着法制社会的健全,医疗制度及人事制度的改革,患者及家属自我保护意识逐步提高,医护人员越来越成为社会关注的焦点。临床急诊护士日趋年轻化,其法律意识及自我保护意识十分淡薄。而且,临床急诊护理工作量大、超负荷工作,有些护士只是为完成工作任务而工作,这样不仅导致服务质量下降,更会给急诊护理安全带来一定的隐患。同时,患者及家属的法律意识及维权意识逐渐增强,对医疗服务的期望值越来越高,导致医疗纠纷时有发生。护理工作的每一个环节都存在潜在法律问题,急诊护理管理者应转变观念,将法律知识培训贯穿在整个护理工作当中。培养护理人员遵守道德,履行职责,具备一定的护理知识技能,同时必须懂法、遵法,特别是与护理有关的医疗法规。护理管理人员要注意自身的言行举止,强化专业技术训练,提高自身素养,用法律武器来维护医患双方的合法权益,为患者提供安全、优质的护理服务。

三、构建优质的急救护理团队

加强急救护理团队的建设,提升急救的整体质量,建立一支具有高素质、高护理水平的急救护理团队。如果小组中成员的工作能力具有互补性,可以形成具有差异性质的团队,团队工作能力会更好,对一个事物也可以从不同观点进行讨论,激发不同的创意或者独特的见解。因此,在急救护理团队中,可以按照急救组织内部人员的工作性质、能力分成不同的小组,分配抢救中的各项工作,这样可以有效地提升团队的抢救能力,提高抢救质量。

(一)以人为本

坚持以人为本的护理管理理念,不断提升护士的整体素质,充分发挥主观能动性,为患者提供更加良好的服务。从护理管理到患者管理都要坚持以人为本,不仅是医学模式转变的需要,也是提升整体急救护理内涵、增强科室凝聚力的需要。

(二)构建沟通渠道

在急诊护理人员管理的过程中,创造一种"将法律作为保证,对患者形成心灵关爱的专业护理工作"的管理理念,制定发展目标。在急诊护理团队建设时,需要将急诊发展的目标采用书面的形式进行确定。这样才可以按照目标进行实施,构建有效沟通渠道,有效发挥团队精神,加强护理团队的建设,丰富急诊护理的内容。

(三)建立激励机制

在对急诊科护理人员进行管理的过程中,需要树立一个良好的团队精神面貌。一个良好的护理团队,不是只看某一个护理人员的能力,而是需要将团队中每一个护理人员的潜能激发出来,这就需要建立一个完善的激励机制,为护理人员的工作提供更加良好的环境,提升工作人员的积极性。在管理过程中,针对急诊护理人员的工作数量、工作质量、服务态度、三基考核等方面进行检查,对于综合分数较高的护理人员应该给予适当的奖励,有效地提高护理人员的工作激情,充分挖掘护理人员的潜能。

(四)提供发展平台

在对急诊科护理人员进行管理的过程中,可以采用分层管理的方式,根据每个护士的特点,提供适合的发展规划,有效地带动护理人员工作的积极性,将急诊护理管理的工作分配到每一位护士的身上,每人管理一部分。比如,库房的管理、急救药品的管理、仪器的管理、护理文件书写的管理等,可以有效地发挥护理工作人员的积极性,激发潜能,促进个人的良好发展。

四、急救与健康一体化

公众现场急救是非职业救护人员基于救人的目的,对突发急危重症患者及突发事故中受伤者进行现场救治的活动。参与现场急救的非职业救护人员被称为第一目击者,是急救现场第一反应并采取急救行为的人。我国合格的第一目击者比例不高,由第一目击者对院外心搏骤停患者实施心肺复苏术(CPR)比例不超过5%,民众的急救意识与急救能力亟待提高。急救事业发展的目的是提高全民急救知识的普及率和急救成功率。所以,针对公众的培训需求,急诊医护人员可通过多渠道、多方法积极传播急救知识,全面普及和提高公共急救知识和技能。

(一)采用多元化方式传播急救知识和技能

制作宣传栏和发放急救知识手册。另外,各大医院应周期性地对人口密集活动区,比如学校、工厂、商场和常驻社区居民进行免费的急救技能培训,提高公众对急救知识的重视。

（二）将急救意识和急救技能前移

形成院前急救体系,在各个学习教育阶段开设相关急救知识课程或宣传,把急救知识纳入特殊职业的岗前培训中,通过多种形式提高公众的急救水平。

（三）自救与互救情景模拟

在学校、社区、工厂和公开场所等模拟各种紧急情况,经过仿真演习,提高民众应对疾病突发的自救能力。例如拨打急救电话能准确规范报告急救情况,知晓并熟悉家庭自救呼救十项操作,急救用品使用方法,心肺复苏术,气道梗阻时的紧急处理和脑卒中的自救等。

目前我国公众急救意识淡薄,公共急救教育培训体系不健全,亟待构建和完善公众健康教育平台,让急救成为常识,急救与健康一体化势在必行,急诊工作人员任重而道远。

（李　蕊　冯　丽）

参考文献

［1］中华护理学会急诊专业委员会,浙江省急诊医学质量控制中心.急诊预检分级分诊标准[J].中华急诊医学杂志,2016,25(4):415-417.

［2］金静芬,刘颖青.急诊专科护理[M].北京:人民卫生出版社.2018:428-431.

［3］金静芬,陈水红,张茂,等.急诊预检分级分诊标准的构建研究[J].中华急诊医学杂志,2016,25(4):527-531.

图书在版编目(CIP)数据

急诊急救实用护理规范/冯丽主编. —上海：复旦大学出版社，2021.11
（实用临床护理规范系列）
ISBN 978-7-309-15425-2

Ⅰ.①急… Ⅱ.①冯… Ⅲ.①急诊-护理-技术操作规程②急救-护理-技术操作规程
Ⅳ.①R472.2-65

中国版本图书馆 CIP 数据核字（2020）第 233989 号

急诊急救实用护理规范
冯　丽　主编
责任编辑/江黎涵

复旦大学出版社有限公司出版发行
上海市国权路 579 号　邮编：200433
网址：fupnet@ fudanpress.com　http://www.fudanpress.com
门市零售：86-21-65102580　　团体订购：86-21-65104505
出版部电话：86-21-65642845
杭州日报报业集团盛元印务有限公司

开本 787×1092　1/16　印张 28.75　字数 630 千
2021 年 11 月第 1 版第 1 次印刷

ISBN 978-7-309-15425-2/R·1850
定价：88.00 元